Urgencias Odontológicas

Urgencias Odontológicas

5.ª edición

Olga Marcela Malagón Baquero

Odontóloga, Pontificia Universidad Javeriana. Especialista, Rehabilitación Oral, Fundación CIEO-Universidad Militar Nueva Granada. Docente, Rehabilitación Oral, Hospital Militar Central. *Fellow*, Epidemiología Clínica, Consorci Hospitalari Parc Tauli, Barcelona, España. Docente, Universidad Militar Nueva Granada. Docente clínica en los posgrados de Implantología Oral y Reconstructiva y Rehabilitación Oral, UniCIEO. Coordinadora, Educación Continua, Extensión y Relaciones Interinstitucionales, y Bienestar Universitario, UniCIEO. Vicerrectora, Medio Universitario, Fundación Universitaria CIEO-UniCIEO. Bogotá, Colombia.

Diana Milena Montoya Guzmán, MSc

Odontóloga, Universidad CES. Ortodoncista, CIEO-Universidad Militar Nueva Granada. Máster, Láser en Odontología (EMDOLA), Universidad de Barcelona, España. Odontóloga neurofocal. Coordinadora, posgrado de Ortodoncia y Ortopedia Maxilar, UniCIEO. Profesora invitada UNAM (México), Universidad Autónoma de Nayarit (UAN). Miembro activo, Sociedad Colombiana de Ortodoncia, Asociación Latinoamericana de Ortodoncia. Secretaria, Asociación Colombiana de Láser en Odontología (Asocolaser). Miembro activo, World Federation For Laser Dentistry (WFLD); International Society For laser Dentistry (ISLD). Docente, Máster de Láser en Odontología, Universitat de Barcelona, España. Práctica clínica en Bogotá, Colombia.

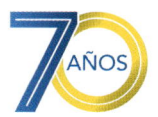 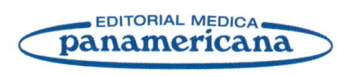

Desde 1953 formando Profesionales de la Salud

Buenos Aires - Bogotá - Madrid - México
www.medicapanamericana.com

1.ª edición: Editorial Médica Internacional Ltda., abril 1994; reimpresiones: octubre 1994 y abril 1996.
2.ª edición: Editorial Médica Internacional Ltda., julio 1998; reimpresión: octubre 2000.
3.ª edición: Editorial Médica Internacional Ltda., abril 2003; reimpresiones: octubre 2004, septiembre 2006, noviembre 2007 y junio 2010.
4.ª edición: Editorial Médica Internacional Ltda., enero 2013, reimpresiones: julio 2018.
5.ª edición: Editorial Médica Internacional Ltda., abril, 2024.

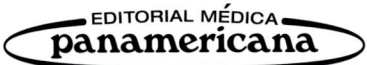

EDITORIAL MÉDICA panamericana

Visite nuestra página web:
http://www.medicapanamericana.com

ARGENTINA
Maipú 1300, Piso 3 (C 1006ACT)
Ciudad Autónoma de Buenos Aires, Argentina
Tel.: (54-11) 5031-6919
e-mail: cinfo@medicapanamericana.com

COLOMBIA
Carrera 7a A n° 69-19 - Bogotá DC - Colombia
Tel.: (57-1) 235-4068 / Fax: (57-1) 345-0019
e-mail: infomp@medicapanamericana.com.co

ESPAÑA
Sauceda, 10, 5ª planta - 28050 Madrid, España
Tel.: (34-91) 131 78 00 / Fax: (34-91) 457 09 19
e-mail: info@medicapanamericana.es

MÉXICO
Av. Miguel de Cervantes Saavedra, 233, piso 8, oficina 801
Col. Granada, Delegación Miguel Hidalgo
CP 11520, Ciudad de México, México
Tel.: (52-55) 5262-9470/5203-0176 / Fax: (52-55) 2624-2827
e-mail: infomp@medicapanamericana.com.mx

ISBN: 978-84-1106-305-0 (Versión impresa + Versión digital)
ISBN: 978-84-1106-306-7 (Versión digital)

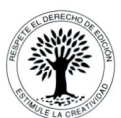
© 2024, EDITORIAL MÉDICA PANAMERICANA, S. A.
Sauceda, 10, 5ª planta - 28050 Madrid
Depósito legal: M-6935-2024
Impreso en España

Tabla de contenido

Colaboradores

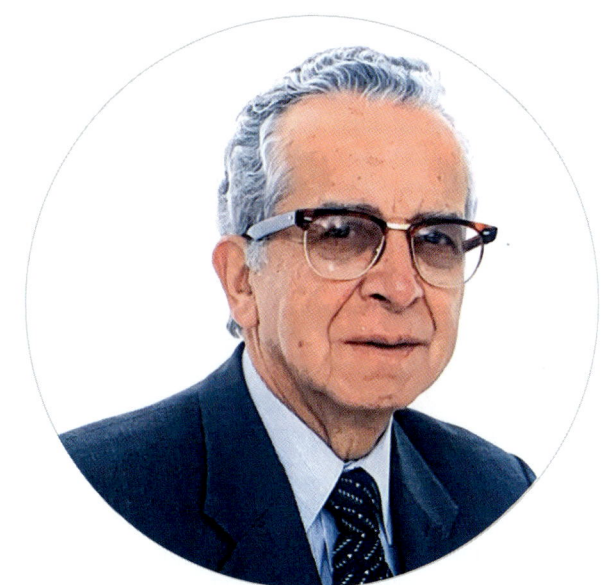

Homenaje

Gustavo Malagón Londoño

Con motivo de la publicación de la quinta edición de *Urgencias Odontológicas*, quiero rendirle un sentido homenaje al doctor Gustavo Malagón Londoño, mi padre, coautor de esta obra, fallecido el 1 de octubre de 2019, con quien tuvimos la idea de crear este libro. El lanzamiento de la primera edición se hizo en 1994 y desde entonces ha sido una contribución muy valiosa para resolver las situaciones de urgencia que se le puedan presentar al odontólogo en su práctica profesional.

Gracias por tu legado, papá, por el constante entusiasmo en tus proyectos de vida y por todos los aportes que hiciste en el campo de la salud en los ámbitos nacional e internacional.

Marcela Malagón

Carlos Arturo Álvarez Moreno, MSc, DTM&H, FIDSA (Capítulo 11)

Médico infectólogo, Universidad Nacional de Colombia. Magíster, Epidemiología Clínica, Pontificia Universidad Javeriana. Especialista, Medicina Tropical, Universidad Alabama, Estados Unidos. Diplomado, Docencia Universitaria, Universidad El Bosque. Profesor titular, Medicina, Universidad Nacional de Colombia. Jefe de Infectología, Hospital San Ignacio. Director, Departamento de Enfermedades Infecciosas de Colsanitas. Miembro correspondiente, Academia Nacional de Medicina. Miembro honorario (*Fellow*), Asociación Americana de Enfermedades Infecciosas (IDSA). Bogotá, Colombia.

Freiman Álvarez Hurtado (Capítulo 16)

Odontólogo, Colegio Odontológico Colombiano. Posgrado, Implantología Oral y Reconstructiva, Fundación CIEO, Universidad Militar Nueva Granada, Bogotá, Colombia. Docente, clínica y preclínica programa de Implantología Oral y Reconstructiva, UniCIEO. Maestría en Docencia Universitaria, U. Arturo Prat de Chile. Doctorado en Docencia e innovación de la UIIX, U. De Investigación e Innovación de México. Bogotá, Colombia.

Carlos Enrique Amador Preciado (Capítulos 13, 26)

Odontólogo, Universidad Nacional de Colombia. Cirujano maxilofacial, Universidad Militar Nueva Granada. Coordinador, posgrado en Cirugía Maxilofacial, Pontificia Universidad Javeriana. Profesor, Anomalías Dentofaciales, posgrado de Ortodoncia, Pontificia Universidad Javeriana. Bogotá, Colombia.

Juan Manuel Arango Gaviria (Capítulos 8, 12, 16, 19)

Odontólogo, Pontifica Universidad Javeriana. Rehabilitador Oral, CIEO, Universidad Militar Nueva Granada. Diplomado, Epidemiología e Investigación, Universidad Militar Nueva Granada. Certificado, Implantes Oseointegrados, Louisiana State University (LSU), Estados Unidos. Práctica exclusiva en rehabilitación oral. Conferencista nacional e internacional. Bogotá, Colombia.

Diego Andrés Chaves Acevedo (Capítulo 13)

Odontólogo, Universidad Nacional de Colombia. Especialista, Cirugía Oral y Maxilofacial, Facultad de Medicina Universidad Militar, Hospital Militar Central. Docente, posgrado de Ortodoncia, Coordinador de Anomalías Dentofaciales, UniCIEO. Certificado, Asociación Latinoamericana de Cirugía Bucomaxilofacial (ALACIBU). Miembro activo, Sociedad Colombiana de Cirugía Oral y Maxilofacial e International Association of Oral Maxilofacial Surgeons. Bogotá, Colombia.

Odel Chediak Barbur (Capítulo 25)

Odontólogo, Pontificia Universidad Javeriana. Curso Integral de Capacitación en Implantología Oral, UniCIEO, Sociedad Odontológica Colombiana de Implantes (SOCI). Especialista, Gerencia de Servicios de Salud, Universidad Cooperativa de Colombia. Especialista, coordinador Oncología Oral, Instituto Nacional de Cancerología. Bogotá, Colombia.

Luis Pablo Cruz Hervert (Capítulo 22)

Especialista, Ortodoncia. Maestría y doctorado en Ciencias con Mención Honorífica de la UNAM. Jefe, División de Estudios de Posgrado e Investigación (DEPeI), Facultad de Odontología de la UNAM. Profesor, Departamento de Ortodoncia y Laboratorio de Fisiología de la DEPeI. Cuenta con más de 35 publicaciones internacionales en revistas médicas de alto impacto con más de 1400 citaciones. Ciudad de México, México.

María Ángeles Díez Palma (Capítulo 14)

Odontóloga, Fundación Universitaria San Martín. Especialista, Endodoncia, Pontificia Universidad Javeriana. Docente, UniCIEO. Coordinadora de Clínica, posgrado de Endodoncia, UniCIEO. Bogotá, Colombia.

Jaime Enrique Donado Manotas, MSc (Capítulo 8)

Odontólogo, Pontificia Universidad Javeriana. Especialista, Endodoncia, Pontificia Universidad Javeriana. Director, posgrado de Endodoncia, UniCIEO. Profesor, posgrado de Endodoncia, UniCIEO. Máster de Láser en Odontología, Universitat de Barcelona, España. Presidente, Assosalud. Miembro activo Asociación Colombiana de Láser en Odontología (Asocolaser), World Federation for Laser Dentistry (WFLD); International Society for Laser Dentistry (ISLD). Docente, Máster de Láser en Odontología, Universitat de Barcelona, España. Práctica clínica en Bogotá, Colombia.

Francina Escobar Arregocés (Capítulo 4)

Odontóloga, Universidad de Cartagena. Periodoncista y magíster en Educación, Pontificia Universidad Javeriana. Docente, Fundación Universitaria Colegio Odontológico Colombiano (Unicoc) y UniCIEO. Directora, Investigación, Asociación Colombiana de Facultades de Odontología (ACFO). Bogotá, Colombia.

María del Socorro Galvis Arbeláez (Capítulo 18)

Psicóloga, Pontifica Universidad Javeriana. Bioética, Pontificia Universidad Javeriana. Docente, Universidad Militar Nueva Granada. Docente, Bioética y Humanidades, UniCIEO. Bogotá, Colombia.

Hernán Giraldo Cifuentes, MSc (Capítulos 6, 23)

Odontólogo, Pontificia Universidad Javeriana. Posgrado, Rehabilitación Oral, UniCIEO. Máster, Láser en Odontología (EMDOLA), Universidad de Barcelona. Director, posgrado de Rehabilitación, UniCIEO. Miembro activo, Federación Odontológica Colombiana, Asociación Colombiana de Prostodoncia y presidente, Asociación Colombiana de Láser en Odontología (Asocolaser). Miembro activo, World Federation for Laser Dentistry (WFLD), International Society For laser Dentistry (ISLD), miembro fundador, International Academy of Emdola (IAE). Miembro, Junta Directiva de la División Suramericana de la WFLD. Profesor, máster de Láser en Odontología, Universitat de Barcelona, España. Bogotá, Colombia.

Claudia Isabel Guevara Pérez, MSc (Capítulo 11)

Odontóloga, magíster en Ciencias, Universidad Nacional de Colombia. Especialista, Control y

Evaluación de Dispositivos Médicos y productos Biológicos, Universidad de Nantes, Francia. Diplomado, Gestión y Soporte de Equipos Médicos, Universidad de Vermont, *Research Fellowship* en Biomateriales IN-SERM 99-03, Francia. Posgrado, Evaluación de Tecnologías en Salud, IECS, Buenos Aires, Argentina. Fue subdirectora, Instituto Nacional de Vigilancia de Medicamentos y Alimentos (INVIMA). Consultora, Asuntos Regulatorios. Bogotá, Colombia.

Isauro Ramón Gutiérrez Vásquez (Capítulo 24)

Médico cirujano, Universidad Veracruzana. Especialista, Medicina Interna y Medicina del Enfermo en Estado Crítico, Universidad Nacional Autónoma de México. Profesor titular, Propedéutica, Fisiopatología y Medicina General I, Universidad Nacional Autónoma de México. Director, Hospital de Especialidades de la Ciudad de México Belisario Domínguez. México.

María Clara Jaramillo Campuzano (Capítulo 26)

Odontóloga, Pontificia Universidad Javeriana. Cirujana Oral y Maxilofacial, Universidad Militar Nueva Granada. Bogotá, Colombia.

Jorge Enrique Llano Rodríguez (Capítulos 8, 12, 16, 19)

Odontólogo, Pontificia Universidad Javeriana. Periodoncista, Pontificia Universidad Javeriana. Periodoncista Hospital Militar Central. Bogotá, Colombia.

Giovanna Lobelo Gómez (Capítulo 15)

Odontóloga, Pontificia Universidad Javeriana. Especialización en Implantología Oral y Reconstructiva, Fundación CIEO-Universidad Militar Nueva Granada. Docente Universitaria de pregrado y posgrado, Universidad Nacional de Colombia. Docente preclínica, clínica y cátedras de la especialización de Implantología Oral y Reconstructiva. Coordinadora clínica del programa de Implantología Oral y Reconstructiva. Directora del posgrado de implantología oral y reconstructiva de la Fundación Universitaria CIEO-UniCIEO. Bogotá, Colombia.

Milton Alberto Lombana Quiñónez (Capítulo 9)

Médico especialista, Medicina Interna, Universidad del Cauca. Especialista, Hematología y Oncología Clínica, Universidad Militar Nueva Granada. Especialista, Epidemiología General, Universidad El Bosque. Hematooncólogo, Oncólogos Asociados de Imbanaco. Cali, Colombia.

Olga Marcela Malagón Baquero (Capítulos 2, 3, 5, 6, 7, 8, 14, 16, 17, 19)

Odontóloga, Pontificia Universidad Javeriana. Especialista, Rehabilitación Oral, Fundación CIEO-Universidad Militar Nueva Granada. Docente, Rehabilitación Oral, Hospital Militar Central. *Fellow*, Epidemiología Clínica, Consorci Hospitalari Parc Tauli, Barcelona, España. Docente, Universidad Militar Nueva Granada. Docente clínica en los posgrados de Implantología Oral y Reconstructiva y Rehabilitación Oral, UniCIEO. Coordinadora, Educación Continua, Extensión y Relaciones Interinstitucionales, y Bienestar Universitario, UniCIEO. Vicerrectora, Medio Universitario, Fundación Universitaria CIEO-UniCIEO. Bogotá, Colombia.

Gustavo Malagón Londoño † (Capítulos 3, 8, 11, 13, 14, 24)

Especialista en Traumatología y Ortopedia de la Pontificia Universidad Javeriana. Fundador, primer decano y profesor titular de la Facultad de Medicina de la Universidad Militar Nueva Granada. Director de posgrados en Gerencia de Servicios de Salud. Director de los Diplomados en Auditoría en Salud, Garantía de Calidad en Salud e Investigación de Epidemiología de la Universidad Sergio Arboleda. Exrector de la Escuela Colombiana de Rehabilitación. Miembro de Interamerican Medical and Health Association, Academia Internacional de Ortopedia y American Ortopedic Surgeons. Miembro de número de la Academia Nacional de Medicina. Secretario de Salud Distrital de Bogotá, Colombia, presidente de la Asociación Colombiana de Facultades de Medicina (Ascofame). Bogotá, Colombia.

Gustavo Malagón Baquero (Capítulos 8, 11, 13, 14, 24)

Médico cirujano, Escuela Militar de Medicina y Ciencias de la Salud, Universidad Militar Nueva Granada. Médico ortopedista y traumatólogo, Hospital Militar Central. Ortopedista, Hospital Central de la Policía. Ortopedista y traumatólogo, Compensar. Consulta particular. Docente asistencial, Hospital Central de la Policía, Ortopedia y Traumatología, Manejo de reemplazos articulares, patología de cadera y trauma. Bogotá, Colombia.

Roberto Malagón Baquero (Capítulo 24)

Médico cirujano, Escuela Militar de Medicina y Ciencias de la Salud, Universidad Militar Nueva Granada. Oftalmólogo, Instituto Barraquer de América. Especialista, Patologías del Segmento Anterior y Cirugía Refractiva. Práctica privada. Bogotá, Colombia.

Adel Martínez Martínez (Capítulo 1)

Odontólogo, Especialista en Estomatología y Cirugía Oral. Cirujano oral, Abordajes Novedosos en Anestesia Bucal, Cirugía Bucal, Implantología Oral y Regeneración Ósea. Líder de opinión en América y creador de la Anestesia Bucal Conceptual (ABC) de la anestesia©. Experto, técnica quirúrgica de bichectomía, abordaje conservador y manejo de biomodulación láser para drenaje linfático. Experto, técnica quirúrgica de Reposicionamiento labial (LipsStat© Laser) para manejo de sonrisa gingival. Docente, investigador categoría asociado MinCiT, miembro, grupo GITOUC, Decano Universidad de Cartagena. Conferencista, instructor, nacional e internacional. Autor de los libros de anestesia bucal más vendidos en Latinoamérica y España. Conferencista internacional e influencer con más de 5000 doctores entrenados en Anestesia Bucal Conceptual©. Autor, Anestesia Bucal, Guía Práctica y Anestesia Bucal, de la evidencia a la práctica. Cartagena Colombia.

Mónica Mejía De los Ríos (Capítulo 8)

Odontóloga, Universidad Autónoma de Manizales. Especialista, Rehabilitación Oral, CIEO Universidad Militar Nueva Granada. Especialista, Docencia Universitaria, Universidad Militar Nueva Granada. Conferencista nacional e internacional. Coordinadora, clínica, posgrado Rehabilitación Oral y preclínica y laboratorio, posgrado Implantología Oral, UniCIEO. Docente, laboratorio y clínica, posgrado de Rehabilitación Oral, Universidad Nacional de Colombia. Miembro fundador, UniCIEO, Bogotá Colombia.

Diana Milena Montoya Guzmán, MSc (Capítulos 22, 23, 26)

Odontóloga, Universidad CES. Ortodoncista, CIEO-Universidad Militar Nueva Granada. Máster, Láser en Odontología (EMDOLA), Universidad de Barcelona, España. Odontóloga neurofocal. Coordinadora, posgrado de Ortodoncia y Ortopedia Maxilar, UniCIEO. Profesora invitada UNAM (México), Universidad Autónoma de Nayarit (UAN). Miembro activo, Sociedad Colombiana de Ortodoncia, Asociación Latinoamericana de Ortodoncia. Secretaria, Asociación Colombiana de Láser en Odontología (Asocolaser). Miembro activo, World Federation for Laser Dentistry (WFLD); International Society for Laser Dentistry (ISLD). Docente, Máster de Láser en Odontología, Universitat de Barcelona, España. Práctica clínica en Bogotá, Colombia.

Adriana Marcela Ocampo Páez (Capítulos 8, 14)

Odontóloga, Fundación Universitaria San Martín. Especialista, Rehabilitación Oral, CIEO-Universidad Militar Nueva Granada. Especialista, Educación con Énfasis Evaluación Educativa, Universidad Santo Tomás. Docente, Área de Disfunciones Craneomandibulares y Craneofaciales, posgrados de Ortodoncia y Ortopedia Dentofacial, Rehabilitación Oral e Implantología Oral y Reconstructiva, UniCIEO. Conferencista nacional e internacional. Bogotá, Colombia.

Rafael Palencia Díaz (Capítulo 1)

Odontólogo, Colegio Odontológico Colombiano. Farmacólogo, Asociación Odontológica Argentina, Universidad de Buenos Aires. Profesor, Farmacología y Terapéutica pregrado y posgrado, Institución Universitaria Colegios de Colombia (UNICOC).

Profesor, Farmacología y Terapéutica, pregrado, Fundación Universitaria San Martín (FUSM). Profesor, Farmacología y Terapéutica, posgrado, Endodoncia, Universidad Santo Tomás (USTA). Conferencista nacional. Bogotá, Colombia.

Sonia Juliana Pérez Pérez (Capítulo 20)

Antropóloga, Universidad de los Andes. Psicóloga, Universidad Nacional Abierta y a Distancia. Maestría, Musicoterapia, Universidad Nacional de Colombia. Docente, Humanidades, Metodología de la Investigación, y asesora de proyectos de grado, Corporación Universitaria Taller 5, Universidad de La Sabana y Fundación Universitaria Iberoamericana. Sólida experiencia en estimulación musical para el desarrollo infantil, y en Musicoterapia para la prevención y tratamiento del deterioro cognitivo en la tercera edad. Bogotá, Colombia.

Gonzalo David Prada Martínez (Capítulo 24)

Médico cirujano, Escuela Colombiana de Medicina El Bosque. Especialista, Medicina Interna y Neumología, Hospital Santa Clara y Fundación Santa Fe de Bogotá. *Fellow*, Epidemiología Clínica en la Evaluación de las Prácticas Médicas de Hospital de Sabadell, Barcelona, España. MBA Inalde. Magíster, Bioética, Universidad El Bosque. Doctorando, Bioética, Escuela Colombiana de Medicina El Bosque. Bogotá, Colombia.

Claudia Ramírez Villamizar (Capítulos 8, 22)

Odontóloga, Universidad San Martín. Especialización, Periodoncia, Universidad San Martín. Especialización, Docencia Universitaria, Universidad Militar Nueva Granada. Maestría, Informática educativa, Universidad de La Sabana. Docente, Universidad San Martín, UniCIEO. Docente invitada Unicoc. Conferencista nacional e internacional. Bogotá, Colombia.

Hugo Carlos Samacá Calderón (Capítulos 17, 26)

Odontólogo, Pontificia Universidad Javeriana. Cirujano maxilofacial, Pontificia Universidad Javeriana. Bogotá, Colombia.

María Claudia Téllez Barragán (Capítulo 7)

Odontóloga, Universidad Javeriana. Posgrado, Odontopediatría, Hospital Infantil de Niño Jesús, Madrid. Curso, Adaptación pedagógica CAP, Universidad Autónoma. Máster, Pericia Sanitaria, Universidad Complutense. Máster, Control de Calidad Asistencial y Seguridad del paciente, Universidad Miguel Hernández, Elche, Alicante. Odontóloga, Responsable de Calidad, Responsable de Seguridad Laboral y Responsable de Docencia, Centro de Salud Dr. Luengo Rodríguez, Móstoles, Madrid. Dirección Asistencial Oeste del Servicio Madrileño de Salud (SERMAS). Miembro, Comisión Local de Calidad Asistencial y Unidad Funcional en Gestión Riesgos y Seguridad del Paciente (UFGRS). Madrid, España.

Manuel Torres Mosquera (Capítulos 10, 12, 14)

Odontólogo, Universidad ·Nacional de Colombia. Cirujano oral y maxilofacial, Hospital Militar Central. Exjefe, Servicio de Cirugía Oral y Maxilofacial, Hospital Militar Central. Profesor emérito, Hospital Militar Central. Cirujano maxilofacial consultor, Servicio de Salud Oral, Fundación Santa Fe. Bogotá, Colombia.

Ángela María Tovar Chinchilla (Capítulo 21)

Odontóloga, Pontificia Universidad Javeriana. Odontopediatra, Pontificia Universidad Javeriana. Docente, odontopediatría Clínica y Preclínica, Facultad de Odontología, Pontificia Universidad Javeriana. Bogotá, Colombia.

Luis Javier Villamil Fernández (Capítulo 24)

Médico, Universidad Militar Nueva Granada. Alergista, Capitol Allergy Clínic, Milwaukee Wisconsin, USA. Gerencia en Servicios de Salud, Universidad Sergio Arboleda. Coordinador Clínica de Crónicos Hospital Militar Central. Bogotá, Colombia.

Prefacio

El propósito de este libro, desde la primera edición, ha sido brindar al odontólogo una herramienta práctica que le facilite sortear diferentes tipos de emergencias, no solo relacionadas directamente con el diente, sino también con aquellas situaciones inesperadas que pueden conducir a un compromiso general durante el desarrollo de procedimientos en el consultorio o que pueden surgir a causa de los procedimientos mismos, tales como: las relaciones anafilácticas causadas por la anestesia local o algunos antisépticos locales, o por materiales excepcionalmente generadores de intolerancia; las alergias a medicamentos, especialmente antibióticos, originadas por desequilibrios homeostáticos eventuales de causa psicógena; el desencadenamiento de crisis cardiocirculatoria; eventos relacionados con patologías glucogénicas, o problemas directamente ocasionados por fallas en la bioseguridad, y tantos otros que pueden presentarse en el consultorio.

Los problemas planteados implican situaciones variadas, un amplio panorama de eventualidades que si no son manejadas de forma oportuna, pueden tener consecuencias graves, e incluso fatales. De ahí que se haya considerado indispensable proporcionar al odontólogo una guía lo más completa posible, sobre el armamentario, los conocimientos y las aptitudes que le faciliten actuar oportunamente para atender situaciones de urgencia, en la medida en que sus capacidades y su competencia lo permitan; pues así como puede sortear varios problemas si cuenta con la debida orientación, también debe actuar con discreción y remitir en forma mediata al servicio de urgencias hospitalario o al especialista indicado cuando la situación lo requiera.

La vasta gama de incidencias, algunas propias del ejercicio de la profesión odontológica, otras accidentales durante el manejo del paciente, llevan a plantear en el libro las líneas de acción que deben seguirse ante diferentes situaciones de urgencia. Lo importante es que el profesional, cuando se vea abocado a ello, sepa atenderlas y esté en capacidad de sortearlas con serenidad, conocimiento y eficiencia.

En una situación de emergencia, la vida del paciente se encuentra en manos del profesional, bien sea para manejar el caso directamente o para remitirlo sin pérdida de tiempo al nivel de atención médica correspondiente.

Como el odontólogo dispone en su consultorio de personal auxiliar, debe brindarle a este también la capacitación y las herramientas necesarias para que su colaboración en casos de urgencia sea diligente y eficaz.

Siempre se ha afirmado que la competencia del profesional se mide según el manejo que le dé a una situación de emergencia; no en otra forma mejor pueden apreciarse su calidad, su destreza y su habilidad.

Es estimulante haber llegado a la quinta edición de *Urgencias odontológicas*, movidos por la demanda de sus lectores que, sin duda, han encontrado en esta obra una herramienta útil e interesante para el ejercicio de la profesión odontológica, mas aun con temas y técnicas que se están viviendo en la actualidad porque estamos siempre en la vanguardia de nuestra profesión.

Cómo utilizar este libro

El libro se compone de nueve partes que agrupan las principales urgencias odontológicas, distribuidas en veintiséis capítulos. Cada tema se desarrolla de una manera muy didáctica, debido a que condensa toda la información de una forma detallada, clara y concisa; adicionalmente, por su diseño, le permite al lector utilizar la obra con agilidad, como referencia para la atención de sus pacientes o como repaso rápido.

Los Autores

PARTE I
Aspectos generales

CAPÍTULO 1

Medicamentos en urgencias odontológicas

Introducción

Rafael Palencia Díaz

Los medicamentos son sustancias de compuestos químicos que sirven para reducir en el organismo los efectos del dolor, para prevenir o curar enfermedades. Hay varias formas de obtener los medicamentos, unos se extraen de plantas naturales, otros de la mezcla de una serie de sustancias químicas, en algunos al introducir genes en bacterias con ingeniería biológica, otros son fabricados por hongos, otros, como las vacunas, contienen una cantidad reducida de un germen que al introducirlo en el organismo a través de un pinchazo, prepara el sistema inmunitario a recordarlo y a combatir la infección en un futuro. Los medicamentos son indispensables en el momento de la urgencia odontológica, pero hay que prescribirlos y administrarlos con precaución. Es importante conocer muy bien su composición para saberlos formular; algunos son de venta sin fórmula médica, pero esto no implica que no tengan efectos secundarios o que no haya riesgo de posibles efectos adversos. El desconocimiento de los efectos secundarios o de las interacciones medicamentosas, alguna patología del paciente y la reacción alérgica son aspectos que requieren atención del profesional para tratar bien la urgencia y no complicar al paciente.

Medicamentos para el control del dolor y la inflamación (analgésicos y antiinflamatorios)

El odontólogo debe estar preparado para solucionar la principal causa de consulta odontológica: el dolor. Desde hace muchos siglos se conocen los efectos medicinales de la corteza del sauce. En el siglo XVIII, el reverendo Edmund Stone pensó que si los sauces crecían en las zonas húmedas y pantanosas. debían tener algo en su corteza que evitara las fiebres y las inflamaciones, entonces observó los buenos resultados obtenidos con la corteza del sauce para curar fiebres. En 1829, Leroux aisló el ingrediente activo: la salicina y después el ácido salicílico. Luego Hoffman, de la compañía Bayer, en 1889, le agregó un grupo acetilo para formar el ácido acetilsalicílico (ASA, por sus siglas en inglés), y diez años más tarde, en 1899, el médico francés Dresser la usó por primera vez en la medicina para el tratamiento de la artritis reumatoidea. Desde estos hallazgos, el manejo del dolor ha evolucionado; sin embargo, a pesar de la aparición de nuevas moléculas y de varias combinaciones analgésicas efectivas, aún constituye un reto para la medicina.

Según la Asociación Internacional para el Estudio del Dolor: "el dolor se define como una sensación consciente desagradable, producida por una lesión real o potencial de los tejidos, que involucra cinco tipos de respuestas: sensoriales, motrices, emocionales, neurovegetativas y de memoria". Además, es una experiencia desagradable que viven los pacientes, asociada a diferentes situaciones producidas por lesiones endodónticas, periodontales y por cirugías dentales. El manejo adecuado del dolor por parte del profesional es un aspecto muy importante que debe considerarse para el tratamiento de los pacientes, pues permite mejorar la calidad de atención desde el punto de vista conductual y clínico.

Antiinflamatorios no esteroideos

El daño de los tejidos no solo activa nociceptores periféricos que producen efectos significativos en el sistema nervioso central, sino que la activación de mediadores químicos del dolor, como las prostaglandinas (PG) periféricas, se relaciona con la hiperalgesia primaria que incrementa la sensibilización de los receptores cutáneos. Por lo tanto, una estrategia efectiva para controlar el dolor es la administración pre y posoperatoria de antiinflamatorios no esteroideos (AINE), sustancias que inhiben la producción de prostaglandinas mediante el bloqueo específico de las ciclooxigenasas 1, 2 y 3 (COX-1, COX-2 y COX-3). Dentro de este grupo de medicamentos están los AINE no selectivos (que inhiben tanto la COX-1 como la COX-2) y los AINE inhibidores selectivos de la COX-2 (coxibs).

Por lo general, son medicamentos de venta libre. Para definir una conducta adecuada de manejo del dolor es importante considerar también las características individuales del paciente, su actitud y sus posibles miedos ante la atención odontológica. Se debe tener en cuenta, además, que el umbral de dolor es diferente en cada paciente, que la percepción del dolor no es igual en todas las personas, pues ciertos factores como la depresión, el insomnio y la ansiedad pueden acentuar la percepción del dolor en algunos casos.

Farmacodinamia

Los AINE pueden ser no selectivos (aquellos que bloquean tanto la COX-1 como la COX-2) o inhibidores selectivos de la COX-2. Estos fármacos disminuyen la síntesis de prostaglandinas en las membranas celulares, e inhiben la actividad de la nicotinamida dinucleótido fosfato oxidasa (NADPH oxidasa, por su sigla en inglés) en los neutrófilos.

Prostaglandinas y ciclooxigenasas

Las prostaglandinas (PG) son ácidos grasos sintetizados a partir de los fosfolípidos de las membranas de las células que han sufrido algún daño o estímulo nocivo. Entre los mediadores químicos del dolor, las prostaglandinas juegan un papel muy importante; sin embargo, no todas son nocivas y se sabe que intervienen en múltiples situaciones fisiológicas como la vasodilatación, la vasoconstricción, la proagregación plaquetaria, la eliminación renal y la inhibición de secreción de ácido clorhídrico. To-

das estas funciones son mediadas por dos formas de ciclooxigenasa, conocidas como COX-1 y COX-2, que actúan sobre el ácido araquidónico.

La COX-1 (constitutiva) se sintetiza en condiciones normales y es constituyente de las células sanas; por ejemplo, en áreas donde las prostaglandinas cumplen una función protectora, como en la mucosa gástrica (PG E2), en los riñones y el útero. Se cree que la inhibición de la COX-1 en el sistema gástrico explicaría, en parte, los fenómenos adversos que complican el tratamiento con AINE.

La COX-2 (inducible) no se encuentra normalmente en el organismo, pero puede ser inducida por algunos factores séricos, citocinas y factores de crecimiento. Es la forma más importante de enzima asociada con la inflamación. En 1971, Vane planteó que la aspirina y los AINE impedían la biosíntesis de prostaglandinas a partir del ácido araquidónico; ahora se sabe que bloquean con diferencia en la selectividad, tanto la COX-1 como la COX-2. El bloqueo selectivo de la COX-2 constituye un aspecto terapéutico importante, porque dicha isoenzima interviene en la producción de prostaglandinas en el sitio de inflamación, pero no en otros como las vías gastrointestinales y los riñones. En consecuencia, los medicamentos inhibidores selectivos de la COX-2, como el meloxicam y el etoricoxib, entre otros, pueden comportarse como antiinflamatorios y analgésicos eficaces sin efectos adversos como la disminución de la función renal o las úlceras gástricas.

La COX-3 es otra isoforma de la familia COX y fue identificada en 2002 por Simmons y colaboradores. Esta se deriva del gen que codifica la ciclooxigenasa-1, pero es estructural y funcionalmente distinta. Se estableció que interviene en la producción de la fiebre y el dolor a nivel central, pero no en la inflamación. Al evaluar los medicamentos que producen inhibición farmacológica de esta isoenzima se identificó al paracetamol (acetaminofén), como el más selectivo hacia ella. Luego de casi 60 años, se esclareció el mecanismo de acción de este medicamento.

Efectos adversos de los antiinflamatorios no esteroideos

En general, los AINE pueden producir los siguientes efectos adversos:

▸ Úlcera e intolerancia en vías gastrointestinales.

- Bloqueo de la agregación plaquetaria (inhibición de la síntesis de tromboxano A2).
- Inhibición de la motilidad uterina (prolongación de la gestación por bloqueo de la PG F2 alfa).
- Inhibición de la función renal mediada por la inhibición en la producción de PG E2 (retención de agua, potasio y sodio).
- Efectos en la hipertensión arterial (HTA): todos los AINE, y particularmente la indometacina, interfieren con el control farmacológico de la HTA y la insuficiencia cardiaca en pacientes que están recibiendo betabloqueadores, diuréticos o inhibidores de la enzima convertidora de angiotensina (IECA).
- Reacciones de hipersensibilidad, más notoria con la aspirina.
- Encefalopatía tóxica y daño hepático asociado al consumo de aspirina: síndrome de Reye. Por esta razón, está contraindicado utilizar salicilatos en niños o adolescentes con varicela o influenza.

Características farmacológicas de los medicamentos utilizados para el manejo del dolor

- **Salicilatos:** La aspirina (ácido acetilsalicílico, ASA, por sus siglas en inglés) es el medicamento que más se ha utilizado durante muchos años en el manejo del dolor y la inflamación. Farmacológicamente actúa como analgésico, antipirético y antiinflamatorio. En dosis bajas, 100 y 81 mg/día, tiene acción antitrombótica. Está contraindicado cuando el paciente reporta antecedentes de hipersensibilidad al ASA o a otro AINE, problemas gástricos, hipertensión o asma; así como en pacientes anticoagulados o embarazadas. La aspirina se ha asociado con la producción de un síndrome caracterizado por daño cerebral súbito (agudo) y problemas con la actividad hepática. Esta afección, denominada síndrome de Reye, no tiene una causa conocida y se presenta en niños con procesos febriles a quienes les han dado aspirina cuando tenían varicela o gripe.
- **Paracetamol:** Este medicamento, también denominado acetaminofeno o acetaminofén, es, junto con la aspirina, uno de los analgésicos más utilizados para diferentes tipos de dolores. Es

útil en pacientes alérgicos a la aspirina o a otros AINE, con problemas gástricos, hipertensos, asmáticos, anticoagulados o en el embarazo. Se sabe que el paracetamol es un eficaz analgésico y antipirético, pero no lo es como antiinflamatorio, debido a que es un inhibidor eficaz de las prostaglandinas del sistema nervioso central, pero inhibidor débil de la ciclooxigenasa en presencia de altas concentraciones de peróxidos que aparecen en las lesiones inflamatorias, según lo descrito por Marshall y colaboradores en, 1987. La dosis usual es de 500 mg por vía oral cada 6 horas en adultos, y de 40-60 mg/kg/día en niños. También se encuentra disponible en el mercado el paracetamol al 1 % en solución inyectable para uso intravenoso. La presentación es en vial de vidrio que contiene 1 g/100 mL. Esta forma farmacéutica amplía las opciones terapéuticas para el manejo del dolor (incluyendo la terapia multimodal) y de estados febriles en pacientes atendidos en urgencias. **Advertencias y contraindicaciones:** El

- efecto adverso más marcado de la sobredosis de paracetamol es la necrosis hepática. La dosis máxima no debe exceder los 3 g/día en pacientes que pesan más de 50 kg con factor de riesgo adicional a hepatotoxicidad y que no están recibiendo otros medicamentos que contengan paracetamol. En pacientes que pesan más de 50 kg sin factor de riesgo adicional de hepatotoxicidad, la dosis máxima no debe exceder los 4 g/día. El paracetamol está contraindicado en pacientes con insuficiencia hepática, insuficiencia renal e hipersensibilidad.
- **Diclofenaco sódico:** Es un AINE relativamente no selectivo de la ciclooxigenasa. Está indicado para reducir inflamaciones y como analgésico. Se puede usar para reducir los cólicos menstruales. También es útil para el tratamiento de espasmos musculares, como el trismo o la tortícolis, por vía intramuscular (IM). La adición de vitamina B puede mejorar su efecto analgésico. La dosis usual de diclofenaco sódico es de 50 mg cada 8 horas. **Advertencias y contraindicaciones:** Según
- una revisión europea de la Agencia Regulatoria de Medicamentos del Reino Unido (MHRA, por sus siglas en ing lés), el riesgo cardiovascular con el diclofenaco es similar al de los coxib. Por lo tanto, al igual que estos, el diclofenaco

está contraindicado en pacientes con enfermedad cardiaca isquémica, enfermedad arterial periférica, enfermedad cerebrovascular o insuficiencia cardiaca congestiva ya establecida según la clasificación funcional NYHA (New York Heart Association). Estas recomendaciones de prescripción se aplican a formulaciones sistémicas (tabletas, cápsulas, supositorios y formas inyectables) disponibles bajo prescripción médica; no aplican para las formulaciones tópicas (gel o crema) de diclofenaco.

▸ **Diclofenaco potásico:** La sal potásica de diclofenaco es de más rápida acción que la sódica, y está indicada en el manejo del dolor agudo y la dismenorrea primaria. La dosis usual es de 100 a 200 mg cada 8 horas.

▸ **Naproxeno sódico:** El naproxeno es un AINE no selectivo que, junto con el ibuprofeno, ha sido de gran utilidad para la profesión odontológica, pero igualmente se ha abusado de su uso. Este medicamento es mejor tolerado que el ibuprofeno. La dosis usual es de 500 mg cada 12 horas. Recientemente, se ha introducido al mercado farmacéutico una combinación de naproxeno con esomeprazol, un protector gástrico. Esta combinación está indicada en pacientes con artrosis, artritis reumatoide y espondilitis anquilosante, pues proporciona alivio del dolor mientras reduce las complicaciones gastrointestinales, lo cual facilita el tratamiento. Su presentación, que ha sido aprobada por la Administración de Medicamentos y Alimentos de los Estados Unidos (FDA), es en comprimidos recubiertos que contienen 500 mg de naproxeno y 20 mg de esomeprazol. Se administra 1 comprimido cada 12 horas.

▸ **Ibuprofeno:** La eficacia analgésica del ibuprofeno se ha investigado ampliamente. Cooper evaluó este AINE no selectivo en cinco estudios en los que se usó un modelo de dolor dental. En sus estudios demostró que el ibuprofeno en dosis de 400 mg es significativamente más eficaz que la aspirina y el paracetamol. Con las dosis de 800 mg se han visto en algunos pacientes dolores epigástricos, hipotensión, mareos y desvanecimientos, por ello, la dosis usual es de 400-600 mg cada 8 horas y no de 800 mg. La FDA aprueba su uso en niños mayores de 6 meses para el manejo de la fiebre y no ha sido relacionado con el síndrome de Reye.

▸ **Piroxicam:** La ventaja principal de este AINE es su vida media tan larga (aproximadamente 50 horas). Abramson y Weissman, en 1989, propusieron otros mecanismos de acción antiinflamatoria, además de la inhibición de la ciclooxigenasa; entre ellos, la inhibición de la colagenasa en cartílago. La dosis usual es de 20 mg/día.

▸ **Ketorolaco trometamina:** Es un potente analgésico, pero su acción antiinflamatoria es moderada. Es uno de los pocos AINES aprobados por la FDA para administración parenteral y puede reemplazar a los analgésicos opioides. Debido a su potencia analgésica, desde su lanzamiento en 1990, se ha abusado de su utilización y se han reportado muertes en todo el mundo por el uso indiscriminado. Las causas de estas muertes han sido insuficiencia renal aguda y hemorragias digestivas posoperatorias; por ello, se recomienda una duración máxima de 2 días de tratamiento con ketorolaco cuando se usa por vía parenteral y de 5 días si se administra por vía oral. La dosis usual es de 10 mg cada 6 horas por vía oral o de 30 mg cada 8 horas por vía intramuscular.

Fármacos inhibidores de la ciclooxigenasa

Pertenecen a este grupo el meloxicam, el etoricoxib, el celecoxib y el parecoxib, entre otros.

▸ **Meloxicam:** Es un medicamento que inhibe selectivamente la COX-2, lo que implica que puede reducir la inflamación sin provocar los efectos adversos en riñones y vías gastrointestinales característicos de los AINE, según lo descrito por Vane y Botting en 1995. Está indicado para el tratamiento de los síntomas inflamatorios en pacientes con osteoartritis y enfermedades reumáticas y para el alivio del dolor y las molestias asociadas a traumatismos. La dosis usual es de 7,5 mg/día por vía oral, y en casos graves se aumenta a 15 mg/día. En pacientes con deterioro de la función renal, la dosis máxima diaria no debe exceder de 7,5 mg/día. Si se requiere terapia parenteral, se puede administrar en ampollas, en dosis de 15 mg/día, solamente por vía intramuscular profunda y durante los primeros días del tratamiento. Recientemente, se les ha adicionado esomeprazol, un protector de la mucosa gástrica, a las moléculas de meloxicam. Esta combinación viene en tabletas recubiertas que contienen 15 mg de meloxicam y 20 mg de esomeprazol.

▶ **Advertencias y contraindicaciones:** El meloxicam no se debe administrar en pacientes que han desarrollado signos de asma, pólipos nasales, urticaria y angioedema como respuesta a la aspirina o a otros fármacos antiinflamatorios no esteroides, pues existe el potencial de sensibilidad cruzada. Está contraindicado en caso de sensibilidad conocida al meloxicam o a alguno de los excipientes del medicamento, úlcera péptica activa, trastornos severos de la coagulación, insuficiencia renal severa en pacientes que no están siendo dializados, insuficiencia hepática severa, niños y adolescentes menores de quince años, embarazo y lactancia.

▶ **Etoricoxib:** Es un inhibidor selectivo de la COX-2 de segunda generación, potente y de acción rápida. La ventaja es que una dosis de 120 mg/día es suficiente para manejar el dolor dental.

▶ **Alertas sobre los inhibidores de la COX-2:** Cada vez son más frecuentes los informes de diversos autores que proponen que la disminución de PGI2 con capacidad antiagregante y vasodilatadora secundaria al inhibir la COX-2, sin inhibir el tromboxano A2 (TXA2) —agente proagregante plaquetario— puede afectar el equilibrio entre prostaglandinas protrombóticas y antitrombóticas, lo que causa un aumento de la actividad protrombótica. La conclusión *a priori* sería que el uso de coxib puede aumentar el riesgo cardiovascular.

Mediante pruebas clínicas y metaanálisis se demostró que el tratamiento con algunos coxib (especialmente el rofecoxib) aumenta la incidencia de efectos cardiovasculares adversos en comparación con placebos. Por esta razón, fármacos como el rofecoxib y el valdecoxib fueron retirados del mercado farmacéutico en 2004 y 2005, respectivamente. Así mismo, desde 2006, la FDA y la Agencia Europea de Medicamentos (EMEA, por sus siglas en inglés) han llevado a cabo procesos de revisión de todos los AINE, entre ellos, los inhibidores de la COX-2. En 1999 se reportaron en España cinco casos de hepatitis tóxica secundaria a la administración de nimesulida, dos de los cuales cursaron como hepatitis fulminante y fallecimiento de los pacientes. Por esta razón, en ese año se incluyó una advertencia del riesgo del producto y de la necesidad de suspender el tratamiento si se sospechaban alteraciones hepáticas. En mayo de 2002, el Comité Español de Seguridad de Medicamentos reevaluó el perfil de seguridad de la nimesulida y recomendó la suspensión temporal de su comercialización, y la Agencia Española de Medicamentos y la EMEA hicieron efectiva la suspensión cautelar. En otros países, como Argentina y México, se ha suspendido su uso por causar alteraciones hepatotóxicas, y en Estados Unidos la FDA no aprobó su comercialización.

Combinaciones analgésicas

En el manejo del dolor agudo se pueden usar medicamentos que actúan a nivel periférico y a nivel central o solamente a nivel central para potencializar el efecto analgésico. Se deben tener ciertas precauciones en condiciones como insuficiencia hepática, insuficiencia renal, enfermedad pulmonar obstructiva crónica (EPOC), asma, embarazo, úlcera gástrica, enfermedad acidopéptica, hipertrofia prostática y antecedentes de abuso de psicofármacos. Además, se debe considerar la posibilidad de producir dependencia física y que estos agentes no se deben administrar concomitantemente con anticonvulsivantes.

Las siguientes son las combinaciones analgésicas que se pueden utilizar, con precaución:

▸ **Codeína más acetaminofén:** Cada tableta contiene 325 mg de acetaminofén y 30 mg de fosfato de codeína. La dosis usual es de 1 a 2 tabletas, 3 a 4 veces al día.

▸ **Codeína más diclofenaco:** Comprimidos recubiertos que contienen 50 mg de diclofenaco y 50 mg de fosfato de codeína. La dosis usual es de 1 a 3 comprimidos al día.

▸ **Ibuprofeno más codeína:** Cada tableta contiene 200 mg de ibuprofeno y 30 mg de fosfato de codeína. La dosis usual es de 1 a 2 tabletas, 3 a 4 veces al día.

▸ **Tramadol más paracetamol:** Cada tableta contiene 325 mg de acetaminofén y 37,5 mg de tramadol. La dosis usual es de 1 a 2 tabletas, 3 a 4 veces al día.

▸ **Diclofenaco más tramadol:** Cada tableta contiene 25 mg de diclofenaco y 25 mg de tramadol. La dosis usual es de 1 tableta cada 8 horas.

Combinaciones con cafeína

La cafeína es una xantina de origen natural, presente en el café, utilizada como estimulante del sistema nervioso central. Se ha combinado con analgésicos para el tratamiento de la migraña y otros tipos de cefalea. Esta sustancia aumenta la absorción y biodisponibilidad del paracetamol, el ácido acetilsalicílico y el ibuprofeno, por lo tanto, produce efectos analgésicos aditivos. En 1994 se descubrió que la combinación de aspirina, paracetamol y cafeína para el alivio de la cefalea tensional era considerablemente superior al paracetamol solo. Hay en el mercado varias presentaciones comerciales en tabletas que contienen cafeína, entre las cuales están:

- Paracetamol, 250 mg más 250 mg de ácido acetilsalicílico y 65 mg de cafeína.
- Paracetamol, 250 mg más 400 mg de ibuprofeno y 65 mg de cafeína.

La dosificación para adultos y niños mayores de 12 años es de 1 tableta cada 6 horas, según el dolor.

Las siguientes son las opciones de terapia escalonada en el manejo del dolor:

1. Administración oral de un AINE o de paracetamol.
   - Es necesario considerar la administración preoperatoria (analgesia preventiva o anticipada) cuando se va a realizar un procedimiento invasivo.
   - Administración posoperatoria por 3-5 días, en promedio.
2. Administración parenteral intramuscular: una ampolla cada 12 horas inicialmente, y después del primer día continuar con la vía oral, según el criterio del clínico y de las condiciones sistémicas del paciente.
3. Administración de AINE combinados con otros analgésicos (analgesia multimodal), por ejemplo: naproxeno o cualquier otro AINE más paracetamol.
4. Administración de paracetamol o AINE combinados con opioides (analgesia multimodal), por ejemplo: paracetamol más codeína y/o tramadol; o diclofenaco más tramadol.

Con los esquemas terapéuticos mencionados se puede manejar el dolor dental, siempre teniendo en cuenta las características del paciente y el procedimiento que se realizó.

Perspectivas y recomendaciones

La meta es obtener compuestos con una actividad antiinflamatoria similar a la de los glucocorticoides, pero con toxicidad menos frecuente e intensa, así como la identificación de compuestos orientados a la inhibición de la COX-2, forma inducible de la ciclooxigenasa. Se busca obtener compuestos cuyos efectos analgésicos y antiinflamatorios sean los más potentes y que los efectos secundarios, como la intolerancia gástrica, desaparezcan por completo.

Es importante recordar que la inflamación constituye una serie de fenómenos homeostáticos que evolucionaron para lograr la supervivencia del ser humano, en un medio lleno de microorganismos patógenos. El bloqueo de mecanismos fisiológicamente importantes (mediados por prostaglandinas, leucotrienos, moléculas de adherencia celular o citocinas), tal vez conlleve algún grado de toxicidad celular. La terapéutica antiinflamatoria entraña el peligro de bloquear dichos fenómenos y hacer más mal que bien.

Se debe esperar a que los inhibidores de la COX-2 tengan más tiempo en el mercado de la industria farmacéutica, porque aún no se han estudiado lo suficiente sus efectos a largo plazo.

Resumen

El daño de los tejidos no solo activa nociceptores periféricos que producen efectos significativos en el sistema nervioso central, sino que la activación de mediadores químicos del dolor, como las prostaglandinas (PG) periféricas, se relaciona con la hiperalgesia primaria que incrementa la sensibilización de los receptores cutáneos. Para definir una conducta adecuada de manejo del dolor es importante considerar también las características individuales del paciente, su actitud y sus posibles miedos ante la atención odontológica. Debe tenerse en cuenta además que el umbral de dolor es diferente en cada paciente, que la percepción del dolor no es igual en todas las personas, pues ciertos factores como la depresión, el insomnio y la ansiedad pueden acentuar la percepción del dolor en algunos casos.

Medicamentos antimicrobianos para el tratamiento de las infecciones odontogénicas

Rafael Palencia Díaz

El aumento en las infecciones, la resistencia bacteriana y el mal uso de los medicamentos llevan a plantear un uso racional de los antibióticos, el cual implica seleccionar el antibiótico adecuado de acuerdo con la infección y las características del paciente. Se debe procurar, además, que el tratamiento con este tipo de medicamentos tenga una duración mínima de ocho días.

Se pueden presentar abscesos orofaciales, desencadenados por la formación de abscesos dentoalveolares, tanto durante tratamientos convencionales de conductos como luego de exodoncias. Muchos de estos casos pueden comprometer la vida del paciente y requieren atención hospitalaria, e incluso llegan en ocasiones a necesitar atención especializada y cuidados intensivos. Tales situaciones generan un alto costo económico, además de la posibilidad de que el profesional enfrente una demanda penal.

Es importante que el odontólogo tenga claridad sobre cuándo es necesario remitir un paciente a un centro hospitalario. Deberá considerarse esta posibilidad cuando el paciente presente alguno de los siguientes signos o síntomas:

‣ Trismo severo.
‣ Disnea.
‣ Dificultad fonatoria o de deglución.
‣ Invasión de los espacios aponeuróticos de cara y cuello.
‣ Compromiso general: fiebre y leucocitosis.
‣ Deshidratación.

Los estudios de Hunt, Moenning y Gill demuestran que se han aumentado las infecciones por anaerobios. La mayoría de las infecciones odontogénicas son causadas por necrosis pulpar, problemas periodontales, pericoronitis, traumas y procedimientos quirúrgicos. La flora asociada es mixta, aerobia y anaerobia, representada por cocos grampositivos aerobios, tipo *S. viridans,* y anaerobios, como los peptoestreptococos. Entre los cocos gramnegativos anaerobios se encuentran peptococos, *Prevotella melaninogenica* y *Fusobacterium nucleatum.* También bacilos gramnegativos anaerobios como los bacteroides y *Fusobacterium.*

Elección de un antimicrobiano: uso racional

Para elegir el antibiótico correcto se debe tener en cuenta lo siguiente:

‣ Realizar un correcto diagnóstico clínico y microbiológico.
‣ Conocer el antimicrobiano que se va a prescribir: su forma farmacéutica, dosis y frecuencia de administración.
‣ Utilizar el antibacteriano más selectivo y de menor toxicidad.
‣ Determinar si el microorganismo es sensible (susceptible), mediante antibiogramas, en la medida de lo posible.
‣ Localizar la infección y verificar si hay signos de compromiso sistémico. Se debe tener en cuenta que el dolor localizado sin inflamación no requiere terapia antibiótica.
‣ Analizar las características del paciente, por ejemplo: edad, función renal y hepática.
‣ Verificar si hay antecedentes de hipersensibilidad o alergia a fármacos.
‣ Costo del antimicrobiano.

Resistencia bacteriana

Las bacterias pueden adquirir la resistencia por diversos mecanismos:

‣ Mutación cromosómica, que puede producir un aumento en las enzimas inactivantes como las betalactamasas (penicilinasas) o disminución en la permeabilidad de la bacteria, dificultando así el ingreso del antibiótico.
‣ Adquisición de nueva información genética: la más común es la mediada por plásmidos (material genético extracromosómico).
‣ Uso indiscriminado de antibióticos.
‣ Surgimiento de nuevos patrones de resistencia.
‣ Microorganismos poco conocidos que tienen un papel muy importante en las enfermedades infecciosas.

Clasificación de los antibióticos

Los antibióticos se clasifican de la siguiente manera:

‣ **Betalactámicos:** Penicilinas, cefalosporinas, monobactámicos, carbapenémicos.
‣ **Macrólidos:** Eritromicina, espiramicina, josamicina, azitromicina, claritromicina, telitromicina, miocamicina.

- ‣ **Lincosamidas:** Lincomicina y clindamicina.
- ‣ **Nitroimidazoles:** Secnidazol, ornidazol y metronidazol.
- ‣ **Aminoglucósidos:** Amikacina, estreptomicina, gentamicina, kanamicina, neomicina y tobramicina.
- ‣ **Sulfonamidas:** Sulfametizol, sulfametoxasol, sulfasalacina y sulfisoxasol.
- ‣ **Tetraciclinas:** Demecloxiciclina, doxiciclina, minociclina, oxitetraciclina, y tetraciclina.
- ‣ **Fluoroquinolonas:** Ciprofloxacina, enoxacina, esparfloxacina, grepafloxacina, levofloxacina, lomefloxacina, moxifloxacina, norfloxacina.

Penicilinas

Las penicilinas actúan mediante la inhibición de la síntesis de la pared bacteriana, al unirse a unas proteínas fijadoras de penicilina (PBP, por su sigla en inglés *Penicillin Binding Proteins*) para evitar la transpeptidación o formación de enlaces cruzados en la pared de la bacteria. Se han considerado tradicionalmente antibióticos de primera elección para el tratamiento de infecciones bucodentales. En la tabla 1.1 se enumeran las diferentes clases de penicilinas.

Tabla 1.1. Clases de penicilinas

Clase	Características
Penicilinas naturales	Penicilina G cristalina para uso intravenoso o intramuscular (IV/IM) y para hacer la prueba de sensibilidad. Penicilina G clemizol, G benzatínica y G procaínica, para uso IM solamente. Penicilina V pótasica (fenoxi-metil-penicilina) para uso oral. Tiene pobre absorción y su vida media es corta.
Aminopenicilinas	Amoxicilina Ampicilina
Penicilinas resistentes a las betalactamasa (penicilinasa)	Dicloxacilina Flucoxacilina Oxacilina Carbenicilina
Combinaciones antibióticas	Clavulanato de potasio (resistente a la penicilinasa) más amoxicilina. Sulbactam más ampicilina.

Penicilinas naturales

La penicilina G no es estable en medio ácido y tiene una vida media menor de 20 minutos. Por esta razón, se han desarrollado sales de depósito como el clemizol, que permite dosificar cada 24 horas; la sal procaínica, cada 8 a 12 horas; y la sal benzatínica, cada 3 a 4 semanas. La penicilina G benzatínica no tiene ventajas frente a las otras penicilinas, ya que su biodisponibilidad es muy baja, los niveles plasmáticos van descendiendo dramáticamente y pierde actividad bactericida.

Penicilinas semisintéticas

Entre las penicilinas semisintéticas, la ampicilina se absorbe entre el 30 % y el 60 %, mientras que la amoxicilina se absorbe casi completamente. La vida media plasmática está entre 1 y 2 horas, y se eliminan en forma activa, casi completamente por vía renal.

▶ Amoxicilina

- ‣ **Absorción:** Estable en medio ácido, buena absorción oral, los alimentos no alteran su absorción. Su vida media es de 90-120 minutos.
- ‣ **Espectro antibacteriano:** Selectiva contra microorganismos grampositivos y gramnegativos aerobios y anaerobios.
- ‣ **Eliminación:** Vía renal por secreción tubular.
- ‣ **Usos clínicos:** Infecciones de vías urinarias, respiratorias superiores e inferiores, vías biliares, piel y tejidos blandos y otitis media.
- ‣ **Dosis usual en adultos:** 500 mg cada 8 horas.

▸ **Dosis en niños:** 50-60 mg/kg/día, repartidos en 3 tomas. En otitis severa 90 mg/kg/día.

Interacciones medicamentosas y precauciones:

▸ Las penicilinas no deben administrarse junto con otros antibióticos como el cloranfenicol, la eritromicina, las tetraciclinas o la neomicina, porque se reduce su efectividad.

▸ La administración de penicilinas por vía oral disminuye el efecto de los anticonceptivos orales.

▸ Puede interferir con la absorción del atenolol (betabloqueante).

▸ Altas dosis de penicilinas pueden potenciar el efecto de los medicamentos anticoagulantes.

▸ No se recomienda tomar refrescos carbonatados o ciertos jugos naturales, pues el ambiente ácido de estas bebidas puede inactivar el medicamento.

▸ Las penicilinas orales deben tomarse en ayunas o unas dos horas después de comer.

▸ La amoxicilina puede administrarse con las comidas.

Concentraciones plasmáticas de algunas penicilinas

▸ 300.000 UI de penicilina G sódica a la hora: 0,3 µg/mL.

▸ 300.000 UI de penicilina G procaínica en 1 a 3 horas: 0,9 µg/mL.

▸ 1,2 millones UI de penicilina G benzatínica para el día 1: 0,09 µg/mL, para el día 14: 0,002 µg/mL.

▸ 250 mg de amoxicilina a las 2 horas: en promedio 4 µg/mL.

Efectos adversos de las penicilinas semisintéticas:
El efecto adverso más marcado son las reacciones de hipersensibilidad (exantema, prurito, urticaria y anafilaxia), en el 10 % de los pacientes. Por vía oral pueden producir irritación gástrica, diarrea y colitis. También, alteraciones hematológicas, renales o hepáticas.

Usos terapéuticos:

▸ Antibiótico de primera elección en la mayoría de las infecciones odontogénicas.

▸ Pericoronitis con sintomatología general.

▸ Absceso periodontal cuando hay compromiso sistémico.

▸ Comunicación oroantral.

▸ Absceso orofacial o cervicofacial.

▸ Avulsión dentaria.

▸ Cirugías traumáticas: incluye cirugías endodónticas y periodontales, exodoncias mediante método abierto, colocación de implantes y drenaje de abscesos.

▸ Fracturas de maxilar.

▸ Osteomielitis.

▸ Profilaxis antibiótica.

▸ Actinomicosis.

▸ Parotiditis aguda supurativa.

Penicilinas resistentes a la betalactamasa

La estructura química básica de las penicilinas es el ácido 6-aminopenicilánico. Algunas bacterias, entre ellas el *S. aureus* (estafilococo dorado), producen un tipo de enzimas denominadas betalactamasas, que abren el anillo betalactámico que forma parte de esta estructura química, lo que causa la inactivación de las penicilinas. Ciertas moléculas antibióticas se unen a las betalactamasas producidas por este tipo de microorganismos y no se dejan inactivar, con lo cual se evita la destrucción del antibiótico betalactámico. Por esta razón, las combinaciones de amoxicilina más clavulanato de potasio y de ampicilina más sulbactam conforman un grupo de medicamentos resistentes a la betalactamasa o penicilinasa. A estos medicamentos se los ha denominado inhibidores suicidas de las betalactamasas.

Las combinaciones mencionadas son efectivas porque mientras el clavulanato o el sulbactam se enfrentan a la enzima y distraen la atención de la bacteria hacia ellos, la amoxicilina o la ampicilina cumplen su objetivo. Los antibióticos descritos están indicados para el tratamiento de infecciones bacterianas causadas por gérmenes productores de betalactamasas (penicilinasas) sensibles a la amoxicilina y a la ampicilina. Forman parte de este grupo de penicilinas resistentes a la betalactamasa los siguientes antibióticos:

‣ Ampicilina más sulbactam: para administración oral y parenteral.
‣ Amoxicilina más ácido clavulánico: para administración oral y parenteral.
‣ Oxacilina.
‣ Dicloxacilina.

Contraindicaciones y precauciones:
‣ Hipersensibilidad a las penicilinas o a las cefalosporinas, ya que la estructura química es similar (cefalosporinas: 7-aminocefalosporánico y penicilinas: 6-aminopenicilánico), y el organismo no está en capacidad de diferenciar si es 6-amino o 7-amino.
‣ Historia de disfunción hepática asociada a la administración de penicilinas o ácido clavulánico.
‣ Incrementan el metabolismo de los anticonceptivos orales.

Macrólidos

El prototipo del grupo de los macrólidos es la eritromicina, pero este medicamento tiene desventajas frente a nuevos macrólidos, como la azitromicina y la claritromicina, ya que tiene mayores efectos adversos y su vida media es muy corta. Lo importante es que estos medicamentos reemplazan típicamente a las penicilinas cuando los microorganismos se han vuelto resistentes a ellas, o cuando el paciente es alérgico a las penicilinas. Pertenecen a este grupo los siguientes antimicrobianos: eritromicina, claritromicina, azitromicina, josamicina, miocamicina, roxitromicina, espiramicina y telitromicina.

Con el desarrollo de los nuevos antibióticos macrólidos se ha buscado ampliar el espectro hacia gramnegativos, aumentar su vida media, mejorar la biodisponibilidad oral y disminuir la intolerancia digestiva. Los macrólidos bloquean reversiblemente la fracción 50S ribosomal e impiden la síntesis de proteínas. Alcanzan altas concentraciones intracelulares en polimorfonucleares y macrófagos alveolares. Dentro de este grupo, la azitromicina tiene una particularidad muy importante: viaja en el macrófago y su efecto terapéutico se mantiene durante 10 a 15 días. La vida media de la azitromicina es de 68 horas, aproximadamente, lo que ha determinado que se pueda administrar cada 24 horas y por 3 a 5 días solamente. Debe administrarse una o dos horas después de las comidas.

▶ **Efectos adversos:** Los efectos adversos de estos medicamentos son poco marcados, pero se ha visto que todos los macrólidos pueden afectar la función hepática. También pueden causar dolor abdominal, náuseas, vómito y, eventualmente, alergias, pérdida transitoria de la audición y leucopenia. La claritromicina puede producir además trastornos del gusto, dispepsia, cefalea, glositis y moniliasis.

▶ **Usos terapéuticos:** Los macrólidos tienen básicamente la misma actividad antibacteriana de las penicilinas y son una alternativa importante en infecciones por estreptococos, sífilis, uretritis no gonocócica, gastroenteritis y *acné vulgaris*. La claritromicina se ha usado para infecciones por gérmenes sensibles, especialmente en infecciones de las vías respiratorias altas y bajas, cavidad oral, senos paranasales, oídos, piel y tejidos blandos, así como en la erradicación del *Helicobacter pylori*.

▶ **Dosis usual**
‣ Azitromicina: 500 mg cada 24 horas durante tres días. En niños: 10 mg/kg/día.
‣ Claritromicina: 250-500 mg cada 12 horas. En niños: 7,5 mg/kg/día.

▶ **Contraindicaciones:**
‣ Alergia a los macrólidos.
‣ Enfermedad hepática grave.
‣ Embarazo.
‣ Daño renal severo.
‣ Arritmias.
‣ Insuficiencia renal.

Lincosamidas

Hay dos lincosamidas conocidas: lincomicina y clindamicina. Entre estos dos fármacos se considera que la clindamicina es superior, pues la adición de un átomo de cloro le confiere gran actividad contra anaerobios. La clindamicina actúa mediante el bloqueo de la subunidad 50S ribosomal, muy cerca del sitio de acción de los macrólidos. Se cree que facilita la opsonización, la fagocitosis y la destrucción de la bacteria. Las lincosamidas tienen una buena actividad frente a estafilococos, *S. pyogenes* y bacterias anaerobias *(B. fragilis)*. Se absorben en un 90 % a nivel gastrointestinal y su administración intramuscular permite alcanzar niveles máximos a las

3 horas. Dentro de las propiedades cinéticas de la clindamicina está que se concentra en el hueso, propiedad que determina su elección en casos de osteomielitis. La vida media es de 2 a 3 horas en promedio.

▶ **Efectos adversos:** Las lincosamidas siempre han enfrentado el problema de sus efectos adversos, dentro de los cuales el principal es la diarrea, que se presenta en el 20 % de los casos de administración oral. Cuando aparece, puede progresar a colitis seudomembranosa, enfermedad producida por la toxina del *Clostridium difficile.* El signo clínico más importante es la diarrea mucosanguinolenta. El tratamiento consiste en suspender la terapia antibiótica y administrar vancomicina. Otros efectos adversos que se pueden presentar son alergias, cambios hematológicos, aumento reversible de las transaminasas, bloqueo neuromuscular, náuseas, fiebre, dolor abdominal y hepatotoxicidad.

▶ **Usos terapéuticos**
  ‣ La clindamicina tiene buena actividad contra los aerobios y anaerobios presentes en la cavidad oral, y se puede indicar en odontología cuando los pacientes son alérgicos a la penicilina o necesitan terapia adicional por vía intravenosa o intramuscular.
  ‣ Puede reemplazar a la penicilina en infecciones severas de las fascias profundas (absceso orofacial/cervicofacial).
  ‣ Osteomielitis.
  ‣ Gingivitis ulcerativa necrosante (GUN).
  ‣ Profilaxis antibiótica.

▶ **Dosis usual**
  Dosis oral en adultos: 300 mg cada 6 horas.
  Dosis parenteral (IM o IV) adultos:
  300 a 600 mg cada 8 a 12 horas, por el tiempo que sea necesario.
  En niños: 20-40 mg/kg/día.

▶ **Contraindicaciones**
  ‣ Hipersensibilidad.
  ‣ Diarrea.
  ‣ Alteraciones hepáticas.

Cefalosporinas

Este grupo de antimicrobianos se clasifica por generaciones:
  ‣ **Primera generación:** Cefalotina, cefalexina, cefadroxilo, cefradina, cefazolina.
  ‣ **Segunda generación:** Cefaclor, cefuroxima, cefamandol, cefotaxima, cefoxitina.
  ‣ **Tercera generación:** Ceftazidima, cefoperazona.
  ‣ **Cuarta generación:** Cefepima, cefaclidina.
  ‣ **Quinta generación:** Ceftobiprole.

La farmacodinamia de las cefalosporinas consiste en inhibir la síntesis de la pared bacteriana; específicamente, se unen a las proteínas fijadoras de cefalosporinas. La estructura química corresponde al ácido 7-amino cefalosporánico. Las cefalosporinas administradas por vía oral tienen buena absorción en el tracto gastrointestinal, y alcanzan excelente penetración en diferentes tejidos y fluidos. La vida media oscila entre 0,6 y 2 horas.

▶ **Efectos adversos:** Pueden presentarse reacciones de hipersensibilidad, exantema, prurito, urticaria y anafilaxia. Existe también la posibilidad de que surjan alergias cruzadas con las penicilinas, ya que la estructura química es similar. La administración oral puede causar diarrea y enterocolitis.

▶ **Usos clínicos:** Las cefalosporinas de primera generación son útiles para el tratamiento de infecciones por *S. aureus*, estreptococos, *E. coli* y *P. mirabilis*, así como en infecciones de piel, tejidos blandos y faringitis. Las de segunda generación son más activas que las de primera generación contra bacilos gramnegativos. Son útiles en el tratamiento de sinusitis y otitis media. Las de tercera generación tienen un espectro aumentado contra bacilos gramnegativos aerobios. Se usan para tratar infecciones severas intrahospitalarias como infecciones complicadas del tracto urinario, meningitis, chancroide, fiebre tifoidea, absceso cerebral, infección por *Salmonella* y endocarditis.

▶ **Contraindicaciones:**
  Antecedentes de hipersensibilidad a las cefalosporinas o a las penicilinas.

Tetraciclinas

Son antibióticos bacteriostáticos de espectro ampliado, indicados en infecciones producidas por grampositivos y gramnegativos. Las tetraciclinas actúan bloqueando la subunidad 30S ribosomal. Según la duración de su efecto, se clasifican en:

- De efecto corto: oxitetraciclina y tetraciclina. Vida media corta, entre 6 y 12 horas.
- De efecto prolongado: doxiciclina y minociclina. Vida media larga, entre 18 y 24 horas.
- **Efectos adversos:** Las tetraciclinas son teratogénicas, porque atraviesan la barrera placentaria y se acumulan en huesos y dientes. En niños pueden producir hipoplasias permanentes en los dientes. Se pueden presentar casos de hipersensibilidad, fotosensibilidad, irritación gastrointestinal (náuseas, vómito, dolor epigástrico, diarrea), leucopenia y candidiasis. Con la minociclina puede haber toxicidad vestibular (vértigo) dependiente de la dosis.

▶ Contraindicaciones

- Lactancia.
- Niños menores de 8 años.
- Se debe evitar la exposición del paciente a la luz solar durante el tratamiento.

▶ Usos clínicos: Las tetraciclinas combinadas con el tratamiento local (raspaje y alisado radicular) son útiles en casos de periodontitis agresivas.

- Infecciones por *Chlamydia,* epididimitis, conjuntivitis, acné juvenil.
- Infecciones por espiroquetas.
- Úlceras aftosas recurrentes.
- En caso de traumatismos dentoalveolares (avulsión dentaria), se puede preparar una solución de tetraciclina (diluir una cápsula de tetraciclina en 20 mL de agua destilada) y colocar el diente en ella durante cinco minutos para evitar la colagenólisis posterior (reabsorción radicular).

Las tetraciclinas semisintéticas inhiben la colagenasa tisular y bacteriana en mayor grado que las tetraciclinas puras. La doxiciclina es eficaz en el tratamiento de la periodontitis por las siguientes propiedades únicas:

- En dosis bajas, inhibe las bacterias en el fluido crevicular.

- Se concentra en el fluido gingival 2 a 10 veces más que en suero.
- Es efectiva para suprimir a las bacterias gramnegativas anaerobias en la placa subgingival.
- Tiene la capacidad de unirse o adherirse al diente y luego ser liberada lentamente, con lo cual aumenta su efectividad, porque promueve al fibroblasto para mejorar la inserción del tejido conjuntivo y del tejido periodontal.

Quinolonas

A este grupo pertenecen el ácido nalidíxico, la ciprofloxacina, moxifloxacina, norfloxacina, ofloxacina y la esparfloxacina, entre otras. Inactivan la ADN-girasa, interfiriendo así con la replicación del ADN, la segregación de cromosomas bacterianos, la transcripción y otros procesos celulares. Tienen una excelente potencia contra la mayoría de enterobacterias, su acción es bactericida y son de amplio espectro. Son germicidas de casi todas las bacterias gramnegativas que causan infecciones de las vías urinarias.

▶ Efectos adversos: Suelen ser bien toleradas. Las reacciones adversas más comunes incluyen: alteraciones gastrointestinales, cefalea, mareo, delirio, alucinaciones, convulsiones (si se asocia con AINE y/o teofilina), alergia y ruptura del tendón de Aquiles en deportistas.

▶ Usos terapéuticos

- Infecciones de las vías urinarias, prostatitis.
- Infecciones de transmisión sexual: gonocócica y chancroide.
- Infecciones del tubo digestivo y el abdomen: diarrea por *E. coli, Shiguella* y *Salmonella*.
- Infecciones de las vías respiratorias e infecciones de huesos, articulaciones y tejidos blandos.
- Infecciones por micobacterias atípicas, como el *Micobacterium avium* en pacientes con sida.
- Se han utilizado como coadyuvantes en el tratamiento de la enfermedad periodontal (periodontitis agresivas).

▶ Contraindicaciones

- No se deben administrar en pacientes con antecedentes de alergia a las quinolonas.
- Embarazo, lactancia y en niños.

‣ Debe evitarse la administración concomitante (simultánea) con AINE, antiácidos o teofilina.

▶ **Dosis usual**

‣ **Ciprofloxacina:** Tabletas de 500 y 750 mg o en suspensión de 250 mg/mL. En adultos: 500-750 mg cada 12 horas. En niños: solo ha sido aprobada para el tratamiento de la fibrosis quística o de infecciones multirresistentes del tracto urinario, en dosis de 20-30 mg/kg/día cada 8/12 horas.

‣ **Moxifloxacina:** Comprimidos de 400 mg. La dosis usual es de 400 mg al día.

Aminoglucósidos

Pertenecen a este grupo los siguientes fármacos: estreptomicina (primer aminoglucósido usado para el tratamiento de la tuberculosis), gentamicina, amikacina, netilmicina, neomicina y tobramicina. Son selectivos para bacilos aerobios grampositivos, particularmente en infecciones por *Pseudomonas aeruginosa,* enterobacterias*, Haemophilus* y S. *aureus.* Tienen escasa absorción gastrointestinal, se eliminan en un 99 % por vía renal y su vida media es de 1,5 a 3,5 horas. Ejercen su efecto bactericida uniéndose irreversiblemente a la subunidad 30S ribosomal.

▶ **Usos clínicos**

‣ Infecciones por bacilos aerobios gramnegativos, particularmente infecciones por *Pseudomonas aeruginosa.*

‣ Tienen sinergismo con las penicilinas en el tratamiento de la endocarditis estafilocócica o por *S. viridans.*

‣ Además, son útiles en bacteriemias, endocarditis, infección intraabdominal, meningitis, osteomielitis, tuberculosis, artritis séptica, neumonía, infecciones de transmisión sexual, infecciones gonocócicas, pielonefritis y conjuntivitis (uso tópico de la gentamicina).

‣ Se pueden combinar con penicilina G cristalina intravenosa (IV) en el tratamiento de abscesos cervicofaciales.

▶ **Efectos adversos por el uso prolongado:** Los más marcados son la nefrotoxicidad (daño en el túbulo contorneado proximal) y la ototoxicidad (alteran el sistema cocleovestibular). Además, pueden producir bloqueo neuromuscu-lar, erupciones cutáneas, fiebre, cefalea, náuseas, vómito, aumento de transaminasas, bloqueo neuromuscular, aumento de la fosfatasa alcalina y alteraciones electrolíticas.

▶ **Contraindicaciones**

‣ Hipersensibilidad conocida a los aminoglucósidos.

‣ No se deben asociar con medicamentos nefrotóxicos o neurotóxicos

‣ Embarazo.

‣ Antecedentes de alteraciones renales, auditivas o del equilibrio.

‣ Penetran poco en abscesos y en el líquido cefalorraquídeo.

Nitroimidazoles

Forman parte de este grupo el metronidazol, el ornidazol y el secnidazol. Son selectivos para bacterias grampositivas y gramnegativas anaerobias, parásitos, amebas, y protozoos *(E. histolytica, Trichomonas vaginalis, Gardnerella, G. lamblia).* Su mecanismo de acción es provocar la pérdida del ADN; la enzima nitrorreductasa destruye el ADN bacteriano y causa la muerte celular. El metronidazol tiene buena absorción oral. Su vida media es de 8 horas y se distribuye a todos los tejidos y fluidos, y tiene buena difusión a través de la barrera hematoencefálica, placentaria, al cerebro y al líquido cefalorraquídeo. Después de ingerir 500 mg de metronidazol, 1 hora después, las concentraciones plasmáticas, en promedio, pueden ser de 10 µg.

▶ **Efectos adversos:** Tiene estos efectos a nivel sistémico: pueden producir alergias en la piel, náuseas, dispepsia, diarrea, ataxia, neuropatía periférica. Interaccionan con el alcohol causando una reacción tipo disulfiram. Es necesario esperar al menos cinco días después de consumir metronidazol para poder ingerir alcohol. También pueden presentarse colitis seudomembranosa, pancreatitis, alteraciones gastrointestinales, neutropenia, convulsiones, urticaria y ginecomastia (uso prolongado). A nivel oral puede tener estos efectos: sabor metálico, lengua saburral, glositis y estomatitis asociada a cándida.

▶ **Usos clínicos del metronidazol:** El metronidazol es efectivo contra todos los anaerobios y constituye una alternativa para el tratamiento de infecciones de origen odontogénico, producidas por anaerobios productores de betalactamasa, o en pacientes alérgicos a la penicilina. Los estudios de Loesche y colaboradores, en 1991, mostraron que el metronidazol sumado al tratamiento mecánico (raspaje y alisado radicular) es efectivo en el tratamiento de pacientes con periodontitis del adulto severa. También es útil en el tratamiento de la amebiasis intestinal.

▶ **Contraindicaciones y advertencias**
‣ Embarazo y lactancia.
‣ Enfermedades del sistema nervioso central.
‣ Antecedentes de discrasias sanguíneas o convulsiones.
‣ No se debe consumir alcohol durante el tratamiento.

Antifúngicos o antimicóticos

Son los medicamentos útiles para el tratamiento de hongos. En el campo de la odontología, su uso se orienta hacia el tratamiento de la candidiasis oral. Se clasifican en poliénicos (anfotericina B y nistatina) y azoles. Estos últimos, a su vez, se subdividen en imidazoles (clotrimazol, miconazol, ketoconazol) y triazoles (fluconazol, itraconazol, saperconazol). Los poliénicos actúan mediante la alteración de la permeabilidad de la membrana del hongo y los azoles inhiben una enzima dependiente del citocromo P-450, que participa en la síntesis de ergosterol, alterando igualmente la permeabilidad de la membrana del hongo.

▶ **Usos terapéuticos:** Durante mucho tiempo se ha utilizado la nistatina en el tratamiento de la candidiasis oral. Es importante saber que con alguna frecuencia los individuos sanos desarrollan candidiasis oral, y más del 50 % de los adultos sanos es portador de esta cepa como un componente de la microflora normal. La candidiasis se puede producir por la terapia antibiótica prolongada y en personas con compromiso inmunológico, como en pacientes con leucemia, diabetes, infección por VIH y por el uso prolongado de corticoides. La mayoría de los signos y síntomas de la infección se resuelven 2 o 3 días después de iniciado el tratamiento, con una completa curación hacia los 10 a 14 días. Si las lesiones permanecen después de este tiempo, es probable que

haya una enfermedad superpuesta (liquen plano, pénfigo, leucoplasia). El ketoconazol ha sido un agente útil para el tratamiento de hongos en pacientes con sida.

Para el tratamiento de la candidiasis bucal se puede usar preferiblemente el miconazol, ya que por ser un gel se mantiene más tiempo en contacto con la mucosa bucal. Por ello, está indicado para el tratamiento curativo y profiláctico de la candidiasis de la cavidad orofaríngea y del tracto gastrointestinal. En niños y adultos, la dosis es de ¼ de cucharada 3-4 veces al día. El gel se debe mantener en la boca el mayor tiempo posible, y el tratamiento debe continuar al menos durante una semana después de que hayan desaparecido los síntomas. Cuando hay candidiasis oral, las prótesis dentales se deben remover durante la noche y cepillarlas con miconazol.

Profilaxis antibiótica

La profilaxis antibiótica se considera básicamente para la prevención de la endocarditis infecciosa y la administración de antibióticos a pacientes sin evidencia actual de infección.

‣ **Endocarditis infecciosa:** Es una infección de origen bacteriano, viral o micótico que afecta el endotelio de revestimiento del corazón. No es una enfermedad frecuente, pero sí fatal, y el odontólogo puede ser el responsable de desencadenarla. La incidencia de la endocarditis infecciosa ha disminuido, fundamentalmente gracias al empleo indiscriminado de antibióticos ante cualquier infección y al uso de quimioprofilaxis en pacientes con cardiopatía reumática o primaria.

‣ **Agente etiológico**
· **Fase aguda:** Estafilococo áureo.
· **Fase subaguda:** Estreptococo alfahemolítico

‣ **Manifestaciones clínicas:** La endocarditis infecciosa subaguda tiene las características de una infección generalizada (fiebre, cansancio, anorexia, fatiga, somnolencia) y, en algunas ocasiones, se manifiesta con infección valvular progresiva e insuficiencia cardiaca evolutiva.

‣ **Pacientes susceptibles o de alto riesgo:** Se consideran susceptibles los pacientes con alguna de las siguientes condiciones clínicas:

- Enfermedad valvular preexistente.
- Prolapso de la válvula mitral con insuficiencia.
- Implantación de válvulas cardiacas protésicas.
- Antes de seis meses luego de: reparación del septo auricular, ducto arterioso, cirugía coronaria reciente (*bypass*).
- Cardiopatías congénitas cianosantes.
- Disfunción valvular como secuela de fiebre reumática o lupus eritematoso.
- Antecedentes de endocarditis infecciosa.
- Cardiomiopatía hipertrófica.

▶ **Bacteriemia:** La bacteriemia transitoria (migración de las bacterias al plasma sanguíneo) es secundaria a la manipulación de tejidos dentales en los cuales habitan los distintos agentes infecciosos. Ocurre entre 1 y 5 minutos luego del inicio de los procedimientos odontológicos que producen sangrado y persiste hasta 15 o 30 minutos.

La administración de antibióticos profilácticos es necesaria para prevenir la migración de las bacterias al plasma sanguíneo (evitar la bacteriemia transitoria). Se administra amoxicilina o clindamicina 1 hora antes porque la vida media de estos medicamentos es relativamente corta (90 a 120 minutos), y se da una dosis alta para que en el momento de la cirugía las concentraciones plasmáticas sean suficientemente altas para prevenir la bacteriemia transitoria. En la tabla 1.2 se presentan las diferentes alternativas de régimen antibiótico para la prevención de la endocarditis bacteriana.

Tabla 1.2. Régimen antibiótico para la prevención de la endocarditis infecciosa

Vía oral	Vía parenteral
No alérgicos a la penicilina	
Adultos: Amoxicilina, 2 g, 1 hora antes	Ampicilina, 2 g IM/IV, 30-60 minutos antes del procedimiento dental.
Niños: Amoxicilina, 50 mg, 1 hora antes	Ampicilina, 50 g IM/IV, 30-60 minutos antes del procedimiento dental.
Alérgicos a la penicilina	
Adultos: Clindamicina, 600 mg 1 hora antes	Clindamicina, 600 mg IV, 30-60 minutos antes del procedimiento dental.
Cefalexina/cefadroxil, 2 g, 1 hora antes	Cefazolina, 1 g IV/IM, 30-60 minutos antes del procedimiento dental.
Combinaciones antibióticas	Clavulanato de potasio (resistente a la penicilinasa) más amoxicilina. Sulbactam más ampicilina.
Azitromicina/claritromicina, 500 mg, 1 hora antes	
Niños: Clindamicina, 20 mg/kg, 1 hora antes Azitromicina, 15 mg/kg, 1 hora antes	Clindamicina, 20 mg/kg IV, 1 hora antes

Resumen

El aumento de las infecciones, la resistencia bacteriana y el mal uso de los medicamentos llevan a plantear un uso racional de los antibióticos, el cual implica seleccionar el antibiótico adecuado según la infección y las características del paciente. Se recomienda que el tratamiento con este tipo de medicamentos tenga una duración mínima de ocho días. Es importante que el odontólogo tenga claridad sobre cuándo tratar al paciente con medicamentos y cuándo es necesario remitirlo a un centro hospitalario.

Medicamentos para el control de la ansiedad (ansiolíticos)

Rafael Palencia Díaz

La sedación preoperatoria es una situación clínica que el odontólogo general debe resolver para facilitar el tratamiento en los pacientes aprensivos. Existen dos grupos de medicamentos que se pueden prescribir con relativa seguridad para este fin: las benzodiacepinas y los antihistamínicos, medicamentos con actividades ansiolíticas y sedantes.

Benzodiacepinas

Constituyen el grupo de medicamentos más indicados para producir sedación en los pacientes odontológicos. Las benzodiacepinas aumentan la capacidad inhibitoria del ácido gamma-aminobutírico (GABA, por su sigla en inglés), neurotransmisor inhibidor en el sistema nervioso central, se unen al receptor GABA y abren el canal del ion cloro, hiperpolarizando la célula y haciéndola menos excitable. Los efectos que producen son: sedación, hipnosis, disminución de la ansiedad, relajación muscular, amnesia anterógrada y actividad anticonvulsionante.

Según la dosis que se administre, pueden producir desde alivio de la angustia y sedación, hasta depresión respiratoria y coma profundo. Las benzodiacepinas pueden generar cierto grado de dependencia física y producir síndrome de abstinencia. Un nuevo grupo de benzodiacepinas, entre ellas el alprazolam, producen efectos antipánico y son útiles en el tratamiento de la agorafobia.

▶ Indicaciones

- ▸ Trastornos de ansiedad generalizada y anticipatoria, trastornos fóbicos y obsesivo-compulsivos.
- ▸ *Delirium tremens* y supresión alcohólica.
- ▸ Insomnio, espasmo o trismo musculoesquelético.
- ▸ Coadyuvante en el manejo del tétanos, anticonvulsionante y medicación preanestésica.
- ▸ Alternativa importante en el manejo del dolor severo.
- ▸ Inducción anestésica.

En niños se han realizado estudios que comparan el uso de midazolam intranasal y diazepam oral previo a procedimientos odontológicos. Sin embargo, si se decide usar benzodiacepinas en niños, debe contar con la supervisión del médico pediatra.

▶ Contraindicaciones

- ▸ Hipotonía muscular por ser relajantes musculares.
- ▸ Evitar su uso durante el embarazo, ya que son teratogénicas.
- ▸ No combinar con otros medicamentos depresores del SNC.
- ▸ Miastenia grave, hipersensibilidad a las benzodiacepinas.
- ▸ Insuficiencia hepática y respiratoria severa, síndrome de apnea del sueño.
- ▸ Pacientes con antecedentes de alcoholismo y abuso de fármacos.
- ▸ Glaucoma de ángulo estrecho.
- ▸ Hepatopatía e insuficiencia renal grave.

▶ Efectos indeseables dosis dependientes

Son el resultado de la depresión del SNC. En dosis terapéuticas producen:

- ▸ Hipotensión, taquicardia, paro cardiaco y respiratorio.
- ▸ Somnolencia, ataxia, prolonga el tiempo de reacción, trastornos del pensamiento.

▸ Disminución de la libido, trastornos menstruales.

▸ Altera la coordinación motora y causa sequedad bucal.

▸ En un pequeño grupo de pacientes paradójicamente produce excitación (niños y ancianos).

▸ La dependencia física o psicológica y el uso prolongado crean tolerancia.

Intoxicación por benzodiacepinas

Depresión intensa del SNC y depresión cardiorrespiratoria. Rara vez causa la muerte, solo si se combina con alcohol. Tratamiento: disminuir la absorción del fármaco y mantener la función respiratoria y cardiovascular.

Clasificación

En la tabla 1.3 se describen las presentaciones y las dosis habituales de las benzodiacepinas más utilizadas.

Tabla 1.3. Clasificación de las benzodiacepinas

Benzodiacepinas	Características
Diazepam	Ampollas de 10 mg para administración IM o IV. Útil en espasmos musculares y como coadyuvante en odontalgias severas cuando ni los AINE o los analgésicos de acción central han solucionado el problema.
Lorazepam	Tabletas ranuradas de 1-2 mg. La dosis promedio en el tratamiento de la ansiedad es de 2 a 3 mg/día, administrada en tomas fraccionadas. La dosis más alta se debe tomar antes de acostarse.
Midazolam	Tabletas de 7,5 mg. Ampollas de 5 mg/5 mL. Ampollas de 15 mg/3 mL. La dosis promedio es de 7,5 a 15 mg administrados 30 a 60 minutos antes del procedimiento.
Alprazlam	Tabletas de 0,25, 0,50 mg, y 1 mg Administrar una tableta la noche anterior al procedimiento y 2 horas antes de la cita.

Resumen

La sedación preoperatoria es una situación clínica que el odontólogo general debe resolver para facilitar el tratamiento en los pacientes aprensivos. Existen dos grupos de medicamentos que se pueden prescribir con relativa seguridad para este fin: las benzodiacepinas y los antihistamínicos, medicamentos con actividades ansiolíticas y sedantes.

Medicamentos antihistamínicos

Rafael Palencia Díaz

AntiH1

Estos medicamentos se comportan como antagonistas competitivos reversibles de los receptores H1, bloqueando los efectos de la histamina. Se clasifican por generaciones, en la tabla 1.4 se describen los de primera y segunda generación.

Tabla 1.4. Antihistamínicos de primera y segunda generación

AntiH1 de primera generación	Características farmacológicas	Usos terapéuticos
Clorhidrato de difenhidramina Hidroxicina Maleato de azatadina Dimenhidrato Clemastina	Tienen acción sedante porque atraviesan la barrera hematoencefálica. Tienen una alta lipofilidad y bajo peso molecular. Tienen efectos anticolinérgicos, por lo que producen sequedad bucal.	Sedación preoperatoria. Enfermedades alérgicas: urticaria, rinitis, dermatitis atópica, picadura de insectos, reacciones alérgicas a fármacos. Cinetosis (mareo de movimiento). Enfermedad de Ménière.
AntiH2 de segunda generación	**Características farmacológicas**	**Usos terapéuticos**
Cetirizina Loratadina Ebastina Rupatadina Fexofenadina Levocetirizina Desloratadina	Tienen mínima acción sedante, especialmente la cetirizina y la loratadina. Tienen una baja lipofobicidad y elevado peso molecular.	Enfermedades alérgicas: urticaria, rinitis, dermatitis atópica, picadura de insectos, reacciones alérgicas a fármacos.

▶ **Usos clínicos**

▸ **Sedación preoperatoria**: Utilizar la noche anterior hidroxicina en tabletas de 25 o 50 mg, comprimidos de 50 mg, o ampollas de 2 mL/100 mg; jarabe: 25 mg/10 mL o gotas (cada 20 gotas equivalen a 1 mL/10 mg). La dosis habitual en adultos es de una tableta la noche anterior a la consulta odontológica y una tableta una hora antes del procedimiento odontológico, en niños: 0,4 a 0,6 mg/kg.

▸ **Enfermedades alérgicas:** Urticaria, rinitis, dermatitis atópica, picaduras de insectos, reacciones alérgicas a fármacos. Durante el transcurso de un tratamiento odontológico pueden surgir reacciones alérgicas a diversos materiales usados en la consulta o medicamentos que se puedan prescribir. De estas reacciones de hipersensibilidad se liberan diferentes mediadores químicos entre los que se puede encontrar la histamina. Por esta razón, el uso de antagonistas competitivos de la histamina sugiere una alternativa terapéutica en el manejo de las reacciones de hipersensibilidad, ya que estos medicamentos se comportan como antagonistas competitivos reversibles de los receptores H1, bloqueando los efectos de la histamina.

▸ **Cinetosis (mareo de movimiento).**

▸ **Enfermedad de Ménière.**

▶ **Efectos adversos**

▸ Somnolencia, sedación (con los de primera generación) y efectos anticolinérgicos (xerostomía), fotosensibilidad, hipotensión.

▸ En algunos pacientes pueden producir náuseas, vómito, diarrea y anorexia.

▶ **Contraindicaciones y precauciones**

▸ Embarazo, conducción de vehículos y manejo de maquinaria (con los de primera generación).

▸ Efecto aditivo con alcohol y depresión del SNC.

▸ Recién nacidos y prematuros.

▸ Lactancia.

AntiH2

Se utilizan fundamentalmente para inhibir la secreción gástrica. Los más usados son cimetidina, ranitidina, famotidina y nizatidina.

Anestésicos locales

Adel Martínez Martínez

Los anestésicos locales son compuestos orgánicos lipídicos solubles que producen un bloqueo reversible de la conducción del impulso nervioso e inhiben la función sensitiva y motora de las fibras nerviosas; además, suprimen la sensibilidad dolorosa transmitida por fibras aferentes vegetativas, sin producir alteración de la conciencia. Dado que su efecto es reversible, cuando este cesa, se recupera por completo la función nerviosa.

Son tal vez los fármacos más utilizados en la práctica odontológica, por lo tanto, el profesional debe conocerlos detalladamente.

Propiedades

A continuación, se describen las propiedades ideales de los anestésicos locales:

- Potencia suficiente para producir anestesia.
- Selectividad sobre el tejido nervioso.
- Bajo grado de toxicidad sistémica.
- Periodo de latencia corto, acción rápida y duración suficiente.
- Baja sensibilidad a las variaciones del pH.
- Reversibilidad del efecto.
- Capacidad de combinarse con otros agentes sin reducir sus propiedades.

- Tener actividad farmacológica en forma tópica o inyectada.
- No deben producir tolerancia ni dependencia.
- No deben ser irritantes para el nervio ni para los tejidos.
- No deben descomponerse durante la esterilización.
- No deben provocar reacciones alérgicas.

Clasificación

Los anestésicos locales se pueden clasificar de acuerdo con su origen, la duración de su efecto y su estructura química. Según esta última, se dividen en ésteres y amidas. Al grupo de los ésteres pertenecen la procaína, la cloroprocaína y la tetracaína. Entre las amidas están la lidocaína, la prilocaína, la mepivacaína, la articaína, la bupivacaína, la etidocaína y la ropivacaína. En la tabla 1.5 se describen las características farmacológicas de los anestésicos locales en sus diferentes grupos.

Tabla 1.5. Características farmacológicas de los anestésicos locales por grupos

Característica farmacológica	pKa*	Velocidad de inicio	Liposolubilidad	Potencia anestésica	Unión a proteínas	Duración de la acción
Amidas						
Lidocaína	7,7	Rápida	2,9	Intermedia	65%	Intermedia
Mepivacaína	7,6	Rápida	1	Intermedia	75%	Intermedia
Prilocaína	7,7	Rápida	0,8	Intermedia	55%	Intermedia
Bupivacaína	8,1	Media	30	Alta	95%	Larga
Articaína	7,8	Rápida	40	Intermedia	95%	Intermedia
Ésteres						
Procaína	8,9	Lenta	0,6	Baja	6%	Corta
Cloroprocaína	9,1	Media	1	Baja	0	Corta
Tetracaína	8,5	Media	80	Alta	75%	Larga

Constante de disociación de cada anestésico local.

Estructura química

Los anestésicos locales son bases débiles ligeramente hidrosolubles, ya que se disocian parcialmente en una solución acuosa; todas las bases débiles tienen tendencia a ionizarse parcialmente, lo que se expresa cuantitativamente como una constante de disociación (K) en números exponenciales negativos, los cuales, para facilitar su comprensión, comúnmente se describen en su forma logarítmica (pKa), que expresa la tendencia de una molécula a disociarse en una solución acuosa (tabla 1.5).

La estructura química de los anestésicos locales está dispuesta en un plano y formada por un anillo aromático (por lo general bencénico) o de tiofeno (articaína) y una amina terciaria o secundaria, separados por una cadena intermedia hidrocarbonada, que puede estar formada por un enlace éster o amida. Tales características estructurales permiten clasificar los anestésicos locales en ésteres y amidas (figura 1.1).

Figura 1.1. Estructura química de los anestésicos locales

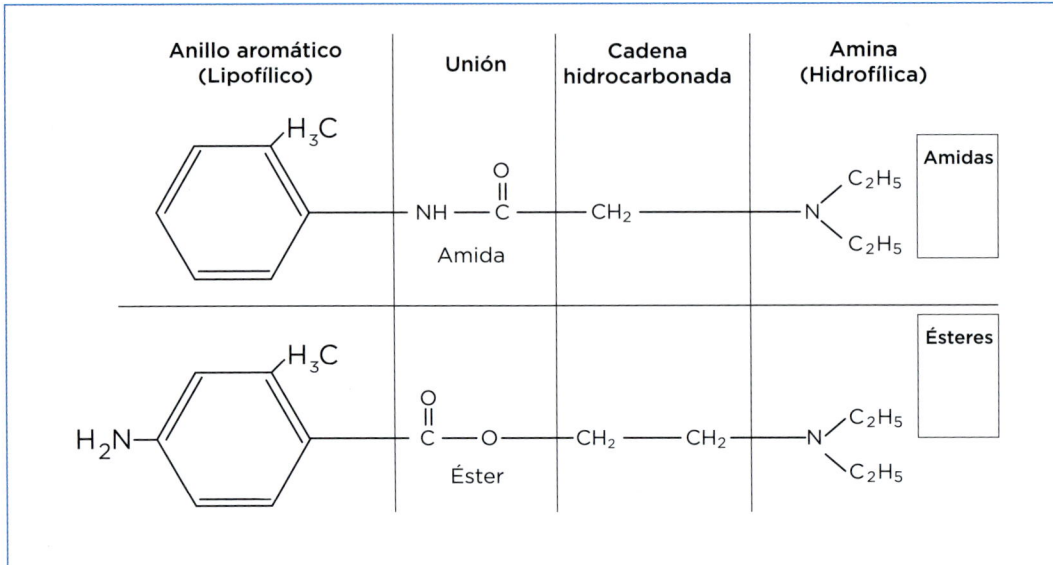

Cada uno de los componentes de su estructura tiene una función específica:

▸ **Anillo aromático:** Confiere características de molécula lipofílica, por su habilidad para penetrar la bicapa lipídica de la membrana celular nerviosa y así alcanzar su sitio de acción en la porción citoplasmática de la membrana nerviosa. Es el responsable de la penetración, la fijación y la actividad del fármaco.

▸ **Cadena intermedia:** Separa el polo hidrofílico (cadena terminal) y el hidrofóbico (grupo aromático), manteniendo así la estructura en equilibrio. Está formada por un enlace que puede ser un éster (COO) o una amida (NHCO).

▸ **Cadena hidrocarbonada:** Influye en la liposolubilidad del anestésico, que aumenta con el tamaño de la cadena, así como en su toxicidad y duración de acción.

▸ **Grupo amino terminal:** Este consiste en una amina terciaria o secundaria que confiere al anestésico local la característica de molécula hidrofílica, lo que permite que la solución anestésica alcance una concentración adecuada dentro de la célula para cumplir su función y, además, contribuye a la penetración a través del fluido intersticial luego de la inyección. La solubilidad en agua es esencial para permitir también la disolución del anestésico en un solvente, de modo que pueda ser inyectado.

La proporción de componentes hidrofílicos y lipofílicos puede variar en los diversos fármacos anestésicos locales. Tales diferencias pueden modificar sus propiedades, por lo que se deben tener en cuenta los siguientes factores:

▸ **Inicio de la anestesia:** Dependerá de la velocidad con la cual el agente atraviese el tejido, la proximidad del sitio de inyección al nervio que será anestesiado y el tipo de fibra de este último. Las fibras de menor diámetro (fibras C y Aδ) son anestesiadas más rápidamente que las fibras gruesas (fibras Aα y β).

▸ **Duración de acción:** Depende de la velocidad de difusión a favor del gradiente de concentración afuera de su sitio de acción (canales de sodio) y del tiempo que el fármaco puede estar en contacto con el nervio y sus canales de sodio. Se ve afectada por la vasodilatación local que pueden causar los anestésicos locales cuando se administran sin vasoconstrictor.

▸ **Efectos en otros tejidos y órganos:** Los órganos con contenido graso, como el corazón y el cerebro, pueden verse afectados por la administración de altos niveles de anestésicos locales.

Mecanismo de acción: farmacodinamia

Los anestésicos locales actúan impidiendo la propagación del impulso nervioso al bloquear los canales de sodio (Na+) dependientes del voltaje. Para ello, deben atravesar la doble capa de lípidos de la membrana nerviosa, puesto que su acción farmacológica fundamental la llevan a cabo mediante la unión a un receptor en el canal de Na+ del lado citoplasmático de la membrana. El bloqueo del canal de sodio impide el ingreso masivo de iones de sodio, principalmente en la fase de despolarización, lo que no permite que el potencial de acción alcance +35 mV, requisito transmembrana del canal, no sin antes tomar un ion de hidrógeno del citoplasma nervioso para convertirse a su fracción ionizada y así acceder a este sitio receptor. La forma ionizada es la responsable de la interacción con el receptor y de la actividad farmacológica. Esta solo puede acceder al sitio de fijación para anestésicos locales desde el interior de la célula, por lo que la fracción no ionizada es considerada el vehículo que permite el ingreso de la solución anestésica a la célula nerviosa.

Efectos sistémicos

Toxicidad sistémica

Una de las condiciones del anestésico ideal es tener un bajo grado de toxicidad sistémica. En virtud de la dosis, el tipo de fármaco usado (lidocaína, articaína, mepivacaína, prilocaína) y el sitio de inyección, la incidencia de toxicidad sistémica asociada a la anestesia bucal es baja. El anestésico con la mayor tasa de complicaciones es la bupivacaína, y la técnica anestésica que reporta el mayor número de casos es la epidural con un 33 %. La mayoría de las reacciones adversas ocurren inmediatamente después de la inyección, dentro de las dos primeras horas o incluso hasta 60 minutos después. Dado que la toxicidad se relaciona con la sobredosis del anestésico, se debe tener presente la dosis máxima recomendada por el fabricante y el cálculo de esta en pacientes de riesgo, como los niños, los adultos mayores y los pacientes desnutridos o con enfermedades sistémicas que comprometan su estado de salud. Otra causa de la toxicidad es la interacción con posibles medicamentos que el paciente esté consumiendo; por ello, es de vital importancia registrar una historia clínica detallada, que permita identificar los fármacos que consume el paciente.

La toxicidad sistémica por anestésicos locales puede manifestarse con síntomas prodrómicos, como acúfenos *(tinnitus),* agitación, sabor metálico, disartria, adormecimiento peribucal, confusión, obnubilación y mareo. Las manifestaciones en el sistema nervioso central son las más comunes, e incluyen desorientación, zumbidos, cefalea, lenguaje incoherente, náuseas, vómito, pérdida de la conciencia con estado convulsivo, cianosis y, finalmente, la muerte.

Las manifestaciones cardiovasculares se relacionan con el uso de dosis altas del anestésico y con la acción del vasoconstrictor. La inyección intravascular produce taquicardia, hipertensión, arritmias, depresión cardiaca, bradicardia, disminución de la contractilidad e hipotensión. Para prevenir la toxicidad sistémica asociada a anestésicos locales es preciso evitar la inyección intravascular, realizando aspiración sanguínea previa; utilizar la dosis mínima que garantice una adecuada anestesia; usar vasoconstrictores diluidos como la epinefrina (1:100.000 o 1:200.000), y seleccionar el anestésico local adecuado (por ejemplo, la articaína es metabolizada en un 90 % por las esterasas plasmáticas, con lo cual se reduce la toxicidad por metabolismo hepático). De esta forma, se reducirá el riesgo del efecto tóxico sistémico en anestesia bucal.

Reacciones alérgicas

Las reacciones alérgicas asociadas a los anestésicos de tipo amidas son raras. Se considera que corresponden a menos del 1 % de los efectos adversos reportados. Clínicamente se manifiestan con síntomas leves, como urticaria, edema, prurito, lagrimeo, rinitis y, con menor frecuencia, desencadenan reacciones anafilácticas como disnea, hipotensión y pérdida de la conciencia. Estas reacciones se relacionan sobre todo con sustancias como el metilparabeno (antibacteriano presente en los anestésicos locales envasados en cartuchos plásticos) y el bisulfito de sodio (antioxidante que evita el efecto oxidante de la luz sobre la epinefrina). Los anestésicos de tipo éster son responsables de una mayor incidencia de reacciones alérgicas, debido a que durante su hidrólisis se produce un metabolito altamente alergénico: el ácido paraaminobenzoico (PABA, por sus siglas en inglés).

Ante la identificación de los signos y síntomas de reacción alérgica se debe suspender el procedimiento y evaluar el compromiso de la vía aérea. Se pueden utilizar antihistamínicos parenterales, como la clemastina (2 mg/2 mL IM), y corticoides intramusculares, como la dexametazona (8 mg IM). Si el paciente tiene signos de disnea, cianosis o pérdida de la conciencia, se debe considerar el traslado a un centro de urgencias.

Entre las alternativas para anestesiar pacientes con reacciones alérgicas confirmadas a anestésicos de tipo amidas, está la difenhidramina (DPH), un antihistamínico que tiene una estructura química similar a la de los anestésicos locales (anillo aromático, cadena intermedia y grupo amino terminal). Se prepara de acuerdo con el protocolo descrito por Malamed en 1973, reportado por Bina y colaboradores: se llenan 2 mL de DPH (50 mg/mL) en una jeringa desechable de 10 mL, a la que se le añaden 7,9 mL de solución salina normal. Luego, se añade 0,1 mL de epinefrina 1:1000 a la jeringa. Al mezclar los contenidos se obtienen 10 mL de DPH al 1 % con epinefrina 1:100.000.

Advertencias

Pequeñas dosis de anestésicos inyectadas por vía intravascular en la cabeza y el cuello pueden producir reacciones adversas sistémicas similares a las observadas con inyecciones intravasculares accidentales de dosis más altas.

Los anestésicos locales se deben administrar con cuidado en pacientes con anemia, cardiopatías severas o insuficiencia circulatoria de cualquier tipo.

A continuación, se resumen las precauciones que se deben tener con los diferentes anestésicos que se utilizan en odontología durante el embarazo, según la clasificación de la FDA, la cual está constituida por 5 categorías (A,B,C,D,X) y la designación a cada una se basa en la evidencia o no de riesgo de teratogenicidad en estudios controlados en embarazadas y estudios en animales.

- **Lidocaína:** Está catalogada por la FDA como medicamento de riesgo B durante el embarazo, ya que estudios en ratas con dosis superiores a las administradas en humanos no han demostrado que produzca efectos en el feto. Sin embargo, no hay estudios adecuados en humanos que lo puedan confirmar.

- **Mepivacaína:** Está categorizada por la FDA como de riesgo C durante el embarazo, ya que no se han realizado estudios en animales con esta solución y en humanos no han demostrado que produzca efectos en el feto. No obstante, se recomienda usar esta solución en mujeres embarazadas si es necesario.

- **Prilocaína:** Está categorizada por la FDA como de riesgo B durante el embarazo, ya que estudios de reproducción en animales no han demostrado que implique riesgo para el feto, al administrar hasta 30 veces la dosis que se utiliza en humanos; sin embargo, no existen estudios controlados en embarazadas. Se debe evitar la administración de prilocaína al 3-4 %, puesto que al ser hidrolizada por amidasas se produce el metabolito ortotolouidina, responsable de producir metahemoglobinemia, trastorno caracterizado porque el individuo no puede oxigenar bien sus tejidos debido a una alta presencia de metahemoglobina, que es una hemoglobina en la que los átomos de hierro son oxidados de su forma ferrosa (Fe^{++}) normal a una forma férrica (Fe^{+++}) no funcional y, como consecuencia de ello, la liberación de oxígeno es inadecuada. Normalmente en el cuerpo humano los niveles de metahemoglobina están entre el 1 % y el 2 %. Cuando se presentan niveles mayores al 2 %, se produce metahemoglobinemia.

- **Articaína:** Está catalogada por la FDA como de riesgo C durante el embarazo, ya que no se han realizado estudios en animales con esta solución, y no se ha demostrado que en humanos produzca efectos en el feto. Sin embargo, se recomienda usar esta solución en mujeres embarazadas cuando la situación clínica lo amerita, en virtud de su metabolismo plasmático, baja toxicidad, vida media corta, y que suele combinarse con epinefrina diluida (1:100.000 o 1:200.000).

Metabolismo

El metabolismo de los anestésicos locales depende de la estructura química. Los ésteres son hidrolizados en el plasma. Los de tipo amida se metabolizan en el hígado. De todos los anestésicos tipo amida usados actualmente en odontología, la articaína contiene en su estructura química un grupo éster, por lo cual su metabolismo ocurre por hidrolización en el plasma a través de colinesterasas no específicas; solo entre el 5 % y el 10 % se metaboliza a nivel hepático, lo que reduce su toxicidad.

Dosis

Los anestésicos locales son medicamentos muy seguros, pero el profesional siempre debe informarse sobre cuál es la dosis máxima permitida.

La dosis máxima promedio para los anestésicos tipo amida es de 4 a 6 mg/kg, a excepción de la bupivacaína, cuya dosis es de 2 mg/kg. Su concentración se expresa en porcentajes, que pueden ser del 2 %, 3 % o 4 %. Esta concentración representa la cantidad de soluto en gramos y la cantidad de disolvente en mililitros. Por consiguiente, si la lidocaína tiene una concentración del 2 %, esto significa que hay 2 gr de lidocaína disuelta en 100 mL de solución acuosa (lo que equivale a 20 mg/mL). La cantidad de miligramos del principio activo puede calcularse multiplicando el porcentaje de la concentración (por ejemplo, 2 % = 20 mg/mL) por el volumen del anestésico (por ejemplo, 1,8 mL). De modo que la cantidad de lidocaína al 2 % en miligramos que contiene un cartucho de 1,8 mL, es de 36 mg (tabla 1.5).

Cálculo de dosis: Para determinar la cantidad mínima y máxima de cartuchos de anestesia que se pueden utilizar en un paciente, es necesario conocer el peso del paciente y la dosis máxima recomendada por el fabricante (tabla 1.6).

Tabla 1.6. Contenido de un cartucho anestésico en miligramos

Porcentaje de solución	Miligramos por mililitro (mg/mL)	Volumen del anestésico	Cantidad de principio activo en miligramos/cartucho
2 %	20	1,8	36
3 %	30	1,8	54
4 %	40	1,8	72

Con este ejemplo se puede aprender a realizar el cálculo de dosis de un anestésico local:

Paciente con 75 kg de peso en el que se decide utilizar lidocaína al 2 % con epinefrina 1:80.000; para conocer las dosis mínima y máxima para él,

se multiplica su peso corporal por la dosis mínima o máxima recomendada:

Dosis mínima:
75 kg × 4 mg/kg = 300 mg
Dosis máxima:
75 kg × 7 mg/kg = 525 mg

Si un cartucho de 1,8 mL, con una concentración de 2 % contiene 36 mg (tabla 1.6) de la solución anestésica, el número de cartuchos se conoce realizando la siguiente operación:

Dosis mínima:
300 mg/36 mg = 8,3 cartuchos.
Dosis máxima:
525 mg / 36 mg = 14,5 cartuchos.

Conociendo el peso y las dosis mínimas o máximas recomendadas para cada anestésico, se puede calcular la dosis máxima de cartuchos que se ceben usar en cada caso.

Fallas en la anestesia local

Las fallas en la anestesia bucal están mediadas por las condiciones particulares de cada procedimiento. En general, cuando el procedimiento involucra tejidos inflamados y sintomáticos, la tasa de éxito anestésico pulpar se reduce después de un bloqueo troncular convencional, situación que se hace superlativa en el maxilar inferior; si se tiene en cuenta que la anestesia de maxilar superior se considera exitosa por las características propias del hueso maxilar esponjoso, con corticales delgadas, y por tener plexos alveolares o dentales definidos.

La selección de la técnica anestésica condicionada por la necesidad clínica de cada caso permite afrontar de mejor manera el reto de anestesiar tejidos inflamados o sintomáticos. Por lo tanto, el profesional debe pensar para qué necesita el bloqueo anestésico, es decir, si es para obtener anestesia pulpar, de tejidos blandos o de los tejidos alveolares. Si el procedimiento programado involucra la pulpa dental (por ejemplo: remoción de caries profunda, tratamiento de conductos radiculares, tallado dental), es necesario modificar la técnica anestésica convencional para lograr una anestesia pulpar exitosa que permita realizar el procedimiento sin dolor; múltiples reportes dan cuenta de la baja tasa de éxito anestésico pulpar relacionado con el uso de técnicas convencionales como la mandibular o la infraorbitaria. Las razones se pueden resumir en las siguientes: cambios en el tejido pulpar inflamado, como un pH ácido; la presencia de mediadores de la inflamación, y la reducción del umbral doloroso, que lleva a alodinia e hiperalgesia. Estas se suman a los factores tradicionales relacionados con las fallas anestésicas, como las variaciones anatómicas, las inervaciones accesorias, la ansiedad y la acidez de las soluciones anestésicas con epinefrina. Todo ello, impone un reto al odontólogo de hoy y lo obliga a modificar la forma de realizar los abordajes anestésicos y de seleccionar los principios activos que utiliza.

Anestésicos tópicos

Los anestésicos locales se pueden utilizar tópicamente en la cavidad bucal para producir anestesia superficial o de contacto que es aquella producida por sustancias farmacológicas que, aplicadas sobre la piel o las mucosas, permiten conseguir un efecto anestésico localizado en el lugar donde se aplican. En odontología se usan para reducir el dolor que produce la punción de la aguja durante la inyección anestésica y, de esta forma, mitigar la ansiedad que para muchos pacientes genera la punción durante la anestesia bucal. Se pueden administrar en forma de torundas, pulverizadores o aerosoles, geles, jaleas o pomadas.

Las *torundas* vienen impregnadas del anestésico (lidocaína 12,5 %) y son de fácil manipulación. Se frotan sobre la zona que se va a anestesiar, previo secado de la mucosa, permitiendo que hagan efecto de 1 a 2 minutos. Los *pulverizadores* o *aerosoles* administran una pequeña cantidad pulverizada de lidocaína al 10 % a través de una cánula que permite rociar el sitio elegido con la solución anestésica. Tienen la desventaja de que su administración no es puntual, sino que la solución anestésica se disemina por diferentes zonas de la cavidad bucal, lo que causa incomodidad al paciente. Además, la cánula de aplicación no es desechable y, por ende, se convierte en un vector de contaminación, así que, debido a la aerosolización que genera, está contraindicado su uso en el marco de la pandemia de COVID-19. Los *geles* son formas farmacéuticas de consistencia semisólida destinadas a aplicarse sobre las membranas mucosas y junto con las jaleas, de consistencia más fluida, son las más recomendadas para uso

en mucosas. Las *jaleas* están indicadas para la lubricación de catéteres, guantes quirúrgicos, termómetros rectales, entre otros, y cumplen doble función, lubricante y anestésica, debido a su consistencia más fluida.

Actualmente la presentación en gel es la más utilizada para anestesia tópica en odontología, por su fácil manejo y porque se aplica puntualmente en la zona que se va a anestesiar, sin que se disemine a otras partes de la cavidad bucal. Su principal ventaja radica en que se administra con hisopos desechables, con lo cual se evita la contaminación cruzada asociada a anestésicos tópicos con cánulas. Otra ventaja es que el uso de soluciones anestésicas más concentradas, como la benzocaína al 20 % provee una anestesia de contacto profunda y adecuada para las necesidades clínicas en odontología. Se recomienda secar la mucosa con una torunda de algodón, para evitar el uso del chorro de aire de la jeringa triple, antes de la administración del anestésico tópico, con el fin de potencializar sus efectos clínicos.

Los anestésicos más usados para administración tópica en forma de gel o jalea son:

- **Benzocaína al 20 %:** Gel anestésico tipo éster, de acción rápida, que comienza a los 30-60 segundos y dura 5-10 minutos. Es ineficaz en los dolores de tipo inflamatorio o dental originados en zonas profundas, debido a que la benzocaína no penetra en el interior. Debe usarse con precaución en niños menores de 2 años, por el riesgo de producir metahemoglobinemia.
- **Lidocaína al 5 %:** Anestésico de superficie tipo amida, en presentación de ungüento o jalea. Tiene un efecto anestésico local que se inicia a los 3 a 5 minutos. La dosis máxima no debe exceder los 75 a 100 mg, y se recomienda que la dosis no sea mayor de 4,5 mg/ kg de peso corporal.
- **Combinación de lidocaína y prilocaína:** Gel periodontal compuesto, en una proporción de 2,5 % / 25 %.

Vasoconstrictores

En odontología, los vasoconstrictores más utilizados con los anestésicos locales son las aminas simpaticomiméticas, particularmente la epinefrina (adrenalina) y la felipresina.

La adrenalina es secretada por la glándula suprarrenal como una hormona (90 %) o un neurotransmisor (10 %), necesita unirse a los receptores adrenérgicos de tipo α o β para generar su acción, la cual es dependiente de los receptores a los que se una. Cuando se une a los receptores adrenérgicos β2 produce vasodilatación de los grandes vasos sanguíneos, mientras que si se une a los receptores α1 produce vasoconstricción de los capilares sanguíneos. Este último es el efecto deseado en odontología y por el que más conocemos la sustancia los odontólogos (tabla 1.7).

Tabla 1.7. Dosis máximas de anestésicos locales

Solución anestésica	Dosis máxima
Lidocaína al 2%	4 mg/kg
Lidocaína al 2% con epinefrina	7 mg/kg
Prilocaína al 4%	8 mg/kg
Mepivacaína al 2%	6,6 mg/kg
Mepivacaína al 3%	6,6 mg/kg
Articaína al 4% con epinefrina	7 mg/kg y en niños: 5 mg/kg

La epinefrina inyectada con los anestésicos locales es estable en solución ácida, pero al exponerse a la luz la solución se oxida formando un adenocromo que torna la solución de un color café pardo. Por tal motivo, los fabricantes adicionan un antioxidante como el bisulfito de sodio, el cual, en conjunto con la epinefrina, acidifica la solución en el cartucho anestésico, haciendo que el pH pase de ser ligeramente ácido (6,5) a moderadamente ácido (3,5), lo que influye en el dolor durante la inyección (sensación de quemazón al inyectar), en el aumento del tiempo de inicio y en la eficacia anestésica, ya que es necesario que el medio *buferice* la solución ácida inyectada para que una mayor fracción ionizada penetre la doble capa de lípidos de la membrana plasmática de la fibra nerviosa. Luego de inyectar una solución anestésica con epinefrina, esta se une a los receptores que predominan en la zona donde se depositó —los receptores α_1 son los que predominan en los capilares y vasos sanguíneos adyacentes a las fibras nerviosas susceptibles de ser bloqueadas en

odontología— y, de esta forma, genera vasoconstricción local.

Debido a que la epinefrina usada en odontología se administra en concentraciones diluidas que varían entre 1:50.000 y 1:200.000, y siendo las concentraciones 1:100.000 y 1:200.000 las más diluidas, la probabilidad de que esta se una a receptores lejanos y provoque efectos cardiovasculares no deseados en el paciente es muy poca. Tales efectos pueden suceder cuando se utiliza una dosis excesiva de epinefrina o cuando palpitaciones, intravascular accidental y en estos casos el paciente puede presentar síntomas como palpitaciones, taquicardia, hipertensión y cefalea, ansiedad, debilidad, palidez, inquietud y mareo.

Con relativa frecuencia, los profesionales de la odontología deben atender pacientes con enfermedad cardiovascular, hipertensión e hipertiroidismo. Es importante saber que cuando estos pacientes están controlados el uso de epinefrina diluida (1:100.000 o 1:200.000) es una alternativa importante para aprovechar los efectos benéficos de su uso:

‣ Disminuir la absorción del anestésico a través del torrente sanguíneo.
‣ Reducir el sangrado en la zona infiltrada.
‣ Prolongar la duración y profundidad del efecto anestésico.
‣ Minimizar la toxicidad sistémica del anestésico.

Por tal motivo, no hay una contraindicación absoluta para el uso de epinefrina en este grupo de pacientes, en los cuales es importante realizar aspiración sanguínea para evitar una inyección intravascular, minimizar el uso de técnicas tronculares y tener en cuenta que la dosis máxima de adrenalina recomendada por la Academia Estadounidense del Corazón para pacientes cardiacos es de 0,2 mg. Un cartucho con adrenalina o epinefrina 1:80.000 tiene una concentración de 0,0225 mg, lo que significa que se requieren en promedio 10 cartuchos para alcanzar la dosis máxima en estos pacientes.

Vasoconstrictores adrenérgicos

Adrenalina

En concentraciones de 1:50.000, 1:80.000, 1:100.000 y 1:200.000. Esta concentración, expresada en partes por mil, representa la cantidad de epinefrina disuelta en una cantidad determinada de solución. Es decir que 1:50.000, representa 1 gr de epinefrina o adrenalina disuelto en 50.000 mL de solución (solvente), mientras que 1:100.000 representa 1 gr de epinefrina disuelta en una mayor cantidad de solvente (100.000 mL). Una concentración 1:80.000, tiene una cantidad de 0,0225 mg, mientras que si la concentración de epinefrina en el cartucho es de 1:100.000, tendrá 0,018 mg (tabla 1.8).

Tabla 1.8. Receptores adrenérgicos, sitio de acción y efecto que producen cuando se unen con la adrenalina

Receptores	Acción	Efecto
β_1	Cardiaca	Cardioaceleración Aumento de la fuerza de contracción del músculo esquelético. Generación de impulsos cardiacos propios.
β_2	Vasos sanguíneos Útero Bronquios Hígado, músculos	Vasodilatación musculoesquelética Relajación del miometrio Relajación bronquial Glucogenólisis
α_1	Capilares Útero	Vasoconstricción Contracción del miometrio
α_2	Presináptica	Modulación de la liberación de catecolaminas

Noradrenalina o norepinefrina

Estructuralmente está relacionada con la adrenalina o epinefrina. Se excreta en las vesículas terminales del axón y actúa primordialmente como un neurotransmisor. A diferencia de la epinefrina, tiene una acción más específica sobre receptores adrenérgicos α (90 %). La noradrenalina que se emplea en concentraciones de noradrenalina es de 1:25.000 o 1:30.000. No es recomendable su uso en odontología, debido al riesgo de cambios hemodinámicos asociados a su intensa vasoconstricción y a que puede producir necrosis de los tejidos.

Levonordefrina

Es un vasoconstrictor sintético, que tiene solo un cuarto de la potencia de la epinefrina. Por esta razón se comercializa en combinación con mepivacaína al 2 % en altas concentraciones (1:20.000), mediante las cuales produce los mismos efectos que la epinefrina 1:100.000. En concentraciones de 1:20.000 contiene 0,05 mg/mL. La dosis máxima es de 1 mg. La levonordefrina es un agonista α_2 selectivo (75 %) que posee menos hemostasia que la epinefrina y tiene poco efecto sobre receptores adrenérgicos β (25 %).

Vasoconstrictores no adrenérgicos (no tienen efectos cardiacos)

▶ **Felipresina:** Es un agente no adrenérgico, cuya principal característica es que no produce efectos sistémicos cardiacos. Es un vasoconstrictor peptídico, sintético y análogo de la hormona antidiurética vasopresina. No se deben usar dosis altas en pacientes embarazadas, ya que tiene un efecto oxitócico moderado que puede impedir la circulación placentaria y bloquear el tono del útero. La felipresina se le adiciona a la prilocaína, que atraviesa la barrera placentaria, y una dosis elevada puede producir metahemoglobinemia fetal, por el metabolito ortotoluidina que la prilocaína produce. No interactúa con los receptores adrenérgicos responsables de los cambios hemodinámicos y cardiacos en el paciente. Por consiguiente, se recomienda el uso de felipresina en el paciente hipertenso, ya que no genera el mismo efecto que la epinefrina diluida. Cada cartucho contiene 0,03 mg/mL y la dosis máxima es de 0,27 mg.

Contraindicaciones y precauciones con el uso de vasoconstrictores

- La adrenalina se metaboliza rápidamente tanto a nivel tisular como a nivel plasmático, es decir, que su efecto es fugaz.
- La cantidad de adrenalina endógena liberada a la circulación por el estrés, la ansiedad y el temor que puede generar la atención odontológica es hasta mil veces superior a la que viene en cada cartucho de anestesia.
- Si comparamos las concentraciones en las que se usa la adrenalina en sus diferentes aplicaciones médicas, podremos deducir qué tan diluida es la usada en odontología. Por ejemplo, en un paro cardiaco se emplea en una concentración de 1:10.000 (1 gr de epinefrina en 10.000 mL de solución) y en una anafilaxia, de 1:1000 (1 gr de epinefrina en 1000 mL de solución). La concentración utilizada en estas situaciones médicas es hasta cien veces mayor que la usada en odontología.
- Se debe evitar el uso de vasoconstrictores adrenérgicos en pacientes con infarto reciente del miocardio, arritmias cardiacas, hipertensión severa o no tratada, diabetes no controlada, feocromocitoma, angina inestable, cirugía arterial coronaria, falla cardiaca congestiva no tratada o no controlada, hipertiroidismo no controlado y en pacientes que consumen antidepresivos triciclícos (imipramina, amitriptilina).
- El vasoconstrictor no se debe inyectar repetidamente en el mismo sitio para procedimientos dentales porque reduce el flujo sanguíneo e incrementa el consumo de oxígeno en los tejidos afectados y causa anoxia del tejido, lo que puede ocasionar retardo en la cicatrización o necrosis en el sitio de la inyección.

Novedades en anestesia local

Es importante que el odontólogo utilice métodos que aseguren una anestesia profunda que se mantenga a lo largo del procedimiento odontológico y además permitan disminuir la ansiedad del paciente. La tecnología computarizada ha permitido desarrollar sistemas de administración de anestesia cada vez más confortables para el paciente. Dichos sistemas permiten una mayor precisión en el volumen y el coeficiente de flujo de anestésico, hecho que permite evitar el daño de los tejidos.

Teniendo en cuenta que el principal reto que tienen los odontólogos es lograr anestesia pulpar profunda en dientes sintomáticos o con tejidos inflamados, en los últimos años se ha popularizado el uso de anestesia intraósea, la cual, gracias a los kits que para este fin se comercializan, ha facilitado la posibilidad de que odontólogos y endodoncistas logren obtener anestesia pulpar con tasas de éxito superiores al 90 %, dejando así de lado las bajas tasas de éxito anestésico pulpar que se reportan con las técnicas tronculares tradicionales. Entre las novedades de las que hoy se dispone, está la anestesia osteocentral, que por ser intraósea tiene la ventaja de que se coloca con un dispositivo electrónico, lo que facilita su uso y garantiza una anestesia pulpar exitosa, inmediata, sin sensación de anestesia en tejidos blandos y con tasas de efectividad superiores al 95 % en pulpitis.

En 2016, la FDA aprobó el uso de la anestesia nasal en aerosol, Kovanaze®, que contiene clorhidrato de tetracaína y de oximetazolina. Es el primer producto que permite alcanzar anestesia de los incisivos superiores para procedimientos de operatoria dental mediante administración nasal, sin aguja y sin generar adormecimiento de los tejidos blandos faciales.

Complicaciones anestésicas

La anestesia bucal se considera segura, en virtud de los bajos volúmenes de solución anestésica que se usan para los procedimientos dentales de rutina y porque los profesionales en odontología tienen buenas bases académicas para realizar los diferentes abordajes anestésicos. Sin embargo, no se está exento de un evento adverso o complicación tras el uso de un determinado principio activo, de las sustancias presentes en un cartucho anestésico (antioxidantes, antibacterianos, vasoconstrictores) y de situaciones que involucren la punción y el depósito inadvertido en estructuras anatómicas que no son objeto del acto anestésico.

Con los anestésicos pueden surgir complicaciones tanto inmediatas como mediatas, que se describen a continuación.

Complicaciones inmediatas

▸ **Dolor intenso posanestesia:** El dolor por la inyección persiste como una causa frecuente de ansiedad para algunos pacientes. Durante la punción se puede producir por diferentes motivos. La punción y la lesión de un nervio ocasionarán un dolor que puede persistir horas o días; también se puede producir un desgarre de los tejidos que ocasiona dolor.

▸ **Hematoma:** Cuando durante la inyección de la solución anestésica se producen heridas vasculares y se desgarra el tejido puede aparecer un hematoma en pacientes con alteraciones vasculares, hipertensos o que consumen algún medicamento anticoagulante o antitrombótico. En algunas ocasiones, durante la anestesia del nervio nasopalatino, el líquido puede inyectarse en las fosas nasales, hecho que ocasiona una leve hemorragia.

▸ **Inyección de la solución anestésica en estructuras anatómicas vecinas:** Eventualmente, durante la inyección de la solución anestésica en el nervio dentario inferior, se puede desviar la inyección por detrás de la rama ascendente y bloquear el nervio facial y, como consecuencia de ello, se puede producir parálisis del mismo. Esta es una situación alarmante para el paciente, que durará tanto como dure la acción anestésica.

▸ **Inyección intravascular:** La inyección intravascular es un accidente indeseable durante la aplicación de la anestesia local y las reacciones adversas que sobrevienen pueden ser graves. La incidencia de reacciones adversas observadas tras la inyección intravascular se cifra en una reacción cada 450 inyecciones, pero algunos autores sospechan una incidencia mayor, sobre todo en los niños. Siempre se debe aspirar y la aplicación debe demorar por lo menos un minuto por cada mililitro (mL) de la solución anestésica, de la cual cada cartucho contiene 1,8 mL. Es muy importante estar atento al realizar la aspiración, ya que, si la sangre es arterial, entra a presión en el cartucho, y el color rojo sanguíneo puede percibirse con más dificultad que cuando la sangre es venosa y penetra a una menor presión.

▸ **Rotura de aguja:** Este accidente ya no es habitual, debido a que las agujas utilizadas son desechables, de acero inoxidable, tribiseladas, siliconadas y con un control de calidad que permite la flexión durante su uso habitual sin que se fracturen. Sin embargo, en algunas ocasiones el operador puede doblar la aguja antes de la colocación en determinadas técnicas anestésicas (alveolar posterosuperior, Vazirani-Akinosi), lo que predispone a la ruptura. Asimismo, el movimiento brusco del operador principiante o el sobresalto de un paciente ante una determinada técnica anestésica puede provocar la ruptura de la aguja; también, los defectos de fábrica en agujas sin el control de calidad se deben considerar ante el riesgo de fractura de una aguja. En las técnicas anestésicas que implican un recorrido largo de la aguja se pueden presentar roturas, por ejemplo, en el bloqueo mandibular y en las técnicas infraorbitaria, alveolar posterosuperior, de Vazirani-Akinosi y de Gow-Gates. Las recomendaciones generales para evitar esta complicación son las siguientes:

· No introducir la aguja hasta el adaptador o la base de plástico, puesto que, en caso de rotura de la aguja, esta puede quedar insertada en los tejidos del paciente o desplazarse a espacios aponeuróticos vecinos, lo que podría provocar una herida permanente grave y dificultar su remoción.

· No utilizar agujas cortas (< 30 mm) cuando el grosor del tejido blando en el cual se aplicará la inyección es superior o igual a la longitud de la aguja.

· Utilizar agujas de mayor calibre (0,40 mm) en técnicas donde se tengan que atravesar muchos tejidos mucosos y musculares.

· No doblar, romper o ejercer mucha presión sobre la aguja para evitar heridas potencialmente graves en el paciente o en el profesional.

· Utilizar agujas desechables, de fabricantes reconocidos que garanticen la buena calidad del producto.

· Remplazar la aguja cuando en el mismo paciente se hayan realizado varias reinyecciones, cuando la aguja se doble o cuando el cuerpo pierda su arquitectura original.

· Controlar los movimientos del paciente.

Cuando se produce la rotura de una aguja durante un acto anestésico, el profesional debe tomar la siguiente conducta:

- Pinzar inmediatamente la aguja y no dejar que se desplace a algún espacio aponeurótico. Esto significa que ante la rotura el profesional debe concentrarse en fijar el fragmento roto y no desviar su atención hacia el evento como tal.
- El uso de pinzas de Kelly, portaagujas o cualquier pinza con cremallera que permita su cierre fija el fragmento adecuadamente y así se puede evaluar el abordaje que se requiere para retirar el fragmento.
- El retiro del fragmento incluye el traslado inmediato del paciente para que sea atendido por un cirujano oral y maxilofacial, con la premisa de que dicho fragmento se encuentre fijado.
- Cuando el fragmento no se fija inmediatamente, su retiro puede ser complejo y llevar a complicaciones graves, por ejemplo, el alojamiento en estructuras como el globo ocular, el espacio pterigomaxilar, los paquetes arteriales o venosos, los plexos venosos, la vía aérea, el mediastino, el pulmón o el intestino, entre otras vías que el fragmento puede tomar.

▸ **Trismo:** Se define como el espasmo de los músculos masticatorios que impide la apertura normal de la cavidad bucal. Puede estar asociado a un acto reflejo por dolor, ya sea muscular, articular o de origen dental. Cuando se asocia a la anestesia bucal, esta limitación es originada por hematomas, hemorragias o por el traumatismo del músculo pterigoideo interno durante la inyección en la técnica mandibular o el bloqueo del nervio dentario inferior. La inyección repetida y el uso de altas dosis de anestésico y vasoconstrictor pueden producir isquemia en el músculo y provocar limitación de apertura bucal. En algunas ocasiones, la inyección de soluciones irritantes, como el alcohol o antisépticos que contaminan la solución anestésica, puede desencadenar dolor que impide la apertura bucal adecuada.

Esta complicación consiste en que el paciente refiere dolor y dificultad para abrir la boca al día siguiente de la intervención dental. Clínicamente, la apertura bucal puede ser de menos de 35 mm; el paciente refiere dolor o sensación de espasmo en músculos como el pterigoideo interno, o reflejo en el masetero; también es posible notar un hematoma en la mucosa que se puncionó. Para prevenir el trismo después de la inyección en anestesia bucal, se deben utilizar agujas desechables, biseladas, siliconadas, y evitar las inyecciones repetidas o el uso de la misma aguja después de haber realizado la punción en otros sitios en el mismo paciente. Cada vez que se planee una inyección mandibular, se recomienda verificar que el bisel de la aguja se encuentre en óptimas condiciones.

El tratamiento incluye la termoterapia, mediante la aplicación de calor húmedo en la zona; la terapia con láser en los puntos gatillo mejora ostensiblemente la sintomatología y, por ende, el nivel de apertura; el uso de analgésicos y antiinflamatorios también es una alternativa que, en conjunto con las anteriores, favorece la rápida recuperación del paciente con trismo.

Complicaciones mediatas

▸ **Parestesia:** La parestesia se define como una sensación alterada de la piel, que se manifiesta como entumecimiento, pérdida parcial de la sensibilidad local, ardor y hormigueo o como una sensación alterada después de que el efecto anestésico debió haber pasado. Suele asociarse a procedimientos quirúrgicos, como la extracción de terceros molares, o con lesiones directas por la transposición de instrumentos, como una lima endodóntica o una fresa. Cuando se clasifica como parestesia por causas no quirúrgicas está casi exclusivamente relacionada con la lesión de los nervios dentario inferior o lingual por traumatismos con el bisel de la aguja, hematoma intraneural o neurotoxicidad por el uso de anestésicos en concentraciones superiores al 2 %.

Entre las opciones de tratamiento están el uso de corticoides intramusculares (por ejemplo, dexametazona, ampollas de 8 mg IM, una diaria por 2 días), antiinflamatorios no esteroideos (AINE) por vía oral (meloxicam, tabletas de 15 mg; nimesulida, tabletas de 100 mg); acupuntura; fisioterapia y vitamina B1 asociada con estricnina en dosis de 1 mg/ampolla IM por 12 días, y terapia con láser de diodo.

▸ **Hematoma:** El hematoma es la acumulación de sangre en espacios extravasculares por debajo del tejido celular subcutáneo, debido a una hemorragia ocasionada por la ruptura de un vaso sanguíneo durante la inyección del anestésico. Se puede presentar en la región infraorbitaria, en la región pterigoidea interna o en la región cigomática al utilizar una técnica troncular inadecuadamente. Se caracteriza por un cambio de volumen en la mucosa puncionada, acompañado de un color violáceo que con el pasar de los días se torna azulado y normalmente desaparece. Cuando afecta la piel es porque se ha involucrado un vaso sanguíneo mayor, lo que produce edema facial, dolor, limitación de apertura y cambios en el color de la piel (de azulado a amarillo verdoso). El tratamiento incluye la aplicación de compresas con hielo sobre el área extraoral afectada y el consumo de alimentos fríos en la afección intraoral, analgésicos, según el dolor, y observación. Con la aplicación de heparina en gel, 1000 UI, sobre la piel se elimina rápidamente el hematoma.

▸ **Reacciones alérgicas:** Las reacciones alérgicas asociadas a los anestésicos de tipo amidas son poco frecuentes. Se considera que corresponden a menos del 1 % de los efectos adversos descritos. Clínicamente se manifiestan con síntomas leves, como urticaria, edema, prurito, lagrimeo o rinitis, y rara vez desencadenan reacciones anafilácticas, como disnea, hipotensión y pérdida de la conciencia. Los anestésicos de tipo éster son responsables de una mayor incidencia de reacciones alérgicas, debido a que durante su hidrólisis se produce un metabolito altamente alergénico, el ácido paraaminobenzoico (PABA). Las reacciones de este tipo asociadas a anestésicos amida, están más que todo relacionadas con sustancias como el metilparabeno (antibacteriano presente en los anestésicos locales envasados en cartuchos plásticos) y el bisulfito de sodio (antioxidante que evita el efecto oxidante de la luz sobre la epinefrina).

▸ **Infección en el lugar de la punción:** El riesgo de introducir microorganismos en los tejidos profundos está ciertamente incrementado en la cavidad oral, donde la esterilización es imposible y una gran variedad de microorganismos potencialmente patógenos constituye la flora normal. Los microorganismos patógenos pueden ser inoculados durante la administración del anestésico, con lo cual se causa la infección de los tejidos.

Resumen

Los anestésicos locales producen un bloqueo reversible de la conducción del impulso nervioso e inhiben la función sensitiva y motora de las fibras nerviosas, además de suprimir la sensibilidad dolorosa transmitida por fibras aferentes vegetativas, sin producir alteración de la conciencia. Dado que su efecto es reversible, cuando este cesa, la recuperación en la función nerviosa es completa. Por ser fármacos muy utilizados en la práctica odontológica, el profesional debe conocerlos detalladamente.

Categorías de riesgo de teratogenicidad para uso en embarazo

Rafael Palencia Díaz

La Administración de Alimentos y Medicamentos de Estados Unidos (FDA, por su sigla en inglés) ha establecido cinco categorías para la clasificación de medicamentos de acuerdo con el riesgo que estos representan para la mujer embarazada y para el feto. Esta clasificación proporciona una guía segura para la prescripción de medicamentos en mujeres embarazadas

La categoría A incluye medicamentos que se han estudiado en humanos y tienen soporte de evidencia para su uso seguro; la categoría B, medicamentos sobre los que no existe evidencia de riesgo para su uso en humanos; la categoría C, medicamentos para los cuales no deben descartarse los riesgos teratogénicos; la categoría D, medicamentos que, se ha demostrado, generan riesgo en humanos; y la categoría X, agentes que, se ha demostrado, causan daño en la madre o en el feto.

Los medicamentos en las categorías A y B generalmente se consideran apropiados para usar durante el embarazo. Los de categoría C se deben utilizar con precaución, y los medicamentos en categorías D y X se deben evitar o están contraindicados. De todos los medicamentos clasificados por la FDA, menos de un 20 % se incluye en las categorías A o B. Algunos medicamentos de las categorías A, B y C representan riesgo durante el tercer trimestre del embarazo, estos se identifican como 3D. A continuación se mencionan algunos medicamentos de uso odontológico dentro de la categoría correspondiente:

- **Categoría B:** Lidocaína, prilocaína (evitar administrar grandes dosis), acetaminofén, ibuprofeno (3D), naproxeno (3D), amoxicilina, amoxicilina más ácido clavulánico, cefalexina, clindamicina, azitromicina, penicilina V, clotrimazol, nistatina.
- **Categoría C:** Bupivacaína, mepivacaína, aspirina (3D), analgésicos de acción central (3D), gentamicina (3D), miconazol, fluconazol, metronidazol, aciclovir.
- **Categoría D:** Benzodiacepinas.
- **Categoría X:** Tetraciclinas.

Resumen

La Administración de Alimentos y Medicamentos de Estados Unidos (FDA) ha establecido cinco categorías para la clasificación de medicamentos de acuerdo con el riesgo que estos representan para la mujer embarazada y para el feto. Esta clasificación proporciona una guía segura para la prescripción de medicamentos en mujeres embarazadas

Autoevaluación

1. ¿Cuáles son las acciones farmacológicas más importantes que tiene el acetaminofén?

2. ¿Cuál es el efecto adverso más frecuente de la sobredosis de acetaminofén?

3. ¿Cuál medicamento administrado a niños con procesos febriles se asocia al síndrome de Reye?

4. En el manejo de pacientes con compromiso renal crónico es necesario tener precaución con el uso de los AINE. ¿Cuál de ellos considera usted que podría prescribir con precaución a estos pacientes?

5. En algunos pacientes con compromiso sistémico es necesario tener precaución con los medicamentos que se prescriben, porque pueden producir efectos colaterales importantes. Dé un ejemplo de medicamentos que pueden desencadenar reacciones de broncoconstricción en pacientes asmáticos.

6. ¿Cuál medicamento tipo AINE está contraindicado en pacientes asmáticos?

7. ¿Cuáles acciones fisiológicas tiene la producción de prostaglandinas?

8. ¿Cuál es la diferencia entre la COX-1 y la COX-2?

9. ¿Cuál es el mecanismo de acción o la farmacodinamia de los AINE?

10. ¿Cuáles AINE inhibidores de la COX-2 se encuentran en el mercado farmacéutico?

11. ¿Por qué cree usted que es válido utilizar combinaciones analgésicas?

12. ¿Cuáles combinaciones analgésicas se pueden usar en el manejo del dolor?

13. ¿Cómo enfocaría usted el manejo del dolor en sus pacientes?

14. Usted atiende un paciente que consulta por dolor moderado, inflamación y trismo en la hemimandíbula derecha producido por un resto radicular del 47. En la anamnesis, el paciente reporta insuficiencia renal crónica y alergia a la penicilina. Se diagnostica absceso orofacial. Determine cuál es el tratamiento terapéutico completo: fármacos, dosis y frecuencia.

15. Al frente del paciente pediátrico determine la dosis diaria total de antibiótico (mg/kg) que requiere:

Paciente	Antibiótico	Dosis diaria total
15 kg	Azitromicina	mg
20 kg	Amoxicilina	mg

16. Al frente de la situación clínica escriba qué medicamento usaría:

a. Osteomielitis:

b. Candidiasis bucal:

c. Infección por anaerobios:

17. El uso de antibióticos a nivel odontológico permite utilizar la clindamicina. ¿Cuáles cree que son las indicaciones terapéuticas de este antibiótico?

18. En el manejo de infecciones producidas por *Stafilococcus aureus*, productor de betalactamasas, el clavulanato de potasio es un medicamento que nos ofrece grandes ventajas. ¿Cuáles cree usted que son esas ventajas?

19. En el manejo de infecciones maxilofaciales es necesario tener en cuenta la salud y la vida del paciente, por esta razón, ¿cuándo derivaría usted un paciente a un centro hospitalario?

20. Al frente del medicamento escriba a qué grupo terapéutico pertenece y la dosis usual:

Medicamento	Grupo	Dosis terapéutica usual
• Azitromicina		
• Clindamicina		
• Claritromicina		
• Amoxicilina		

21. ¿Qué antibióticos usaría usted en el manejo de la enfermedad periodontal?

22. Al frente del antibiótico o grupo terapéutico escriba cuál es el efecto adverso más marcado:

a. Penicilina:

b. Clindamicina:

c. Aminoglucósidos:

23. ¿Qué dosis de amoxicilina se utiliza para la prevención de la endocarditis infecciosa?

24. ¿Cuáles medicamentos sedantes se pueden usar en odontología?

25. ¿Cuáles son las benzodiacepinas conocidas?

26. ¿Cuál es la farmacodinamia de las benzodiacepinas?

27. ¿Qué usos clínicos tienen las benzodiacepinas?

28. ¿Qué contraindicaciones tiene el uso de las benzodiacepinas?

29. La sedación del paciente odontológico incluye la administración de antihistamínicos tradicionales (sedantes). Determine cual antiH1 se puede prescribir en el manejo de la ansiedad en odontología (fórmula completa):

30. ¿Qué son medicamentos antihistamínicos y cuál es su clasificación?

31. Escriba los nombres genéricos de los antihistamínicos más usados:

32. ¿Para qué se usan los antiH1?

33. ¿Para qué se usan los antiH2?

34. ¿Cuál es la farmacodinamia de los anestésicos locales?

35. ¿Cuál es la dosis que trae cada cartucho de anestésico local?

a. Lidocaína al 2 %:   _____ mg

b. Mepivacaína al 3 %: _____ mg

c. Prilocaína al 4 %:   _____ mg

36. ¿Cuáles son los componentes de un cartucho de anestésico local?

37. ¿Qué efectos tienen los anestésicos locales sobre el sistema nervioso central (SNC) cuando se aplican en dosis altas o intravascularmente?

38. ¿Qué efectos tienen los anestésicos locales en el sistema cardiovascular cuando se aplican en dosis altas o intravascularmente?

39. ¿Cuáles son los vasoconstrictores más usados en odontología?

40. ¿Qué funciones cumple el vasoconstrictor?

41. ¿Qué complicaciones anestésicas se pueden presentar después de la inyección del anestésico?

42. ¿Qué anestésico local elegiría para los siguientes grupos de pacientes? Tenga en cuenta especialmente el uso de vasoconstrictores adrenérgicos y no adrenérgicos.

a. Diabético controlado:

b. Hipertenso controlado:

c. Hipertiroidianos:

d. Embarazadas:

e. Anticoagulados:

f. Pacientes que sufren de angina de pecho:

43. De las siguientes soluciones y presentaciones de anestesia tópica, ¿cuál sería la ideal para usar en el niño?

a. _____ Lidocaína 15 % en aerosol

b. _____ Benzocaína 20 % en gel

c. _____ Lidocaína 5 % en jalea

d. _____ Torundas de algodón impregnadas en lidocaína

44. Ante la rotura de la aguja durante el bloqueo del nervio dentario inferior, ¿qué debe hacer el profesional expuesto a esta complicación?

a. _____ Remitir a cirugía maxilofacial

b. _____ Realizar tomografía computarizada

c. _____ Pinzar inmediatamente el extremo de la aguja roto

d. _____ Mantener en observación

45. Los signos y síntomas relacionados con reacción alérgica se caracterizan por:

a. _____ Sudoración, malestar gastrointestinal, pérdida de la conciencia

b. _____ Taquisfigmia, taquicardia, dolor de cabeza

c. _____ Cianosis, síncope, pérdida del conocimiento

d. _____ Prurito, eritema, escozor, lagrimeo

46. De las siguientes afirmaciones sobre la adrenalina, seleccione la correcta

a. _____ Solo tiene propiedades vasoconstrictoras

b. _____ Es una hormona y un neurotransmisor

c. _____ Ejerce su acción directamente sobre los órganos con los que tiene afinidad

d. _____ Se une a receptores vasopresores en la superficie de los vasos sanguíneos

47. La adrenalina o epinefrina ejerce su acción uniéndose a receptores adrenérgicos. Seleccione el receptor y el efecto que se produce al unirse a él.

a. β_1 _____ Vasodilatación

b. β_2 _____ Cardioaceleración

c. α_1 _____ Vasoconstricción

d. α_2 _____ Dilatación bronquial

48. ¿Con cuál de los eventos que se mencionan a continuación se relacionan la cardioaceleración, el incremento de la contracción cardiaca y la generación de impulsos propios?

a. _____ Punción sanguínea inadvertida de un agente anestésico con epinefrina

b. _____ Ansiedad, temor y dolor durante la consulta odontológica

c. _____ Uso de epinefrina 1:200.000

d. _____ a y b

e. _____ b y c

49. ¿Qué medicamentos se pueden usar con precaución en la atención odontológica de la paciente embarazada?

a. Antibióticos:

b. Analgésicos:

c. Anestésicos locales:

d. Agentes de acción tópica:

Bibliografía

Abramson S, Weissmann G. The mechanism of action of nonsteroidal antiinflammatory drugs. Clin Exp Rhematol. 1989;(7 Suppl 3):S163-70.

Aggarwal V, Jain A, Kabi D. Anesthetic efficacy of supplemental buccal and lingual infiltrations of articaine and lidocaine after an inferior alveolar nerve block in patients with irreversible pulpitis. J Endod. 2009;35(7):925-9.

Ahmad M. The anatomical nature of dental paresthesia: A quick review. Open Dent J. 2018;12:155-9.

Al-Dosary K, Al-Qahtani A, Alangari A. Anaphylaxis to lidocaine with tolerance to articaine in a 12 year old girl. Saudi Pharm J. 2014;22(3):280-2.

AlHindi M, Rashed B, Alotaibi N. Failure rate of inferior alveolar nerve block among dental students and interns. Saudi Med J. 2016; 37(1):84-9.

Antunez C, López B, Torres M, et al. Immediate allergic reactions to cephalosporins: evaluation of cross-reactivity with a panel of penicillins and cephalosporins. J Allergy Clin Immunol. 2006;117(2):404-10.

Arbildo Vega H. Efectividad de la benzocaína en gel al 20% y la lidocaína en solución al 10% en pacientes que requieren punción en la mucosa oral: Un ensayo clínico controlado aleatorizado cruzado a triple ciego. Int. J. Odontostomat. [Internet]. 2015 Ago [citado: 2021 nov 05];9(2):227-32.

Baart JA and Brand HS, editores. Local anaesthesia in dentistry. Ames (IA): Willey-Blackwell, Chichester; 2009.

Bamgbose BO, Akinwande JA, Adeyemo WL, et al. Effects of co-administered dexamethasone and diclofenac potassium on pain, swelling and trismus following third molar surgery. Head Face Med. 2005;1:11.

Barrancos M. Operatoria dental. 3.a ed. Bogotá: Médica Panamericana; 2000.

Bhagania M, Youseff W, Mehra P, Figueroa R. Treatment of odontogenic infections: An analysis of two antibiotic regimens. J Oral Biol Craniofac Res. 2018;8(2):78-81. doi: 10.1016/j.jobcr.2018.04.006.

Bina B, Hersh EV, Hilario M, Alvarez K, McLaughlin B. True allergy to amide local anesthetics: a review and case presentation. Anesth Prog. 2018;65(2):119-23. doi:10.2344/anpr-65-03-06

Burczyńska A, Strużycka I, Dziewit Ł, Wróblewska M. Periapical abscess – etiology, pathogenesis and epidemiology. Przegl Epidemiol. 2017;71(3):417-28.

Brunton L, Hilal-Dandan R, Knollman B, editores. Goodman and Gilman's. The pharmacological basis of therapeutics. 13th ed. New York: McGraw-Hill; 2017.

Cacciacane O.- Rehabilitación Implantoasistida. Bases y fundamentos.Madrid: Ripano S.A.; 2008.

Cabo Valle M, Delgado Ruíz R, Cabo Díez J. Eficacia del uso odontológico de la anestesia tópica previa a la punción anestésica infiltrativa. Estudio doble ciego. Av. Odontoestomatol. 2011;27 (2):99-105.

Cepeda B, Cepeda S, Romero K, Romero, G. El dolor orofacial: aspectos moleculares y neurofisiológicos del dolor orofacial. Odontos. 2009;32:27-38.

Chipana AS, Ortiz SD. Complicaciones y accidentes de los anestésicos locales. Rev Act Clin Med. 2012;27:1334-38.

Christian-Kopp S, Sinha M, Rosenberg DI, Eisenhart AW, McDonald FW. Antibiotic dosing for acute otitis media in children: a weighty issue. Pediatr Emerg Care. 2010;26(1):19-25. doi: 10.1097/PEC.0b013e3181cbeb00.

Costa CG, Tortamano IP, Rocha RG, Francischone CE, Tortamano N. Onset and duration periods of articaine and lidocaine on maxillary infiltration. Quintessence Int. 2005;36(3):197201.

Demetra DL. Local anesthesia for the dental hygienist- E-Book. Edition 2. Elsevier Health Sciences; 2017.

Donald R, MehlischT. The efficacy of combination analgesic therapy in relieving dental pain. J Am Dent Assoc. 2002;133(7):861-71.

Dwarica DS, Pickett SD, Zhao YD, Nihira MA, Quiroz LH. Comparing ketorolac with ibuprofen for postoperative pain: a randomized clinical trial. Female Pelvic Med Reconstr Surg. 2020;26(4):233-8. doi: 10.1097/SPV.0000000000000740.

Fernández PL. Velázquez. Farmacología básica y clínica [e-Book online]. 18.a ed. Médica Panamericana; 2015.

Forbes JA, Butterworth GA, Burchfield WH, Beaver WT. Evaluation of ketorolac, aspirin, and an actetominophen-codeine combination in postoperative oral surgery pain. Pharmacotherapy. 1990;10(suppl 6):77-93.

Fuentes HR, Molina PI, Contreras CJ, Nazar JC. Toxicidad sistémica por anestésicos locales: consideraciones generales, prevención y manejo. Ars Med. 2017;42(3):47-54.

Gaudy JF, Arreto CD. Manual de anestesia en odontoestomatología. Elsevier and Masson; 2006.

García-Peñín A, Guisado-Moya B, Montalvo-Moreno JJ. Riesgos y complicaciones de anestesia local en la consulta dental: Estado actual. RCOE. 2003;8(1):41-63.

Garisto GA, Gaffen AS, Lawrence HP, Tenenbaum HC, Haas DA. Occurrence of paresthesia after dental local anesthetic administration in the United States. J. Am. Dent. Assoc. 2010;141(7):836-44.

Geller M. Efectividad del Diclofenac sódico y la vitamina B en el tratamiento del dolor lumbar crónico. Ponencia presentada en: Congreso Nacional de Farmacología. Bogotá: Asociación Colombiana de Farmacología; agosto de 2009.

González M, Lopera W. Manual de terapéutica. 13.a ed. Medellín: CIB; 2008-2009.

Goodman LS, Gilman A. Las bases farmacológicas de la terapéutica. 7.a ed. México: McGraw Hill Interamericana; 1986.

Goodman LS, Gilman A. Las bases farmacológicas de la terapéutica. 9.a ed. México: McGraw Hill; 2008.

Hall, JE. Guyton y Hall: Tratado de fisiología médica. 13.a ed. Barcelona: Elsevier; 2016.

Lüllmann H, Mohr K, Hein L. Farmacología. Texto y atlas. 6.a ed. Médica Panamericana; 2010.

Hersh EV, Moore PA, Grosser T, Polomano RC, Farrar JT, Saraghi M, et al. Nonsteroidal anti-inflammatory drugs and opioids in postsurgical dental pain. J Dent Res. 2020;99(7):777-86. doi: 10.1177/0022034520914254.

Hitner N. Introducción a la farmacología 5.a ed. Madrid: Elsevier; 2005.

Hoshika S, Ting S, Ahmed Z, Chen F, Toida Y, Sakaguchi N, et al. Effect of conditioning and 1 year aging on the bond strength and interfacial morphology of glass-ionomer cement bonded to dentin. Dent Mater. 2021;37(1):106-12. doi: 10.1016/j.dental.2020.10.016.

Huber MA, Terezhalmy GT. The Use of COX-2 inhibitors for acute dental pain. J Am Dent Assoc. 2006;137(4):480-7.

Lee J, Lee JY, Kim HJ, Seo KS. Dental anesthesia for patients with allergic reactions to lidocaine: two case reports. J Dent Anesth Pain Med. 2016;16(3):209-12. doi:10.17245/jdapm.2016.16.3.209

León E. Anestésicos locales en odontología. Colombia Médica. 2001;32(3):137-40.

Malamed SF. Handbook of local anesthesia - E-Book. Elsevier; 2017.

Marshall GS, Edwards KM, Butler J, Lawton AR. Syndrome of periodic fever, pharyngitis, and aphthous stomatitis. J Pediatr. 1987;110(1):43-6. doi: 10.1016/s0022-3476(87)80285-8.

Martínez Martínez AA. Anestesia bucal, de la evidencia a la práctica. 2.ª ed. Ed. Médica Panamericana; 2018.

Nocchi C. Odontología restauradora, salud y estética. 2.a ed. Buenos Aires: Médica Panamericana; 2008.

Ogle OE. Odontogenic Infections. Dent Clin North Am. 2017;61(2):235-52. doi: 10.1016/j.cden.2016.11.004.

Ogle OE, Mahjoubi G. Local anesthesia: agents, techniques, and complications. Dent Clin North Am. 2012;56(1):133-48, ix. doi: 10.1016/j.cden.2011.08.003.

Ogle OE, Mahjoubi G. Advances in local anesthesia in dentistry. Dent Clin North Am. 2011;55:481-99.

Pérez H. Farmacología y terapéutica odontológica. 2.ª ed. Bogotá: Celsus; 2005.

Pipa Vallejo A, García-Pola M. Anestésicos locales en odontoestomatología. Med. Oral Patol. Oral Cir. Bucal. 2004;9(5).

Pretzl B, Sälzer S, Ehmke B, Schlagenhauf U, Dannewitz B, Dommisch H, et al. Administration of systemic antibiotics during non-surgical periodontal therapy-a consensus report. Clin Oral Investig. 2019;23(7):3073-85. doi: 10.1007/s00784-018-2727-0.

Quintana PJ, Cifuentes HV. Toxicidad sistémica por anestésicos locales. Rev CES Med. 2014;28(1):107-118.

Riethe P. Profilaxis de la caries y tratamiento conservador. Barcelona: Salvat; 1990.

Savage MG, Henry MA. Preoperative nonsteroidal anti-inflammatory agents: Review of the literature. Oral Surg Oral Med Oral Pathol Oral Radiol Endod. 2004;98(2):146-52.

Shanti RM, Alawi F, Lee SM, Henderson AJ, Sangal NR, Adappa ND. Multidisciplinary approaches to odontogenic lesions. Curr Opin Otolaryngol Head Neck Surg. 2020;28(1):36-45. doi: 10.1097/MOO.0000000000000603.

Smith CM. Analgésicos opioides, agonistas y antagonistas. En: Farmacología. Buenos Aires: Médica Panamericana; 1993. p. 230-53.

Soares IJ, Golberg F. Endodoncia técnica y fundamentos. Bogotá: Médica Panamericana; 2002.

Sociedad Colombiana de operatoria dental y biomateriales. Análisis crítico para el uso de indicadores de los cementos dentales (internet). Revista Colombiana de operatoria dental y biomateriales. 1996;4(3).

Swift JQ, Gulden WS. Antibiotic therapy-managing odontogenic infections. Dent Clin North Am. 2002;46(4):623-33,vii.

Thomson PLM. Diccionario de especialidades farmacéuticas. 38.ª ed. Bogotá: Thomson PLM; 2010.

Tong DC, Rothwell BR. Antibiotic prophylaxis in dentistry: A review and practice recommendations. J Am Dent Assoc. 2000;131(3):366-74.

Tubiana S, Blotière PO, Hoen B, Lesclous P, Millot S, Rudant J, et al. Dental procedures, antibiotic prophylaxis, and endocarditis among people with prosthetic heart valves: nationwide population based cohort and a case crossover study. BMJ. 2017;358:j3776. doi: 10.1136/bmj.j3776.

Vane JR, Botting RM. Mechanism of action of nonsteroidal anti-inflammatory drugs. Am J Med. 1998;104(3A):2S-8S; discussion 21S-22S. doi: 10.1016/s0002-9343(97)00203-9.

Veena APM. Anaesthetic efficacy of 4% articaine mandibular buccal infiltration compared to 2% lignocaine inferior alveolar nerve block in children with irreversible pulpitis. J Clin Diagn Res. 2015;9(4):65-7.

Wang J, Ahani A, Pogrel MA. A five-year retrospective study of odontogenic maxillofacial infections in a large urban public hospital. Int J Oral Maxillofac Surg. 2005;34(6):646-9.

CAPÍTULO 2

Instrumental y materiales necesarios para atender urgencias odontológicas

Olga Marcela Malagón Baquero

Introducción

Son muchos los instrumentos y materiales que se usan en los procedimientos odontológicos y, además, aumentan a medida que se crean productos y técnicas nuevas, pero siempre hay elementos comunes en la práctica y no deben faltar porque son necesarios durante el ejercicio de la profesión.

Se denomina *instrumental* al conjunto de herramientas que proporcionan prolongaciones de las manos, dedos y uñas del operador. Se incluyen en esta categoría los instrumentos complejos dinámicos que son utilizados por el operador con las manos, pero necesitan ser conectados a una fuente de energía o a una máquina que suministra aire comprimido, utilizado por los instrumentos rotatorios; luz halógena, utilizada para la fotopolimerización de materiales de cementación u obturación; presión negativa, utilizada por los aspiradores quirúrgicos o los ultrasonidos. Estos instrumentos pueden ser de acero inoxidable, aluminio, titanio, materiales cerámicos, plásticos (como las puntas que se utilizan para limpiar la superficie del implante en el paciente para no dañarlo), de carburo de tungsteno, de politetrafluoroetileno (cuando se requiere que no se adhiera al material), de titanio (para evitar heterogeneidades durante la manipulación o fenómenos electro-galvánicos y atenuar la fatiga del operador, por el poco peso que tienen).

Una forma de clasificar los instrumentos al planificar la intervención, para atender con agilidad, es agruparlos según el tratamiento que se va a realizar. Para toda consulta se debe disponer del instrumental y organizarlo en las bandejas como se menciona a continuación.

Instrumental básico para examen clínico (figura 2.1.)

Figura 2.1. Instrumental básico para examen clínico

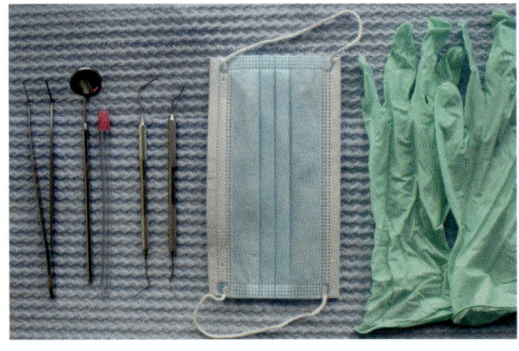

▸ **Espejo dental:** Se utiliza para la visión indirecta de áreas inaccesibles, reflejar la luz en visión directa y separar la lengua o los carrillos.

▸ **Explorador dental:** Instrumento con el que se examinan las superficies del esmalte y restauraciones, se eliminan excesos de cemento y se tallan obturaciones.

▸ **Pinza algodonera o de curación:** Es una pinza elástica de dos ramas que se utiliza para colocar y retirar de la cavidad bucal diferentes materiales: torundas de algodón, hilo retractor, papel de articular, bandas, cuñas, restos de cemento.

▸ **Sonda periodontal:** Instrumento que acaba en una punta larga y fina, se utiliza para funciones de exploración. Su punta es roma o en bolita pequeña para no puncionar la encía. Lleva marcas para medir en milímetros la profundidad del surco gingival o de las bolsas periodontales. También sirve para colocar hilos retractores cuando se requiere una separación de la encía para toma de impresión o durante la elaboración de alguna obturación que va más allá del surco gingival.

- **Servilletas:** Material desechable para secar la boca del paciente y como babero que se pone en el cuello y va extendido sobre el pecho del paciente.

Instrumental para eliminar caries y obturar (figura 2.2.)

Figura 2.2. Instrumental para eliminar caries y obturar

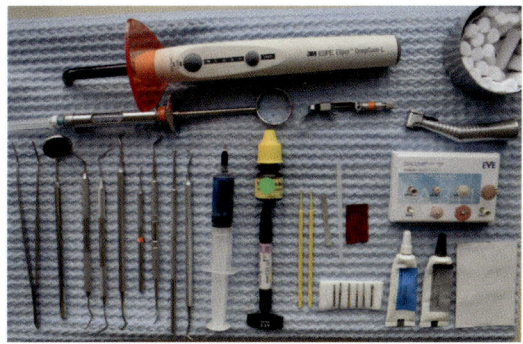

Al instrumental antes descrito se agrega:

- **Jeringa para anestesia:** Instrumento compuesto de un tubo donde se introduce la cárpula de anestesia que termina por su parte anterior en una rosca donde se ajusta la aguja y dentro del cual juega un émbolo que al empujarlo hace que se introduzca el líquido anestésico en el tejido.
- **Cucharilla excavadora:** Instrumento que termina en forma de un pequeño disco plano con el contorno cortante. Puede venir en forma circular (discoide), piriforme o con el extremo agudo y una zona central triangular (cleoide) o de cuchara. Sirve principalmente para remover la dentina cariada, se utiliza también para colocar el hilo retractor, retirar excesos de cemento, retirar provisionales, colocar bandas y remover restos del interior de las cavidades óseas y alvéolos dentarios.

Instrumental rotatorio básico

Para todo procedimiento que implique elaboración de cavidades se debe disponer del siguiente instrumental:

- **Pieza de mano de alta velocidad:** Permite eliminar la estructura dental deseada con precisión y rapidez, la refrigera para evitar el calor por fricción que pueda lesionar la pulpa dental.
- **Instrumental rotatorio para alta velocidad:** Se utiliza para la remoción de caries, tallado de preparaciones cavitarias, remoción de restauraciones, terminación de paredes cavitarias, alisado de preparaciones protésicas, corte de puentes y coronas, procedimientos quirúrgicos, e implantología.
- **Fresas redondas o esféricas:**
  - *Dentada.* Se utiliza para la apertura cavitaria del esmalte.
  - *Lisa.* Remueve la dentina cariada.
  - *Tamaño grande.* Sirve para eliminar obturaciones temporales, cementos, limpiar paredes cavitarias, perforar coronas preendodoncia, producir superficies cóncavas, terminar restauraciones plásticas, bruñir bordes de metal.
  - *Tamaño pequeño.* Para retirar núcleos cortos, hacer conductos con fines de anclaje, buscar los cuernos pulpares o el conducto radicular.
- **Fresa de cono invertido:** Para socavar el esmalte, extender cavidades debajo del límite amelodentinario o crear retención.
- **Fresa cilíndrica:**
  - *Extremo plano.* Se usa para extender los límites de la preparación en cavidades para amalgama, oro o plásticos. Si es lisa, es la número 57 y si es dentada, es la número 557.
  - *Extremo redondeado.* Para apertura inicial donde el esmalte se encuentra débil por la presencia de caries.
- **Fresa troncocónica lisa:** Para la preparación y la terminación de cavidades protésicas, o la preparación de cajuelas proximales.
- **Fresas para cavidades que se obturan con amalgama:** Son piriformes alargadas, de extremo redondeado, casi plano. Se designan con los números: 244, 245, 246, 256, 257, 271. Tienen corte dentado.

▸ **Fresas para hombro:** Necesarias en la preparación de hombros o cajuelas proximales. Son de corte liso.

▸ **Fresas de corte cruzado, transmetálicas o casto:** Se usan para cortar metales y retirar amalgamas.

▸ **Pieza de mano de velocidad ordinaria o baja, recta con contraángulo de quitar y poner:** Por ser una pieza lenta con gran fuerza de torsión es ideal para todos los procedimientos que requieren control máximo del odontólogo, como los de pulido, contorneo, terminado, desobturación de conductos, colocación de pines de retención y profilaxis.

Instrumental rotatorio para baja velocidad

▸ **Fresas:** Preparan en detalle la morfología oclusal, para pulir fisuras.

▸ **Piedras de diamante:** Para la conformación y terminación de biseles.

▸ **Discos para pulimento:** Se fijan en mandriles en piezas de mano de baja velocidad (micromotor), vienen en diferentes materiales:
  · *Carborundo.* Corta metal: bebederos, conectores, prótesis fijas.
  · *Diamante.* Separan las áreas interproximales.
  · *Flexibles.* Para acabado y pulido de superficies de composite, resina, amalgama, cerámicas, metales preciosos y no preciosos. Elaborados en material abrasivo a base de óxido de aluminio, vienen codificados por colores para identificar los distintos tamaños del grano y el soporte rígido o sensible.

▸ **Gomas.** Las hay de diferentes tipos:
  · *De silicona.* Pulido de porcelana y esmalte.
  · *De color marrón, verde oscuro y claro.* Pulido de amalgamas y aleaciones preciosas.

▸ **Puntas pulidoras para composite:** Instrumentos rotatorios diseñados especialmente para la morfología individual de las piezas dentarias, deben ser utilizadas con *spray* y poca presión a una velocidad de 20.000 rpm. Vienen en forma de llama, disco, punta y copa; en colores verde, blanco o rosado según el grado de abrasión. Con ellas se consigue un excelente pulido, incluso en materiales duros como los composites híbridos y microhíbridos. Las hay en forma de cepillo, anchas, pequeñas y en punta, impregnadas con partículas de carburo de silicio para el acabado y pulido final en un solo paso de los composites, compómeros, ionómeros, cerámicas. No hay necesidad de usar pasta de pulido. También están las diamantadas para composite, elaboradas en dos zonas: una azul activa impregnada con polvo de diamante y otra zona blanca pasiva no impregnada. Permiten obtener una superficie brillante y natural en composites, ionómeros y compómeros.

▸ **Piedras de desgaste:** Pulido de prótesis removibles. Vienen por lo general de color rosado.

▸ **Mandriles:** Para insertar los diferentes aparatos de pulimento en la pieza de mano.

▸ **Piedras de diamante de grano fino:** Son puntas de diamante de grano fino y extrafino para pulido de resinas, vienen en forma de pimpollo, fisura corta, fisura larga, redonda.

▸ **Fresas multilaminadas de baja velocidad para pulido de amalgama:** Son instrumentos para iniciar el acabado de la superficie oclusal. Las hay redonda pequeña, mediana y pimpollo mediano.

▸ **Puntas siliconadas:** Para acabados.

▸ Escobillas: Para pulido

▸ **Cepillos:** Se utilizan en profilaxis y pulido.

▸ **Fresas de tallo largo (como la pimpollo):** Para elaborar temporales, pulir o aliviar prótesis.

▸ **Espátulas**
  · *Espátula para cemento.* Instrumento recto, de extremo ancho y plano que se emplea para extender sustancias, mezclar materiales como cementos, elastómeros, para calentar cera. Debe ser flexible y rígida.
  · *Espátulas para la aplicación de la resina compuesta.* Pueden ser metálicas, plásticas o de teflón.
  · *Espátulas de goma.*

▸ **Empacador de amalgama:** Instrumento doble metálico de superficie plana hendida para condensar la amalgama contra los bordes de la cavidad.

▸ **Condensadores (# 2 y # 4):** Se utilizan para condensar, compactar y empaquetar materiales en el interior de una cavidad. Pueden ser de forma cilíndrica o esférica de diferentes diámetros y longitudes.

▸ **Bruñidores (# 29 y # 33):** En su parte activa tienen forma de esfera grande. Se emplean para obtener un acabado terso, liso y brillante sobre la superficie del material de obturación. Sirven para mejorar la adaptación y cerrar la interfase entre ciertos materiales metálicos y los bordes de las preparaciones dentarias.

- **Tallador o modelador Hollenback 3S.**
- **Portaamalgama.**
- **Lámpara de luz halógena:** Para polimerizar resinas.
- **Tijeras:** Las hay afiladas, rectas o curvas. Se utilizan para cortar material de banda metálica o plástica, para recortar las temporales en su estado plástico, para cortar el hilo retractor. Las hay también para tejido.

Materiales básicos

- **Torundas de algodón:** Se utilizan para controlar la saliva y la hemorragia, limpiar y secar preparaciones o aplicar medicamentos intrabucales.
- **Matriz metálica de 5 mm y 7 mm.**
- **Cuña interproximal.**
- **Portamatriz de tofflemire:** Instrumento que sirve para ajustar las matrices a la forma de la pieza dentaria en las cavidades en las que se han perdido paredes dentarias y se necesita reconstruirlas.
- **Loseta de vidrio y cuadernillo de mezcla:** Sirven para extender el material que se va a mezclar.
- **Tiras de pulido:** Se utilizan para acabado y pulido de los espacios interproximales en forma de tiras fabricadas de material plástico, son flexibles y tienen partículas de óxido de aluminio, vienen en diferentes granulometrías y anchuras.
- **Tiras abrasivas metálicas.**
- **Seda dental:** Hilo dental con cera o sin cera que sirve como instrumento complementario de la higiene oral y se utiliza para eliminar la placa bacteriana y alimentos que se depositan en los espacios interdentales, donde no puede penetrar el cepillo.
- **Óxido de zinc-eugenol:** Cemento dental que se utiliza como sedante y paliativo para el dolor pulpar, como base cavitaria para evitar cambios térmicos, eléctricos y de resistencia, como sellador de conductos radiculares en dientes temporales y como material de obturación temporal.

- **Ionómero de vidrio:** Cemento constituido por un polvo fluoroaluminosilicato que es un cristal y un líquido ácido poliacrílico. Según sus indicaciones hay de tipo I, II, III y IV. Se utiliza como cementante en prótesis fija, ortodoncia e incrustaciones; como restaurador definitivo; como restaurador estético; como protector y sellador de fisuras y como cemento de obturación en endodoncia.
- **Fondos de cavidad de hidróxido de calcio:** Se aplican sobre la dentina afectada cuando está muy cerca de la pulpa.
- **Hidróxido de calcio en pasta:** En endodoncia se utiliza como antiséptico.
- **Amalgama:** Para la reconstrucción de molares.
- **Resinas:** Para la reconstrucción de dientes anteriores en especial, o para obturaciones de premolares o molares en superficie oclusal (tipo I) sin compromiso de cúspide o con compromiso parcial de cúspide, superficie proximal (tipo II) sin compromiso de cresta marginal, con compromiso de cresta marginal, compuesta, compleja. En superficie vestibular o lingual (tipo V) de cualquier extensión.
- **Grabador ácido de esmalte y dentina:** Para la reconstrucción con resina.
- **Pinceles:** Para grabar y aplicar la resina líquida en esmalte y dentina.
- **Antiséptico y detergente cavitario:** Para eliminar las bacterias que han subsistido después del procedimiento operatorio de la preparación cavitaria.
- **Sustancia corticoide antibiótica:** Se utiliza en pulpotomías para que el posoperatorio sea libre de dolor. Debe colocarse en un tubo vacío, seco y estéril para instalarlo en una jeringa cárpula con aguja desechable.
- **Fosfato de zinc:** Se utiliza como cementante de restauraciones (coronas metálicas, incrustaciones metálicas, núcleos). La retención que ofrece es de tipo micromecánico, produce una traba mecánica al cristalizar en las irregularidades de la preparación dentaria y de la restauración colada.
- **Papel de articular:** Para verificar el ajuste de oclusión.
- **Eyector de saliva:** Agiliza los procedimientos al succionar la saliva y el agua.

Instrumental para raspaje y alisado radicular (figura 2.3)

Figura 2.3. Instrumental para eliminar caries y obturar

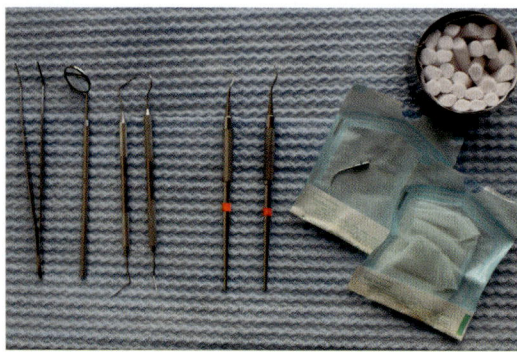

Al instrumental básico antes descrito se agrega:

▸ **Curetas:** También llamadas raspadores o legras. Se utilizan para raspar las superficies radiculares en bolsas periodontales, en cirugía periodontal y para eliminar restos alimenticios. Vienen con diferente numeración de acuerdo con la angulación de su parte activa, ya sea hacia la derecha o hacia la izquierda con respecto al eje principal del instrumento. Se debe tener el juego completo para dientes anteriores y posteriores.

Instrumental y materiales para temporalización (figura 2.4)

Figura 2.4. Instrumental y materiales para temporalización

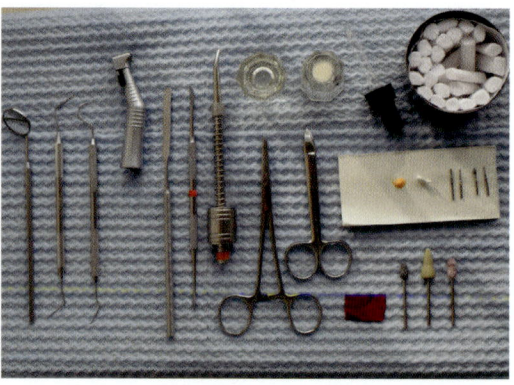

▸ **Espejo, explorador, pinzas algodoneras.**
▸ **Jeringa para anestesia.**
▸ **Pinzas hemostáticas:** Están provistas de una cremallera que permite su cierre continuo sin necesidad de presionarlas permanentemente, se usan para agarrar materiales con mayor precisión dentro de la boca del paciente y transportarlos, suturar, retirar temporales o restos radiculares y para fijar campo operatorio.
▸ **Quitapuentes:** Para retirar prótesis fijas.
▸ **Tijeras.**
▸ **Vaso Dappen:** Recipiente donde se mezcla acrílico, se prepara pasta para profilaxis, o se dispensa agua oxigenada o medicamentos.
▸ **Acrílico:** Para fabricar prótesis provisionales (rosado y blanco).
▸ **Pines para retener temporales.**
▸ **Vaselina.**
▸ **Papel de articular.**
▸ **Cemento temporal.**

Instrumental y material para atender urgencias ortodónticas (figura 2.5)

Figura 2.5. Instrumental y material para atender urgencias ortodónticas

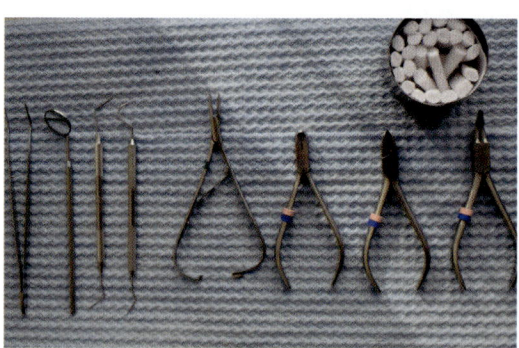

Para atender este tipo de urgencias, se utiliza el instrumental básico para examen clínico y las siguientes pinzas:

▸ **Alicates:** Pueden tener extremos activos de diferentes formas (cónica, plana, semicilíndrica, piramidal). Sirven, según su forma, para sujetar objetos con firmeza, cortar y conformar alambre o láminas metálicas, para adaptar coronas metálicas, etc.

▸ **Pinzas cortaligaduras:** Instrumento con dos puntas finas y extrafuertes para fácil acceso a áreas difíciles de la cavidad bucal. Sirve para cortar arcos de alambre redondo. Tiene dos extremos, uno piramidal y otro cónico. El piramidal sirve para dobleces rectos y el cónico para hacer dobleces redondos en los arcos de alambre.

▸ **Cortador distal:** Para cortar los extremos posteriores del arco.

▸ **Mathieu:** Para activar o desactivar ligaduras metálicas

▸ **Pinzas contorneadoras:** Instrumento ideal para formar y contornear arcos de alambre. Útil para dar curvas acentuadas a los alambres.

Instrumental y materiales para atender urgencias endodónticas (figura 2.6)

Figura 2.6. Instrumental y materiales para atender urgencias endodónticas

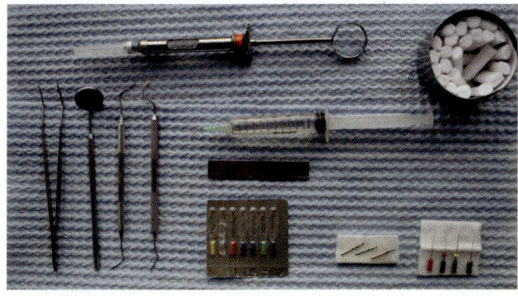

Además del instrumental básico de examen y la jeringa para anestesia, para atender urgencias endodónticas es necesario contar con los siguientes instrumentos:

▸ **Pulpótomos:** Instrumentos con púas que se utilizan para remover el tejido pulpar.

▸ **Limas de la primera serie:** Instrumentos que se utilizan para limar el conducto radicular, ensancharlo y eliminar gérmenes. Vienen codificados por el código de colores ISO y se pueden clasificar de diferentes maneras por su longitud, trenzado, material, o uso (manual o rotatorio). Las hay desde la número 06, de 0,06 de diámetro hasta la 140 de 1,40 de diámetro.

Las limas de la primera serie son del número 15 de 0,15 de diámetro, de color blanco, la 20, de 0,20 de diámetro, de color amarillo; la 25, de 0,25 de diámetro, de color rojo; la 30, de 0,30 de diámetro, de color azul; la 35 de 0,35 de diámetro, de color verde; y la 40, de 0,40 de diámetro, de color negro.

▸ **Fresas para desobturar conductos.**

▸ **Dentímetro:** Regla milimétrica que sirve para conocer la longitud del conducto al introducir la lima dentro de este con un tope.

▸ **Mechero.**

▸ **Probadores pulpares**: El cloruro de etilo produce frío rápidamente, la gutapercha caliente se puede usar para producir calor.

▸ **Aguja y cárpula de anestesia.**

▸ **Sustancia corticoide antibiótica:** Se utiliza en pulpectomía.

▸ **Antiséptico y detergente cavitario:** Para eliminar las bacterias que han subsistido después del procedimiento operatorio de la preparación cavitaria.

Instrumental y materiales para exodoncia (figura 2.7)

Figura 2.7. Instrumental y materiales para exodoncia

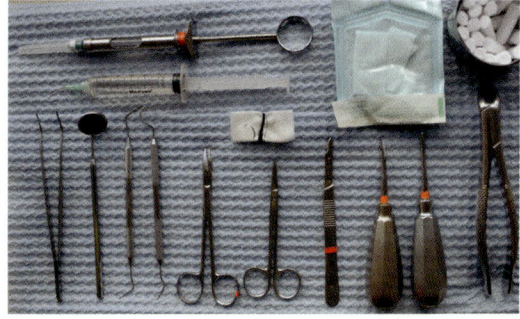

▸ **Espejo, explorador y pinzas algodoneras.**

▸ **Jeringa para anestesia.**

▸ **Bisturí:** Instrumento constituido por un mango para hojas intercambiables, la hoja por un lado es larga plana y por el otro tiene un borde lateral cortante. Las hojas vienen de diferentes formas según el corte que se requiera, las más utilizadas en el campo quirúrgico son la 15, 12 y 11.

- **Elevador recto:** Se utiliza en la extracción de dientes o raíces
- **Pinzas para extracción o fórceps:** Son pinzas potentes de dos valvas o partes activas de diseño específico para cada grupo dentario y cada arcada dependiendo de si es superior o inferior, si es para premolares, cordales o raíces. Vienen con diferentes números según su diseño y función. Es ideal tener la número 150 para molares superiores y la 151 para molares inferiores.
- **Pinzas mosquito o hemostáticas.**
- **Cárpula de anestesia.**
- **Aguja.**
- **Gasas.**
- **Sutura.**
- **Agua oxigenada:** Como hemostático, desinfectante, para profilaxis, eliminar manchas de sangre de la ropa.

Instrumental y materiales para drenaje de abscesos (figura 2.8)

Figura 2.8. Instrumental y materiales para drenaje de abscesos

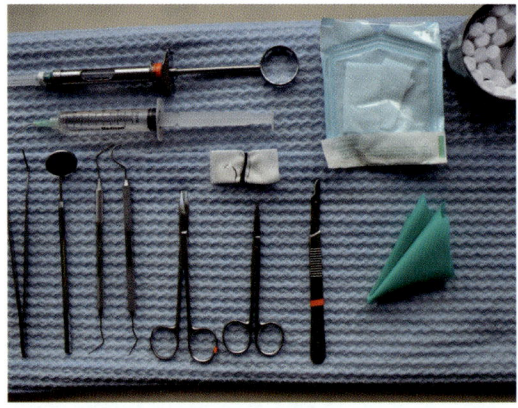

Se utiliza el instrumental básico para examen clínico antes descrito y, además:

- **Jeringa para anestesia.**
- **Mango de bisturí.**
- **Pinza hemostática o portaagujas Mayo-Hegar:** (14 cm) con punta activa estriada.
- **Tijeras.**
- **Anestesia tópica.**
- **Hoja de bisturí # 15.**
- **Sutura con aguja 3-0.**
- **Tela de caucho.**

Otros materiales indispensables en el consultorio

- **Cubetas.**
- **Taza de caucho.**
- **Espátula.**
- **Yeso.**
- **Materiales de impresión.**
- **Agentes hemostáticos.**
- **Alambre de ortodoncia:** Para ferulizar o para amarrar prótesis removibles.

Resumen

Clasificar los instrumentos ayuda a planificar la intervención y a efectuarla con agilidad. Este capítulo sugiere clasificar en bandejas el instrumental según el tratamiento, así: para examen clínico básico, para eliminar caries y obturar, rotatorio básico y rotatorio para baja velocidad; a la vez, clasificar el material en básico, para raspaje y alisado radicular, para temporalización, para atender urgencias ortodónticas, para atender urgencias endodónticas, para exodoncia, para drenaje de abscesos y otros.

Autoevaluación

1. ¿Qué instrumental y material se coloca en la bandeja para atender un paciente que llega al consultorio con fractura coronal del tercio medio y con sintomatología dolorosa?

2. ¿Qué instrumental y material se coloca en la bandeja para tratar un absceso?

Bibliografía

Abramson S, Weissmann G. The mechanism of action of nonsteroidal antiinflammatory drugs. Clin Exp Rhematol. 1989;(7 Suppl 3):S163-70.

Aggarwal V, Jain A, Kabi D. Anesthetic efficacy of supplemental buccal and lingual infiltrations of articaine and lidocaine after an inferior alveolar nerve block in patients with irreversible pulpitis. J Endod. 2009;35(7):925-9.

Ahmad M. The anatomical nature of dental paresthesia: A quick review. Open Dent J. 2018;12:155-9.

Al-Dosary K, Al-Qahtani A, Alangari A. Anaphylaxis to lidocaine with tolerance to articaine in a 12 year old girl. Saudi Pharm J. 2014;22(3):280-2.

AlHindi M, Rashed B, Alotaibi N. Failure rate of inferior alveolar nerve block among dental students and interns. Saudi Med J. 2016; 37(1):84-9.

Antunez C, López B, Torres M, et al. Immediate allergic reactions to cephalosporins: evaluation of cross-reactivity with a panel of penicillins and cephalosporins. J Allergy Clin Immunol. 2006;117(2):404-10.

Arbildo Vega H. Efectividad de la benzocaína en gel al 20% y la lidocaína en solución al 10% en pacientes que requieren punción en la mucosa oral: Un ensayo clínico controlado aleatorizado cruzado a triple ciego. Int. J. Odontostomat. [Internet]. 2015 Ago [citado: 2021 nov 05];9(2):227-32.

Baart JA and Brand HS, editores. Local anaesthesia in dentistry. Ames (IA): WiIley-Blackwell, Chichester; 2009.

Bamgbose BO, Akinwande JA, Adeyemo WL, et al. Effects of co-administered dexamethasone and diclofenac potassium on pain, swelling and trismus following third molar surgery. Head Face Med. 2005;1:11.

Barrancos M. Operatoria dental. 3.a ed. Bogotá: Médica Panamericana; 2000.

Bhagania M, Youseff W, Mehra P, Figueroa R. Treatment of odontogenic infections: An analysis of two antibiotic regimens. J Oral Biol Craniofac Res. 2018;8(2):78-81. doi: 10.1016/j.jobcr.2018.04.006.

Bina B, Hersh EV, Hilario M, Alvarez K, McLaughlin B. True allergy to amide local anesthetics: a review and case presentation. Anesth Prog. 2018;65(2):119-23. doi:10.2344/anpr-65-03-06

Burczyńska A, Strużycka I, Dziewit Ł, Wróblewska M. Periapical abscess – etiology, pathogenesis and epidemiology. Przegl Epidemiol. 2017;71(3):417-28.

Brunton L, Hilal-Dandan R, Knollman B, editores. Goodman and Gilman's. The pharmacological basis of therapeutics. 13th ed. New York: McGraw-Hill; 2017.

Cacciacane O.- Rehabilitación Implantoasistida. Bases y fundamentos.Madrid: Ripano S.A.; 2008.

Cabo Valle M, Delgado Ruíz R, Cabo Díez J. Eficacia del uso odontológico de la anestesia tópica previa a la punción anestésica infiltrativa. Estudio doble ciego. Av. Odontoestomatol. 2011;27 (2):99-105.

Cepeda B, Cepeda S, Romero K, Romero, G. El dolor orofacial: aspectos moleculares y neurofisiológicos del dolor orofacial. Odontos. 2009;32:27-38.

Chipana AS, Ortiz SD. Complicaciones y accidentes de los anestésicos locales. Rev Act Clin Med. 2012;27:1334-38.

Christian-Kopp S, Sinha M, Rosenberg DI, Eisenhart AW, McDonald FW. Antibiotic dosing for acute otitis media in children: a weighty issue. Pediatr Emerg Care. 2010;26(1):19-25. doi: 10.1097/PEC.0b013e3181cbeb00.

Costa CG, Tortamano IP, Rocha RG, Francischone CE, Tortamano N. Onset and duration periods of articaine and lidocaine on maxillary infiltration. Quintessence Int. 2005;36(3):197201.

Demetra DL. Local anesthesia for the dental hygienist-E-Book. Edition 2. Elsevier Health Sciences; 2017.

Donald R, MehlischT. The efficacy of combination analgesic therapy in relieving dental pain. J Am Dent Assoc. 2002;133(7):861-71.

Dwarica DS, Pickett SD, Zhao YD, Nihira MA, Quiroz LH. Comparing ketorolac with ibuprofen for postoperative pain: a randomized clinical trial. Female Pelvic Med Reconstr Surg. 2020;26(4):233-8. doi: 10.1097/SPV.0000000000000740.

Fernández PL. Velázquez. Farmacología básica y clínica [e-Book online]. 18.a ed. Médica Panamericana; 2015.

Forbes JA, Butterworth GA, Burchfield WH, Beaver WT. Evaluation of ketorolac, aspirin, and an actetominophen-codeine combination in postoperative oral surgery pain. Pharmacotherapy. 1990;10(suppl 6):77-93.

Fuentes HR, Molina PI, Contreras CJ, Nazar JC. Toxicidad sistémica por anestésicos locales: consideraciones generales, prevención y manejo. Ars Med. 2017;42(3):47-54.

Gaudy JF, Arreto CD. Manual de anestesia en odontoestomatología. Elsevier and Masson; 2006.

García-Peñín A, Guisado-Moya B, Montalvo-Moreno JJ. Riesgos y complicaciones de anestesia local en la consulta dental: Estado actual. RCOE. 2003;8(1):41-63.

Garisto GA, Gaffen AS, Lawrence HP, Tenenbaum HC, Haas DA. Occurrence of paresthesia after dental local anesthetic administration in the United States. J. Am. Dent. Assoc. 2010;141(7):836-44.

Geller M. Efectividad del Diclofenac sódico y la vitamina B en el tratamiento del dolor lumbar crónico. Ponencia presentada en: Congreso Nacional de Farmacología. Bogotá: Asociación Colombiana de Farmacología; agosto de 2009.

González M, Lopera W. Manual de terapéutica. 13.ª ed. Medellín: CIB; 2008-2009.

Goodman LS, Gilman A. Las bases farmacológicas de la terapéutica. 7.ª ed. México: McGraw Hill Interamericana; 1986.

Goodman LS, Gilman A. Las bases farmacológicas de la terapéutica. 9.ª ed. México: McGraw Hill; 2008.

Hall, JE. Guyton y Hall: Tratado de fisiología médica. 13.a ed. Barcelona: Elsevier; 2016.

Lüllmann H, Mohr K, Hein L. Farmacología. Texto y atlas. 6.a ed. Médica Panamericana; 2010.

Hersh EV, Moore PA, Grosser T, Polomano RC, Farrar JT, Saraghi M, et al. Nonsteroidal anti-inflammatory drugs and opioids in postsurgical dental pain. J Dent Res. 2020;99(7):777-86. doi: 10.1177/0022034520914254.

Hitner N. Introducción a la farmacología 5.ª ed. Madrid: Elsevier; 2005.

Hoshika S, Ting S, Ahmed Z, Chen F, Toida Y, Sakaguchi N, et al. Effect of conditioning and 1 year aging on the bond strength and interfacial morphology of glass-ionomer cement bonded to dentin. Dent Mater. 2021;37(1):106-12. doi: 10.1016/j.dental.2020.10.016.

Huber MA, Terezhalmy GT. The Use of COX-2 inhibitors for acute dental pain. J Am Dent Assoc. 2006;137(4):480-7.

Lee J, Lee JY, Kim HJ, Seo KS. Dental anesthesia for patients with allergic reactions to lidocaine: two case reports. J Dent Anesth Pain Med. 2016;16(3):209-12. doi:10.17245/jdapm.2016.16.3.209

León E. Anestésicos locales en odontología. Colombia Médica. 2001;32(3):137-40.

Malamed SF. Handbook of local anesthesia - E-Book. Elsevier; 2017.

Marshall GS, Edwards KM, Butler J, Lawton AR. Syndrome of periodic fever, pharyngitis, and aphthous stomatitis. J Pediatr. 1987;110(1):43-6. doi: 10.1016/s0022-3476(87)80285-8.

Martínez Martínez AA. Anestesia bucal, de la evidencia a la práctica. 2.ª ed. Ed. Médica Panamericana; 2018.

Nocchi C. Odontología restauradora, salud y estética. 2.a ed. Buenos Aires: Médica Panamericana; 2008.

Ogle OE. Odontogenic Infections. Dent Clin North Am. 2017;61(2):235-52. doi: 10.1016/j.cden.2016.11.004.

Ogle OE, Mahjoubi G. Local anesthesia: agents, techniques, and complications. Dent Clin North Am. 2012;56(1):133-48, ix. doi: 10.1016/j.cden.2011.08.003.

Ogle OE, Mahjoubi G. Advances in local anesthesia in dentistry. Dent Clin North Am. 2011;55:481-99.

Pérez H. Farmacología y terapéutica odontológica. 2.ª ed. Bogotá: Celsus; 2005.

Pipa Vallejo A, García-Pola M. Anestésicos locales en odontoestomatología. Med. Oral Patol. Oral Cir. Bucal. 2004;9(5).

Pretzl B, Sälzer S, Ehmke B, Schlagenhauf U, Dannewitz B, Dommisch H, et al. Administration of systemic antibiotics during non-surgical periodontal therapy-a consensus report. Clin Oral Investig. 2019;23(7):3073-85. doi: 10.1007/s00784-018-2727-0.

Quintana PJ, Cifuentes HV. Toxicidad sistémica por anestésicos locales. Rev CES Med. 2014;28(1):107-118.

Riethe P. Profilaxis de la caries y tratamiento conservador. Barcelona: Salvat; 1990.

Savage MG, Henry MA. Preoperative nonsteroidal anti-inflammatory agents: Review of the literature. Oral Surg Oral Med Oral Pathol Oral Radiol Endod. 2004;98(2):146-52.

Shanti RM, Alawi F, Lee SM, Henderson AJ, Sangal NR, Adappa ND. Multidisciplinary approaches to odontogenic lesions. Curr Opin Otolaryngol Head Neck Surg. 2020;28(1):36-45. doi: 10.1097/MOO.0000000000000603.

Smith CM. Analgésicos opioides, agonistas y antagonistas. En: Farmacología. Buenos Aires: Médica Panamericana; 1993. p. 230-53.

Soares IJ, Golberg F. Endodoncia técnica y fundamentos. Bogotá: Médica Panamericana; 2002.

Sociedad Colombiana de operatoria dental y biomateriales. Análisis crítico para el uso de indicadores de los cementos dentales (internet). Revista Colombiana de operatoria dental y biomateriales. 1996;4(3).

Swift JQ, Gulden WS. Antibiotic therapy-managing odontogenic infections. Dent Clin North Am. 2002;46(4):623-33,vii.

Thomson PLM. Diccionario de especialidades farmacéuticas. 38.ª ed. Bogotá: Thomson PLM; 2010.

Tong DC, Rothwell BR. Antibiotic prophylaxis in dentistry: A review and practice recommendations. J Am Dent Assoc. 2000;131(3):366-74.

Tubiana S, Blotière PO, Hoen B, Lesclous P, Millot S, Rudant J, et al. Dental procedures, antibiotic prophylaxis, and endocarditis among people with prosthetic heart valves: nationwide population based cohort and a case crossover study. BMJ. 2017;358:j3776. doi: 10.1136/bmj.j3776.

Vane JR, Botting RM. Mechanism of action of nonsteroidal anti-inflammatory drugs. Am J Med. 1998;104(3A):2S-8S; discussion 21S-22S. doi: 10.1016/s0002-9343(97)00203-9.

Veena APM. Anaesthetic efficacy of 4% articaine mandibular buccal infiltration compared to 2% lignocaine inferior alveolar nerve block in children with irreversible pulpitis. J Clin Diagn Res. 2015;9(4):65-7.

Wang J, Ahani A, Pogrel MA. A five-year retrospective study of odontogenic maxillofacial infections in a large urban public hospital. Int J Oral Maxillofac Surg. 2005;34(6):646-9.

CAPÍTULO 3

Bioseguridad en la práctica odontológica

Gustavo Malagón Londoño - Olga Marcela Malagón Baquero

Introducción

La bioseguridad es el conjunto de protocolos y de normas que el hombre ha creado durante su evolución para controlar el riesgo o infección procedente de agentes biológicos, físicos o químicos que atenten contra la salud de las personas. Es una de las disciplinas de mayor exigencia en la práctica odontológica actual en las instituciones de salud, debido a la frecuencia de atención a pacientes portadores declarados de patologías contagiosas graves.

Las normas de bioseguridad se basan en aplicar las máximas medidas de desinfección, asepsia, esterilización y protección del profesional y del personal auxiliar para evitar el contagio y la diseminación de enfermedades de riesgo profesional como el sida, la hepatitis, la tuberculosis, la infección cruzada, el herpes labial recurrente, los resfriados y síndromes respiratorios agudos severos, como el coronavirus.

Se han desarrollado varias definiciones de bioseguridad, para distinguirla de la seguridad en campos diferentes a la salud y como grupo de disciplinas encaminadas a la prevención, se la diferencia de la salud ocupacional o de la medicina laboral. Hoy se acepta como *bioseguridad* la actividad permanente de una institución de salud mediante educación, normas y provisión de elementos para lograr el comportamiento preventivo del personal de la institución frente a riesgos propios de su actividad diaria.

La práctica odontológica está considerada entre las actividades de mayor riesgo porque en ella permanentemente hay contacto directo con lesiones infecciosas y partículas de sangre, saliva o secreciones nasofaríngeas que se depositan en piel o mucosa sana o erosionada; contacto indirecto con elementos contaminados que por acción de aerosoles llegan a las mucosas y pueden afectar el aparato respiratorio.

La bioseguridad es una obligación ética del odontólogo y de su equipo de trabajo, consiste en tomar las medidas necesarias para evitar situaciones que puedan comprometer la salud de los pacientes que acuden a la consulta odontológica, en actuar con precaución ante aquellos pacientes que padecen enfermedades generales que pueden complicar procedimientos odontológicos simples por la proliferación posquirúrgica de bacterias o alteraciones orgánicas que comprometen la vida del paciente. Una bacteriemia puede poner en grave riesgo la vida de un paciente, por este motivo debe protegerse con profilaxis antibiótica a quienes tengan disminuida su capacidad de defensa, anomalías cardiovasculares congénitas o adquiridas, pacientes inmunosuprimidos, portadores de órganos artificiales, marcapasos, válvulas pulmonares o catéteres.

Es interesante recordar el experimento de James Cottone y Birgit Glass de la Universidad de Texas (Estados Unidos), publicado en 1985, quienes trabajaron con un maniquí en el cual se simuló tallar una cavidad en un molar inferior conformado por una goma impregnada de tinta roja para pósteres. Tanto el odontólogo como su asistente se protegieron con los anteojos, gorro y tapabocas recomendados. Al terminar el fresado del molar, pudieron verificar el profuso salpicado de color rojo no solo en las barreras de protección, sino en las porciones de piel descubierta y cuero cabelludo, además de las numerosas partículas depositadas en el instrumental colocado en la mesa auxiliar y en la lámpara. Del experimento anterior se dedujo la misma abundancia de partículas incoloras de un paciente normal dispersas por los sitios del ejemplo. La falta de color lleva al exceso de confianza tanto del odontólogo, como de su auxiliar, quienes omiten el uso de las barreras de protección y aceptan que el material de la mesa auxiliar que no fue usado directamente en el procedimiento no ofrece riesgo de contaminación. Por consiguiente, lo usan sin asegurarse de su desinfección con un nuevo paciente. Tal rutinización en el trabajo conduce generalmente a la confianza excesiva, a considerar que aquello aparentemente limpio puede ser utilizado en procedimientos de todo orden, aun quirúrgicos; o en el mejor de los casos, se asegura la desinfección de manera superficial, limpiando los elementos que se van a usar con alcohol, o simplemente pasándoles un paño.

Precauciones universales

El Centro de Control de Enfermedades (CDC, por su sigla en inglés de Centers Disease Control), trabaja en las normas para prevención de las infecciones a todo nivel y en sus publicaciones destaca los aspectos relacionados con la forma de mantener una permanente actitud defensiva del personal de servicios en las instituciones de salud. Debido a la grave amenaza que constituyeron los virus del sida (HIV) y de la hepatitis B (HBV), el CDC en asocio con los más importantes organismos internacionales, promulgaron las llamadas *Precauciones universales*, que sintetizan las más destacadas pautas de cuidado por parte del personal que tiene contacto directo con altos riesgos de contaminación.

Estas *precauciones universales*, convertidas hoy en mandamiento para los trabajadores de la salud, se deben cumplir estrictamente, y se pueden sintetizar así (figura 3.1):

▶ La presentación física de los profesionales y del personal asistente siempre deberá ser higiénicamente impecable, el vestuario que se utiliza en el trabajo debe estar completamente limpio, el pelo recogido, se recomienda el uso del gorro, las blusas deben ser largas, de mangas largas y puños ajustados para evitar el contacto directo de cualquier secreción con la piel. Esta ropa se debe utilizar dentro de las instalaciones del consultorio y retirarla para salir de él. No se aconseja usarla en la calle. Su limpieza se debe hacer con jabones desinfectantes.

▶ Los trabajadores de la salud deben utilizar rutinariamente las precauciones de barrera, adecuadas para prevenir la exposición cutánea o mucosa cuando se va a tener contacto con sangre u otros líquidos corporales de cualquier paciente. Deben usar guantes para el manejo de sangre, líquidos y fluidos en general. Deben cambiar los guantes después del contacto con cada paciente y desecharlos en la caneca roja tan pronto se perforen, se dañen o se termine el acto operatorio. No se debe atender el teléfono ni tocar cualquier otro objeto con los guantes puestos.

▶ Deben usar tapabocas y protección ocular, mascarillas preferiblemente, durante procedimientos que puedan ocasionar la liberación de partículas de sangre o fluidos que sin las debidas protecciones podrían ponerse en contacto con las mucosas. En odontología se utilizan muchos aerosoles, lo que aumenta la posibilidad de contaminación de las heridas o de inhalar partículas perjudiciales para el profesional.

▶ Deben lavarse en forma adecuada las manos y otras superficies cutáneas expuestas, inmediatamente después de cualquier contacto con sangre o secreciones. Este lavado cuidadoso es obligatorio también inmediatamente después de quitarse los guantes.

Las normas internacionales de bioseguridad para consultorios odontológicos se deben aplicar con disciplina para la práctica diaria, son las mínimas establecidas por los organismos de salud. Están descritas desde el momento en que se cita el paciente, su llegada al consultorio odontológico, la preparación de los profesionales de la salud, la preparación de la infraestructura, la atención, la esterilización, limpieza y desinfección, teniendo en cuenta lo siguiente:

▶ Antes de acudir a la consulta se deben enviar las recomendaciones vigentes al momento de la cita para mitigar el riesgo de infecciones.

▶ El personal asistencial debe prepararse para recibir al paciente en las mejores condiciones de asepsia para que haya buena protección para todos.

▶ Para controlar las posibles infecciones se debe manejar a todo paciente como si tuviera una enfermedad transmisible, así este tendrá menos riesgo de contagiar al profesional de la salud o el profesional contagiar al paciente sin saberlo.

▶ Esas recomendaciones que se le envían al paciente y las que debe seguir el personal asistencial deben estar de acuerdo con los protocolos trazados por las entidades gubernamentales que regulan la salud.

▶ El objetivo fundamental de estas normas de bioseguridad es proporcionar al profesional de la odon-

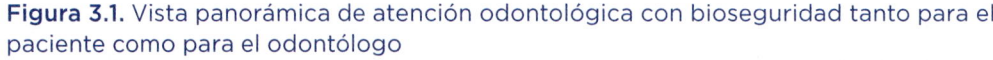

Figura 3.1. Vista panorámica de atención odontológica con bioseguridad tanto para el paciente como para el odontólogo

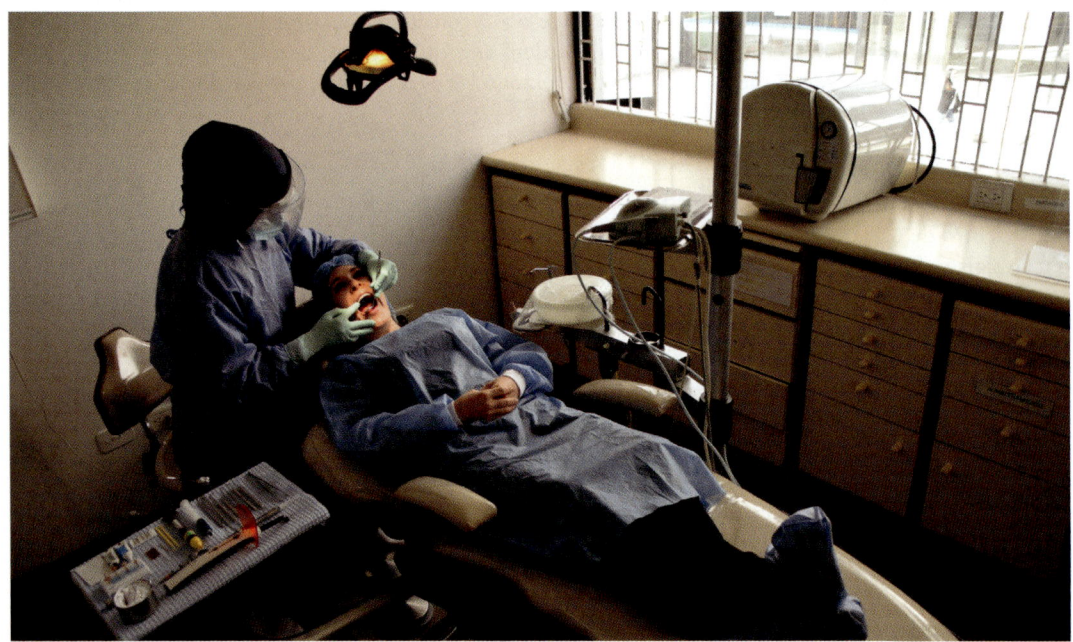

tología las herramientas para evitar la contaminación con enfermedades infectocontagiosas en su consultorio.

En relación con la inmunización de los trabajadores de la salud, se recomiendan las siguientes vacunas:

▶ **Hepatitis B.** Vacuna contra la hepatitis B (Tres dosis SC, una cada mes. Dos refuerzos: uno al año y otro a los cinco años). Control: títulos positivos de AgHBs o niveles altos de Anti AgHBs (mayor de 10 mUI/mL).

▶ **Triple viral, para sarampión, rubéola y parotiditis.** Está contraindicada en embarazadas y en individuos inmunocomprometidos por tratarse de una vacuna viva, replicativa.

▶ **Tétanos.** Vacuna tétano o toxoide tetánico (1 mL IM en tres dosis, una cada mes. Un refuerzo al año). Para todo el personal.

▶ **Influenza.** Vacuna inyectable inactiva trivalente, o vacuna viva atenuada.

▶ **Coronavirus.** Mientras el virus exista, será una exigencia para todo el personal sanitario y serán los primeros en vacunarse por el riesgo de exposición.

Los trabajadores de la salud deben tomar todas las precauciones para evitar lesiones por elementos cortopunzantes como: agujas, bisturís, instrumentos y dispositivos en general; igualmente, para evitar heridas durante procedimientos quirúrgicos o de laboratorio. Para el manejo de estos elementos, se deben dar directrices claras: los elementos, instrumentos cortantes o punzantes que se deben desechar se tratarán en forma especialmente cautelosa y se colocarán en envases especiales, fácilmente identificables, se manejarán dentro de normas claramente establecidas.

Los trabajadores de la salud con cualquier tipo de dermatitis o lesión exudativa de la piel, o cicatriz quirúrgica o traumática reciente, se deben abstener de participar en procedimientos que los pongan en contacto con fluidos, secreciones o sangre, hasta cuando se cure completamente la lesión.

Con la aparición de nuevas epidemias, los protocolos de bioseguridad son más estrictos y cada vez se suman más reglas para controlar el riesgo de la propagación de las infecciones; desde que se desarrollaron se deben cumplir con el rigor que se requiere para prestar una atención segura para todos.

Instrucciones para ingresar al servicio sanitario, centro médico o consultorio odontológico

Desinfección de manos

Al llegar al consultorio odontológico es necesario lavarse las manos con agua y jabón para eliminar de manera rápida y eficaz microorganismos, bacterias y virus. Si no es fácil acceder a un lavamanos, utilice una solución en alcohol glicerinado entre el 70 y el 95 % (figura 3.2). Es muy útil y apropiado para momentos en los que no se cuenta con agua y jabón; adicionalmente, fomenta una mayor frecuencia en la higiene de manos por la facilidad de uso.

El lavado de manos se debe hacer teniendo en cuenta los once pasos definidos por la OMS, durante 40 a 60 segundos (figura 3.3).

Existen unas normas universales para mantener el servicio sanitario en óptimas condiciones de bioseguridad, orden, limpieza y desinfección que deben ser seguidas por todo el personal que ingrese al servicio, para disminuir los riesgos de contagio:

▶ Para el distanciamiento con el personal que ingrese al consultorio, debe haber una barrera en todos los puestos de trabajo, ya sean demarcaciones con cinta, acrílicos o vidrios que dividan el espacio, o mínimo el uso de un visor.
▶ Los escritorios se deben desinfectar cada vez que salga un paciente.
▶ Uso de elementos de protección personal para el personal del consultorio odontológico; en caso de epidemia, para todos, incluidos pacientes y visitantes.
▶ Mantener el esquema de vacunación al día para todo el personal del consultorio odontológico.
▶ El personal de atención en salud no debe deambular con elementos de protección personal fuera de su área de trabajo.
▶ No se debe fumar, beber o comer cualquier alimento dentro del consultorio odontológico.
▶ Cada trabajador debe tener sus implementos de trabajo de uso personal, además, debe haber un bolígrafo para que los pacientes diligencien y firmen el consentimiento del procedimiento realizado, que se debe limpiar con alcohol después de cada uso.

▶ El aforo en la sala de espera se calcula teniendo en cuenta el espacio de esta, respetando la distancia de seguridad entre personas.
▶ Si hay escaleras, en lo posible no tocar el pasamanos a no ser que se requiera.

En la sala de espera

▶ La recepcionista estará pendiente de que el paciente cumpla los protocolos de bioseguridad, de hacerlo seguir al consultorio y solicitarle que se lave las manos.
▶ Verificará si el paciente diligenció y firmó el consentimiento informado.
▶ En el ascensor, con otras personas, deben respetar el distanciamiento mínimo; de lo contrario, se esperará el siguiente ascensor.
▶ Si hay ventanas, se mantendrán abiertas para mejorar el flujo de aire. En junio del 2007, la Organización Mundial de la Salud (OMS) publicó por primera vez las guías de Prevención y control de infección en enfermedades respiratorias agudas con tendencia epidémica y pandémica durante la atención sanitaria: Guías provisionales de la OMS (WHO, 2007). En estas guías, la ventilación se considera una de las medidas eficaces de control de las infecciones en ambientes de atención en salud. Según la OMS, se debe asegurar en la medida de lo posible una circulación de aire de 160 l/s/paciente, como mínimo 80 l/s/paciente con infecciones respiratorias agudas graves.
▶ Eliminar revistas, periódicos, folletos informativos para evitar que sean manipulados por varias personas.
▶ Mantener limpias y desinfectadas las superficies que se tocan frecuentemente, como: chapas de las puertas, llaves de los lavamanos, cadena de la cisterna del sanitario, sillas de la sala de espera y pasamanos de la escalera.
▶ Retirar de la sala de espera mesas, cafeteras, floreros, etc., ya que esto facilitará la limpieza y desinfección.
▶ Al consultorio solo debe ingresar el profesional odontólogo, la auxiliar y el paciente o un acompañante cuando el paciente sea menor de edad o sus condiciones físicas lo requieran.
▶ La recepcionista debe agendar a los proveedores de insumos, materiales y entrega de dispositivos, a fin de reducir la presencia simultánea de varias personas.

Figura 3.2. Recomendaciones de la OMS para desinfectarse las manos con alcohol

¿Cómo **desinfectarse** las manos?

¡Desinféctese las manos por higiene! Lávese las manos solo cuando estén visiblemente sucias

🕐 **Duración de todo el procedimiento:** 20-30 segundos

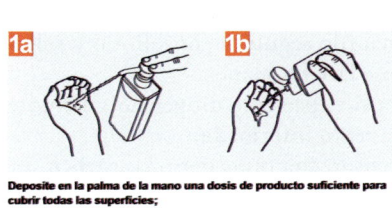

1a

1b

Deposite en la palma de la mano una dosis de producto suficiente para cubrir todas las superficies;

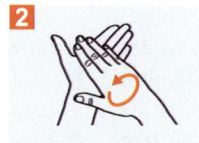

2

Frótese las palmas de las manos entre sí;

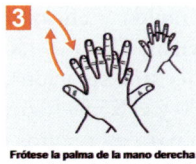

3

Frótese la palma de la mano derecha contra el dorso de la mano izquierda entrelazando los dedos y viceversa;

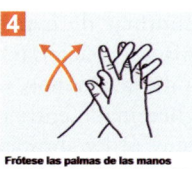

4

Frótese las palmas de las manos entre sí, con los dedos entrelazados;

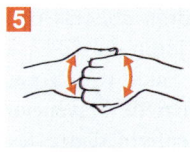

5

Frótese el dorso de los dedos de una mano con la palma de la mano opuesta, agarrándose los dedos;

6

Frótese con un movimiento de rotación el pulgar izquierdo, atrapándolo con la palma de la mano derecha y viceversa;

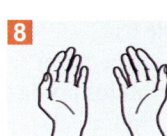

7

Frótese la punta de los dedos de la mano derecha contra la palma de la mano izquierda, haciendo un movimiento de rotación y viceversa;

8

Una vez secas, sus manos son seguras.

Figura 3.3. Recomendaciones de la OMS para el lavado de manos

¿Cómo **lavarse** las manos?

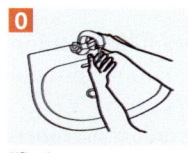

0

Mójese las manos con agua;

1

Deposite en la palma de la mano una cantidad de jabón suficiente para cubrir todas las superficies de las manos;

2

Frótese las palmas de las manos entre sí;

3

Frótese la palma de la mano derecha contra el dorso de la mano izquierda entrelazando los dedos y viceversa;

4

Frótese las palmas de las manos entre sí, con los dedos entrelazados;

5

Frótese el dorso de los dedos de una mano con la palma de la mano opuesta, agarrándose los dedos;

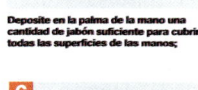

6

Frótese con un movimiento de rotación el pulgar izquierdo, atrapándolo con la palma de la mano derecha y viceversa;

7

Frótese la punta de los dedos de la mano derecha contra la palma de la mano izquierda, haciendo un movimiento de rotación y viceversa;

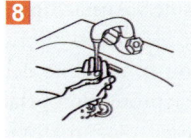

8

Enjuáguese las manos con agua;

9

Séquese con una toalla desechable;

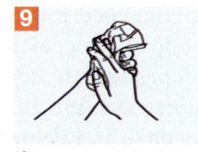

10

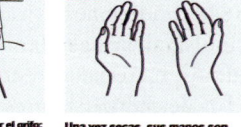

Sírvase de la toalla para cerrar el grifo;

11

Una vez secas, sus manos son seguras.

¡Desinféctese las manos por higiene!

Lávese las manos solo cuando estén visiblemente sucias

🕐 **Duración de todo el procedimiento:** 20-30 segundos

Baños

▶ El baño se debe limpiar y desinfectar constantemente.

▶ Frente al lavamanos deben estar las instrucciones del lavado de manos.

▶ Siempre debe haber jabón en el dispensador y papel para secar las manos.

▶ Debe haber un registro visible con fecha y horario de limpieza y desinfección firmado por el personal de aseo responsable.

▶ Los virus se transmiten por la saliva y por el contacto con objetos que se manipulan frecuentemente, por lo que se debe prohibir que el paciente lave los dientes, prótesis o aparatos removibles en el baño del consultorio odontológico, esta actividad puede aumentar el riesgo de contagio.

Ingreso al consultorio

Antes de que el paciente ingrese al consultorio, el odontólogo, el personal auxiliar y el paciente deben colocarse los elementos de protección personal (EPP), de acuerdo con el grado de exposición al riesgo.

Protocolo para iniciar la consulta

1. Lavar muy bien las manos con agua y jabón, siguiendo los pasos de la OMS y tener en cuenta que son cinco los momentos para la higiene de manos establecidos para la atención al paciente (figura 3.4):

   ‣ Antes de tocar al paciente: Para protegerlo de la colonización de gérmenes en sus manos por si inconscientemente tocó a alguien o alguna superficie contaminada.

   ‣ Antes de un procedimiento limpio o aséptico. Así se evitan los microorganismos que pueden perjudicar al paciente infectándolo, al tocar el instrumental que luego va a entrar en contacto con las mucosas del paciente.

   ‣ Después del riesgo de exposición a fluidos. Para protegerse y evitar la propagación de gérmenes del paciente en el consultorio o clínica. Al finalizar el contacto con mucosa, después de inyectar al paciente, de retirar un dispositivo médico invasivo, de tener contacto con sus fluidos corporales, de manipular la prótesis del paciente, los instrumentos, las temporales y de limpiar las superficies contaminadas o sucias.

   ‣ Después de tocar al paciente. Tan pronto termine de atender al paciente para evitar riesgo de exposición a fluidos corporales.

   ‣ Después del contacto con el entorno del paciente; con los objetos o muebles, al limpiar la unidad o cualquier dispositivo que haya estado en contacto con él.

2. Colocarse una bata quirúrgica antifluidos por cada paciente, ideal que sea de material desechable, larga, de mangas largas y con puños ajustados, con el cierre en la espalda, hasta la rodilla. Debajo de la bata se debe tener un traje antifluido.

3. Para los procedimientos en sala de cirugía, el odontólogo, al igual que el personal de instrumentación, debe vestir la ropa estéril usual para el quirófano (figura 3.5).

4. Gorro, que se debe cambiar cada 4 a 6 horas.

5. Mascarilla N95. El riesgo cruzado de contaminación oral determina la necesidad del uso de tapabocas desechables por parte del profesional y su auxiliar. Especial para procedimientos que generen aerosoles para evitar la exposición de las membranas mucosas de la boca y nariz. Para ello se debe controlar el sellado positivo: espire con fuerza, si el respirador está sellado correctamente sobre la cara, no se percibirá fuga de aire; de lo contrario, ajuste la posición del respirador y la tensión de los tirantes. Controlar el de sellado negativo: inhale con fuerza, si el sellado es adecuado, la presión negativa generada debe provocar que el respirador colapse sobre la cara; en caso contrario, ajuste la posición del respirador y la tensión de los tirantes nuevamente. Se retira sujetando las cintas y teniendo cuidado de no tocar la superficie anterior, para evitar contaminarse. Desecharlo en un contenedor con tapa y realizar el lavado de manos con agua y jabón. Se debe guardar en su empaque original para que no se contamine o dañe.

6. Monogafas de seguridad con ajuste al contorno facial, para procedimientos que puedan gene-

Figura 3.4. Los cinco momentos recomendados por la OMS para el lavado de manos

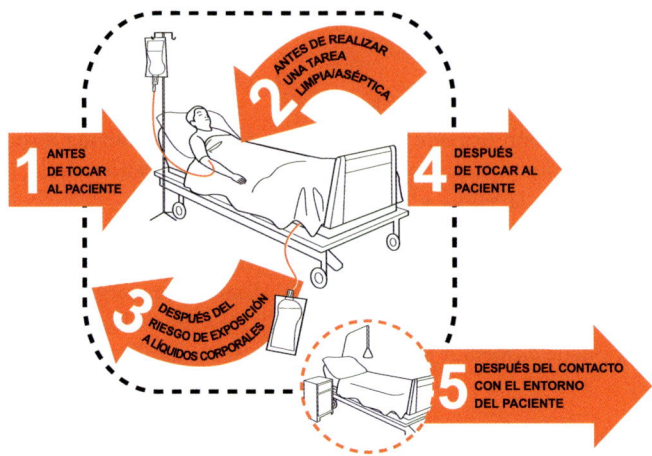

Sus 5 momentos para la higiene de las manos

1	**ANTES DE TOCAR AL PACIENTE**	**¿CUÁNDO?**	Lávese las manos antes de tocar al paciente cuando se acerque a él.
		¿POR QUÉ?	Para proteger al paciente de los gérmenes dañinos que tiene usted en las manos.
2	**ANTES DE REALIZAR UNA TAREA LIMPIA/ASÉPTICA**	**¿CUÁNDO?**	Lávese las manos inmediatamente antes de realizar una tarea limpia/aséptica.
		¿POR QUÉ?	Para proteger al paciente de los gérmenes dañinos que podrían entrar en su cuerpo, incluidos los gérmenes del propio paciente.
3	**DESPUÉS DEL RIESGO DE EXPOSICIÓN A LÍQUIDOS CORPORALES**	**¿CUÁNDO?**	Lávese las manos inmediatamente después de un riesgo de exposición a líquidos corporales (y tras quitarse los guantes).
		¿POR QUÉ?	Para protegerse y proteger el entorno de atención de salud de los gérmenes dañinos del paciente.
4	**DESPUÉS DE TOCAR AL PACIENTE**	**¿CUÁNDO?**	Lávese las manos después de tocar a un paciente y la zona que lo rodea, cuando deje la cabecera del paciente.
		¿POR QUÉ?	Para protegerse y proteger el entorno de atención de salud de los gérmenes dañinos del paciente.
5	**DESPUÉS DEL CONTACTO CON EL ENTORNO DEL PACIENTE**	**¿CUÁNDO?**	Lávese las manos después de tocar cualquier objeto o mueble del entorno inmediato del paciente, cuando lo deje (incluso aunque no haya tocado al paciente).
		¿POR QUÉ?	Para protegerse y proteger el entorno de atención de salud de los gérmenes dañinos del paciente.

rar aerosoles o líquidos corporales con el fin de evitar la exposición de las membranas mucosas de la boca, la nariz y los ojos. La frecuencia de infecciones oculares del profesional de odontología, ocasionadas por el virus del herpes simple, por *Staphylococcus aureus* u otros gérmenes de la flora oral que pueden actuar con el carácter de oportunistas en la conjuntiva ocular del profesional, justifica el uso de protectores oculares que se deben limpiar cuidadosamente al concluir cada procedimiento.

7. Máscara facial o visor para evitar salpicaduras de saliva, sangre y tener mayor protección de las vías respiratorias.

8. Guantes de látex o de nitrilo no estériles. No es raro observar que con el sofisma de distracción de los guantes, se omita el lavado de las manos antes y después de atender a cada paciente. Cuando se rompen los guantes se deben cambiar inmediatamente. Con los guantes no se deben tocar ni manipular otros equipos o áreas de trabajo. Los guantes usados se desechan en el recipiente de color rojo de residuos peligrosos.

9. Calzado adecuado de superficie lisa y de fácil limpieza y desinfección.

Antes de iniciar el tratamiento

▶ Hacer que el paciente se retire la mascarilla (si se está en epidemia o pandemia) cuando ya se va a proceder con la atención odontológica.
▶ Antes de comenzar, el paciente debe realizar un enjuague bucal durante 1 minuto con peróxido de hidrógeno al 1 %. Los enjuagues de povidona al 0,2 % tienen riesgo en pacientes alérgicos al yodo.

Figura 3.5. Elementos de protección personal (EPP)

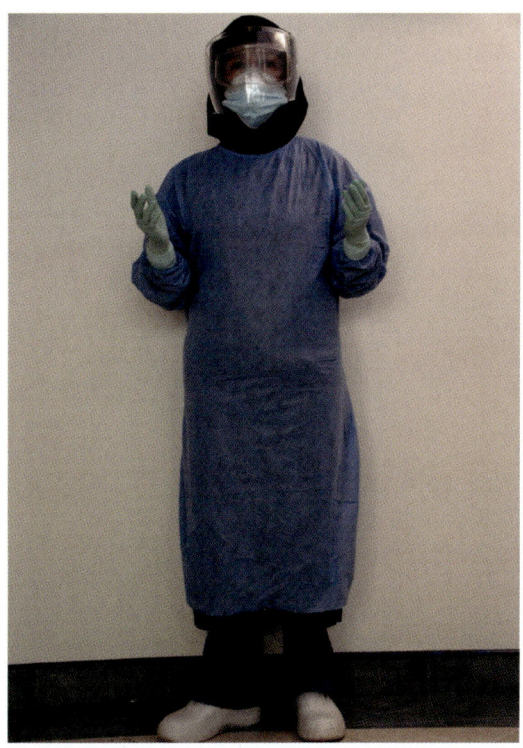

- Colocarle el peto al paciente.
- Siempre que sea viable, usar el aislamiento absoluto con dique de goma (reduce concentración de virus en aerosoles un 70 %).
- Utilizar aspiración doble en todas las intervenciones para reducir los aerosoles, así como abrebocas con sistema de aspiración de aerosoles.

Durante el tratamiento

- Usar instrumental rotatorio con válvula antirretorno. Recordar que el contraángulo genera menos aerosol que la turbina. Los motores preferiblemente deben tener un mecanismo antisucción para evitar que las partículas, saliva o sangre de la cavidad oral penetren en las piezas de mano utilizadas, así se disminuye la contaminación cruzada entre paciente y odontólogo.
- No usar ventilador.
- Sistema de presión negativa o ventana para ventilar el consultorio.
- Partiendo de que no hay procedimiento odontológico libre de sangre y de saliva, y de que la sangre, la saliva y las secreciones son vehículos naturales para la transmisión de la infección, se deduce el alto riesgo de exposición. El cumplimiento de estas precauciones es obligatorio para todo el personal que labora en el consultorio. En todos los hospitales de nivel II y superiores, así como en los centros de salud, se cuenta con unidades de infectología especializadas en el manejo de las situaciones accidentales. Toda situación de este tipo que se presente debe ser informada de inmediato por el odontólogo a la unidad correspondiente para dar curso al manejo adecuado de acuerdo con los protocolos establecidos.
- Entre paciente y paciente debe haber mínimo una hora para ventilación del área clínica, limpieza y desinfección. Limpiar la superficie dental con clorhexidina y secar con algodón.
- Tapar la escupidera para no utilizarla y evitar derrames.
- Utilizar el aspirador permanentemente durante el tratamiento. Existe en el mercado el aspirador vs400M de alto flujo de succión, diseñado especialmente para disminuir el contagio de la COVID-19 producido por instrumentos que generan aerosoles.

Terminada la consulta

- Registrar y actualizar los datos del paciente. Terminada la consulta hay que dejar registro y actualización de los datos de identificación del paciente (tipo y número de identificación, datos de contacto), hora de entrada y salida de consulta, datos de la situación de salud general y de la salud bucal, tratamiento realizado, registro de posibles signos o síntomas (si presenta). Esta información debe quedar registrada en la historia clínica, toda vez que puede servir de soporte para realizar reportes a las entidades territoriales de salud; en caso de identificar en la atención o en los controles cambios de las condiciones de salud, brindar las orientaciones pertinentes y oportunas para permitir a las secretarías de salud o entidades prestadoras de salud, la realización del cerco epidemiológico en caso de que algún paciente o personal del servicio odontológico presente alguna enfermedad infecciosa.
- Desinfectar las impresiones, pruebas y registros antes de enviar a los laboratorios protésicos con yodopovidona al 7,5 o 10 % o con un *spray* para tal efecto.

▶ Hacer la limpieza terminal del consultorio entre paciente y paciente.

▶ Lavar, desinfectar y esterilizar el instrumental con los protocolos que corresponden.

▶ Todos los desechos fungibles deben ser pulverizados con desinfectante de hipoclorito al 0,1 % en el cubo de la basura en bolsa roja. Evitar diseminar el virus al desechar la basura de la clínica en los contenedores del vecindario. Es prioritario hacer una gestión responsable de los residuos.

▶ Los residuos de materiales empleados en la atención de un paciente deben ser eliminados en la bolsa correspondiente antes de que ingrese el nuevo paciente al consultorio (figura 3.6).

▶ Limpiar y desinfectar el consultorio con los EPP puestos. No retirarlos hasta haber descontaminado absolutamente todo.

Esterilización

▶ Terminada la atención se recoge el instrumental contaminado en una cubeta plástica con detergente enzimático, detergente que debe ser preparado de acuerdo con las instrucciones de la ficha técnica, para remover la sangre, tejidos, residuos del instrumental y hacer este procedimiento más seguro para el operador.

▶ Prelimpieza en ultrasonido por 5 minutos en detergente enzimático.

▶ Lavado mecánico con cepillo de cerdas plásticas bajo agua a presión con guantes gruesos muy resistentes, con sustancias desincrustantes.

▶ Secado: El material debe secarse completamente con toallas desechables.

▶ Empaque: Debe hacerse en bolsas de esterilizar hasta el momento de uso.

▶ Sellado: El cierre que viene incorporado a las bolsas de esterilización debe impedir totalmente el paso de polvo o suciedad al interior de los paquetes.

▶ Identificación y rotulado: En la cinta testigo se escriben fecha de esterilización, fecha de vencimiento de máximo tres meses, contenido, número de carga y número de paquete y responsable del proceso de esterilización (figura 3.7).

Figura 3.6. Segregación de residuos en guardianes y clasificación por colores, según la normatividad de cada país

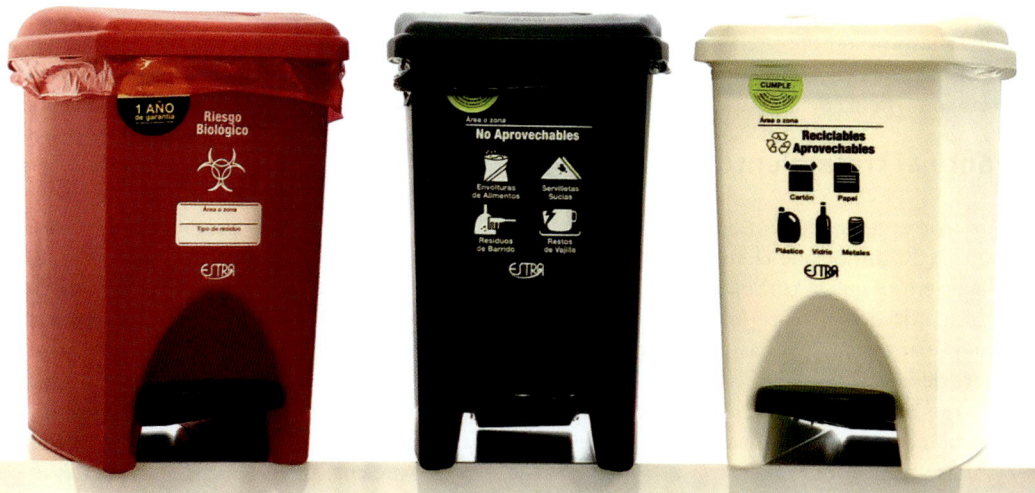

Color rojo: residuos de riesgo biológico. Negro: residuos no aprovechables, papel higiénico, servilletas, papeles y cartón contaminados con comida, papeles metalizados. Blanco: residuos aprovechables, plástico, cartón, vidrio, papel, metales. Los guardianes pueden ser color rojo o amarillo, para material cortopunzante.

Figura 3.7. Instrumental empacado y rotulado

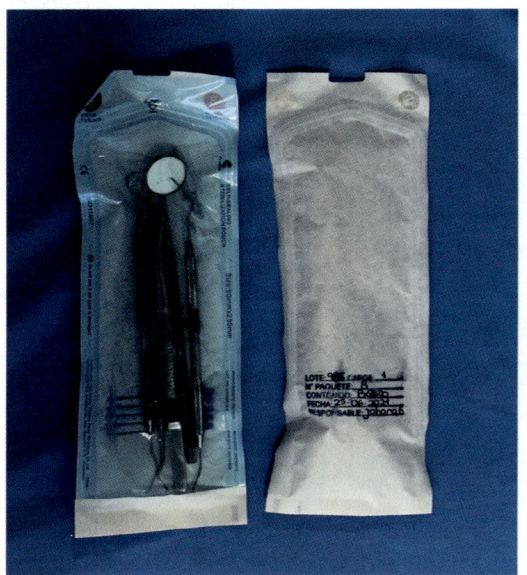

▶ Esterilización: Se realiza según el manual del esterilizador, a una temperatura de 131 °C, durante 45 minutos, con una presión de 2 KPa (figura 3.8).
▶ Almacenamiento: El instrumental se debe guardar en un lugar protegido, libre de polvo, de insectos y roedores. En cajones o estantes cerrados de superficies lisas y lavables, de fácil acceso e identificación.
▶ Indicadores de esterilización: Son de uso obligatorio. Los hay físicos, químicos y biológicos.

¿Cómo se realiza el control biológico?

1. Se introduce el control biológico dentro de la bolsa de esterilizar.
2. Se hace un ciclo de esterilización.
3. Se saca del autoclave y se deja enfriar por 15 minutos.
4. Obtener en la incubadora una temperatura entre 56 y 58 °C, romper el indicador en la parte interna y proceder al monitoreo a las 12 y 24 horas.
5. Si el reporte se evidencia positivo se repite todo el proceso (amarillo); si el reporte arroja nuevamente positivo, el autoclave necesita mantenimiento.

Protocolo para el retiro de los elementos de protección personal (EPP)

1. Utilizar desinfectante en los guantes antes de retirarlos.
2. Higiene de manos siguiendo los once pasos de la OMS con agua y jabón.
3. Usar un nuevo par de guantes evita el riesgo de autocontaminación.
4. Se debe retirar la bata antifluidos con apoyo de auxiliar.
5. Limpiar la máscara facial con detergente líquido de pH neutro y desinfección con amonio cuaternario.
6. Las monogafas se deben limpiar con detergente líquido de pH neutro y desinfección con amonio cuaternario.
7. La mascarilla N95 puede tener máximo cinco reúsos intermitentes. Se guarda en bolsa de papel, la cual se marca con nombre completo, fecha, hora y número de uso. Se volverán a usar después de 72 horas.
8. El gorro se retira de atrás hacia adelante.
9. Utilizar desinfectante en los guantes antes de retirarlos.
10. Realizar nuevamente la higiene de manos siguiendo los once pasos de la OMS.

Limpieza y desinfección de áreas

La limpieza es la primera medida de prevención con la que se reduce y controla la contaminación de microorganismos de las diferentes áreas de la infraestructura sanitaria, de todos los equipos y materiales por utilizar, para favorecer los procesos de desinfección y esterilización.

La desinfección altera la estructura o metabolismo del microorganismo y lo elimina. Pero para eliminar las esporas se requiere un periodo largo de exposición —unas 10 horas— para que sean desactivadas químicamente, por lo que se debe esterilizar.

Los siguientes son los niveles de desinfección:

▶ **Desinfección de bajo nivel:** Procedimiento químico que destruye formas vegetativas bacterianas, virus de tamaño medio o lipídicos y hongos, pero no destruye las esporas bacterianas ni Mycobacterium tuberculosis.
▶ **Desinfección de nivel intermedio:** Procedimiento químico que inactiva formas vegetativas bacterianas, la mayor parte de hongos,

Figura 3.8. Autoclave: aparato indispensable para esterilización con calor húmedo bajo presión

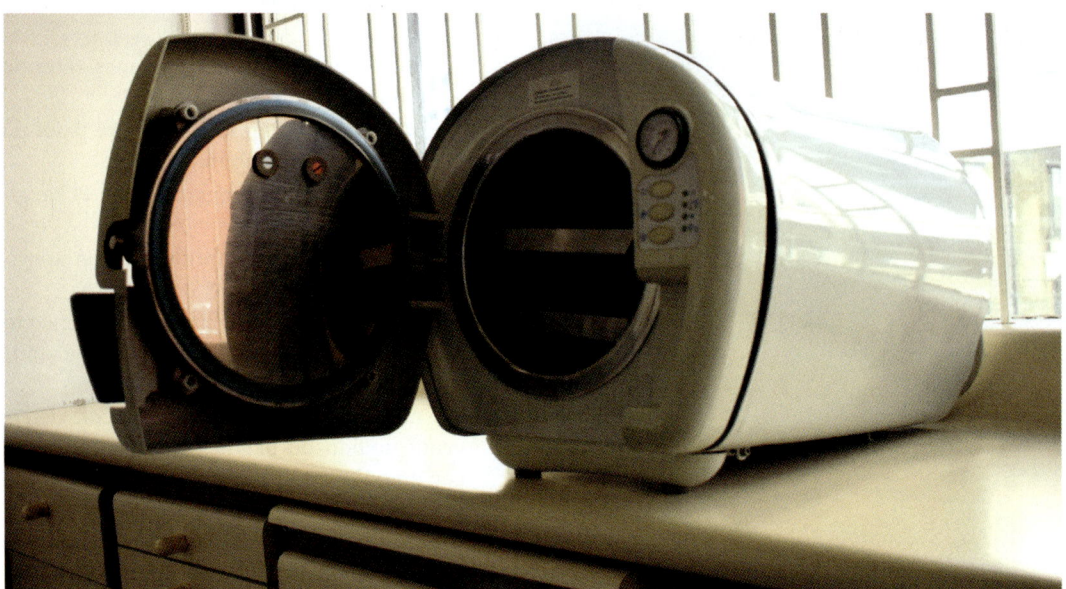

virus de tamaño medio y pequeño (lipídicos y no lipídicos), la hepatitis B y Mycobacterium tuberculosis.

▶ **Desinfección de alto nivel:** Inactiva todos los microorganismos, excepto algunas esporas bacterianas. Para que tenga acción esporicida se necesita un tiempo largo de exposición al procedimiento químico, sumergiendo el instrumental o material semicrítico que ha sido previamente lavado y secado. Se consigue mediante la inmersión del material previamente limpiado y secado, en solución líquida desinfectante.

▶ **Esterilización:** Destruye todas las formas de microorganismos incluyendo las esporas en objetos inanimados. Se produce una coagulación o desnaturalización de las proteínas de la estructura celular que daña su metabolismo y capacidad funcional.

Clasificación de las áreas del consultorio

▶ **Áreas críticas:** Áreas donde se realizan procedimientos, por lo que va a haber sangre, líquidos corporales o tejidos, como son el consultorio y el área de esterilización.

▶ **Áreas semicríticas:** Son áreas donde se hacen procedimientos que no implican exposición a riesgo, pero que puede haber sangre y líquidos corporales.

▶ **Áreas no críticas:** Son aquellas donde no hay sangre ni líquidos corporales, como la oficina, sala de espera.

Normas para la desinfección

El personal encargado del aseo debe manipular las sustancias de desinfección con elementos de protección personal para dicho trabajo: delantal plástico, gafas, tapabocas, guantes de caucho.

Para la desinfección, la sustancia de elección es el hipoclorito de sodio (cloro, blanqueador, lejía), el cual, gracias a su composición química, es un oxidante de rápida acción que descontamina y desinfecta en los lavados rutinarios. Es una sustancia activa contra la mayoría de los microorganismos incluidas las esporas bacterianas dependiendo de la concentración en que se emplee. Se puede utilizar en baldosa, cerámica, cemento, en ropa blanca, para potabilización del agua. En superficies metálicas ocasiona corrosión. No se debe mezclar con amoniaco porque produce un gas venenoso.

Fórmula de preparación

Para preparar una solución al 0,50 % (5.000 ppm) para hacer el lavado rutinario de un área crítica, determine la cantidad que necesite preparar de esta dilución. En este ejemplo necesitamos preparar 1 litro a 5.000 ppm.

Información que se requiere para hacer los cálculos:

▶ Concentración deseada (CD): 5.000 ppm o sea que cada 100 mL (mililitros) de solución contiene 0,5 gramos de hipoclorito de sodio
▶ Concentración conocida (Cc): 50.000 ppm solución de hipoclorito de sodio comercial o uso doméstico al 5 %.
▶ Volumen de la solución de la concentración deseada a preparar (Vd): 1.000 mililitros (1 litro de solución a 5.000 ppm).

Desarrollo de la fórmula: V= Volumen en mililitros de la solución conocida al 5 % (50.000 ppm) que debe mezclarse con agua destilada o desionizada.

$$CD \times Vd = Cc \times V$$
$$V = Cd \times VD / Cc$$
$$V = 5.000 \ ppm \times 1.000 \ mL / 50.000 \ ppm$$
$$= 100 \ mL$$

Entonces, se deben agregar 100 mL de hipoclorito de sodio comercial o de uso doméstico al 5 % a 900 mL de agua destilada o desionizada para obtener 1 litro de solución de hipoclorito de sodio a 5.000 ppm.

$$Cantidad \ de \ hipoclorito \ (mL \ de \ solución) =$$
$$\frac{Volumen \ en \ litros \ a \ preparar \times ppm}{5 \ \% \times 10}$$

El hipoclorito de sodio se inactiva por la luz, calor y por materia orgánica. Se debe desechar después del uso. Es corrosivo. Se debe determinar la concentración y dilución adecuada si aplica (tabla 3.1).

Tipos de limpieza y desinfección de acuerdo con el área para evitar la exposición a enfermedades infecciosas

Los baños son áreas no críticas: Requieren dos tipos de limpieza, una rutinaria antes de iniciar la atención en horas de la mañana, otra antes de iniciar la atención en horas de la tarde y la final, al terminar la atención.

El consultorio y la zona de esterilización son áreas críticas que requieren una limpieza al finalizar el proceso de atención de cada paciente.

Procesos de limpieza y desinfección rutinarios

Los debe realizar el personal auxiliar y supervisado por el odontólogo. Inicialmente se limpia con detergente líquido de pH neutro y enseguida se desinfecta con amonio cuaternario de quinta generación todo lo que se encuentre sobre las mesas: computadores, teléfonos, calculadora, lámparas, etc.

La limpieza de los pisos se hace al barrer con una estopa húmeda con detergente líquido neutro y agua, en zigzag de adentro hacia afuera, desde el área de esterilización, pasando por el consultorio y terminando con el baño; la desinfección se hace pasando de nuevo con la estopa limpia, humedecida en hipoclorito de sodio en concentración de 2.550 ppm (50 mL de hipoclorito en 950 mL de agua), de nuevo desde la zona de esterilización, pasando por el consultorio y terminando con el baño.

A los equipos biomédicos se les hace limpieza según las fichas técnicas y las recomendaciones del fabricante.

Proceso de limpieza y desinfección terminal

Se realiza al terminar la consulta, previa limpieza con detergente líquido de pH neutro y se repasa con hipoclorito de sodio en concentración de 5.000 ppm (100 mL de hipoclorito en 900 mL de agua) en elementos como teléfonos, computadores, etc.; posteriormente se desinfecta con alcohol en concentraciones mayores del 70 %, se realiza de nuevo limpieza con detergente líquido de pH neutro de los equipos biomédicos y se desinfectan con amonio cuaternario de quinta generación. El barrido terminal se hace de adentro hacia afuera desde la zona de esterilización pasando por el consultorio y terminando con lavado de paredes, techos, ventanas, pisos y puertas.

Proceso de limpieza y desinfección en caso de derrames

Se realiza solo cuando hay derrames como vómito, sangre, saliva, etc. Se delimita el área donde se

Tabla 3.1. Partes por millón (ppm) del hipoclorito de sodio, según el tipo de lavado

Elementos	Partes por millón (ppm)	Hipoclorito (solución mL)
Lavado rutinario de áreas	2.500	50 mL de hipoclorito en 950 mL de agua
Lavado terminal de áreas	5.000	100 mL de hipoclorito en 900 mL de agua
Derrames	10.000	200 mL de hipoclorito en 800 mL de agua

produjo el derrame, se coloca un material absorbente durante unos segundos encima del derrame para que lo absorba. Sobre el papel se coloca una solución de hipoclorito a 10.000 ppm (200 mL en 800 litros de agua) y se deja actuar por 10 minutos. En una bolsa roja marcada previamente se arroja el material absorbente, enseguida se hace limpieza con detergente líquido y desinfecta con hipoclorito a 2.500 ppm (50 mL de hipoclorito en 950 mL de agua).

Prevención y control del riesgo en situaciones de enfermedades epidémicas y pandémicas

Desde antes que apareciera el *Homo sapiens* en la tierra ya existían virus, bacterias, hongos y protozoarios en el ambiente. Cuando el ser humano comenzó a organizarse en sociedad y a convivir en un mismo espacio territorial, las enfermedades contagiosas comenzaron a hacer protagonismo, al propagarse rápidamente en una población determinada durante un periodo definido. Aparecen las epidemias, que si no se controlan, se inician las fases endémicas de persistencia; con la globalización, la facilidad en los medios de transporte, la interacción entre las diferentes sociedades, el comercio transcontinental, el turismo de masas y el crecimiento poblacional mundial, las epidemias se convierten en una amenaza al atravesar continentes generando pandemias. Como el Ébola, SARS (síndrome respiratorio agudo severo) CoV-2, la gripe aviar y otras epidemias recientes.

Históricamente, las pandemias han transformado sociedades, comenzando por las campañas de concientización, educación, cambio de los hábitos en el hogar, en el medio laboral y en los espacios colectivos, disciplina que anteriormente era de exigencia solo en el área de la salud, pero que no ha sido suficiente.

A su vez, se ha visto cómo una pandemia obliga a las autoridades gubernamentales a decretar confinamientos para frenar el avance del coronavirus, recurriendo al cierre temporal de las actividades económicas no esenciales, mientras que los trabajadores de las actividades consideradas esenciales siguen acudiendo a sus puestos de trabajo a enfrentar exponencialmente cada día el contagio.

El personal de la salud está dentro del grupo más alto de la pirámide de riesgo ocupacional, y es el odontólogo, al igual que su personal asistencial, quienes tienen un contacto directo por el acercamiento que exige la atención al paciente, donde la regla de distanciamiento social no se puede cumplir, se está muy cerca de las vías respiratorias del paciente cuando claramente se sabe que la transmisión ocurre por contacto con la saliva o secreciones generadas al hablar, toser, estornudar y estas podrían alcanzar las mucosas del profesional; adicionalmente, es un ambiente en el cual se generan aerosoles debido al uso de la jeringa triple, la pieza de mano de baja y alta velocidad, entre otros, además las superficies que tocan las personas infectadas por el virus, también se consideran una trampa para contaminarse inconscientemente, ya que facilita el transporte del virus por autoinoculación al tocarse los ojos, la nariz o la boca.

En una pandemia es importante extremar las normas de bioseguridad para minimizar el riesgo de contagio del equipo asistencial; por lo tanto, se requiere la elaboración de un protocolo de bioseguridad de acuerdo con cada caso particular, según las características epidemiológicas de la enfermedad, la infraestructura, tamaño del lugar y ventilación del mismo y el número de personas que pueden llegar a ocupar ese espacio, con el fin de disminuir el riesgo. Así mismo, es fundamental la creación de políticas de funcionamiento con unos objetivos claros y normas que logren un ambiente laboral seguro y ordenado, donde se proteja al trabajador de la salud, y este tenga tranquilidad para trabajar y se mejore la calidad de vida.

Es importante tener en cuenta que muchas personas sin saberlo pueden estar contaminadas y ser portadoras del virus, debido al periodo de incubación de la enfermedad —como en el caso de COVID-19, que es de 1 a 14 días— y a que hay personas asintomáticas, por lo tanto "todos los trabajadores de la salud deben tratar a todos los pacientes y sus fluidos corporales como si estuvieran contaminados y tomar las precauciones necesarias para prevenir que ocurra transmisión" (CDC, 1987).

Medidas de prevención y control para la prestación de servicio odontológico en momento de pandemia

Las medidas de control empiezan cuando se recibe la llamada del paciente. Es importante tener una derivación del teléfono del consultorio al teléfono personal, porque es probable que haya periodos de confinamiento y, en algunos casos, cuando el paciente solicita los servicios del profesional, este puede ofrecerle una teleorientación y darle las recomendaciones necesarias, lo cual, en muchas ocasiones puede ser la solución. Con esa atención telefónica se determina el tipo de urgencia, le hace la anamnesis específica explicándole la restricción en los tratamientos odontológicos que se pueden realizar en tiempo de pandemia. Si el paciente requiere una consulta presencial prioritaria, se planea la consulta de acuerdo con su estado de salud, para minimizar o eliminar los factores de riesgo biológico que puedan afectar la salud del personal asistencial. De igual forma, se puede utilizar la herramienta de tele educación para brindarle al paciente información y recomendaciones sobre cómo afrontar la pandemia, los cuidados en higiene oral, bioseguridad y nutrición.

Es de suma importancia que como profesional de la salud fomente la promoción y prevención en la salud oral y general, produzca conocimiento e incentive la responsabilidad, la conciencia colectiva en la bioseguridad y en hacer de la higiene oral un hábito más estricto.

Cómo se decide qué paciente debe ser atendido en la consulta para evitar riesgos de contagio

Durante la teleconsulta se le hacen al paciente una serie de preguntas sobre su necesidad de tratamiento odontológico: cuáles son los signos y síntomas que presenta, tiempo de evolución, si tiene dolor, comportamiento del dolor, si hay alguna zona inflamada, y en la medida de las posibilidades se le solicita enviar una fotografía o video de la zona para tener más claridad de la situación e identificar si es posible darle solución mediante la asesoría telefónica, con indicaciones de manejo y autocuidado y formulándole medicamentos si el caso lo amerita —siempre y cuando la demora del tratamiento no sea un perjuicio para la salud—; o si requiere una visita presencial en el consultorio, ponderando siempre el riesgo/beneficio de la salud del paciente, del odontólogo y del personal asistencial, para no exponer la salud de ninguno y manejar la situación de manera responsable.

En otras palabras, se realiza un *triage* (término francés utilizado en el campo de la medicina), es decir, una clasificación de acuerdo con el estado del paciente, la necesidad de la atención, las condiciones individuales y el estado de salud en general. En momentos de pandemia se realiza pensando en disminuir el riesgo de exposición al virus, por lo tanto, es fundamental una detallada y correcta anamnesis para tal fin, y todo debe estar incluido en el consentimiento informado.

Anamnesis específica

Antes de concertar y planificar la cita de atención prioritaria o de urgencias se debe realizar una anamnesis específica a todos los pacientes, sobre determinados aspectos asociados a signos y síntomas sospechosos de la enfermedad epidémica, mediante algunas preguntas básicas que permiten disponer de información valiosa para decidir si se puede atender en la consulta. Si el paciente responde afirmativamente a alguna pregunta relacionada con los síntomas, se hace inicialmente la consulta telefónica o una videollamada con el fin de resolver la urgencia en el momento y postergar el tratamiento en el consultorio los días de posible contagio. Si responde negativamente a todas las preguntas del cuestionario, y el tratamiento es inaplazable por el tipo de urgencia, se planifica la cita teniendo en cuenta todos los lineamientos de bioseguridad trazados por las entidades gubernamentales que regulan la salud.

Preguntas específicas para situación de pandemia COVID-19

Las preguntas dependen de la sintomatología asociada con la enfermedad viral o bacteriana que esté ocasionando la epidemia, o en el caso concreto de la pandemia por COVID-19. Enfermedades emergentes que puede sufrir el ser humano como las padecidas a través de la historia de la humanidad como: el sida, la fiebre hemorrágica de Marburgo, el Ébola, la fiebre de Lassa y la viruela de los monos, procedente de África; la fiebre hemorrágica por virus Machupo, el síndrome pulmonar por hantavirus, la enfermedad de Chagas, proveniente de América Latina; la infección por virus Nipah, surgida en Asia del Sudeste; la infestación por virus Hendra, aparecida en Australia; el síndrome respiratorio por coronavirus de Oriente Medio (MERS-CoV), identificado en Arabia Saudita; y el síndrome respiratorio agudo severo (SRAS) o la COVID-19, procedentes de China. En este caso específico el ejemplo es para COVID-19.

▶ ¿Ha tenido problemas respiratorios en los últimos 14 días?
▶ ¿Tiene o ha tenido fiebre en los últimos 14 días?
▶ ¿Tiene o ha tenido dificultad respiratoria en los últimos 14 días?
▶ ¿Tiene o ha tenido malestar o cansancio en los últimos 14 días?
▶ ¿Tiene o ha tenido pérdida del olfato o del gusto en los últimos 14 días?
▶ ¿Tiene o ha tenido diarrea u otras molestias digestivas en los últimos 14 días?
▶ ¿Tiene o ha tenido dolor de garganta en los últimos 14 días?
▶ ¿Ha presentado la enfermedad COVID-19?
▶ Si ha tenido la enfermedad, ¿sigue en cuarentena?
▶ ¿Ha estado en contacto con alguna persona sospechosa o diagnosticada con coronavirus?
▶ ¿Ha tenido contacto con personas que tengan signos o síntomas de infección respiratoria aguda?
▶ ¿Ha llegado al país en los últimos 14 días?
▶ ¿A qué se dedica? (así se identifica posible riesgo).

▶ ¿Trabaja en el área de la salud?, ¿en residencia de ancianos?

Instrucciones para mitigar el riesgo al acudir a la consulta

Preparación del paciente antes de salir de su casa

El paciente antes de salir de su casa debe seguir las siguientes recomendaciones para su seguridad y la de las personas con quienes se encuentre mientras se dirige a la cita odontológica, en la sala de espera y el personal de salud que lo va a atender.

▶ Se recomienda enviar con anterioridad el consentimiento informado, con el fin de que el paciente lo pueda leer cuidadosa y correctamente antes de la cita y si es posible lo firme, acepte y envíe.
▶ Debe llegar en muy buenas condiciones de higiene general, una correcta higiene oral, uso de seda dental, buches y gargarismos durante 1 minuto con un enjuague recomendado por el odontólogo con buena actividad viricida, como puede ser la yodopovidona (7,5 %) diluida en una proporción de 1:30, el peróxido de hidrógeno 3 % (agua oxigenada) mezclado con agua destilada preferiblemente en una proporción de dos partes de agua oxigenada con una parte de peróxido de hidrógeno o el cloruro de cetilpiridinio en conjunto con la clorhexidina.
▶ Tener un vestido cómodo, con ropa lisa, zapatos lisos, bolso pequeño de superficie lisa, pelo recogido, sin joyas, cara lavada, hombres sin barba.
▶ Llegar 15 minutos antes de la hora de la cita con el fin de que no se acumulen pacientes en la sala de espera y realizar los protocolos al momento del ingreso. Si el paciente no cumple la norma, no podrá ser atendido; porque retrasa las agendas y no permite cumplir estrictamente los protocolos de seguridad.
▶ Se le debe asignar al paciente día y hora exacta en la que debe asistir para recibir atención y tiempo estimado de permanencia en el servicio de salud, teniendo presente que deben espaciarse las consultas para reducir los contactos entre pacientes y acudientes tanto en la sala de espera como en el consultorio. Para ello se debe estimar el tiempo de la atención y el tiempo de limpieza y desinfección posterior a la atención.

▶ Acudir solo a la consulta, a menos que sea menor de edad o que tenga condiciones físicas que lo requieran, en ese caso asistirá con un único tutor.

▶ No están permitidos el saludo de manos, los abrazos o los besos.

▶ Mantener distancia mínima de 2 metros con las personas que se encuentre durante el recorrido, en espacios públicos, medios de transporte y en la sala de espera.

▶ En caso de tos o estornudo, guardar la etiqueta de hacerlo tapándose la nariz y la boca con el codo.

▶ Si el paciente ha tenido alguno de los síntomas descritos en la encuesta, debe informarlo al personal asistencial para reprogramar la cita.

▶ Usted puede crear su propia lista de recomendaciones, según las características de su servicio, para que el paciente esté más atento a cumplirlas (figura 3.9).

Recomendaciones para el paciente con síntomas relacionados con COVID-19

Si el paciente tiene alguno de los siguientes síntomas, debe reportarlo al personal asistencial: fiebre, tos, dolores musculares, dificultad respiratoria y/o dolores de cabeza. Como personal de la salud, el odontólogo está capacitado para darle unas recomendaciones que son importantes para el paciente, su familia, compañeros de trabajo y quienes le rodean.

▶ La incubación entre la contaminación y los primeros síntomas son de 6 a 12 días, por eso la persona debe aislarse durante 14 días.

▶ Si alguna persona con quien ha estado en contacto está infectada, debe aislarse durante 14 días para romper la cadena de contagios. Según estudios médicos publicados en 2020, un enfermo puede contagiar entre 2 y 4 personas, la contaminación de este virus es calificada como moderada, pero tiene un potencial epidémico significativo.

▶ Si el paciente ha estado en situaciones de riesgo y presenta alguno de los síntomas similares a una gripe o bronquitis, debe iniciar inmediatamente los cuidados pertinentes de acuerdo con la sintomatología y cuidar que la dieta sea rica en vitamina C, proteínas e hidratarse muy bien, adicionalmente debe controlar permanentemente la saturación de oxígeno.

▶ Existen tres tipos de prueba para la detección epidemiológica del COVID-19, se diferencian por el mecanismo utilizado y su resolución respecto a la evolución temporal de la enfermedad:

▸ Las pruebas moleculares, que se basan en la detección de ácidos nucleicos mediante el mecanismo de RT-PCR, y buscan pequeñas secuencias del genoma viral a partir de la obtención de ADN complementario desde una cadena de ARN, debido a su carácter de detección directa ha mostrado alta sensibilidad en la práctica y ausencia de reactividad cruzada con otros tipos de coronavirus o enfermedades respiratorias. Cabe resaltar que esta prueba depende de la concentración del virus, razón por la que funciona particularmente bien en los primeros siete días de la enfermedad, ya que este se identifica como el periodo en el que comienza a disminuir la carga viral. La prueba por detección de antígeno consiste en tomar una muestra a través de hisopado nasofaríngeo. Esta prueba tiene las ventajas de su rapidez para lo toma de muestras y su facilidad de implementación en laboratorios clínicos, pues se tarda aproximadamente 30 minutos en obtener un resultado, además, tiene una alta sensibilidad durante los primeros once días de enfermedad después de comenzados los síntomas; sin embargo, su resolución no es tan sensible como la RT-PCR.

▸ Por último, las pruebas basadas en detección de anticuerpos distinguen entre la generación de inmunoglobulina M (IgM) e inmunoglobulina (IgG) como respuesta al virus para la generación de inmunidad y memoria inmunológica en el organismo. Este mecanismo permite identificar individuos que tienen la enfermedad o que la han tenido. En este orden de ideas, permite conocer la evolución temporal de la enfermedad y generar un mejor diagnóstico de la misma; sin embargo, la generación de anticuerpos tanto para la población de asintomáticos como para los sintomáticos sigue siendo una pregunta abierta.

▸ Se sabe que la enfermedad deja secuelas en las personas que se han curado.

▸ No existe tratamiento contra el COVID-19. Los cuidados consisten en bajar la fiebre, calmar la tos y los dolores de cabeza. Cuando se presenta neumonía grave se le hospitaliza en cuidados intensivos, con respiradores artificiales y es tratado por personal médico especializado.

Figura 3.9. Recomendaciones para el paciente

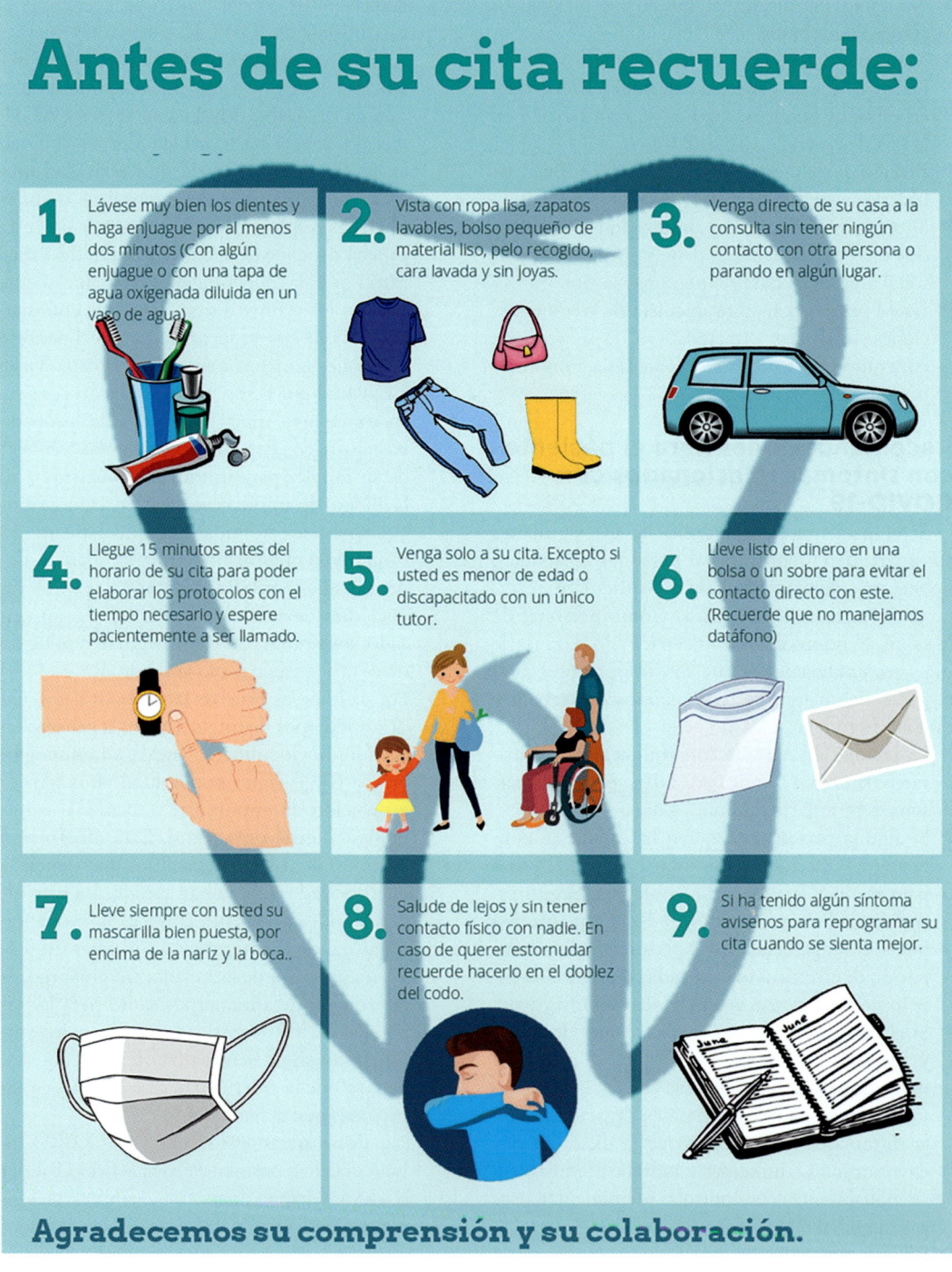

Antes de su cita recuerde:

1. Lávese muy bien los dientes y haga enjuague por al menos dos minutos (Con algún enjuague o con una tapa de agua oxígenada diluida en un vaso de agua)

2. Vista con ropa lisa, zapatos lavables, bolso pequeño de material liso, pelo recogido, cara lavada y sin joyas.

3. Venga directo de su casa a la consulta sin tener ningún contacto con otra persona o parando en algún lugar.

4. Llegue 15 minutos antes del horario de su cita para poder elaborar los protocolos con el tiempo necesario y espere pacientemente a ser llamado.

5. Venga solo a su cita. Excepto si usted es menor de edad o discapacitado con un único tutor.

6. Lleve listo el dinero en una bolsa o un sobre para evitar el contacto directo con este. (Recuerde que no manejamos datáfono)

7. Lleve siempre con usted su mascarilla bien puesta, por encima de la nariz y la boca..

8. Salude de lejos y sin tener contacto físico con nadie. En caso de querer estornudar recuerde hacerlo en el doblez del codo.

9. Si ha tenido algún síntoma avísenos para reprogramar su cita cuando se sienta mejor.

Agradecemos su comprensión y su colaboración.

Algoritmo

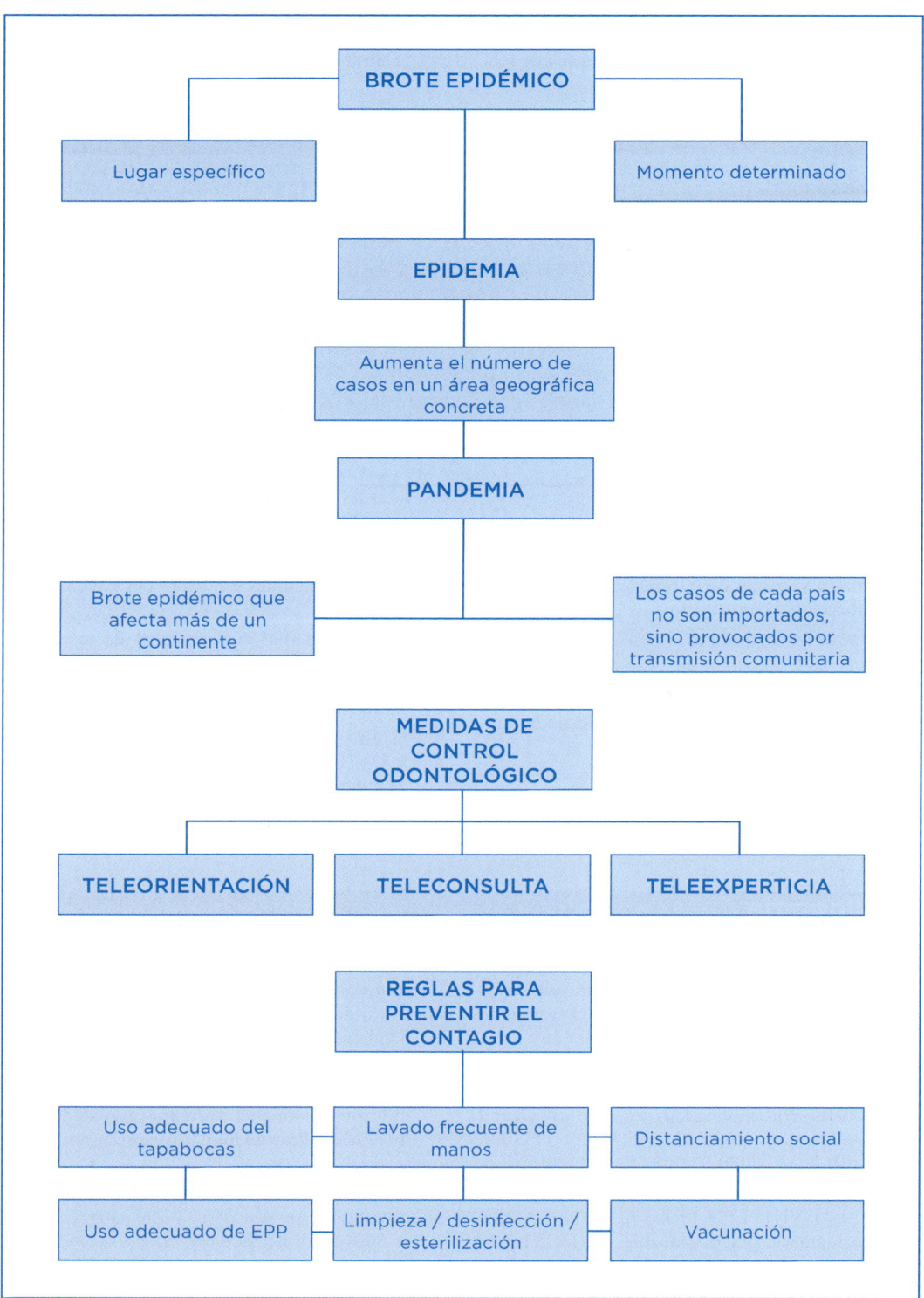

‣ La vacunación es indispensable para obtener la inmunización y evitar la propagación de la enfermedad infecciosa y es inminentemente necesaria para el odontólogo que se encuentra en alto riesgo de exposición.

‣ Se recomienda la prevención y seguir las reglas de bioseguridad, como el uso correcto del tapabocas, lavado de manos y distanciamiento.

Resumen

La bioseguridad es un conjunto de normas que el hombre ha creado como medida preventiva para controlar el riesgo o infección procedente de agentes biológicos, físicos o químicos y evitar que atenten contra la salud de las personas. Las normas están trazadas de acuerdo con las precauciones universales. Desde el contacto telefónico con el paciente se le deben hacer recomendaciones para mitigar cualquier riesgo de infección. Las normas internacionales de bioseguridad para consultorios odontológicos deben ser aplicadas con disciplina para la práctica diaria, son las mínimas establecidas por los organismos de salud. Deben cumplirse desde el momento en el que se cita el paciente, su llegada al consultorio odontológico, la preparación de los profesionales de la salud, la preparación de la infraestructura, la atención, la esterilización, limpieza y desinfección.

Autoevaluación

1. ¿Cuáles vacunas debe tener el personal que trabaja en el consultorio?
2. ¿Qué es bioseguridad?
3. ¿Qué está considerado como elementos de protección personal?
4. ¿Cuáles son los pasos para una adecuada esterilización?
5. ¿Qué es una pandemia?
6. ¿Qué se tiene en cuenta para elaborar una anamnesis específica?
7. ¿Cuáles enjuagues son útiles para disminuir la carga viral?
8. Si lleva tres días con síntomas de tos, fiebre, dolor de cabeza, ¿cuál prueba debe hacerse para romper la cadena de contagio en su consultorio?
9. Si un paciente ha estado en su consulta con COVID-19 y le cuenta a los 10 días que tenía la enfermedad en el momento de la atención, ¿qué deben hacer el odontólogo y su equipo de trabajo?

Bibliografía

Asadi S, Bouvier N, Wexler AS, Ristenpart WD. The coronavirus pandemic and aerosols: Does COVID-19 transmit via expiratory particles? Aerosol Sci Technol. 2020;0(0):1-4.

Ather A, Patel B, Ruparel NB, Diogenes A, Hargreaves KM. Coronavirus Disease 19 (COVID-19): Implications for Clinical Dental Care. J Endod. 2020 May;46(5):584-595. doi: 10.1016/j.joen.2020.03.008. Epub 2020 Apr 6. PMID: 32273156; PMCID: PMC7270628.

Batista AUD, Silva PLPD, Melo LA, Carreiro ADFP. Prosthodontic practice during the COVID-19 pandemic: prevention and implications. Braz Oral Res. 2021;35:e049.

Bloomfield L, McIntosh T, Lambin E. Habitat fragmentation, livelihood behaviors, and contact between people and nonhuman primates in Africa. Landscape Ecology. 2020;35:985-1000.

Chidambaranathan AS, Balasubramanium M. Comprehensive review and comparison of the disinfection techniques currently available in the literature. J Prosthodont. 2019;28(2):e849-56.

Ge Z, Yang Lm, Xia J, Fu X, Zhang Y. Possible aerosol transmission of COVID-19 and special precautions in dentistry. J Zhejiang University-SCIENCE B. 2020;(5):361-8.

Kampf G, Todt D, Pfaender S, Steinmann E. Persistence of coronaviruses on inanimate surfaces and their inactivation with biocidal agents. J Hosp Infect. 2020;104(3):246-51. doi: 10.1016/j.jhin.2020.01.022.

Lynch P, Bryce L, Thomas E. Occupational health risk for healthcare workers. En: Friedman C, Newson W, editores. IFIC Basic Concepts of infection control. International Federation of Infection Control; 2007. p. 137-48.

Liang F, Guan P, Wu W, Liu J, Zhang N, Zhou BS, Huang DS. A review of documents prepared by international organizations about influenza pandemics, including the 2009 pandemic: a bibliometric analysis. BMC Infect Dis. 2018;18(1):383.

Malagón-Londoño G, Álvarez CA. Infecciones hospitalarias. 3.ª ed. Bogotá: Médica Panamericana; 2010.

Malagón-Londoño, G. La bioseguridad en la salud. En: Malagón-Londoño G, Galán R. La salud pública. Situación actual, propuestas y recomendaciones. 1.ª ed. Bogotá: Médica Panamericana; 2002.

Moorman AC, de Perio MA, Goldschmidt R, Chu C, Kuhar D, Henderson DK, et al. Testing and clinical management of health care personnel potentially exposed to hepatitis C virus. CDC Guidance, United Statezzs, 2020.

Nassar U, Aziz T, Flores-Mir C. Dimensional stability of irreversible hydrocolloid impression materials as a function of pouring time: a systematic review. J Prosthet Dent. 2011;106(2):126-33.Orel I, Graf H, Riou

P. Decontamination efficacy of sodium hypochlorite solutions for poliovirus. Biologicals. 2020;67:75-80.

Organización Mundial de la Salud. Documentos técnicos de la OPS. Recomendaciones para la preparación de soluciones desinfectantes en establecimientos de salud. Washington; 2020.

Organización Mundial de la Salud. Documentos técnicos de la OPS. Lista de verificación para la gestión de los trabajadores de salud en la respuesta a la COVID-19. Washington; 2020.

Panlilio AL, Cardo DM, Grohskopf LA, Heneine W, Ross CS; U.S. Public Health Service. Updated U.S. Public Health Service guidelines for the management of occupational exposures to HIV and recommendations for postexposure prophylaxis. MMWR Recomm Rep. 2005;54(RR-9):1-17.

Sigua-Rodríguez EA, Bernal-Pérez JL, Lanata-Flores AG, Sánchez-Romero C, Rodríguez-Chessa J, Haidar Ziyad S, et al. COVID-19 y la odontología: una revisión de las recomendaciones y perspectivas para Latinoamérica. Int. J. Odontostomat. 202014(3):299-309.

Van Doremalen N, Bushmaker T, Morris DH, Holbrook MG, Gamble A, Williamson BN, et al. Aerosol and surface stability of SARS-CoV-2 as compared with SARS-CoV-1. N Engl J Med. 2020;382(16):1564-7.

CAPÍTULO 4

La salud periodontal y la higiene oral como factores de mitigación del riesgo y los efectos de enfermedades epidémicas y pandémicas

Francina María Escobar Arregocés

Introducción

Vivimos una pandemia generada por el SARS-CoV-2, un coronavirus β que produce en el hombre la enfermedad por coronavirus 2019 o COVID-19 (forma abreviada de su denominación en inglés: *coronavirus disease 2019*). La principal causa de muerte en la COVID-19 es el síndrome de dificultad respiratoria aguda (SDRA) y uno de los principales mecanismos de este síndrome es la respuesta inflamatoria severa y la presencia de una tormenta de citocinas, que hacen que las células inmunoefectoras liberen grandes cantidades de citocinas proinflamatorias (IFN-α, IFN-γ, IL-1β, IL-6, IL-12, IL-18, IL-33, TNF-α, TGF-β, etc.) y quimiocinas. Por la tormenta de citocinas desencadena un ataque violento al sistema inmune del cuerpo, causa SDRA, falla orgánica múltiple y finalmente conduce a la muerte en los casos graves de infección por SARS-CoV-2. No todos los pacientes tienen una respuesta inmunológica exagerada ante la infección por el SARS-CoV-2. Diferentes enfermedades de base en los pacientes podrían estar relacionadas con la sintomatología que se genera ante la infección viral. La literatura reciente ha relacionado la hipertensión, la diabetes, la enfermedad coronaria, la enfermedad renal crónica, la enfermedad pulmonar obstructiva crónica y la enfermedad cerebrovascular con los cuadros clínicos más graves en pacientes con COVID-19.

Todas las enfermedades que hasta el momento se sabe que alteran el curso y el desenlace en la COVID-19 tienen una respuesta inflamatoria sistémica alterada con aumento de interleucinas, principalmente la IL-1, la IL-6, el TNF-α, y reactantes de fase aguda, como la proteína C reactiva. Llama la atención que ciertas patologías, como la enfermedad cardiovascular, la hipertensión y la diabetes, que alteran la morbilidad y aumentan la mortalidad en la infección por el SARS-CoV-2, también se han relacionado con infecciones orales y, en particular, con la enfermedad periodontal. Además, la cavidad oral constituye una vía de entrada y un reservorio para los coronavirus β.

Por lo mencionado, en este capítulo se analiza la importancia de la enfermedad periodontal como factor de riesgo asociado con la respuesta inflamatoria sistémica y su relación con enfermedades crónicas que, en la actualidad, agravan la infección y aumentan la mortalidad por COVID-19. Asimismo, se considera la cavidad oral como reservorio del virus con potencial patogénico, y la importancia de la salud bucal y la higiene oral como factores clave de control de riesgo en la pandemia de COVID-19 y en futuras pandemias.

La infección periodontal: por qué se considera un factor de riesgo sistémico

La infección periodontal tiene una respuesta inflamatoria que traspasa el nivel local y llega a un nivel sistémico. La plausibilidad biológica de la enfermedad periodontal y su condición de factor de riesgo para enfermedades sistémicas ha sido ampliamente analizada en las últimas décadas.

La enfermedad periodontal es una infección crónica de baja intensidad, pero de larga duración, lo cual permite establecer tres aspectos fundamentales para entender racionalmente la eventual asociación: 1) hay factores de riesgo compartido entre la enfermedad periodontal y las enfermedades sistémicas relacionadas; 2) la presencia de biopelícula subgingival constituye una fuente de bacterias gramnegativas que pueden pasar al torrente sanguíneo, y 3) la lesión típica de la enfermedad periodontal —la bolsa periodontal— como reservorio de mediadores inflamatorios que también disparan una respuesta inflamatoria sistémica con aumento de interleucinas —principalmente IL-1, IL-6 y TNF- α— y aumento de reactantes de fase aguda como la proteína C reactiva.

La enfermedad periodontal es el resultado de una exposición repetida y sistemática a bacterias, endotoxinas, lipopolisacáridos y otros productos bacterianos que alteran el metabolismo de los lípidos y la homeostasis. Esta exposición sistemática a las bacterias orales ocasiona un trastorno en el metabolismo de los lípidos y un estado de hipercoagulación, a través de la elevación de citocinas circulantes. Por su parte, los monocitos incrementados por la enfermedad periodontal derivan citocinas como el factor de necrosis tumoral (TNF) y las interleucinas 1, 6 y 8 (IL-1, IL-6, IL-8). La IL-1, el TNF-α, el interferón gamma (INF-γ) y prostaglandina E_2 (PGE_2) alcanzan altas concentraciones en el periodonto enfermo y pueden acceder a la circulación e inducir o perpetuar la inflamación sistémica.

Relación entre la infección periodontal y las enfermedades crónicas que impactan negativamente en la pandemia de COVID-19

En la actualidad, es evidente que no todas las personas infectadas en la pandemia generan un cuadro clínico similar. La variabilidad puede ir desde el paciente infectado asintomático, pasando por pacientes con síntomas leves como tos y fiebre, hasta llegar a cuadros graves, como el SDRA, falla multisistémica y muerte. Aparecen entonces las comorbilidades como determinantes de la evolución de los pacientes infectados por SARS-CoV-2. En ese sentido, Fei Zhou y colaboradores, en un estudio de cohorte multicéntrico retrospectivo, analizaron 191 pacientes, de los cuales 91 (48 %) tenían una comorbilidad. La más común fue la hipertensión, presente en 58 pacientes (30 %); seguida por la diabetes (36 pacientes [19 %]) y la enfermedad coronaria (15 pacientes [8 %]). Asimismo, Jing Yang y colaboradores, tras analizar la prevalencia de comorbilidades en los pacientes con infección por COVID-19, reportaron que las comorbilidades prevalentes en los pacientes con esta enfermedad y cuadros clínicos más graves fueron la hipertensión y la diabetes, seguidas por las enfermedades cardiovasculares y las enfermedades del sistema respiratorio.

Aunque por causas o etiologías diferentes, tanto la enfermedad periodontal como las enfermedades crónicas (enfermedad cardiovascular, hipertensión, diabetes, EPOC) y la COVID-19 aumentan la respuesta inflamatoria sistémica. La enfermedad periodontal lo hace por una causa bacteriana; las enfermedades crónicas, por causas inflamatorias, metabólicas y endocrinas; y la COVID-19 por una causa viral. Vale la pena entonces dar una mirada a estas relaciones para visualizar la importancia de la salud oral en tiempo de pandemia.

Enfermedad periodontal, enfermedad cardiovascular, hipertensión y COVID-19

Tanto la enfermedad periodontal como la enfermedad cardiovascular son procesos inflamatorios crónicos. Numerosos estudios de corte transversal y longitudinales han suministrado evidencia de que existe una asociación entre la periodontitis y el riesgo elevado de enfermedad cardiovascular. Algunos han demostrado que la periodontitis es un factor de riesgo independiente para la enfermedad cardiovascular; ajustando otros factores cardiovasculares como edad, sexo, consumo de cigarrillo, obesidad y lípidos.

La hipertensión arterial, por su parte, sigue siendo un desafío epidemiológico por su elevada frecuencia de presentación, que aumenta en la población adulta mayor. Está ampliamente comprobado que el control de la presión arterial disminuye la morbimortalidad cardiovascular. En los últimos años, la evidencia científica ha reportado que la respuesta inflamatoria sistémica que desencadena la enfermedad periodontal puede afectar el endotelio vascular y aportar al aumento de la presión arterial.

En la hipertensión, al igual que en las enfermedades cardiovasculares, el daño del endotelio vascular y su funcionalidad es uno de los procesos iniciales. Higashi y colaboradores plantearon una investigación con el fin de evaluar la función endotelial en pacientes hipertensos con periodontitis que no tuvieran ningún otro factor de riesgo cardiovascular. Los resultados señalaron que la periodontitis está asociada con disfunción endotelial en sujetos sin otros factores de riesgo, pero con hipertensión. También mostraron que la inflamación que subyace a la periodontitis puede ser, en parte, la causa de la disfunción endotelial.

Ahora bien, en cuanto al impacto que han tenido la enfermedad cardiovascular y la hipertensión en la COVID-19, Tao Guo y colaboradores evaluaron la asociación de la enfermedad cardiovascular subyacente (ECV) y la lesión miocárdica con resultados fatales en pacientes con COVID-19. Ellos recopilaron y analizaron datos demográficos, hallazgos de laboratorio, comorbilidades y tratamientos en pacientes con y sin elevación de los niveles de troponina T (TnT). De los 187 pacientes con COVID-19, 66 (35,3 %) tenían ECV subyacente —incluyendo hipertensión, enfermedad coronaria y cardiomiopatía— y 52 (27,8%) presentaban lesión miocárdica. Estos investigadores señalaron como relevante que la lesión miocárdica se asociaba significativamente con el desenlace fatal de la COVID-19, mientras que el pronóstico de los pacientes con ECV subyacente sin lesión miocárdica fue relativamente favorable.

Por otra parte, Lippi y colaboradores evaluaron la asociación de la hipertensión y la COVID-19 grave y fatal. Encontraron que la hipertensión se asocia con un riesgo significativamente mayor de COVID-19 grave (OR: 2,49 [IC 95 %: 1,98-3,12] I2 = 24 %), así como con un riesgo de mortalidad significativamente más alto (OR: 2,42 [IC 95 %: 1,51-3,90] I2 = 0 %). En la metarregresión se observó una correlación significativa mayor entre la gravedad de la COVID-19 y la presencia de hipertensión (p = 0,03). Los resultados de este análisis sugieren que la hipertensión puede estar asociada con un riesgo hasta 2,5 veces mayor de COVID-19 grave y mortal, especialmente en las personas mayores.

Ante esta evidencia, es lógico suponer que los pacientes con enfermedad cardiovascular y/o hipertensos, debido a su estado proinflamatorio sistémico, que favorece una respuesta exagerada ante la infección por SARS-CoV-2, deben controlar en mayor medida la infección oral y periodontal, pues de esta forma se controlará en ellos un factor que favorece el aumento de la inflamación sistémica.

Enfermedad periodontal, diabetes y COVID-19

La diabetes *mellitus* es un trastorno metabólico caracterizado por la hiperglucemia debida a un defecto en la secreción o actividad de la insulina, y es otra enfermedad que afecta el desenlace ante la infección por el SARS-CoV-2.

La enfermedad periodontal ha sido relacionada negativamente con la diabetes, ya que la infección crónica altera el estado endocrino metabólico, lo cual lleva a la dificultad de controlar la glucosa en la sangre e incrementa la resistencia a la insulina. Los mecanismos por los cuales la infección periodontal ocasiona resistencia a la insulina han sido reportados en la literatura. Por un lado, se ha señalado que las infecciones crónicas por gramnegativos y la endotoxemia crónica, como la que se presenta en la enfermedad periodontal, provocan una elevada producción de IL-1β, TNF-α, IL-6 y un aumento de la proteína C reactiva. Las citocinas y la proteína C reactiva podrían inducir la resistencia a la insulina y agravar el control metabólico en pacientes diabéticos. Uno de los mecanismos analizados es que el TNF-α inhibe la fosforilación del receptor de la insulina, ocasionando así resistencia a esta.

Escobar y colaboradores realizaron un estudio de casos y controles con el propósito de evaluar el impacto de la diabetes y la enfermedad periodontal en la proteína C reactiva ultrasensible (PCR-us) en pacientes con y sin infarto agudo de miocardio. Los resultados mostraron que, en los pacientes diabéticos, la presencia de periodontitis crónica grave aumentaba el valor de la PCR-us a 5,31 mg/L, mientras que en los pacientes no diabéticos con periodontitis crónica la PCR era de 2,38 mg/L, con una diferencia estadísticamente significativa (p = 0,000). Los pacientes con infarto agudo de miocardio, diabetes y enfermedad periodontal tuvieron niveles de PCR de 6,16 mg/L. Se pudo concluir que la infección periodontal aumenta la respuesta inflamatoria en pacientes diabéticos. La diabetes y la periodontitis podrían actuar como enfermedades comórbidas para el infarto agudo de miocardio.

La evidencia reciente ya resalta el impacto negativo de la diabetes, especialmente la diabetes mal controlada, en el desenlace de pacientes con COVID-19. Por ejemplo, Weina Guo y colaboradores analizaron la diabetes como factor de riesgo para la progresión y el pronóstico de COVID-19, y reportaron que los pacientes con COVID-19 sin otras comorbilidades, pero con diabetes (n = 24) tenían un mayor riesgo de neumonía grave, liberación de enzimas relacionadas con lesiones tisulares, respuestas de inflamación excesiva descontrolada y estado hipercoagulable asociado con la desregulación del metabolismo de la glucosa. Además, los niveles séricos de biomarcadores relacionados con la inflamación, como la IL-6, la PCR, la ferritina sérica y el índice de coagulación dímero D, fueron significativamente más altos (p <0,01) en los pacientes diabéticos, comparados con los de aquellos sin diabetes. Esto indica que los pacientes con diabetes son más susceptibles a una tormenta inflamatoria que, eventualmente, conduce a un rápido deterioro por COVID-19, lo que refuerza la idea de que la diabetes debe considerarse un factor de riesgo para una progresión rápida y un mal pronóstico de la COVID-19.

Emerge de nuevo la necesidad de controlar la infección oral y periodontal en los pacientes diabéticos, para contribuir a su buen control glucémico y reducir la respuesta inflamatoria sistémica. De esta forma, se podría reducir el riesgo de complicación por la COVID-19. Es necesario investigar más sobre ello a futuro.

Enfermedad periodontal, enfermedades respiratorias y COVID-19

La enfermedad pulmonar obstructiva crónica (EPOC) se caracteriza por una función pulmonar comprometida, flujo de aire limitado y problemas respiratorios. Al igual que en otras enfermedades respiratorias, los pacientes con EPOC presentan una respuesta inflamatoria aumentada.

Se ha demostrado que la enfermedad periodontal se relaciona con el aumento de la respuesta inflamatoria en pacientes con EPOC. En un estudio de cohorte publicado en 2015 por Shen y colaboradores, se encontró mayor prevalencia de periodontitis en pacientes con EPOC que requerían hospitalización. Estos resultados coinciden con los de un metaanálisis efectuado por Zeng y colaboradores en 2012, en el cual se demostró una asociación sólida entre la EPOC y la periodontitis con una razón de probabilidades (OR, por sus siglas en inglés) = 2,08 (1,48-2,91). Los autores concluyeron que la periodontitis es un factor de riesgo considerable e independiente para la EPOC. También, Molayem y Ponte, en 2020, reportaron que los hallazgos de la mayoría de los estudios publicados sobre afecciones respiratorias y salud bucal sugieren una asociación entre periodontitis, EPOC, neumonía, peor función pulmonar y, potencialmente, asma.

Lo trascendental ahora es que estas enfermedades respiratorias causan un impacto negativo en la infección por SARS-Cov-2, tanto en la morbilidad y mortalidad como en la forma de presentación clínica de la COVID-19. Al respecto, Xianxian Zhao y colaboradores, que realizaron una revisión sistemática y metaanálisis para identificar los predictores de la gravedad y mortalidad de la enfermedad, señalaron que la EPOC era un predictor importante de la gravedad en la COVID-19, (OR = 5.323; IC 95 %, 2.613-10.847).

En consecuencia, las intervenciones de higiene bucal, así como el tratamiento dental y periodontal podrían ser cruciales para disminuir el riesgo de neumonía nosocomial y otras afecciones respiratorias, así como para reducir las complicaciones en la COVID-19.

La cavidad oral y su papel como reservorio de virus y en la patogenia de la COVID-19

Tanto el SARS-CoV-2 como el SARS-CoV necesitan la enzima convertidora de angiotensina 2 (ECA2) como receptor para ingresar a las células. La unión del virus con los receptores de la célula huésped es un determinante significativo en la patogénesis de la infección. La expresión y distribución de la ECA2 en el cuerpo humano podrían indicar las posibles rutas de infección del SARS-CoV-2. Hay evidencia de que la ECA2 se expresa en las células alveolares del pulmón; las células epiteliales del esófago, del íleon y del colon; las células miocárdicas; las células del túbulo proximal del riñón, y las células de la vejiga. Estos hallazgos indican que aquellos órganos con un alto nivel de células que expresan ECA2 deben considerarse de alto riesgo potencial de infección por SARS-CoV-2.

La mucosa oral también se ha analizado para detectar la expresión de ECA2. Hao Xu y colaboradores reportaron que las células epiteliales en diferentes mucosas de la cavidad oral, especialmente en la de la lengua, muestran una alta expresión de ECA2. Dado que la cavidad oral es una de las primeras interfaces entre el exterior y el cuerpo que tiene el virus SARS-CoV-2, existe una gran posibilidad de que esta vía de colonización e infección viral sea crítica para la aparición de COVID-19.

Hay evidencia de que la cavidad oral es un foco importante de transmisión. Una vía es a través de gotas de Flügge (>5 μm de tamaño) expulsadas al respirar, hablar, estornudar, toser, etc., que normalmente no permanecerán en el aire, sino que se asentarán inmediatamente en diferentes superficies o en el suelo y, desde allí, de forma indirecta, puede transmitirse el virus. Otra vía es la transmisión directa de persona a persona, a través de núcleos goticulares de Wells (≤5 μm), expulsados al respirar, hablar, estornudar, toser, etc., que sí permanecen suspendidos en el aire durante periodos considerables, lo que permite que se transmitan a distancias mayores de 1 m.

Importancia de la salud oral y control de la carga viral oral en tiempo de pandemia

Es de vital importancia enfatizar en el cuidado de la cavidad oral. Hay evidencias de que la inflamación de la cavidad oral puede estar relacionada con afecciones sistémicas como la enfermedad cardiovascular, la hipertensión y la diabetes, las cuales, a su vez, influyen en los desenlaces graves de la COVID-19. A ello se suma el hecho de que la cavidad oral actúa como un reservorio del virus y que la carga viral desde la cavidad oral se ha relacionado tanto con la gravedad de la infección como con el aumento del riesgo de contaminación entre personas. Por consiguiente, se deberá tener un mayor control de la cavidad oral y, para ello, es necesario:

▸ Disminuir o bajar la carga viral de SARS-CoV-2 desde la cavidad oral, pues esta se ha asociado con una gravedad reducida de COVID-19.
▸ Disminuir la carga viral para reducir la cantidad de virus expulsados por el portador y, de esta manera, reducir el riesgo de transmisión.
▸ Disminuir la carga bacteriana para reducir la respuesta inflamatoria sistémica y que la

gravedad del virus al infectar sea menor, especialmente en pacientes con comorbilidades como enfermedad cardiovascular, diabetes, hipertensión y EPOC.

A continuación, se presentan las indicaciones y consideraciones que deben tenerse en cuenta para el cuidado óptimo de la cavidad oral.

Cepillado dental frecuente

Así como se enfatiza en el lavado de manos, se debe enfatizar en el lavado de la cavidad oral. Los pacientes deben realizar de manera rutinaria el cepillado dental al levantarse por la mañana, después de cada comida y antes de acostarse por la noche. El cepillado debe hacerse con cepillo dental de cerdas suaves, con crema dental, debe durar mínimo un minuto, y en la limpieza se debe incluir la lengua. El propósito del cepillado es el control mecánico de la biopelícula bacteriana y también contribuir a la reducción de la carga viral en boca, por arrastre.

Uso de seda dental

Es importante complementar el cepillado con el uso de la seda dental interproximal. Si hay prótesis fijas, se debe ayudar con un enhebrador. Con la seda dental se busca eliminar la biopelícula que se adhiere a la superficie interproximal de los dientes. Luego de utilizar la seda, se deben lavar las manos siguiendo los pasos recomendados por la Organización Mundial de la Salud (OMS).

Antisépticos orales para reducir la transmisión y patogenicidad del SARS-CoV-2

En la actualidad no hay evidencia directa del efecto de los enjuagues con antisépticos orales sobre la carga viral del SARS-CoV-2. Además, no se ha explorado el probable efecto del uso diario de estos antisépticos durante períodos limitados (por ejemplo, cuando se es portador del virus) sobre la transmisividad viral. Sin embargo, el posible efecto beneficioso del uso de antisépticos orales durante la infección viral puede evaluarse indirectamente mediante el análisis de la actividad antiviral *in vitro* de los agentes activos más comunes. A continuación, se analizan los antisépticos más relevantes para el control de la carga viral en la cavidad oral.

▶ **Yodopovidona**

Se ha sugerido el enjuague bucal o gárgaras con yodopovidona en el contexto de COVID-19, principalmente porque se ha demostrado su actividad viricida contra virus con y sin envoltura, como el del ébola, el del síndrome respiratorio de Oriente Medio (MERS) y el coronavirus del SARS. Por eso, se ha sugerido la yodopovidona en protocolos para el control del SARS-CoV-2 aplicados específicamente para entornos dentales. Sin embargo, la sustantividad es muy limitada en el medio oral. La yodopovidona (7,5 %) en gárgaras o enjuague bucal, pero diluida 1:30 con una concentración final de 0,23 %, inactiva rápidamente el SARS-CoV, el MERS-CoV, el virus de la influenza A H1N1 y el rotavirus.

▶ **Cloruro de cetilpiridinio**

El cloruro de N-hexadecilpiridinio o cloruro de cetilpiridinio (CPC, por sus siglas en inglés) es un compuesto catiónico de amonio cuaternario soluble en agua y en soluciones acuosas. Como antiséptico, sus propiedades antibacterianas, antiplaca y antigingivitis se han demostrado en diferentes ensayos clínicos aleatorizados. El mecanismo de acción antivírico del CPC reside en su capacidad para romper la envoltura lipídica, interfiriendo así con la capacidad del virus para entrar en la célula. Debido a este mecanismo de acción, se ha sugerido que también puede actuar contra diversos virus con envoltura, como el virus sincitial respiratorio (VSR), el virus de la parainfluenza y el coronavirus. Los productos con CPC se han formulado como único agente activo en diferentes concentraciones, pero también en combinación con otros agentes activos como la clorhexidina.

▶ **Clorhexidina**

La clorhexidina es un antiséptico antimicrobiano del grupo de las biguanidas, con actividad ampliamente demostrada contra bacterias grampositivas, gramnegativas, anaerobias y aerobias, así como contra algunos virus y levaduras. En cuanto a su actividad antiviral, su eficacia es controvertida. En una revisión sistemática se informó que la clorhexidina inactiva rápidamente los virus lipofílicos (virus del herpes simple, VIH, virus de la influenza, citomegalovirus), pero no virus pequeños sin envoltura (enterovirus, virus de la polio, virus del papiloma) o coronavirus humanos con envoltura. La clorhexidina es el patrón de oro de los enjuagues para reducir la biopelícula bacteriana, y en tiempo de pandemia cobra mayor importancia el uso de este tipo de enjuagues, pues la reducción de la carga bacteriana en la cavidad oral ayuda a reducir la respuesta inflamatoria sistémica que puede agravar enfermedades como la COVID-19, principalmente en pacientes con trastornos cardiovasculares, hipertensos y diabéticos.

▶ **Peróxido de hidrógeno**

El peróxido de hidrógeno se recomienda con frecuencia para el control del virus en la COVID-19, pero la evidencia científica es muy limitada, la sustantividad baja y con un efecto débil sobre la biopelícula bacteriana.

Consideraciones finales y recomendaciones

La COVID-19 hizo que el mundo se detuviera. Esta pandemia impactó la salud, la educación y la economía en todos los niveles. En este momento, y a futuro, se deben analizar con detalle los factores de riesgo y las enfermedades que han afectado negativamente en la COVID-19.

La posibilidad que tiene este virus de transmitirse y de contaminar al hombre es alta, pero llama la atención el hecho de que no todos los infectados se enferman por igual y que tiende a ser más letal para las personas que tienen enfermedades de base como la hipertensión, la enfermedad cardiovascular y la diabetes. La respuesta inflamatoria crónica presente en un paciente en el momento en que es infectado por el virus emerge como un factor determinante en la patogenia del SARS-CoV-2 y es posible que en ella radique la diferencia entre ser portadores asintomáticos, tener síntomas muy leves o tener un cuadro muy grave y llegar a la muerte.

Es muy importante aclarar que, a la fecha, no existe evidencia que relacione directamente la enfermedad periodontal con la COVID-19 y, en ese sentido, hay mucho por investigar. No obstante, existe cierta evidencia que relaciona la infección periodontal con las enfermedades sistémicas que alteran la evolución de la COVID-19.

En consecuencia, la salud periodontal y la higiene oral deben considerarse de vital importancia en infecciones virales como la generada por el SARS-CoV-2. Enjuagues bucales como el cloruro de cetilpiridinio y la yodopovidona disminuyen la carga viral en boca y, por ende, pueden ayudar a reducir la propagación y la patogenia del virus. Asimismo, dado el impacto de la respuesta inflamatoria sistémica sobre la patogenia del SARS-CoV-2, es conveniente reducir la carga bacteriana, principalmente la periodontal. Por ello, en tiempo de pandemia, se debe recomendar a los pacientes el uso de enjuagues bucales como la clorhexidina, que reduzcan la carga bacteriana en cavidad bucal y, de esta manera, contribuyan a reducir la respuesta inflamatoria sistémica

En el cuadro 4.1 se presenta una síntesis de los diferentes aspectos analizados en este capítulo, a propósito de la pandemia de COVID-19.

Cuadro 4.1. Salud periodontal e higiene oral: consideraciones especiales respecto a la pandemia de COVID-19

La infección por SARS-CoV-2 desencadena una respuesta inflamatoria sistémica
La COVID-19 se presenta con mayor gravedad en pacientes que tienen una respuesta inflamatoria sistémica aumentada; por ejemplo, pacientes con enfermedad cardiovascular, diabetes, hipertensión y EPOC.
La enfermedad periodontal produce una respuesta inflamatoria sistémica crónica de larga duración y baja intensidad relacionada con enfermedad cardiovascular, hipertensión, diabetes y EPOC.
En tiempo de pandemia se debe enfatizar en una óptima higiene oral para mantener la cavidad oral sin focos infecciosos que puedan contribuir en la respuesta inflamatoria sistémica y agravar el cuadro viral.
El uso exhaustivo del cepillo y la seda dental, junto con enjuagues bucales que reduzcan la carga viral y bacteriana en la boca, debe considerarse de vital importancia en situaciones de pandemia.

Resumen

Todas las enfermedades que hasta el momento se sabe que alteran el curso y el desenlace en la COVID-19 tienen una respuesta inflamatoria sistémica alterada con aumento de interleucinas, principalmente la IL-1, la IL-6, el TNF-α, y reactantes de fase aguda, como la proteína C reactiva. Llama la atención que ciertas patologías, como la enfermedad cardiovascular, la hipertensión y la diabetes, que alteran la morbilidad y aumentan la mortalidad en la infección por el SARS-CoV-2, también se han relacionado con infecciones orales y, en particular, con la enfermedad periodontal. Además, la cavidad oral constituye una vía de entrada y un reservorio para los coronavirus β.

Autoevaluación

1. ¿Cómo se llama la enfermedad producida por el SARS-CoV-2?

2. Mencione tres aspectos fundamentales para entender racionalmente la eventual asociación entre la enfermedad periodontal y el compromiso sistémico.

3. En la pandemia de COVID-19, ¿qué patologías han generado mayor morbilidad y mortalidad?

4. ¿Qué enjuague bucal con capacidad viricida se podría indicar para reducir la carga viral en la cavidad oral?

5. ¿Qué enjuague bucal con capacidad antibacteriana se podría indicar para reducir la carga bacteriana en la cavidad oral?

Bibliografía

Aristizábal PA, Gómez MP, Escobar F, Veloza J. Asociación entre enfermedad periodontal y disfunción endotelial. Revisión sistemática de la literatura. Univ Odontol. 2013;32(69):147-60.

Blum A, Kryuger K, Mashiach Eizenberg M, et al. Periodontal care may improve endothelial function. Eur J Intern Med. 2007;18(4):295-8. doi: 10.1016/j.ejim.2006.12.003

D'Aiuto F, Parkar M, Nibali L, et al. Periodontal infections cause changes in traditional and novel cardiovascular risk factors: results from a randomized controlled clinicaltrial. Am Heart J. 2006;151(5):977-84. doi: 10.1016/j.ahj.2005.06.018

Eggers M, Koburger-Janssen T, Eickmann M, Zorn J. In vitro bactericidal and virucidal efficacy of povidone-iodine gargle/mouthwash against respiratory and oral tract pathogens. Infectar Dis Ther. 2018;7(2):249-59. doi: 10.1007/s40121-018-0200-7.

Escobar F, Latorre C, Velosa J, et al. Relation between ultra-sensitive C-reactive protein, diabetes and periodontal disease in patients with and without myocardial infarction. Arq Bras Endocrinol Metab. 2014;58/4.

Escobar FM, Uriza CL, Porras JV, Camargo MB, Morales AR. Relation between ultra-sensitive C-reactive protein, diabetes and periodontal disease in patients with and without myocardial infarction. Arq Bras Endocrinol Metabol. 2014;58(4):362-8. doi: 10.1590/0004-2730000002899.

Guo T, Fan Y, Chen M, Wu X, Zhang L, He T, et al. Cardiovascular implications of fatal outcomes of patients with coronavirus disease 2019 (COVID-19). JAMA Cardiol. 2020;5(7):811-8. doi: 10.1001/jamacardio.2020.1017. Erratum in: JAMA Cardiol. 2020;5(7):848.

Guo W, Li M, Dong Y, Zhou H, Zhang Z, Tian C, et al. Diabetes is a risk factor for the progression and prognosis of COVID-19. Diabetes Metab Res Rev. 2020;36(7):e3319. doi: 10.1002/dmrr.3319.

Herrera D, Serrano J, Roldán S, Sanz M. Is the oral cavity relevant in SARS-CoV-2 pandemic? Clin Oral Investig. 2020;24(8):2925-30. doi:10.1007/s00784-020-03413-2

Higashi Y, Goto C, Jitsuiki D, Umemura T, Nishioka K, Hidaka T, et al. Periodontal infection is associated with endothelial dysfunction in healthy subjects and hypertensive patients. Hypertension. 2008;51(2):446-53. doi: 10.1161/HYPERTENSIONAHA.107.101535.

Huang C, Wang Y, Li X, et al. Clinical features of patients infected with 2019 novel coronavirus in Wuhan, China. Lancet. 2020;395:497-506. doi: 10.1016/S0140-6736(20)30183-5

Jemin Kim J, Amar S. Periodontal disease and systemic conditions: a bidirectional relationship. Odontology. 2006;94(1):10-21.

Karpinski TM, Szkaradkiewicz AK. Clorhexidina: actividad y aplicación farmacobiológicas. Eur Rev Med Pharmacol Sci. 2015;19(7):1321-32.

Latorre C, Escobar F, Velosa J, Ferro M, Ruiz A. Ultrasensitive C reactive protein in pacient with periodontal disease and risk of acute myocardial infarction. Cardiol Res. 2011;(2):127-35.

Li X, Geng M, Peng Y, et al. Molecular immune pathogenesis and diagnosis of COVID-19. J Pharm Anal. 2020;10(2):102-8. doi: 10.1016/j.jpha.200.03.0013

Lippi G, Wong J, Henry BM. Hypertension and its severity or mortality in Coronavirus Disease 2019 (COVID-19): a pooled analysis. Pol Arch Intern Med. 2020. doi: 10.20452/pamw.15272. doi:10.20452/pamw.15272

Lu R, Zhao X, Li J, et al. Genomic characterisation and epidemiology of 2019 novel coronavirus: implications for virus origins and receptor binding. Lancet. 2020. doi: 10.1016/S0140-6736(20)30251-8

Molayem S, Pontes CC. The Mouth-COVID Connection: Il-6 levels in periodontal disease. J Calif Dent Assoc. doi: 10.35481/jcda-48-10-01

Page R. The pathobiology of periodontal dissease may affect systemic disease: Inversion of a paradigm. Ann Periodontol. 1998;3(1):108-20. doi: 10.1902/annals.1998.3.1.108

Paquette DW, Madianos P, Offenbacher S, et. al. The concept of "risk" and the emerging discipline of periodontal medicine. J Contemp Dent Pract. 199915;1(1):1-8..

Piconi S, Trabattoni D, Luraghi C, Perilli E, BorelliM, Pacei M, et al. Treatment of periodontal disease results in improvements inendothelial dysfunction and reduction of the carotid intima-media thickness. FASEB J. 2009;23(4):1196-204.

Popkin DL, Zilka S, Dimaano M, et al. Cetylpyridinium Chloride (CPC) exhibits potent, rapid activity against influenza viruses in vitro and in vivo. Pathog Immun. 2017;2(2):252-69. doi: 10.20411/pai.v2i2.200

Shen TC, Chang PY, Lin CL, et al. Risk of periodontal diseases in patients with chronic obstructive pulmonary disease a nationwide population-based cohort study. Medicine (Baltimore). 2015;94(46):e2047. doi: 10.1097/MD.0000000000002047.

Tan WC, Tay FBK, Lim LP. Diabetes as a risk factor for periodontal disease: current status and future considerations. Ann Med Singapore. 2006;35(8).

Van Dyke TE, Van Winkelhoff AJ. Infection and inflamatory mechanisms. J Clin Periodontol. 2013;40 (Suppl. 14):S1-S7. doi: 10.1111jcpe.12088

Zhao X, Zhang B, Li P, Ma C, Gu J, Hou P, Guo Z, Wu H, Bai Y. Incidence, clinical characteristics and prognostic factor of patients with COVID-19: a systematic review and meta-analysis. medRxiv preprint doi: https://doi.org/10.1101/2020.03.17.20037572

Xu H, Zhong L, Deng J, et al. High expression of ACE2 receptor of 2019-nCoV on the epithelial cells of oral mucosa. Int J Oral Sci. 2020;12(1):8. doi: 10.1038/s41368-020-0074-x

Xu R, Cui B, Duan X, et al. Saliva: potential diagnostic value and transmission of 2019-nCoV. Int J Oral Sci. 2020;12(1):11. doi: 10.1038/s41368-020-0080-z

Xu Z, Shi L, Wang Y, et al. Pathological findings of COVID-19 associated with acute respiratory distress syndrome. Lancet Respir Med. 2020;8(4):420-22. doi: 10.1016/S2213-2600(20)30076

Yang J, Zheng Y, Gou X, et al. Prevalence of comorbidities and its effects in patients infected with SARS-CoV-2: a systematic review and meta-analysis. Int J Infect Dis. 2020;94:91-5. doi: 10.1016/j.ijid.2020.03.017

Ying Ouyang X, Mei Xiao W, Chu Y, et al. Influence of periodontal intervention therapy on risk of cardiovascular disease. Periodontology. 2000;56(1):227-57. doi: 10.1111/j.1600-0757.2010.00368.x

Zeng XT, Tu ML, Liu DY, Zheng D, Zhang J, Leng W. Periodontal disease and risk of chronic obstructive pulmonary disease: a meta-analysis of observational studies. PLoS One. 2012;7(10):e46508. doi: 10.1371/journal.pone.0046508.

Zhou F, Yu T, Du R, et al. Clinical course and risk factors for mortality of adult inpatients with COVID-19 in Wuhan, China: a retrospective cohort study [published correction appears in Lancet. 2020;395(10229):1038]. Lancet. 2020;395(10229):1054-62. doi:10.1016/S0140-6736(20)30566-35

Zou X, et al. El análisis de datos de secuencia de ARN de una sola célula sobre la expresión del receptor ACE2 revela el riesgo potencial de diferentes órganos humanos vulnerables a la infección por Wuhan 2019-nCoV. Frente. Med. http://journal.hep.com.cn/fmd/EN/10.1007/s11684-020-0754-0 (2020).

CAPÍTULO 5

Referencia y contrarreferencia de pacientes odontológicos

Olga Marcela Malagón Baquero

Introducción

El procedimiento de referencia y contrarreferencia está aceptado plenamente en los programas de atención de la salud, y cobra especial importancia en odontología por la circunstancia misma de que en el primer nivel de atención de pacientes no se puede abarcar el manejo generalizado y especializado ni, mucho menos, las situaciones de contingencia.

En muchos casos, quien recibe al paciente en primera instancia encuentra que el cuadro clínico rebasa sus destrezas y habilidades. Ante tal situación tiene dos alternativas: lo envía a otro profesional capacitado para el caso o asume la responsabilidad de continuar atendiéndolo, pese a ser consciente de su falta de conocimientos y a la posibilidad de que la atención que le preste no sea eficaz.

Se entiende por sistema de referencia y contrarreferencia el conjunto de normas técnicas y administrativas que permiten prestar un adecuado servicio de salud al usuario, según el nivel de atención y el grado de complejidad de los organismos de salud, con la debida oportunidad y eficacia. Los objetivos de este sistema son:

▸ Garantizar al paciente una atención de fácil acceso, oportuna y de calidad técnico-científica.
▸ Garantizar la atención al paciente según el grado de complejidad.

La referencia

Como se concibe hoy, la referencia implica hacerle al paciente un examen exhaustivo de entrada, evidenciar su problema, elaborar la historia clínica necesaria y, una vez establecido que el nivel de competencia no es el adecuado para la atención eficaz, remitir al nivel o a la especialidad competente. La referencia presupone que la capacidad profesional de quien presta la primera atención, al igual que otros aspectos como los materiales y equipos disponibles, no son suficientes para la atención ideal; pero también parte de la base de que no es un recurso para deshacerse vagamente del paciente, para deshacerse del problema o para descongestionar el servicio, ni un artificio para disculpar la falta de competencia de quien presta la primera atención.

La referencia es, pues, un acto consciente, ético y profesional, cuya finalidad es brindar la atención adecuada al paciente con los mejores recursos humanos y técnicos disponibles. Tiene cuatro características fundamentales y debe cumplir ciertos requisitos y normas (figura 5.1).

Características fundamentales de la referencia

▸ Se basa en el conocimiento real de la situación.
▸ Busca la atención eficiente del enfermo.
▸ Maneja el principio de equidad.
▸ Sigue estrictamente los parámetros de la ética.

Normas fundamentales de la referencia

La referencia, con el criterio de que no es un mecanismo para deshacerse del paciente, sino el procedimiento para buscarle la solución adecuada, implica el cumplimiento de las siguientes normas fundamentales:

▸ El conocimiento real de la situación del paciente en el momento del primer examen.
▸ La elaboración de una historia clínica adecuada.
▸ La certeza de que el destinatario de la referencia existe realmente.
▸ La convicción de que se va a obtener la solución en el lugar referido.

Requisitos para la referencia

▸ Conocimiento real de la situación del paciente.
▸ Certeza de la idoneidad profesional del odontólogo de la referencia.
▸ Remisión con historia clínica tanto en referencia como para contrarreferencia.
▸ Seguridad sobre la solución del problema.

El profesional que recibe la referencia parte de la información veraz registrada en la historia clínica y del nuevo examen que le practique al paciente para establecer el paso siguiente, el cual puede llevar a la solución definitiva del problema o a buscar recursos adicionales, complementarios, que conduzcan a la atención ideal.

Figura 5.1. Formato de referencia

Formato de referencia	
Fecha: Día ☐☐ Mes ☐☐ Año ☐☐☐☐	Hora:
Información de prestador de servicio	
Nombre:	
Número de identificación:	
Código:	
Dirección:	
Departamento:	Municipio:
Teléfono:	
Datos del paciente	
Nombre:	Número de identificación:
Fecha de nacimiento: Día ☐☐ Mes ☐☐ Año ☐☐☐☐	
Departamento:	Municipio:
Teléfono:	
Datos de la persona responsable del paciente	
Nombre:	
Número de identificación:	
Código:	
Dirección:	
Departamento:	Municipio:
Teléfono:	
Profesional que solicita la referencia	
Nombre:	
Teléfono:	
Servicio que solicita la referencia:	Teléfono:
Servicio para el cual se remite la solicitud:	Teléfono:
Información relevante del paciente:	
(Resumen de la anamnesis, el examen clínico, los exámenes diagnósticos, la evolución, el diagnóstico, el tratamiento realizado, las complicaciones y los motivos para la remisión)	
_____ Firma y registro del profesional que remite	_____ Firma y registro del profesional que recibe

La contrarreferencia

En el supuesto de lograr la solución esperada del problema, con los datos convenientemente consignados en la historia clínica, se devuelve el paciente al consultorio de base, lo que constituye la contrarreferencia. Es ideal este paso para mantener el control bioestadístico del caso y, sobre la base del procedimiento adelantado, determinar para el paciente los pasos que deberá seguir o las recomendaciones que deberá cumplir en su domicilio.

La contrarreferencia es la respuesta que las unidades prestadoras de servicios de salud receptoras de la referencia le dan al organismo remitente. La respuesta puede ser la contrarremisión del usuario con la información sobre la atención que se le prestó en la institución receptora (figura 5.2).

Figura 5.2. Formato de contrarreferencia

Formato de contrarreferencia

Fecha: Día ☐☐ Mes ☐☐ Año ☐☐☐☐☐   Hora:

Información de prestador de servicio

Nombre:

Número de identificación:

Código:

Dirección:

Departamento: Municipio:

Teléfono:

Entidad responsable del pago:

Datos de la persona responsable del paciente

Nombre:

Número de identificación:

Código:

Dirección:

Departamento: Municipio:

Teléfono:

Profesional que contrarrefiere

Nombre:

Teléfono:

Servicio que solicita la referencia: Teléfono:

Servicio para el cual se remite la solicitud: Teléfono:

Información relevante del paciente:

(Resumen de la anamnesis, el examen clínico, los exámenes diagnósticos, la evolución, el diagnóstico, el tratamiento realizado, las complicaciones y los motivos para la remisión)

Fecha de la atención: Día ☐☐ Mes ☐☐ Año ☐☐☐☐☐

Fecha de alta finalización tratamiento: Día ☐☐ Mes ☐☐ Año ☐☐☐☐☐

Resumen de la evolución:

_____
Firma y registro del profesional que recibe

Modalidades de solicitud de servicios

Remisión

Es el procedimiento por el cual se transfiere la atención en salud de un usuario a otro profesional o institución, como sucede en la referencia y la contrarreferencia.

Interconsulta

Es la solicitud presentada por el profesional o la institución de salud responsable de la atención del usuario a otros profesionales para que orienten sobre la conducta que se debe seguir con los usuarios, sin que estos asuman la responsabilidad directa de su manejo.

Orden de servicio

Es la solicitud de apoyo diagnóstico o tratamiento entre una institución y otra. Se puede referir a personas, elementos o muestras biológicas.

Apoyo tecnológico

Es el requerimiento temporal de recursos humanos, dotación o insumos de un organismo a otro.

🖥 Caso clínico

Un paciente que al triturar una almendra sufre fractura de un diente y acusa intenso dolor, hecho que lo lleva a buscar atención odontológica. Existen dos consideraciones importantes en este caso: la funcional y la estética. Por un lado, tiene un intenso dolor que le impide la masticación; por otro, tiene una alteración estética debida a la mala apariencia del diente lesionado.

El odontólogo, en primer lugar, tratará el dolor con anestésico local, siempre y cuando su aplicación no esté contraindicada en el paciente. Procederá luego a tomar una radiografía para observar y determinar con precisión las características de la lesión. A continuación, removerá la porción libre o fragmento con una pinza hemostática, pulirá la porción dentaria remanente para evitarle molestias adicionales al paciente y colocará una obturación provisional. Por último, si se trata de una fractura simple, procederá al tratamiento definitivo.

Si la fractura es mayor, con compromisos del tercio gingival y pulpar, una vez practicada la pulpotomía, enviará al paciente con el endodoncista, el periodoncista y el rehabilitador para los pasos sucesivos.

Si se trata de una fractura complicada porque compromete el tercio radicular, se remitirá al ortodoncista, quien decidirá si corre la pieza posterior, sobre la base de no extraer el resto radicular para conservar el corredor óseo.

Una vez que estas especialidades concluyan la parte del tratamiento que les corresponde, harán la contrarreferencia al consultorio de base, con la descripción minuciosa del procedimiento adelantado consignada en la historia clínica.

En el caso de una víctima de traumatismo maxilofacial, que llega en primera instancia al odontólogo, este deberá pedir ante todo el concepto del neurólogo para descartar lesiones de base de cráneo, y en caso de hemorragia por trastornos de coagulación, debe solicitar la asesoría del hematólogo.

En términos generales, el odontólogo general o el especialista que recibe un paciente de urgencias en primera instancia o que se enfrenta a una situación inesperada durante un procedimiento de rutina estará capacitado no solamente para brindar la atención primaria que salve la vida del enfermo, sino que tendrá el criterio suficiente para evaluar la gravedad del problema y referirlo al lugar adecuado para que allí continúen el manejo que supera su nivel de competencia.

La finalidad es facilitar la atención oportuna e integral del usuario con la tecnología que se requiera.

▶ Estrategias
  ‣ Construir un esquema ágil de referencia y contrarreferencia.
  ‣ Tener idealmente un formato de referencia y contrarreferencia.
  ‣ Crear un directorio telefónico para facilitar el manejo de las urgencias, incluyendo la dirección de las clínicas más cercanas.
  ‣ Identificar adecuadamente el especialista al que debe remitirse el paciente, de acuerdo con sus condiciones clínicas.
  ‣ Registrar la información básica y clara para la continuidad del tratamiento requerido.
  ‣ Identificar los casos que requieren consulta prioritaria o posible hospitalización.

Resumen

En muchos casos, quien recibe al paciente en primera instancia encuentra que el cuadro clínico rebasa sus destrezas y habilidades. Ante tal situación tiene dos alternativas: o lo envía a otro profesional capacitado para el caso o asume la responsabilidad de continuar atendiéndolo, pese a ser consciente de su falta de conocimientos y a la posibilidad de que la atención que le preste no sea eficaz.

Se entiende por sistema de referencia y contrarreferencia el conjunto de normas técnicas y administrativas que permiten prestar un adecuado servicio de salud al usuario, según el nivel de atención y el grado de complejidad de los organismos de salud, con la debida oportunidad y eficacia.

Autoevaluación

1. ¿Qué es una remisión?
2. ¿Cuándo es necesaria la referencia de un paciente?
3. ¿Qué es la contrarreferencia?

Bibliografía

Asociación Colombiana de Facultades de Medicina (Ascofame); Instituto de Seguros Sociales. Guías para atención en salud. Bogotá: Ascofame; 2000.

Cochrane AL. Vigencia del conocimiento y habilidad clínica. Oxford: BMJ Publishing Group; 2000.

Federación Panamericana de Facultades de Medicina (Fepafem). Guías para manejo de urgencias [Boletín]. Bogotá: Fepafem; 1998.

Llanos L, Castro J, Ortiz J, Ramírez C. Cuando crear sinergia no siempre es salud: Análisis y propuesta en la evolución del Sistema de Salud en Perú. Rev Med Hered [Internet]. 2020;31(1):56-69.

Malagón-Londoño G. Manejo integral de urgencias. 2.ª ed. Bogotá: Médica Panamericana; 2000.

Malagón-Londoño G. Referencia y contrarreferencia en el Sistema de Seguridad Social. Conferencia. Dirección Sanidad, Policía Nacional de Colombia; septiembre de 2002.

Millenson ML. La medicina basada en evidencia [Boletín]. Hamilton (ON): Universidad de McMaster; 2002.

CAPÍTULO 6
Educación continua en odontología

Hernán Giraldo Cifuentes - Olga Marcela Malagón Baquero

Introducción

En profesiones tan dinámicas como la medicina y la odontología, se debe asumir el aprendizaje como un proceso permanente, que procure el constante desarrollo de competencias en favor de una asertiva toma de decisiones, para que el profesional clínico pueda atender a sus pacientes con la actitud y la destreza que se requieren al momento de actuar ante cualquier circunstancia con criterio, con oportunidad, con celeridad y con calidad, siempre dentro del marco de la ética y lo racional. Como lo expresa Malagón en su obra *Administración hospitalaria*, "La figura de un profesional sumido en la rutina de su ejercicio sin dejar tiempo para actualizar sus conocimientos, no cabe dentro de las realidades del presente, cuando la comunidad de todos los niveles espera servicios calificados. Y los exige perentoriamente" (p. 448).

El profesional odontólogo debe, entonces, mantener el ímpetu constante por actualizarse, pero no solo, porque si bien él necesita capacitarse continuamente, el concepto debe también extenderse a su personal con quien hace equipo —como la auxiliar de consultorio y la auxiliar de higiene oral—; así como al personal que lo apoya en las áreas asociadas con las especialidades que involucren trabajo técnico y a quien opere las herramientas de diagnóstico, entre otros. Solo cuando el equipo humano entero en el cual se vea involucrado el profesional se capacita, se consolidan mutuamente y se adquieren herramientas que permiten construir un lenguaje apropiado entre los principales actores clínicos y sus colaboradores, lo cual debe redundar en el mejoramiento de la calidad del servicio ofrecido al paciente, objeto fundamental de todo este esfuerzo.

Pero no solo los profesionales directa o indirectamente involucrados en los escenarios de la práctica odontológica necesitan educarse continuamente, también el entorno que los acoge necesita mantenerse firme y con unos estándares de calidad y de actualidad frente a las necesidades del medio, para que entre ambos se consoliden los elementos que permitan una oferta con calidad de los servicios asistenciales en salud oral. Si el individuo es dinámico en educarse continuamente, pero el medio no, es decir, no le permite al individuo actualizarse o no le aporta herramientas para que se eduque continuamente, este se anquilosa, a tal punto que ninguno le exige al otro y se entra en un mutuo deterioro. Este fenómeno surge como resultado de la presión del medio, recuérdese que, además de ser positiva o negativa, es también de doble vía: puede motivar así como desestimular. Por ello es importante tomar en cuenta tres aspectos:

▸ **Aprendizaje:** El individuo como ser sustantivo se construye a partir de su naturaleza, pero en su constante búsqueda de las competencias encaminadas al desarrollo del ser, del saber y del saber hacer, adquiere valores y principios en el hogar, en la educación preescolar, en la primaria y secundaria, así como en la educación superior y se retroalimenta con la sociedad. El aprendizaje es un proceso personal encaminado a adquirir conocimientos, aprender se hace estructurando y relacionando ideas y conceptos y se constituye como la forma dinámica de la educación. El saber y el saber hacer se construyen con la acumulación permanente de conocimientos, pero estos pueden ser estáticos, es decir, derivar en una competencia que puede estar muy acertada hoy, pero obsoleta o desactualizada en unos años. Por ello, es necesario que el individuo también aprenda a aprender.

▸ **Aprender a aprender:** Es un enfoque que promueve el uso constante de las herramientas de aprendizaje como el mejoramiento de destrezas, estrategias y habilidades del sujeto, para el logro del aprendizaje significativo por sí mismo. Cuando el individuo aprende a aprender, aprende a pensar y a argumentar autónomamente, así como a analizar críticamente lo que sucede a su alrededor, se apropia de su destino profesional y se da por hecho cuando el individuo es constructor de su propio conocimiento, cuando les asigna el valor justo a los elementos por aprender y les da sentido a partir de una estructura conceptual que ya posee.

▸ **Conocimiento:** El producto de la interpretación de la mente en relación con los aspectos asociados a la realidad o a la imaginación es el conocimiento; y solo cuando el conocimiento está acorde con las competencias asociadas a dar solución a las necesidades en salud oral de la población y apoyado en el sentido humano, se puede ofrecer un servicio de salud con calidad.

La educación continuada como una urgencia

En la concepción de este capítulo se puede considerar que la educación continuada involucra dos actores: uno, quien la necesita, es decir, el odontólogo general o especializado y el otro, quien la ofrece, es decir, el medio; que a la luz de los recursos actuales no importa si tiene lugar en el marco de un escenario local o lejano, o si cuenta con elementos reales o virtuales.

Resulta sorprendente testificar cómo la ciencia odontológica está evolucionando en el desarrollo de nuevas tecnologías, nuevos métodos, así como están surgiendo nuevos biomateriales y nuevos equipos de diagnóstico, terapéuticos y tecnológicos para el laboratorio dental y el consultorio odontológico. Es así como la robótica, por ejemplo, ha incursionado en el ejercicio de las distintas especialidades odontológicas, ofreciendo recursos o ayudas que el profesional de hoy no puede desconocer, tales como:

▸ La imagenología digital, que involucra procedimientos diagnósticos basados ya no solo en la aplicación de los Rayos X simples, sino también en la recolección de imágenes por medios digitales en dos y en tres dimensiones; incluso en color y hasta con la posibilidad de realizar la reconstrucción de modelos físicos que reproducen de una manera parcial o completa aspectos del macizo craneofacial, facilitando la predicción y el pronóstico de procedimientos asociados a especialidades como endodoncia, ortodoncia, ortopedia maxilar, cirugía maxilofacial, implantología y rehabilitación oral.

▸ Los sistemas de diseño y fabricación asistidos por computador (CAD/CAM, por sus siglas en inglés) y los sistemas pantográficos, que permiten obviar procesos como la toma de impresiones intraorales físicas, ya que mediante la captación digital de imágenes directas en la boca, que son llevadas luego a un ordenador, permiten hacer el diseño de prótesis fijas, así como de estructuras para prótesis removibles y la posterior fabricación en una máquina fresadora.

▸ Las alternativas protésicas que utilizan materiales no metálicos, dentro de los que se mencionan el zirconio, la alúmina, el feldespato y los procesos de inyección de cerámicas que bien pueden usarse puras o en combinación con metales.

▸ La aplicación del titanio en rehabilitación oral, mediante procesos de maquinado en frío y la construcción de estructuras protésicas en el mismo metal y en otras aleaciones, utilizando el método de la electroerosión, tanto en rehabilitación oral como en tecnología dental.

▸ La utilización de los equipos piezoeléctricos, con aplicaciones en periodoncia, en prostodoncia, en implantología y en cirugía oral y maxilofacial.

En fin, se mencionan apenas algunos ejemplos de última tecnología en los que el profesional clínico, así no lleve a cabo los procesos, debe capacitarse al menos mediante un entrenamiento corto para conocer los alcances y las limitaciones de cada uno de los sistemas de la oferta actual, para que con un juicio crítico decida cuándo ordenarlos, cuándo sugerirlos, o cuándo utilizarlos solo o en equipo, a sabiendas de los alcances y limitaciones que ellos, como cualquier otro medio diagnóstico, terapéutico o tecnológico, también poseen. O, en el menor de los casos, para que cuando deba delegar en un técnico la ejecución de un trabajo en uno u otro material o técnica, participe activamente en la selección del más acertado.

También el profesional por sí mismo puede considerar la necesidad de la educación continuada, cuando percibe y aún más, cuando admite estar desactualizado o débil en competencias que afectan a su ser, a su saber o a su saber hacer. De igual manera, puede considerarla cuando sencillamente ve que surge una nueva moda, técnica o procedimiento que considere interesante, conveniente o necesario; y por supuesto, cuando definitivamente su autocrítica lo conduce a la urgencia por capacitarse. Es decir, motivado por emociones que van desde el simple deseo, hasta el ímpetu o una franca necesidad.

Así como el análisis anterior le permite al lector razonar sobre la necesidad de la educación continuada y saber qué le aporta esta al individuo, a continuación se desarrollará el resto del capítulo con el objeto de discernir cómo lo hace y qué medios de aprendizaje utiliza, de tal manera que quien esté expectante a ella, la pueda analizar en virtud de la oferta actual a veces clara y confiable, como a veces oscura e imprecisa.

Legalidad de la oferta en educación continuada

Una vez que el profesional termina sus estudios y la institución de educación superior o universidad le otorga el título, se considera que está dotado del perfil del egresado que procura el plan de estudios de la institución; si es así, se considera que la institución cumplió su deber. De acuerdo con los parámetros clásicos establecidos por la Organización Mundial de la Salud, ese perfil debería estar en relación con la prevalencia de las patologías que debe tratar el profesional en su entorno social, mediante el cumplimiento de las tareas clínicas y científicas que debe desempeñar.

A partir de ese instante ya no existe una programación específica que permita ejercer un control del perfil del profesional del futuro, como tampoco existe quien controle la evolución ni la validez científica de la oferta de la educación continuada. En consecuencia, la evolución de la profesión puede quedar sometida a las inevitables leyes del mercado.

La educación continuada es un proceso voluntario y en consecuencia controlado apenas por unos jueces naturales: los colegas, la sociedad y, al final, los pacientes.

Si bien algunos países ejercen un control amplio de los profesionales egresados, que le permite al Estado evaluar y procurar el mejoramiento de la calidad de los servicios en salud, la medida es aún y, en términos generales, débil.

Es así como, desde años atrás, se ha propuesto en varios países que las colegiaturas de profesionales lleven un control mediante procesos a través de los cuales se reconozca que un prestador individual mantiene las condiciones que permitieron el otorgamiento de la certificación de odontólogo general o especialista, para prorrogar o renovar su inscripción en el registro de prestadores de servicios de salud. Lo anterior se deberá incluir en una base de datos oficial, de libre acceso para la población, que proporcione información sobre los profesionales de la salud y su condición de especialistas y/o subespecialistas.

Recursos en educación continuada

Los medios de educación continuada se pueden considerar: presenciales, no presenciales, físicos y virtuales.

Tabletas

Para el propósito de este capítulo, las tabletas se consideran como herramientas de lectura solamente; no obstante, es evidente que también son valiosos elementos de escritura, entre sus muchas aplicaciones.

Si bien pueden compararse estos dispositivos en su ergonomía, así como en peso y tamaño con un libro promedio, permiten el almacenamiento de numerosos libros de texto, revistas, periódicos, manuales, etc., además de otras aplicaciones; esto hace que se deban considerar más bien como bibliotecas, cuya capacidad depende de su disco duro. A partir de lo anterior, resulta obvia una reducción considerable en el uso del papel.

La producción editorial en el campo científico apunta a utilizar estas herramientas cada vez más y los autores no están menos motivados, teniendo en cuenta que sus obras tendrán mayor promoción y difusión; igualmente, las actualizaciones de una edición se pueden ofrecer al usuario con mayor facilidad y esto probablemente también se reflejará en su costo final.

Su contenido se puede almacenar en aplicaciones que se ofrecen como custodia virtual. Así, ante la ausencia, pérdida o daño del dispositivo, se podrá acceder de nuevo a través de otra tableta electrónica.

Pero quizás la mayor ventaja de estos dispositivos frente a los libros físicos es que por considerarse su contenido un hipertexto —denominación que corresponde en informática a todo texto que aparece en la pantalla de un dispositivo electrónico—, permite acceder a otros textos relacionados a través de los enlaces o hipervínculos, como se puede acceder desde cualquier computador portátil o de escritorio, pero con mayor comodidad en ergonomía y duración de la batería, entre otras de sus ventajas.

Artículos científicos

En las revistas científicas o especializadas se pueden encontrar varios modelos de publicaciones: el reporte de casos clínicos, la revisión bibliográfica y el artículo científico. De todos ellos, merece especial descripción el artículo científico.

Si se considera el correcto ejercicio de la odontología como el conjunto de métodos que permiten elaborar procesos de diagnóstico, terapéuticos y tecnológicos, basados esencialmente en la evidencia científica resultante de la investigación, se debe considerar como eje de la lectura y la escritura, la competencia argumentativa. Ella no es más que la expresión de razones y pruebas para defender, reafirmar o refutar ideas y opiniones.

Los artículos científicos, como cualquier texto de estructura argumentativa, se articulan a partir de seis elementos:

- Formulación del problema.
- Planteamiento de la hipótesis.
- Comprobación o refutación de la hipótesis.
- Discusión.
- Conclusiones, a partir de las cuales se pueda generar la aplicabilidad clínica o técnica.
- Bibliografía.

El metaanálisis

Algunos artículos científicos contienen metaanálisis. Dicho término fue empleado por primera vez en 1976 para referirse al análisis estadístico del conjunto de resultados obtenidos en diferentes ensayos clínicos sobre una misma cuestión, con la finalidad de evaluarlos de manera conjunta. El valor científico de un metaanálisis consiste en permitir grandes avances en el conocimiento de la historia natural de numerosas patologías y con ello proponer, con bases epidemiológicas, sus posibles tratamientos.

Programas presenciales, ¿quiénes ofrecen educación continuada?

De manera presencial, el odontólogo general o especialista, así como el tecnólogo, pueden asumir la educación continuada en distintos escenarios como:

- Las universidades o instituciones de educación superior
- Las sociedades científicas
- El entrenamiento preceptorial
- Las casas comerciales

Las universidades o instituciones de educación superior

Estas últimas pueden ofrecer recursos educacionales tanto formales como no formales. Entre los programas formales se encuentran solamente las especializaciones, los posgrados, las maestrías y los doctorados. Resulta necesario aclarar que únicamente los programas debidamente acreditados, con registro calificado, que contengan un mínimo número de créditos académicos dentro de su pénsum y que sean ofrecidos por instituciones de educación superior o por universidades públicas y privadas reconocidas, pueden otorgar títulos que acrediten la condición de un especialista, magíster o doctor, que cuenten con el aval de las entidades gubernamentales certificadoras autorizadas por el gobierno de cada país.

También, las universidades pueden ofrecer recursos de educación continuada no formales, como talleres, cursos en un área específica y diplomados, para los cuales podrían considerarse las universidades como el escenario más indicado, dado que allí se ofrece educación continuada con el espíritu académico y se utilizan, en forma parcial, elementos propios de sus programas académicos formales: sus docentes, las clínicas para prácticas sobre pacientes, los laboratorios propios de la universidad —si los tiene—, así como los hallazgos de la investigación de las líneas correspondientes. Incluso pueden considerar la presencia de uno o más conferencistas o catedráticos de otras universidades, como invitados. Dada su informalidad, la determinación de su duración es libre.

Las asociaciones gremiales, academias y sociedades científicas

Por lo general, son las que más asumen el papel de la oferta formativa en educación continuada, ya sea de manera individual o en asocio con universidades, y a veces también con el patrocinio de casas comerciales.

La organización de eventos de educación continuada por parte de las asociaciones gremiales y las sociedades científicas puede ser similar a la de las universidades, pero lo más común son los ciclos de conferencias, los diplomados y los congresos.

El entrenamiento preceptorial

Generalmente, se da cuando se conoce a un afamado y acreditado especialista, invita a uno o a varios odontólogos a recibir un entrenamiento con un enfoque práctico, en una técnica específica dentro de la especialidad que él practica.

Es común referirse a este tipo de práctica con anglicismos como *fellowship*, que no es otra cosa que un acompañamiento o pasantía, tomado por un *fellow*, cuyo significado simple es el de "acompañante".

El valor académico de esta clase de entrenamiento, incluso su legalidad, llegó a ser imponderable a mediados del siglo XX en los países donde no había especialidades ofrecidas legalmente por universidades o instituciones de educación superior. De esta manera, un profesional se entrenaba bajo el amparo de otro odontólogo reconocido académica y gremialmente y después de un determinado periodo, la sociedad e incluso las universidades le reconocían más el título y la calidad de especialista al primero. Pero hoy, la realidad es otra en virtud de los aspectos legales que rigen la educación continuada, ya mencionados en otros apartes de este capítulo.

Las casas comerciales

Cuando los escenarios académicos ya nombrados no asumen el papel de la educación continuada, o cuando la población demandante de ella es consistente, es inevitable que quede a merced de las leyes del mercado.

Es obvio que una casa comercial desee posicionar o destacar uno de sus productos, a través de un conferencista conocido, a veces llamado líder de opinión, *speaker* o asesor científico, pero que no es más que un especialista destacado en el medio, que solo o en equipo, prepara y dicta un curso, diplomado, etc. Paralelamente, se busca que las tendencias de mercadeo de la compañía dirijan la aplicación de un producto, un biomaterial o una técnica.

Esta forma puede ser benéfica, como también puede resultar nociva cuando los sesgos comerciales son tan fuertes que cohíben la libertad de pensar, de enseñar, de aprender y de desarrollar. Por ello, es importante que los profesionales obren como responsables de la información que se imparte y como filtros de la información que se recibe. Recuérdese que el líder de opinión que imparte un curso se puede pasar a la competencia y sus opiniones a favor pueden también pasar de un producto a otro, de una técnica a otra o de una compañía a otra. Pero actuar como filtros no es tan fácil; hace falta formación científica y la mayor parte de los cursos de educación continuada ofrecidos por el mercado son de tipo técnico. Es decir, enseñan a hacer cosas, pero no a distinguir si están científicamente fundamentadas, marcando el camino del hacer, pero no el del pensar ni el de analizar la información de una manera crítica.

La educación continuada es la herramienta que marca el futuro de la profesión. Es prioritario que esas directrices se determinen en función de los criterios sanitarios, científicos y epidemiológicos. Evidentemente, no se deben cerrar las puertas a la iniciativa privada, pues la industria da soporte económico a cientos de actividades científicas positivas. Pero paralelamente debe mejorarse la capacidad científica crítica, volviendo los ojos hacia la ciencia crítica, sobre todo, ante la actual tendencia hacia la simplicidad.

Educación continua por medios virtuales

Entre los medios virtuales educacionales se pueden encontrar las bitácoras o *blogs* que son recursos que almacenan bases de datos con herramientas simples de búsqueda para el usuario. También están las conferencias virtuales que, como su nombre lo dice, son sesiones participativas en línea mediadas por computador.

Dentro de los primeros, se encuentran disponibles para el odontólogo las bibliotecas y hemerotecas virtuales como: Dentistry 2000 —Dentistry & Oral Sciences Source, EBSCO—, DynaMed, Cochrane Plus y MedLine, entre otras.

Dichos medios almacenan, entre otros recursos: directorios de asociaciones y escuelas dentales, revistas y periódicos asociados con odontología, educación continuada en línea, conferencias y talleres demostrativos virtuales.

Ofrecen servicios de suscripción y acceso a la información especializada que se produce en el mundo y se encuentra almacenada en bases de datos en formato electrónico en texto completo, para encontrar en línea literatura especializada. Estas bases de datos contienen los índices, resúmenes y el texto completo de revistas, monografías, e incluyen dentro de sus publicaciones la información de las revistas más consultadas en el momento alrededor del mundo (*ranking* internacional).

La limitante que tienen algunos de estos recursos de información, en virtud de los derechos editoriales —como los derechos de autor, entre otros—, es que solo es posible acceder a ellos a través de una institución, sociedad o asociación que las suscriba. Sin embargo, existen algunas bases de datos virtuales de medicina y odontología basadas en la evidencia a las cuales pueden suscribirse, a título individual, profesionales de la salud que no hagan parte de ninguna institución o sociedad.

Ventajas

- **Acorta las distancias:** Es decir, que la educación virtual permite acceder a larga distancia sin importar la ubicación geográfica, siempre que se tenga acceso a internet.

- **Alcance:** Se refiere a la influencia que ha tenido la educación virtual. Aunque algunas personas no estén capacitadas en el área de las redes, ni la informática, aun así la educación virtual ofrece programas de formación accesible para todas las edades, para diferentes grados de escolaridad, incluso para hacer diplomados, maestrías, doctorados y para capacitaciones a empleados, gracias a que el proceso de uso se facilita.

- **Fácil acceso:** Permite comprender el contenido de las conferencias e incluso interactuar en vivo y en directo con personajes de talla mundial, conocer publicaciones de los últimos avances, descubrimientos y tecnologías. Ofrece amplias posibilidades formativas, incluso la educación superior cada día está más presente en la virtualidad, donde las ciencias son más interdisciplinarias y se fomenta la investigación científica, la calidad en la formación del individuo para brindar servicios internacionales, producir y exportar capital humano.

- **Bajo costo:** Muchas conferencias son de carácter gratuito, el único costo que los participantes deben cubrir es el de una conexión a internet. La virtualidad evita gastos de desplazamiento, alojamiento, etc. Por ser cursos virtuales tienen un costo razonable, ya que no hay que pagar por la infraestructura del lugar, ni por refrigerios.

- **Horario flexible:** Con la excepción de las charlas en vivo, se puede participar en una conferencia cuando se desee, de acuerdo con el tiempo del que se disponga.

- **Comodidad total:** Se puede estudiar a través del teléfono móvil, tableta o de un ordenador, incluso mientras se hace otra actividad práctica.

- **Fomenta la autonomía:** Se puede elegir el plan de estudios que más le convenga a cada persona, de acuerdo con las rutinas de estudio, el gusto y las necesidades de cada cual, la capacitación avanza según la responsabilidad de cada individuo.

- **Más tiempo para analizar la información intercambiada:** Gracias a la tecnología de internet, se puede profundizar en el tema tratado en una conferencia virtual, ya sea por medio del correo electrónico, por voz, chat o por un vínculo, lo que permite a cada participante analizar toda la información con mayor tranquilidad. El ritmo de estudio es personalizado.

Cuando se elige la educación virtual es importante regular el ritmo de aprendizaje y saberlo compaginar con el tiempo de trabajo, con el estudio, con la vida familiar, la socialización, la diversión y recreación, así como seleccionar adecuadamente los temas de interés, de acuerdo con la necesidad, utilizando todas las herramientas de comunicación para la autoinstrucción que ofrece el mundo moderno haciendo de esta un medio de mucho provecho.

Histórico

La educación virtual tuvo sus inicios con un primer curso de taquigrafía que lanzó Calleb Philips que se hizo por correspondencia y se publicó en un periódico. Un siglo después, un instituto lanzó el primer curso de idiomas por correspondencia y así, en Estados Unidos y en Europa, comenzaron a aparecer diversos cursos. En el siglo XX, durante la guerra, se desarrollaron nuevas tecnologías y se utilizó la radio para educar a los niños. A mediados de los años ochenta apareció el internet, se inició la comunicación digitalizada y la creación de redes de educación, por lo que las instituciones comenzaron a ofrecer muchos más cursos y muchos maestros empezaron a diseñar cursos para completar sus clases. En Estados Unidos se evidenció que durante 2006-2007 las escuelas públicas ofrecieron alrededor del 60 % de educación a distancia. En 2008, para impulsar las mejoras educativas y virtuales, el Consejo de Europa aprobó el potencial que tiene este medio en el aprendizaje, lo que aumentó masivamente la apertura de los cursos *online* y surgió la revolución digital, facilitando que el conocimiento llegara a los lugares más remotos siempre y cuando existiera internet en la zona. Ha evolucionado tanto la tecnología, que las universidades más reconocidas comenzaron a desarrollar programas completamente en línea y así, a finales de los años noventa, aparecieron los términos *E-learning* (aprendizaje electrónico) *B-learning* (aprendizaje semipresencial).

A medida que los sistemas informáticos fueron evolucionando, también incursionaron en la odontología, inicialmente como conferencias, grabadas y enviadas por internet para completar las clases presenciales y repasar lo visto en clase; luego para incrementar las habilidades clínicas en la especialidad de ortodoncia se comenzaron a realizar videos para el aprendizaje de doblaje de alambre y en la endodoncia para los tratamientos de conductos.

A principios de 2020, debido a la pandemia del COVID-19, se desarrollaron diferentes plataformas virtuales con el ánimo de suplir todas las necesidades del estudiante y de las instituciones educativas para continuar con su labor de enseñar, ya que la presencialidad se volvió un riesgo de contagio por la dificultad de cumplir la regla del distanciamiento social. La crisis sanitaria llevó al uso de una amplia virtualidad, lo que implicó revisar el trabajo realizado en las instituciones para poder seguir operando en el sector educativo, y hacerlo más asequible, de modo que la comunidad docente lograra llegar a sus estudiantes con la tecnología informática y de las comunicaciones (TIC) y las herramientas tecnológicas; y no está lejos el día en el que se podrán desarrollar habilidades y destrezas preclínicas incluso desde la casa.

Conectividad

La pandemia le ha demostrado al mundo las dificultades de varios países en cuanto a la conectividad, pues en los territorios más alejados no tienen acceso a los computadores ni conexión a internet; así mismo, los docentes no están actualizados en estos medios de comunicación. Estas brechas requieren grandes inversiones de los gobiernos para mejorar la conectividad, la capacitación e implementación de las nuevas tecnologías.

Es responsabilidad del docente planear y acompañar al proceso de aprendizaje, de manera que encuentre los mejores recursos para garantizar los objetivos de su asignatura. Para lograrlo se han diseñado muchas conferencias, paneles, cursos, talleres, extracción de artículos, foros, actividades en red y para ello diferentes plataformas.

La evaluación

En la educación virtual es importante hacer un buen diseño de las evaluaciones para valorar el desarrollo de las competencias del individuo, puesto que es imposible asegurarse de que el alumno presenta sus exámenes sin ayudas, ya que puede tener todo el material que desee sin que el profesor se percate de ello, más aún, puede compartir las respuestas con sus compañeros.

Existen herramientas, como los foros de discusión, para que el alumno comente de manera crítica un tema, o trabajos cortos que le permitan expresar claramente la idea de lo aprendido, con el fin de aplicarlo en un contexto particular o en algún tema de su interés.

Aprendizaje electrónico: *e-learning*

En los años 2020-2021, el concepto de *e-learning*, aprendizaje electrónico, avanzó y progresó rápidamente, adaptándose a las circunstancias mundiales y a los cambios tecnológicos que fueron apareciendo; aunque en un inicio no parecía tan prometedor, llegó hasta el punto de volverse una herramienta de la vida diaria. Primero, la tecnología Flash, luego los MOOCs, Blended Learning, Mobile Learning, hasta las nuevas propuestas basadas en Chatbots, Machine Learning, Cloud, Computing, VR/AR e inteligencia artificial.

La educación virtual o el *e-learning* tiene las siguientes desventajas:

- Se necesita internet para acceder a esta tecnología.
- En algunos cursos no hay la interacción que se requiere para socializar.
- Algunos equipos requieren programas especiales y son muy costosos.
- Hay desconfianza en la certificación.
- Los profesores no están lo suficientemente actualizados
- El buen contenido *e-learning* es difícil de producir, se requiere para mayor confianza que esté avalado por instituciones de educación.
- El aprendizaje electrónico, para que sea confiable, debe estar apoyado por una buena tecnología, tener un contenido de calidad al igual que sus profesores y tener un servicio de consultoría, capacitación de docentes y gestión de alumnos.

Para implementar el *e-learning* se requiere:

- Que esté de acuerdo con las necesidades del entorno social, con actualidad, para lo cual se requiere un estudio de mercadeo.
- Plantear los objetivos que se buscan con este tipo de aprendizaje.

- Revisar el presupuesto necesario para ello.
- Hacer convenios dentro del marco legal con los docentes que participen, revisar los contenidos, los horarios, el material que sea exclusivo.
- Definir el modelo pedagógico para enseñar *online*, las técnicas virtuales, la metodología, el diseño instruccional *e-learning*, para su creación.
- Escoger el tipo de tecnología que se va a emplear, si va a ser con plataforma propia o alquilada, si va a ser desde la casa, externa o en la nube.
- Revisar cómo se va a llevar a cabo el control de calidad, la atención al cliente, el control de asistencia.
- Hacer una encuesta al final de cada evento para proponer planes de mejora.

Plataformas

Las plataformas son la base para la educación virtual, el sistema gestión del aprendizaje (*Learning Management Systems*) representa el aspecto tecnológico del *e-learning* por excelencia. Entre las plataformas más conocidas de uso académico están:

- **Blackboard (1997):** Plataforma de las instituciones académicas más prestigiosas, es de fácil manejo, permite acceder a los usuarios a educación de calidad en todo momento y lugar.
- **Canva (2012):** Es un *software* y sitio web de herramientas para diseño gráfico; el formato que maneja es de arrastrar y soltar, tiene acceso a 60 millones de fotografías y 5 millones de vectores y gráficos.
- **Chamilo (2010):** Permite a los docentes crear y administrar el sitio web de un curso a través de un *browser* o navegador de internet (Mozilla Firefox, Internet Explorer, Safari, Pera, etc.). Es una plataforma fácil de manejar.
- **Edmodo (2008):** Es una plataforma tecnológica social, educativa, que facilita la comunicación entre profesores y alumnos en un entorno cerrado y privado a modo de *microblogging* creado para un uso específico en la educación media superior.
- **Edu 2.0 (2006):** Plataforma que sirve para registrar un centro de estudio propio, permite

hacer foros, *wikis*, noticias, chats, notas y crear grupos.

‣ **Google Classroom (2014):** Es un servicio web educativo que hace parte del paquete de Google Suite for Education. Tiene documentos de Google, Gmail y calendario.

‣ **Hootcourse (2018):** Plataforma que permite crear clases virtuales usando las redes sociales y plataformas de publicación de contenido, permite identificarse con cuentas de Twitter o Facebook y escribir los comentarios adecuados durante la sesión, usando plataformas de publicación de contenido.

‣ **Mahara (2006):** Es una aplicación web que sirve para tener un portafolio digital sobre la formación profesional, permite publicar el *curriculum vitae*, interactuar entre los usuarios, crear comunidades en línea y crear diarios, entre otras cosas.

‣ **Moodle (2002):** Es una de las más utilizadas para el aprendizaje, es un *software* que sirve para crear cursos de educación social constructivista.

‣ **Open EdX (2013):** Es una plataforma de cursos masivos (MOOC), basada en *software* de código abierto.

‣ **Q10 (2012):** Es un *software* en la nube que apoya la gestión académica, administrativa y de educación virtual para las instituciones de educación.

‣ **Sakai (2005):** Enfatiza en las herramientas del portafolio orientadas al alumno, publica un esquema resumen de los requisitos del curso, crea y califica tareas en línea y fuera de línea, calcula y almacena las notas del estudiante, comparte archivos en privado con los participantes.

‣ **Schoology (2009):** Plataforma que facilita contacto organizado entre personas que comparten el mismo interés, se pueden organizar actividades en línea para compartir ideas y material educativo.

‣ **SocialGO (2011):** *Software* que permite crear una red social en línea. Personaliza el perfil de los usuarios, admite solo a sus miembros ver sus fotos o videos, posibilita comunicarse con personas individualmente o en grupos. Ofrece una función de blog. También proporciona una opción de alimentación en la que amigos y familiares pueden ver la publicación.

‣ **Teachstars (2006):** Se pueden crear cursos en línea e inscribir alumnos para que puedan acceder. Tiene un sistema de aplicar exámenes y calificaciones, así como un administrador de contenido para publicar material interactivo. Conectividad con móvil y calendario de actividades.

‣ **Twiducate (2009):** Red virtual en la que se puede crear una sala privada para que los estudiantes puedan discutir y compartir enlaces y calendarios. Es un medio en el que los profesores y alumnos están comunicados dentro y fuera del aula por internet.

‣ **Twiducate (2013):** Red social privada, el profesor selecciona a los alumnos con los que desea participar creando foros de debate y moderando los comentarios. El profesor y los alumnos comparten ideas, páginas, videos o cualquier información que les facilite su aprendizaje.

‣ **Zoom (2011):** Programa de videollamadas, reuniones virtuales y webinarios, de fácil acceso desde computadores de escritorio, portátiles, tabletas, teléfonos inteligentes. Se popularizó en 2020 durante la pandemia del coronavirus por su fácil manejo.

La inteligencia artificial

Cada día aparecen nuevas tecnologías que facilitan el proceso de enseñanza-aprendizaje más pedagógicas para *e-learning*, como es el caso de la inteligencia artificial, que puede transformar profundamente la educación y utiliza campos como el *machine learning* y el *deep learning*, el procesamiento del lenguaje natural que logra que los algoritmos aprendan por sí mismos.

La inteligencia artificial está transformando la educación, en esta participa el aprendizaje colaborativo, optimizando los métodos de enseñanza para disminuir las tareas repetitivas de los docentes, donde la máquina sola crea cursos automáticamente con sus algoritmos, y genera preguntas y ejercicios que únicamente requieran una verificación por parte del profesor. Estimula el aprendizaje personalizado con sistemas de análisis de datos que pueden identificar las dificultades del estudiante, a predecir la posibilidad de abandono de sus estudios, sugerirle rutas y darle la posibilidad de un tutor virtual que le ayude a resolver sus dudas, que interactúe con el estudiante y cree estrategias para retenerlo, como las siguientes:

- **La gamificación:** Es otro modelo *e-learning* que se basa en la técnica de aprendizaje con el modelo de juego, con el fin de conseguir que el estudiante absorba con mayor facilidad los conocimientos de forma más atractiva y motivante.
- **El *mobile learning*:** Es el proceso de enseñanza que se realiza a través de dispositivos como teléfonos inteligentes o tabletas, en el que se fomentan las competencias digitales. Es una herramienta de gran utilidad en la que se pueden realizar proyectos colaborativos a distancia.
- **El *microlearning*:** Su modalidad consiste en tener diversos formatos de contenido conciso que se puede digerir muy fácil sin interferir en la rutina diaria del estudiante. Requiere menos tiempo, menos costo y mayor flexibilidad para montar cursos.
- **Aprendizaje combinado, *B-Learning, Blended Learning*:** Se refiere al aprendizaje mixto, dónde se combina lo mejor de la enseñanza presencial y los mejores aspectos de la enseñanza en línea para que el alumno pueda aprender a su propio ritmo y sea un aprendizaje más dinámico. Este método combinado mejora la experiencia del estudiante, aumenta la participación y reduce las tasas de fracaso.
- **Herramientas de autor para *e-learning*:** El aprendizaje en la nube es una herramienta para *e-learning* asincrónica que permite elegir la facilidad para capacitarse, entre más intuitiva es más fácil su utilización y permite comenzar poco a poco. Algunas herramientas de autor más populares del mercado:
  - **iSpring Suite:** Es un complemento de PowerPoint, sirve para grabar videotutoriales, narraciones, pantalla de computadora siempre y cuando se cuente con cámara web y un micrófono. También las presentaciones ya existentes se pueden convertir en cursos electrónicos interactivos.
  - **Articulate 360:** Incluye varias herramientas de creación de *software*, para crear contenidos, aplicación de grabación de pantalla, una biblioteca de recursos para cursos en crecimiento, para hacer revisiones, entre otras aplicaciones.
  - **Adobe Captivate:** Aplicación que permite simulaciones de muestreo, capturas de pantalla.
  - **Lectora Inspire:** Herramienta de autor para contenidos *e-learning* en formato html.

Herramientas de colaboración

B-learning

Promueve la colaboración en la que se intercambian las buenas prácticas al facilitar el contacto y la comunicación con otras personas fuera del aula, como:

- **Las redes sociales:** Como Facebook, que facilita los trabajos en grupo, discusiones y la comunicación informal para diseñar proyectos.
- **Pinterest:** Para crear y compartir *moodboard* e ideas visuales.
- **X (antes Twitter):** Para compartir mensajes cortos rápidos, sirve para organizar sesiones de preguntas y respuestas en tiempo real, compartir los comentarios, publicar enlaces y multimedia.
- **Google Docs:** Al igual que MS Office sirve para hojas de cálculo y presentaciones, permite trabajar en grupo, compartir trabajos, editar e introducir cambios, con la participación de todos y con el registro del aporte de cada participante.
- **Trello:** Esta herramienta sirve para gestionar proyectos en línea, coordinar el trabajo de todos los implicados y hacer el seguimiento de las tareas. Está basada en tarjetas Kanban.

Chats

- **Discord (2015):** Este servicio web es una herramienta en la que hay un chat de voz y de texto en tiempo real.
- **Telegram (2013):** Con este sistema mensajero se crean canales públicos y privados por los que se pueden enviar mensajes para que otros los lean. Se pueden utilizar chatbots para crear encuestas o añadir botones de reacción.
- **WhatsApp Messenger (2009):** Es una aplicación en la que se reciben mensajes instantáneamente, imágenes, fotos, videos, audios, grabaciones de audio, se hacen reuniones y pequeñas conferencias, en teléfonos inteligentes.

Resumen

La tecnología está cambiando el mundo y ha avanzado mucho más por la necesidad en la educación superior, pero para que sea exitosa debe cumplir unas condiciones básicas de calidad, unas políticas, estrategias y planes bien definidos; debe haber oferta para todos los gustos y necesidades; que la infraestructura tecnológica ofrezca comunicación asincrónica y sincrónica; que tenga repositorios institucionales, acceso a la biblioteca institucional y a bases de datos. Una vez que el profesional termina sus estudios y la institución de educación superior o universidad le otorga el título, se considera que está dotado del perfil del egresado que procura el plan de estudios de la institución; pero no es allí donde la institución termina su labor: su deber es procurar una educación continua y permanente que brinde permanente actualización y llene las necesidades en el desarrollo profesional.

Autoevaluación

1. En el proceso de educación continuada, ¿cuándo se considera que el individuo adquiere la competencia de aprender a aprender?

2. ¿Cuáles son los elementos que debe contener un artículo científico?

3. ¿Cuáles son los requisitos que debe cumplir un programa académico para que se considere una especialización o posgrado en cualquier área de la odontología?

4. En este capítulo se habla del papel que el odontólogo debe desempeñar como filtro de la oferta en educación continuada no formal. ¿A qué se refiere esta afirmación?

5. La inteligencia virtual, ¿qué tipo de aprendizaje ofrece?

6. ¿Qué es la conectividad?

Bibliografía

Camacho Gallegos C. El uso de las tecnologías de la información y comunicación (TIC), en el proceso enseñanza y aprendizaje, de la carrera de odontología, de la Universidad Autónoma los Andes UNIANDES. [Tesis de maestría]. Ambato: Universidad Autónoma de los Andes, Facultad de Educación y Comunicación; 2018.

Cayo-Rojas C, Agromonte-Rosell de la C. Desafíos de la educación virtual en odontología en tiempos de pandemia COVID-19. Rev Cubana Estomatol. 2020(57):

Coro G, Suárez A, Gómez M, Gómez F. Didáctica de la introducción y uso de simuladores hápticos con entornos 3D en la docencia odontológica. XII Jornadas Internacionales de Innovación Universitaria Educar para Transformar: Aprendizaje experiencial. 2015.

Flores APDC, Lázaro SA, Molina-Bastos CG, Guattini VLO, Umpierre RN, Gonçalves MR, Carrard VC. Teledentistry in the diagnosis of oral lesions: A systematic review of the literature. J Am Med Inform Assoc. 2020;27(7):1166-72.

Gómez-Gómez M, Danglot-Banck C, Velásquez-Jones L. Bases para la revisión crítica de artículos médicos. Revista Mexicana de Pediatría. 2001;68(4):152-9.

González Sandoval J, Vélez-Pérez H, Meléndez Ruiz J, Mendizábal-Ruiz E. Avances en el desarrollo de una herramienta computacional de realidad aumentada con aplicaciones en odontología. México: Sociedad Mexicana de Ingeniería Biomédica; 2015.

Heiland M, Petersik A, Pflesser B, Tiede U, Schmelzle R, Höhne K-H, et al. Realistic haptic interaction for computer simulation of dental surgery. International Congress Series, 2004;1268:1226-9.

Malagón-Londoño G. Educación continuada en el hospital, un deber moral para garantizar la calidad del servicio. En: Malagón-Londoño G, García R, Pontón G. Administración hospitalaria. 3.a ed. Bogotá: Médica Panamericana; 2008.

Maroto MO. Nuevas tecnologías de información y comunicación para la enseñanza de la Odontología: Algunas consideraciones para los docentes. Odovtos – IJDS. 2011;(12):107-13.

Pottle J. Virtual reality and the transformation of medical education. Future Healthcare J. 2019;6(3):181-5.

Ruiz Bolívar C, Antonio Dávila A. Propuesta de buenas prácticas de educación virtual en el contexto universitario. Revista de Educación a Distancia (RED), 2016(49).

CAPÍTULO 7

Manejo de las urgencias virtuales y presenciales en tiempo de pandemia

María Claudia Téllez Barragán - Olga Marcela Malagón Baquero

Introducción

La propagación del virus SARS-CoV-2 (del inglés, *severe acute respiratory syndrome coronavirus 2*) alcanzó el estado de pandemia de la COVID-19 (del inglés, *coronavirus disease),* por afectar a más de un continente y por desarrollar la trasmisión comunitaria no exclusiva de contagio por casos importados.

Dicha situación de alarma de la salud pública mundial obligó a tomar medidas preventivas para detener el número de afectados. La decisión más destacada fue el distanciamiento personal que afectó todas las relaciones interpersonales, entre ellas, la atención del paciente en los servicios de salud.

Por esta razón, la atención de los servicios de salud modificó sustancialmente el tipo de consulta, primando la teleconsulta sobre la consulta clásica, salvo casos excepcionales en los que la situación concreta obligó a hacer valoración y tratamiento presencial, previa consulta telefónica.

Estos cambios originaron un efecto en la población, motivo para humanizar la atención en las diferentes consultas de los servicios de salud y para aprender la forma de hacer el manejo adecuado de una urgencia tanto virtual como presencial en futuras pandemias.

Las enseñanzas de la pandemia

La virulencia de la pandemia y su transmisión, actualizó protocolos de actuación referentes a la bioseguridad, aumentó nuestro esmero en la vigilancia y control de esterilización de instrumental, de las superficies de mobiliarios de nuestras salas de espera, archivos obsoletos, a desechar objetos y revistas con publicaciones desfasadas.

La tecnología en comunicaciones irrumpió en las consultas para:

- ▸ Mejorar la comunicación con nuestros pacientes de manera rápida, segura y personal, aumentado el sentimiento de acompañamiento
- ▸ Divulgación científica: interconsulta con diferentes profesionales en tiempo real, compartiendo experiencias profesionales que mejoran y aumentan nuestros conocimientos de presentación y/o curso de alguna lesión o patología concreta.

Las herramientas *online* que describiremos a lo largo del capítulo siguen facilitando en nuestra consulta información de gran valor clínico, preventivo, informativo, respetando el medio ambiente. Sin uso de papel

Se estimularon actividades escolares e institucionales preventivas mediante charlas informativas con programas de video chat que detallaremos.

Estas situaciones originaron un impacto en toda la población, concibiendo nuevos procedimientos cuyos cometidos fueron facilitar la accesibilidad a la atención en las diferentes consultas de los servicios de salud, para ofrecer mayor humanización y soporte informativo

Humanización

El estado de alarma creado por la pandemia de la COVID-19 causó de manera generalizada un estado de incertidumbre, miedo, así como estados de ansiedad y depresión entre la población. Estos sentimientos, que fueron suscitados en gran medida por el aislamiento domiciliario, hicieron ineludible implantar la humanización de los servicios de salud en las instituciones hospitalarias. Dicha humanización gira en torno a dar respuesta individualizada y de manera integral a las necesidades de los individuos en su aspecto físico, espiritual y social, respetando su dignidad.

El trato adecuado del paciente, acompañado de una comunicación directa que facilite resolver los problemas de salud que lo aquejan, son competencia de un buen profesional y en consecuencia, refuerzan el vínculo entre este y el paciente. Podemos afirmar que la herramienta fundamental de la humanización es la "escucha activa" de los profesionales en relación con los pacientes; la opinión, la experiencia de los familiares y próximos allegados deben tenerse en cuenta debido a que gran parte de ellos se convierten en verdaderos críticos con capacidad de disuadir o animar en el curso y adherencia del tratamiento. Por esta razón, en época de aislamiento domiciliario es necesario maximizar el rendimiento de las herramientas de la tecnología para lograr un acercamiento virtual que ofrezca apoyo, acompañamiento y respuestas a situaciones concretas del paciente.

La tecnología al servicio del odontólogo

La conexión a internet se convirtió en el mejor aliado para la consulta odontológica pues ofreció diversos medios de acercamiento y comunicación. Las aplicaciones que ayudaron fueron:

▸ Código QR
▸ WhatsApp
▸ Zoom

▶ Zoom

Zoom es un programa de videollamadas que tuvo mucho auge durante el estado de alarma por la pandemia de la COVID-19, debido a la facilidad de contactar de manera simultánea con varios usuarios conectados a internet desde su Smartphone, ordenador/computador o tableta, ofreciendo la posibilidad de interactuar virtualmente sin el obstáculo de la distancia.

Representó una gran herramienta para la consulta odontológica, por la posibilidad de participación de familiares y allegados del paciente con especial interés en resolver dudas referentes al curso de las consultas en el estado de pandemia. Los conceptos, criterios y actitudes de familiares y allegados son de mucha importancia para el paciente vulnerable, sugestionable o dependiente.

El aprovechamiento del Zoom en el ámbito de la odontología, constituyó una herramienta que permanece en nuestro medio para divulgar información diversa, dirigida a grupos, colectivos de edades determinadas, con fines establecidos de antemano.

En época de pandemia, se aprovecharon las comunicaciones propias para la sociabilización entre amigos y familiares. Nuestras consultas odontológicas tuvieron otro escenario, consagrándose como una gran herramienta de acercamiento para:

▸ Ofrecer información personal sobre los protocolos de actuación instaurados en la consulta para ofrecer seguridad al personal.
▸ Explicar el cumplimiento de las normativas expedidas por el gobierno relacionadas con las exigencias sanitarias preventivas.
▸ Indicar los cambios surgidos en las agendas y citaciones de los pacientes y los cuidados entre ellos.
▸ Explicar el concepto de aerosoles, su repercusión y la manera de hacer frente ante los elementos que los generan.
▸ Explicar la presencia de equipos de protección individual para el personal.
▸ Ofrecer seguridad y confianza a los familiares tanto residentes en la misma ciudad como aquellos cuyas viviendas se encuentra en otras ciudades.

▶ WhatsApp

Es la aplicación de mensajería inmediata para teléfonos inteligentes más popular y ofrece a los usuarios la facilidad de estar asociada a la lista de contactos, lo que aporta simplicidad en su uso.

Ofrecer el número de WhatsApp del consultorio a los pacientes favoreció el servicio.

El WhatsApp concede una inestimable ayuda a la consulta odontológica siendo imprescindible la conexión a internet mediante Wi-Fi o el uso de datos. Su aportación sigue ofreciendo beneficios en la actualidad tales como:

▸ El mismo número puede ser atendido por diferentes Smartphone.
▸ Ofrecer oportunidad de enviar de manera discreta, mensajes escritos, sin tener que recurrir a una llamada telefónica que supondría irrumpir en la privacidad del paciente.
▸ Solucionar alguna consulta mediante mensajería.

‣ Lograr hacer efectiva la información dirigida al paciente.

‣ Hacer seguimiento, valoración de la lesión y/o posoperatorio en tiempo real.

‣ Ofrecer información de instrucciones previas a la consulta.

‣ Emitir certificados de asistencia, protocolos de actuación, cuidados en general.

‣ Facilitar interconsultas con especialistas de otras áreas.

‣ Obtener fotos de interés clínico, emitidas por el paciente.

▶ Código QR

Las siglas QR, derivan del inglés: *Quick Response code*, "código de respuesta rápida". Forman parte de la evolución del código de barras bidimensional. Son identificables por su forma cuadrada y la presencia de tres marcos de ojos: dos superiores y uno en la parte inferior a la izquierda.

Pueden personalizarse en color, forma de los marcos de los ojos y forma del cuerpo. Igualmente puede añadirse un logotipo para fines publicitarios.

Los Códigos QR fueron creados en 1994 por Denso Wave, subsidiaria japonesa en el Grupo Toyota con la intención de registrar rápidamente las distintas piezas necesarias durante el proceso de producción de los automóviles. Más tarde, en 1999, la empresa que poseía la patente lo liberó para uso generalizado.

El código QR contiene la información que se va a transmitir al cliente mediante la derivación a un enlace contenido en internet; la información puede ser de productos, servicios, videos, audios, agregar un contacto al Smartphone*, enviar un correo electrónico, enviar al usuario a un formulario, etc.

Son fáciles de leer mediante la cámara de los Smartphone que escanea el código gracias a la aplicación lectora de QR que previamente se ha instalado.

Para tener acceso a su contenido es imprescindible tener una cuenta de internet, acceso a Wi-Fi o a una buena conexión de datos. En un sitio sin cobertura no es posible la lectura de su contenido.

Son sencillos de crear, de manera gratuita, entrando a una web generadora de QR; pueden realizarse el número de códigos que se deseen

El código más usado es el que direcciona al usuario a una página web seleccionada previamente. Para acceder a la información es imprescindible que el Smartphone tenga descargado el lector QR, disponible de manera gratuita en las aplicaciones de la telefonía móvil (figura 7.1).

Figura 7.1. Instrucciones para crear y leer códigos QR

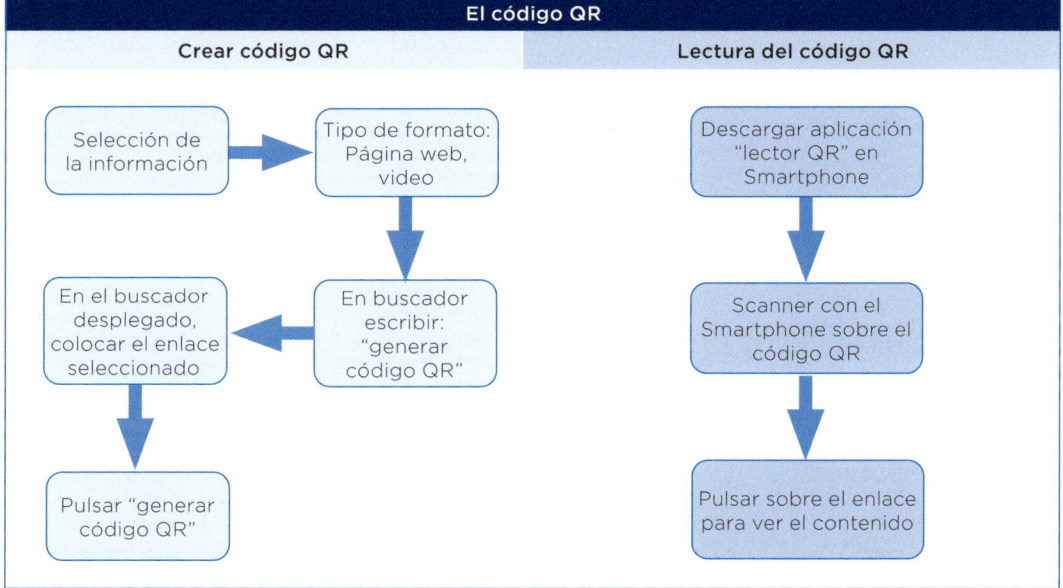

El código QR en los servicios de salud

Los códigos QR proporcionan un método sencillo para almacenar información previamente seleccionada, para ofrecer a los pacientes fuentes de información científicamente reconocidas basadas en la evidencia científica, con la finalidad de disipar dudas o inquietudes que puedan surgir. Complementan y refuerzan los consejos profesionales. Evitan la circulación de papel impreso, eliminando la posible fuente de transmisión de la COVID-19 por el papel. Ofrecen la posibilidad de ser plastificados y ser instalados en un emplazamiento estratégico en un lugar visible para ser escaneado sin necesidad de ser manipulado.

Eliminan la papelería confiriendo consultas despejadas que facilitan la limpieza y desinfección.

El código QR en los consultorios ofrece (figura 7.2):

‣ Información rápida.
‣ Fuentes de información segura, basada en la evidencia científica.
‣ Elimina la aglomeración de papel.
‣ Facilita espacios despejados que facilitan la limpieza y desinfección, favoreciendo la seguridad en las consultas.
‣ Evita la circulación de papel de mano en mano y dispersión de algún posible germen incluido en la COVID-19.
‣ Beneficia al medio ambiente eliminando el consumo de papel.

Figura 7.2. Secuencia recomendada en la consulta odontológica durante estado de pandemia de COVID-19

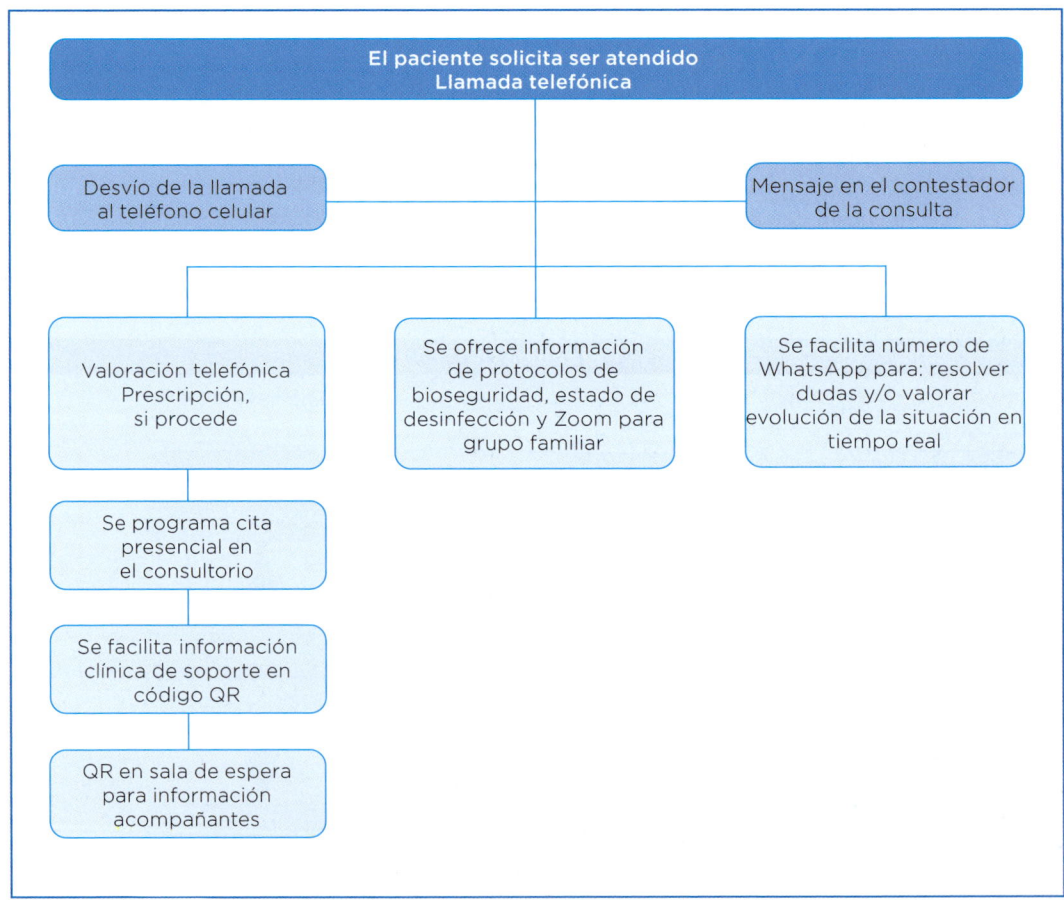

Este flujo de atención es una recomendación que se sugiere adaptar en las entidades prestadoras de servicios de salud, ya que al tenerlo protocolizado, se puede garantizar un proceso adecuado de atención.

Manejo de urgencias virtuales, teleorientación, teleconsulta, teleodontología

Las siguientes recomendaciones son una guía para orientar al profesional en la atención odontológica durante el tiempo de pandemia, en la que se puede utilizar cualquiera de las herramientas de comunicación tecnológica disponibles, como las expuestas anteriormente. Cada odontólogo debe tener escritos los protocolos de bioseguridad para la atención y actualizarlos de acuerdo con las diferentes etapas de la pandemia y a los lineamientos que dicte cada gobierno, entre ellos debe estar el de teleodontología.

La teleconsulta, teleodontología para referirse más específicamente a la profesión en la atención odontológica, es la consulta que se hace a distancia cuando no es posible el contacto presencial entre el odontólogo y el paciente.

Existen tres tipos de teleconsulta:

▸ Asincrónica, cuando el paciente o el cuidador contacta al odontólogo para pedir su punto de vista y este no contesta en el momento, y la respuesta se envía pasado un tiempo.

▸ Sincrónica, cuando se hace la consulta virtual o telefónica en tiempo real, en la que interactúa el odontólogo con el paciente.

▸ La mezcla de las dos anteriores.

▶ Teleorientación

La modalidad de teleorientación permite orientar al paciente en promoción y prevención de la enfermedad para dar continuidad a la prestación de los servicios de salud.

El paciente llama a pedir la consulta, si el profesional se encuentra incapacitado debe tener su teléfono con una derivación al celular para poder ofrecer sus servicios como odontólogo.

Se toman los siguientes datos: nombre, número de cédula, números de contacto y correo electrónico.

Es importante que el paciente sepa el alcance de esta atención.

Se le advierte que se le va enviar por correo un consentimiento informado que debe llenar como requisito para la teleconsulta.

Se establece el mecanismo tecnológico por el que se va a realizar.

Se le asigna el día y la hora el valor de la misma.

▶ Consentimiento informado de acuerdo con los servicios que presta según su especialidad

La figura 7.3 muestra un modelo que sirve para ver los elementos que componen un consentimiento informado.

Figura 7.3. Modelo de Consentimiento informado

Consentimiento informado para la teleconsulta virtual durante la pandemia por la COVID-19
Fecha: Día: Mes: Año:
Yo, _____ identificado(a) con el documento de identidad número _____ y en pleno uso de mis facultades mentales e intelectuales, voy a tomar una teleorientación o teleconsulta en odontología. Certifico que el Dr.(a) _____ me ha explicado de forma clara y adecuada que usaremos la tecnología virtual y/o llamada telefónica para ello.
He elegido libremente participar en esta teleodontología y daré mis datos completos para ser identificado correctamente:
Nombre y apellidos completos
Número de identificación
Fecha de nacimiento   Teléfono

Entiendo que la telemedicina tiene sus riesgos como son: _____
_____
_____
_____

- Mis datos personales serán compartidos por motivos de facturación y programación de la cita.
- La información suministrada por medio de videos, fotos, radiografías puede ser insuficiente para que el odontólogo tome la decisión más adecuada.
- Sé que puede haber fallas en la comunicación por fallas en la red de internet o en alguno de los equipos.
- Durante la consulta puedo hacer las preguntas sobre este procedimiento, mis cuestionamientos serán respondidos, me serán explicados los beneficios y riesgos en un lenguaje claro y entendible para mí.
- Entiendo que existe la posibilidad de que mi condición de salud bucal amerite una atención presencial.
- Si debo acudir a la consulta, debo hacerlo tomando todas las medidas de precaución que ustedes me han formulado.
- Sé que las leyes que protegen la confidencialidad también se aplican en la teleconsulta.
- La información de mi historia clínica no debe ser divulgada sin mi consentimiento.
- Tengo derecho a acceder a una copia de mi historia clínica.
- Durante la consulta puedo retirar el consentimiento.
- Tengo claro que la teleconsulta no puede garantizar los resultados, también depende de mis cuidados.
- He leído el consentimiento con detenimiento, he aceptado las condiciones.
- Autorizo verbalmente para proceder con la teleconsulta que quedará registrada en mi historia clínica.
- Acepto las condiciones con las que debo ser atendido en esta consulta.

Firma _____   Identificación:_____

Teleconsulta (figura 7.4)

El odontólogo debe contestar con la mejor actitud de confianza, con voz suave y amable. Saluda e inicia la consulta llenando un formato creado para tener un registro por escrito de la consulta virtual. La atención virtual permite ver el estado general del paciente en aquellos casos en los que haya mayores signos y sintomatología de alarma que puedan afectar la salud general del paciente y permite un mayor acercamiento durante la atención, lo que disminuye la posible ansiedad por parte del paciente.

▶ Objetivos de la teleconsulta

- ▸ Hacer un acercamiento al paciente prestando un buen servicio.
- ▸ Conservar la consulta.
- ▸ Identificar la prioridad de la consulta, si puede resolverse por teleconsulta o requiere actividad práctica.
- ▸ Resolver la urgencia del paciente.
- ▸ Educar al paciente: promoción y prevención.
- ▸ Identificar las condiciones de riesgo de los pacientes a la atención presencial durante la pandemia por COVID-19.
- ▸ Seguimiento de los tratamientos realizados.

Figura 7.4. Ficha de seguimiento de urgencia odontológica durante la pandemia COVID-19

Datos personales				
Nombre del paciente				
Documento			Edad	
Correo electrónico			Teléfono	
		No	Sí	Cuál
Antecedentes médicos	¿Está bajo tratamiento médico?			
	¿Presenta condición sistémica de base?			
Fotos				
Radiografías				
Recomendaciones				
	Zona	Teleconsulta	Presencial	Hospitalaria
Hemorragia				
Dolor dental				
Dolor articular				
Dolor muscular				
Sensibilidad				
Infección				
Fractura				
Inflamación				
Descementación				
Trauma				
Absceso				
Movilidad				
Caída de obturación				
Pérdida				

▶ **Recomendaciones para el paciente**

‣ Verificar con anticipación si hay buena conexión a internet.

‣ Verificar que su computador o celular tengan suficiente batería.

‣ Descargar la aplicación con anterioridad.

‣ Tomar una foto de la zona afectada para mostrarla al profesional.

‣ Si se tienen radiografías, enviarlas en formato digital.

‣ Buscar un lugar con buena luz para que el odontólogo lo pueda ver.

‣ Escoger un lugar que no afecte la interlocución, sin ruidos.

‣ Tener escritas las preguntas que va a realizar para aprovechar la consulta.

‣ Estar acompañado para el momento de la consulta, si se puede.

▶ **Recomendaciones para el profesional**

‣ Explicarle al paciente como se va hacer la actividad y la duración de la misma.

‣ Cerciorarse de que el paciente haya enviado los datos completos: nombre, número de cédula y fecha de nacimiento.

‣ Confirmar que el consentimiento informado para la teleconsulta venga diligenciado y firmado.

‣ Averiguar los antecedentes clínicos del paciente y analizar sus factores de riesgo.

‣ Aclarar las respuestas que dio el paciente para identificar riesgos frente a la pandemia.

‣ ¿Cuál es la causa por la que el paciente solicitó la consulta?

▶ Hacer las preguntas de acuerdo con la urgencia:

‣ ¿Tiene dolor? ¿Qué tipo de dolor? ¿Leve, moderado o intenso?

‣ ¿El dolor es dental, muscular, de encía, articular?

‣ ¿Cómo es el dolor, al frío, al calor, al morder?

‣ ¿Tiene hemorragia? ¿Qué tan fuerte es en una escala de 1 a 10? Si es posible, identificar la causa.

‣ ¿En qué zona?

‣ ¿Tiene inflamación extraoral, intraoral?

‣ ¿Ha tenido fiebre?

‣ Revisar foto y radiografía. Si no tiene RX, ordenarlo por correo electrónico.

‣ Hacer las recomendaciones y la formulación de medicamentos según el diagnóstico, con mucho cuidado, revisando muy bien los posibles eventos adversos y contraindicaciones de acuerdo con el estado general de salud del paciente. La prescripción debe diligenciarse y enviarse preferiblemente por correo electrónico para que quede registro de ello.

‣ Diligenciar en una historia temporal la consulta realizada. Según la revisión al paciente, se determina si se puede solucionar la urgencia en la consulta virtual, con las recomendaciones, si amerita un procedimiento en el consultorio o si es una emergencia que debe ser tratada preferiblemente en el medio hospitalario.

Manejo de urgencias presenciales

En el área odontológica, debido a que la práctica requiere una cercanía menor a un metro de distancia entre el profesional, el paciente y la auxiliar, al utilizar elementos aerosoles como la jeringa triple, la pieza de mano, micromotores y ultrasonidos, hay mayor riesgo de exposición al virus causante de la COVID-19. Por lo que la atención presencial de urgencia en momento de pandemia debe hacerse solo si lo amerita y lo *mínimamente invasiva posible,* cuando se requiere tratamiento inmediato y puede estar en riesgo la vida del paciente, tal como lo señala la Asociación Dental Americana (ADA, 2020).

Las urgencias de tratamiento inmediato, emergencias, son aquellas como la hemorragia incontrolada, el dolor o la infección bacteriana o celulitis con hinchazón intraoral o extraoral y los traumas dentales u óseos faciales que pueden comprometer la vía aérea del paciente deben ser atendidas preferiblemente en ambiente hospitalario.

Las siguientes son algunas urgencias odontológicas que requieren consulta presencial:

‣ Dolor dental por caída o desadaptación de la obturación o restauración.

‣ Dolor dental por caries.

‣ Dolor dental intenso por inflamación pulpar.

‣ Dolor dental del tercer molar, pericoronitis.

‣ Dolor dental o en tejidos blandos por fractura.

‣ Dolor por absceso o infección bacteriana localizada.

‣ Osteítis posquirúrgica.

‣ Trauma dental con avulsión o luxación.

‣ Dolor en tejidos blandos o en mucosas que no permiten la masticación por fractura de prótesis removibles que ocasionan úlceras en la mucosa.

‣ Úlceras por aparatología de ortodoncia.

‣ Fractura de provisional que le causa al paciente dolor y sensibilidad.

‣ Descementación de coronas o prótesis fijas.

‣ Tratamiento dental para eliminar focos infecciosos previo a procedimiento médico crítico.

‣ Biopsia de tejido con sospecha de malignidad.

‣ Retiro de suturas.

El odontólogo debe aplicar su criterio profesional para determinar la urgencia del paciente.

Se recomienda tener protocolos de bioseguridad adaptados a la infraestructura de la clínica o consultorio y al ejercicio de la profesión para mitigar el riesgo de contagio al haber una pandemia.

En momentos de pandemia se aconseja no realizar tratamientos que no se consideran emergencia y que se pueden hacer en otro momento —cuando no haya exposición a contagio—, como exámenes de rutina, radiografías de rutina, limpiezas, procedimientos de prevención, procedimientos estéticos, iniciar ortodoncias y/o extraer dientes asintomáticos.

Estas recomendaciones deben ser ajustadas según el comportamiento de cada emergencia sanitaria y las orientaciones del Gobierno nacional o entes territoriales.

Una vez se determina que el tipo de urgencia debe ser presencial con las preguntas realizadas durante la teleconsulta, se planea la cita.

Se envía el consentimiento informado para esa consulta presencial con anterioridad para que el paciente lo lea con calma, lo evolucione y firme; adicionalmente, se envían las instrucciones para acudir a la cita (figura 7.5).

Con estas preguntas se toma la mejor decisión y se evita el riesgo de contagio o propagación al resto de los pacientes, al personal sanitario y a la comunidad.

Figura 7.5. Modelo de Consentimiento informado de urgencia

Consentimiento informado de urgencia consulta presencial odontológica durante la pandemia por la COVID-19 (sirve de base para futuras pandemias)
Fecha: Día: Mes: Año:
Yo _____, identificado(a) con cédula de ciudadanía _____, mayor de edad, en mi propio nombre y/o responsable de _____, en pleno uso de mis facultades, libre y voluntariamente declaro que el Dr./la Dra. _____ me ha brindado información, clara detallada, suficiente, oportuna, en un lenguaje compresible sobre mi condición bucodental, los beneficios y riesgos del procedimiento clínico odontológico recomendado; siendo una atención durante la pandemia por la COVID-19, otorgo al profesional indicado, para que en ejercicio legal de su profesión se me practique/ o a mi representado los siguientes procedimientos odontológicos: _____
Igualmente entiendo la siguiente información: **PRIMERO**: Conozco y entiendo que nos encontramos en una emergencia sanitaria declarada como consecuencia de la pandemia por COVID-19
SEGUNDO: Que por lo anterior, el profesional tratante me ha explicado con lenguaje claro, sencillo y entendible que la práctica odontológica implica un contacto cercano por lo que existe un potencial riesgo de contagio, ya que los procedimientos odontológicos pueden generar aerosoles que favorecen la diseminación de la enfermedad y permanecen en el aire por minutos e incluso horas aumentando la posibilidad de un eventual contagio.
TERCERO: Igualmente, he sido debidamente informado por el odontólogo tratante que el tiempo entre la exposición al virus SARS-CoV-2 (COVID-19) y la aparición de los primeros síntomas es largo, durante el cual sus portadores pueden ser asintomáticos y de igual manera altamente contagiosos, por lo que es complejo determinar quién es portador del virus, debido a las limitaciones de las pruebas diagnósticas.
CUARTO: Del mismo modo, he sido advertido y comprendo acerca del alto riesgo de transmisión del virus SARS-CoV-2 (COVID-19) durante los desplazamientos al salir de casa, de la presencia de otras personas en el consultorio, las características del procedimiento odontológico, por lo cual no es posible asegurar un riesgo nulo de transmisión del virus, aun cumpliendo rigurosamente con todos y cada uno de los protocolos instaurados por la autoridad sanitaria de protección, seguridad e higiene.
QUINTO: Que el profesional de la salud, previa prestación de servicio, me ha solicitado leer cuidadosamente los protocolos de bioseguridad que debo acatar como paciente, las instrucciones para acudir a la consulta y las instrucciones para el ingreso a la misma.

Instrucciones para acudir a la consulta

El paciente debe prepararse para la consulta para su seguridad y la del grupo de atención odontológica, para ello debe:

• Evolucionar el consentimiento informado específico para COVID-19.
• Lavar muy bien sus dientes y hacer enjuague por lo menos por dos minutos preferiblemente con agua oxigenada diluida en agua en una proporción de agua oxigenada al 3 % (la normal de la farmacia) con 3 partes de agua, lo que resulta en una concentración final del 1 %.
• Vestir con ropa de superficie lisa, zapatos lavables, bolso pequeño de material liso, pelo recogido, cara lavada y sin joyas.
• Venir de su casa derecho a la consulta.
• Llegar con 15 minutos de anticipación para realizar los protocolos con el tiempo necesario.
• Venir solo a su cita. Excepto si el paciente es menor de edad o discapacitado.
• Si cancela con dinero en efectivo, llevarlo en un sobre para evitar el contacto directo o preferiblemente cancelar con tarjeta.
• Llevar siempre la mascarilla bien puesta que tape su nariz y su boca, retirarla cuando el profesional se lo indique.
• Mantener distanciamiento de mínimo de dos metros con otras personas en espacios públicos, como en el medio de trasporte y en la sala de espera.
• En caso de tos o estornudo, hacerlo en el doblez del codo.
• Si ha tenido algún síntoma, avisar para reprogramar la cita.

Anamnesis específica sobre los aspectos relacionados con el coronavirus con las siguientes preguntas:

• ¿Ha tenido problemas respiratorios en los últimos 14 días?
• ¿Ha tenido fiebre en los últimos 14 días?
• ¿En los últimos 14 días ha tenido malestar, cansancio?
• ¿Ha tenido pérdida del olfato o del gusto en los últimos 14 días?
• ¿Ha tenido diarrea u otras molestias digestivas?
• ¿Ha tenido dolor de garganta en estos últimos 14 días?
• ¿Ha notado una pérdida del sentido del gusto o del olfato en los últimos 14 días?
• ¿Ha presentado la enfermedad COVID-19?
• Si ha tenido la enfermedad, ¿sigue en cuarentena?
• ¿Ha estado en contacto con alguna persona confirmada con COVID-19?
• ¿Ha tenido contacto con personas que tengan signos o síntomas de infección respiratoria aguda?
• ¿Ha llegado al país en un vuelo humanitario en los últimos 14 días?
• ¿A qué se dedica? (así se identifican posibles riesgos).
• ¿Trabaja en el área de la salud?, ¿en residencia de acianos?

SEXTO: Declaro que entiendo claramente que al tener antecedentes sistémicos de base y ser mayor de 70 años soy más vulnerable a sufrir complicaciones por COVID-19, se me atenderá solo en caso de urgencias odontológicas con el fin de proteger mi salud.

SÉPTIMO: Que una vez contestado el cuestionario y revisadas las respuestas por el profesional tratante y al llegar a la conclusión de que no soy factor de riesgo de contagio se me prestará el servicio odontológico, observando los protocolos de seguridad pertinentes.

OCTAVO: El profesional tratante me ha informado los protocolos utilizados para prestar el servicio odontológico minimizando el riesgo de contagio y los he comprendido y son los siguientes:
Los elementos de protección personal (EPP) que usan tanto del odontólogo como la auxiliar son:
• Mascarilla N95 de alta eficiencia con certificación.
• Guantes desechables.
• Bata larga de mangas largas con cierre posterior, en material antifluidos.
• Monogafas.
• Gorro desechable.
• Careta de protección.
El instrumental es debidamente desinfectado y esterilizado.
Antes de mi atención tanto la auxiliar como el odontólogo hacen el protocolo de higiene de manos.
Todas las superficies del área de consulta, paredes, pisos y baños son desinfectados cada vez que se atiende un paciente y se deja entre paciente y paciente un tiempo prudencial para la ventilación del lugar.
La recogida de los residuos biosanitarios se realiza con frecuencia por la empresa recolectora.
El lugar está equipado con elementos para la higiene de manos y desinfección: lavamanos, alcohol en gel, alcohol en *spray*.

NOVENO: Estando plenamente informado(a) del potencial RIESGO DE CONTAGIO DE COVID-19/SARS-CoV-2 que implica el ejercicio de la salud bucal, **doy mi consentimiento LIBRE DE VICIOS para que el odontólogo tratante realice el procedimiento convenido en mi o en mi representado LIBRANDO desde ya DE RESPONSABILIDAD tanto al odontólogo tratante como a la auxiliar y al consultorio/clínica/IPS por un posible contagio.**

DÉCIMO: Finalmente, el paciente libre y voluntariamente declara haber entendido en un lenguaje claro y sencillo todas las explicaciones, aclarado todas las dudas y plenamente informado en lo que se refiere a la realización y posibles complicaciones del tratamiento. Ha podido manifestar todas las observaciones y le han sido aclaradas todas las dudas, de manera que se siente plenamente informado a las posibles alternativas de tratamiento, a la realización y a las posibles complicaciones del tratamiento.
En señal de otorgamiento de mi consentimiento informado libre de vicio, se suscribe el presente:

_____	_____
Nombre y firma del paciente	Nombre y firma del odontólogo
_____	_____
Documento de identidad	Documento de identidad

Si el paciente ha presentado problemas respiratorios y ninguno de los otros síntomas/signos de la infección por COVID-19 y requiere atención urgente por dolor, inflamación o hemorragia, se debe programar la atención presencial cumpliendo todos los protocolos de bioseguridad, haciendo uso de todos los elementos de protección personal. Si la consulta puede manejarse virtual o telefónicamente y no requiere atención inmediata, el paciente debe hacer autoaislamiento preventivo durante 14 días; hacerle seguimiento telefónico y si a los 14 días no manifiesta sintomatología asociada al COVID-19, programar la atención con las debidas medidas de protección.

Si el paciente ha tenido molestias digestivas o diarrea, se debe realizar la atención virtual o telefónica, dar las recomendaciones necesarias, formular y esperar a que pasen 21 días para realizar la atención.

Si el paciente ha tenido fiebre, pero está claramente asociada a la urgencia dental y no manifiesta ninguno de los otros signos y síntomas por COVID-19, se debe iniciar manejo farmacológico y hacer seguimiento.

Si los signos y síntomas de infección sugieren COVID-19, se debe orientar al paciente para que inicie el autoaislamiento preventivo en casa e informe de inmediato a las líneas de salud del Gobierno destinadas para ello. Se debe aplazar la atención hasta que se tenga el certificado médico de la recuperación del paciente y la prueba sea negativa. Deben haber pasado 21 días por lo menos desde el primer síntoma para realizar la atención prioritaria.

Cada profesional debe tener su protocolo de bioseguridad adaptado a la infraestructura de su clínica o consultorio y de acuerdo con su especialidad.

Instrucciones para ingresar a la consulta

‣ El paciente debe esperar fuera del consultorio o clínica hasta que se le haga seguir para el ingreso, con el fin de evitar aglomeraciones.
‣ Una vez ingrese, en la entrada se le debe tomar la temperatura y hacerle las preguntas de rigor elaboradas para mitigar el riesgo de contagio por COVID-19.
‣ Firmar su ingreso.
‣ No saludar de mano a nadie.
‣ Colocarse gel en las manos. Realizar los pasos de lavado de manos con el gel.
‣ En la sala de espera debe guardar distanciamiento por lo menos de dos metros con las otras personas, por lo que las sillas estarán demarcadas para tal fin.
‣ Lavarse las manos con agua y jabón, teniendo en cuenta los 11 pasos del protocolo de seguridad trazado por la OMS, durante 40 segundos.
‣ Secarse con las toallas de papel.
‣ Si utiliza algún bolígrafo, este debe ser atomizado con alcohol antes y después de su uso.
‣ A la entrada del consultorio se le entregará al paciente una bolsa para que guarde sus elementos personales, como bolso, chaqueta, etc.
‣ Enseguida debe colocarse los elementos de protección personal que serán suministrados por el odontólogo.

El odontólogo y la auxiliar estarán también con sus elementos de protección personal con lo cual podrán dar ingreso al paciente a la atención. (Ver capítulo 3 Bioseguridad en la práctica odontológica).

Resumen

Entre los aspectos más relevantes de la humanización de la asistencia médica podrían señalarse:

- Atención centrada en el paciente
- Comprensión y empatía
- Compasión, calidad en el trato personal
- Información adecuada y suficiente del curso de la enfermedad
- Comunicación en términos comprensibles
- Confianza, seguridad y profesionalidad
- Continuidad de la atención, seguimiento
- Accesibilidad dentro y fuera de la consulta
- Apoyo y acompañamiento
- Entorno acogedor
- Bioseguridad

Bibliografía

Alabdullah JH, Daniel SJ. A systematic review on the validity of teledentistry. Telemed J E Health. 2018;24(8):639-48. doi: 10.1089/tmj.2017.0132.

Chaet D, Clearfield R, Sabin JE, Skimming K; Council on Ethical and Judicial Affairs American Medical Association. Ethical practice in telehealth and telemedicine. J Gen Intern Med. 2017;32(10):1136-40. doi: 10.1007/s11606-017-4082-2.

da Costa CB, Peralta FDS, Ferreira de Mello ALS. How has teledentistry been applied in public dental health services? An integrative review. Telemed J E Health. 2020;26(7):945-54. doi: 10.1089/tmj.2019.0122.

Ekeland AG, Bowes A, Flottorp S. Effectiveness of telemedicine: a systematic review of reviews. Int J Med Inform. 2010;79(11):736-71. doi: 10.1016/j.ijmedinf.2010.08.006.

Estai M, Kanagasingam Y, Tennant M, Bunt S. A systematic review of the research evidence for the benefits of teledentistry. J Telemed Telecare. 2018;24(3):147-56. doi: 10.1177/1357633X16689433.

Estai M, Kruger E, Tennant M, Bunt S, Kanagasingam Y. Challenges in the uptake of telemedicine in dentistry. Rural Remote Health. 2016;16(4):3915.

Farooq I, Ali S, Moheet IA, AlHumaid J. COVID-19 outbreak, disruption of dental education, and the role of teledentistry. Pak J Med Sci. 2020;36(7):1726-31. doi: 10.12669/pjms.36.7.3125.

Ghai S. Teledentistry during COVID-19 pandemic. Diabetes Metab Syndr. 2020;14(5):933-5. doi: 10.1016/j.dsx.2020.06.029.

Giudice A, Barone S, Muraca D, Averta F, Diodati F, Antonelli A, Fortunato L. Can teledentistry improve the monitoring of patients during the covid-19 dissemi-

nation? A Descriptive pilot study. Int J Environ Res Public Health. 2020;17(10):3399. doi: 10.3390/ijerph17103399.

Irving M, Stewart R, Spallek H, Blinkhorn A. Using teledentistry in clinical practice as an enabler to improve access to clinical care: A qualitative systematic review. J Telemed Telecare. 2018;24(3):129-46. doi: 10.1177/1357633X16686776.

Jampani ND, Nutalapati R, Dontula BS, Boyapati R. Applications of teledentistry: A literature review and update. J Int Soc Prev Community Dent. 2011;1(2):37-44. doi: 10.4103/2231-0762.97695.

Khan SA, Omar H. Teledentistry in practice: literature review. Telemed J E Health. 2013;19(7):565-7. doi: 10.1089/tmj.2012.0200.

Rahman N, Nathwani S, Kandiah T. Teledentistry from a patient perspective during the coronavirus pandemic. Br Dent J. 2020;14:1-4. doi: 10.1038/s41415-020-1919-6.

Talla PK, Levin L, Glogauer M, Cable C, Allison PJ. Delivering dental care as we emerge from the initial phase of the COVID-19 pandemic: teledentistry and face-to-face consultations in a new clinical world. Quintessence Int. 2020;51(8):672-7. doi: 10.3290/j.qi.a44920.

Telles-Araújo GT, Caminha RDG, Kallás MS, Santos PSDS. Teledentistry support in COVID-19 oral care. Clinics (Sao Paulo). 2020;75:e2030. doi: 10.6061/clinics/2020/e2030.

Tobías G, Spanier AB. Developing a mobile app (iGAM) to promote gingival health by professional monitoring of dental selfies: User-centered design approach. JMIR Mhealth Uhealth. 2020;8(8):e19433. doi: 10.2196/19433.

PARTE II
Dolor

Capítulo 8. **Dolor en odontología: fisiopatología y causas**

Gustavo Malagón Londoño, Gustavo Malagón Baquero, Olga Marcela Malagón Baquero,
Jorge Enrique Llano Rodríguez, Claudia Ramírez Villamizar, Jaime Enrique Donado Manotas,
Juan Manuel Arango Gaviria, Mónica Mejía De los Ríos, Adriana Marcela Ocampo Páez

Dolor en odontología: fisiopatología y causas

Introducción

Gustavo Malagón Londoño - Gustavo Malagón Baquero

Desde los hechiceros hasta los poetas han ofrecido definiciones para el dolor a través de los siglos. Lo cierto es que el dolor se considera un mecanismo de protección o, mejor aún, un aviso de que existe una anomalía orgánica en un momento determinado. Actualmente, se conoce que el dolor está integrado por tres componentes: el sensitivo, que es un impulso desencadenado por los receptores del dolor; el cognitivo, relacionado con lo que culturalmente se sabe del dolor y las conductas que se adoptan frente a este, con la participación de factores como el entorno social y cultural, y el emotivo-afectivo, que son las emociones frente al dolor y la manera en que influyen para interpretarlo. El dolor es diferente en cada persona, y es la causa más común de estrés síquico y fisiológico. Nadie quizás ha escapado del dolor, de ahí la permanente lucha para combatirlo en una u otra forma. Los documentos milenarios traen los medios físicos utilizados, los ritos, conjuros o palabras mágicas con que se pretendía poner en fuga a los demonios del dolor. Se hablaba de las sibilas y las pitonisas; entre los griegos, de Agameda; en los tiempos prehistóricos, de la Gran Madre, quien actuaba como sacerdotisa y como bruja. Estas mujeres, según los escritos, gozaban del poder de conjurar el demonio del dolor.

Durante mucho tiempo, el dolor se tomó como un castigo, como una prueba para medir la paciencia de los buenos o como el resultado de una influencia de poderes sobrenaturales. A veces fue el sacerdote, servidor de los dioses, el encargado de aliviar el dolor y sus preces ejercían más poderes que los remedios o los métodos físicos. La capacidad de resistir el dolor llegó a entenderse como una muestra de virtud, e incluso, con el cristianismo, llegaron los místicos a sonreír ante la tortura atroz y bendijeron a su Dios por el sacrificio a que se les sometía. En los vaivenes de la lucha contra el dolor se idearon métodos sin fin.

El *Rigveda* de los indostánicos relata que "las hierbas llegan hasta nosotros desde los tiempos más antiguos, tres eras antes de nacer los dioses", lo que quiere decir que desde tiempos inmemoriales el hombre descubrió que eran eficaces para calmar el dolor. La mandrágora, el cáñamo, la dormidera y el beleño son mencionadas en las más antiguas descripciones; así, Esculapio usaba el nepente a base de hierbas y 2250 años a. C. ya se grababan en las arcillas de Nippur las referencias sobre el uso de analgésicos. Desde entonces, se hablaba del remedio del dolor por caries dental, a base de semillas de beleño mezcladas con mastique de goma que, en forma de un tapón, se introducía en la cavidad del diente. El Papiro de Ebers, que data de 1550 a. C., trae el compendio de prescripciones que a base de opio hacían los egipcios, como la famosa medicina que daba Isis a Ra para quitarle los dolores de cabeza. Homero describe en la *Odisea* que Ulises fue tratado por la hija de Zeus con vino y una droga que le mitigaba el dolor y la aflicción. Después de Cristo, Celso alude a píldoras analgésicas, y Largus y Dioscórides refieren los choques eléctricos que propinaba el pez torpedo para la neuralgia y la cefalea. Un siglo más tarde, Galeno relata los efectos analgésicos del opio y la mandrágora y menciona medios físicos para quitar el dolor. Después, Paracelso, luego, Priestley, más adelante, Faraday y Hickman, Clarke, Colton, Wells, Morton, Wohler, hasta Leriche y los científicos de hoy, avanzan en pasos sucesivos hasta obtener los más sofisticados compuestos químicos que permiten increíbles resultados en los más variados tipos de dolor. A este universo de los analgésicos se suman procedimientos quirúrgicos de formidable eficacia, además de numerosos métodos locales a base de infiltrados o bloqueos analgésicos y los más diversos métodos físicos.

Los elementos anatómicos que intervienen en el dolor constituyen factores fundamentales para definir su fisiopatología. Las neuronas son las unidades funcionales del sistema nervioso, se conectan entre sí por la contigüidad de las neurofibrillas y se disponen formando cadenas o grupos de cadenas que forman un sistema funcional especial. La neurona está constituida por el cuerpo celular y dos clases de prolongaciones: el axón o cilindro eje y las dendritas. El cuerpo posee un gran núcleo vesicular y citoplasma. Las dendritas son prolongaciones protoplasmáticas de la neurona que sirven para recibir los estímulos y conducirlos al cuerpo celular. El axón es una prolongación del citoplasma del cuerpo celular hasta la terminación periférica y conduce los impulsos hacia otra neurona.

Las neuronas se clasifican en unipolares, bipolares y multipolares. Las unipolares se encuentran en los ganglios de las raíces posteriores y en los ganglios de los nervios craneales; las bipolares, únicamente en los ganglios vestibulares y coclear, y las multipolares, en los ganglios simpáticos y en todo el sistema nervioso central. Desde el punto de vista fisiológico, las células unipolares y bipolares actúan como unidades sensitivas y las multipolares como unidades motoras y de correlación. Las neuronas autónomas son multipolares, y su tamaño y forma varían, así como la longitud y cantidad de sus prolongaciones.

Las fibras nerviosas son prolongaciones de las neuronas, pero forman parte de ellas. Algunas fibras poseen una cubierta constituida por una vaina de mielina o neurilema o mezcla de las dos. Según la cubierta que tengan, las fibras se han clasificado en cuatro tipos estructurales: 1) Axones desnudos, sin ningún tipo de vaina, que se encuentran en la sustancia gris del sistema nervioso central. 2) Fibras amielínicas, que llevan un tenue neurilema que rodea el axón; corresponden al sistema autónomo y a las finas fibras aferentes de los nervios raquídeos. 3) Fibras mielínicas, sin vaina

de neurilema, provistas de una vaina mielínica no segmentada que configura la sustancia blanca del cerebro o de la médula. 4) Fibras mielínicas con vaina de neurilema que rodea la vaina de mielina y que componen la masa de los nervios raquídeos. Las fibras transportan la sensibilidad al dolor o la sensibilidad terminal.

Desde el punto de vista funcional, las neuronas pueden dividirse en tres categorías: receptoras, de relación y efectoras. Las receptoras están en conexión con órganos sensoriales superficiales o terminales profundos, y son las que reciben estímulos. Las de relación, llamadas también internunciales, conectoras o intercalares, son las que reciben impulsos de las ramas centrípetas de las receptoras y las relacionan con los estímulos procedentes de otros receptores situados dentro del sistema nervioso central. Las efectoras o conductoras eferentes conducen impulsos desde el sistema nervioso central a un órgano, músculo, glándula o folículo piloso.

La sensibilidad del organismo a los estímulos intrínsecos o extrínsecos depende de un sistema receptor integrado por receptores (órganos terminales de recepción) y neuronas receptoras. Las neuronas receptoras tienen sus células nerviosas en los ganglios de los nervios raquídeos y craneales; sus cilindros-eje terminan periféricamente en forma de fibras amielínicas desnudas o en órganos receptores, denominados simplemente *receptores*.

Según su localización, los receptores se dividen en exteroceptores o interoceptores. Los *exteroceptores* son terminaciones nerviosas libres y órganos encapsulados, como los corpúsculos de Merkel, Meissner, Ruffini, Golgi, Mazzani, y los folículos pilosos y bulbos terminales de Krause. Estos reciben todos los estímulos de las superficies externas. Los *interoceptores* abarcan las terminaciones del campo receptor interno y se componen de dos grandes subgrupos: los propioceptores, que comprenden los haces musculares, los corpúsculos de Golgi y Pacini, y las terminaciones nerviosas libres; los visceroceptores, integrados por terminaciones nerviosas libres, situadas en las paredes viscerales, y por los corpúsculos de Pacini del mesenterio.

Las fibras nerviosas soportadoras de las sensaciones conducen los impulsos nerviosos en sentido central. En condiciones normales, los impulsos dolorosos son recibidos por terminaciones nerviosas desnudas que forman un retículo plexiforme, dispuesto en forma difusa en los tejidos sensibles al dolor. La sensación dolorosa se transmite a través de fibras nerviosas periféricas de diverso tamaño. El dolor es recibido y transmitido por fibras nerviosas mielínicas y amielínicas que tienen su cuerpo celular en los ganglios de los nervios craneales y raquídeos.

En la fisiopatología, el dolor se define como un síntoma sensorial desagradable asociado a un daño de los tejidos dado por la activación de los nociceptores periféricos, por liberación de neurotransmisores. Con disminución del umbral de respuesta de fibras nociceptivas.

Se produce por un estímulo externo que activa las células nerviosas receptoras enviando un mensaje desde la médula espinal hasta el cerebro.

El tratamiento incluye terapia farmacológica, con medicamentos y terapia con medicina física o electromedicina, mediante la aplicación de corrientes diferentes y ondas sónicas que se encuentran en distintos dispositivos de electroterapia.

Caries
Olga Marcela Malagón Baquero

La caries dental se considera una de las enfermedades predominantes en el mundo. En ella hay desmineralización de la parte inorgánica y destrucción de la sustancia orgánica. Constituye un proceso patológico que puede aparecer sobre cualquier superficie del diente donde se presente estancamiento de alimentos y formación de placa.

🖥 Caso clínico 1

El paciente acude al consultorio quejándose de sensibilidad al ingerir alimentos dulces, fríos e incluso salados. Relata que estaba masticando chicle cuando al tocarse con la lengua tuvo la sensación de un hueco irregular y cortante.

Al examinar, clínicamente se observa una obturación antigua fracturada, en cuyos bordes se presentan unas zonas discontinuas de color café en las que al explorar se detecta una superficie irregular (figura 8.1).

Figura 8.1. Obturación fracturada que ocasiona molestias en la lengua

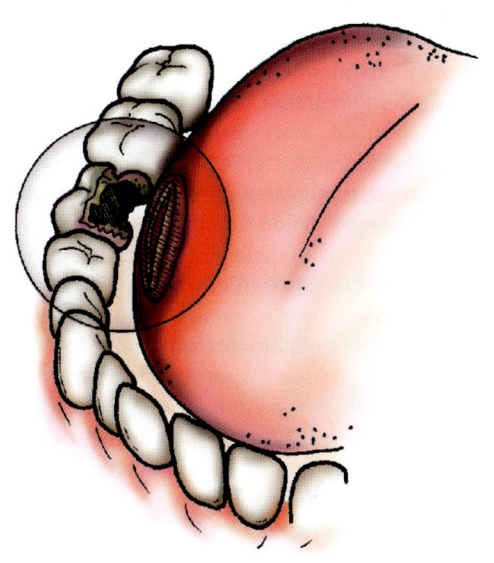

Este problema se origina en superficies donde se ha facilitado el depósito de placa, ya sea por mala higiene del paciente, porque no se ha hecho buen uso de la seda dental o porque muchas veces se presentan zonas de difícil acceso al cepillado por la posición dentaria; por una morfología dental en la que las fosas y fisuras son zonas de estancamiento alimenticio; en puntos de contacto de regiones cervicales en contacto con márgenes gingivales; en obturaciones defectuosas, desadaptadas o sobrecontorneadas; en pacientes con aparatología ortodóntica, férulas o restauraciones que favorecen la acumulación de placa y estancamiento de alimentos, como ganchos de dentaduras y coronas que no siguen el contorno del diente.

Sin embargo, no son estas las situaciones que llevan directamente a la ocurrencia de caries; muchos dientes no son susceptibles, a pesar de las circunstancias, y son muchos los factores que intervienen en su producción. Para que se produzca caries tiene que haber un huésped con dientes altamente susceptibles, microorganismos, sustrato para los microorganismos y tiempo suficiente para que se alcance una concentración elevada de placa por una dieta alta en azúcares.

La caries es la enfermedad bucal más común, infecciosa, prevalente, no contagiosa, crónica, multifactorial, ejerce un enorme impacto en los sistemas de salud pública de los países industrializados y en desarrollo y se considera que es producto de la civilización moderna, ya que según estudios realizados el hombre prehistórico rara vez sufrió esta lesión y se ha encontrado que la alimentación civilizada tiene mayor influencia en la frecuencia de caries. Es una importante causa de la pérdida dental, y representa ausencias en la actividad escolar y en el trabajo. La aparición de caries depende del medio ambiente y de factores relacionados con el huésped; la presencia de bacterias cariogénicas como *Streptococcus mutans, Streptococcus sobrinus* y algunas especies de *Lactobacilos,* así como la exposición continua a los ácidos producidos por estas que conducen a la descalcificación dental; la incorrecta higiene oral, la exposición al fluoruro, el factor socioeconómico y, por supuesto, el componente genético que controla la susceptibilidad del huésped; la ingestión de determinados alimentos, vía de administración, forma física, composición química y otros componentes de la dieta influyen en la cariogenicidad, aun cuando haya programas de prevención y administración de fluoruros por diferentes vías.

Los alimentos modernos —elaborados, compuestos de carbohidratos refinados y puros— producen más caries que los naturales combinados. Las bebidas carbonatadas causan desmineralización del esmalte debido a factores como el pH. La combinación de cola sacarosa y miel es cariogénica y, adicionalmente, produce erosión. En cuanto a la leche, la humana es más cariogénica que la de vaca, probablemente porque tiene un alto nivel de lactosa. El chicle con azúcar también favorece la acumulación de placa en los dientes y por lo tanto la caries, pero se ha comprobado que la saliva secretada por la masticación de chicle sin azúcar después de las comidas reduce la incidencia de caries, porque remueve la placa mediante la fricción de la goma contra el esmalte, estimula la producción de saliva de unas 6 a 7 veces, neutraliza los ácidos que dañan el esmalte, se libera calcio y fosfato, se neutralizan los ácidos de la boca en el menor tiempo, lo que hace que pacientes con xerostomía por enfermedades como la hipertensión, diabetes, estrés e inmunosuprimidos, mujeres menopáusicas por la disminución de estrógenos, pacientes con fármacos antidepresivos, acumulen placa bacteriana. El chicle contiene polioles como sorbitol, xilitol (para lograr el efecto antibacteriano debe contener 5 g como mínimo), maltitol y manitol que son metabolizados lentamente por las bacterias reduciendo el depósito de placa bacteriana y la formación de caries, por su contenido de estearato de sodio elimina las manchas extrínsecas que dejan el consumo de bebidas oscuras como el té, café y vino, así como el cigarrillo.

La caries se considera también una urgencia odontológica cuando el paciente ha dejado avanzar el proceso carioso hasta que hay cavitación del esmalte y lesión en la dentina. La sintomatología se produce al ingerir cualquier alimento frío o caliente. Radiográficamente se observa una lesión semicircular que se dirige hacia abajo, muy cerca de la cámara pulpar.

Clínicamente, al explorar la superficie esta es discontinua, las fibras dentinales se aprecian alteradas, de color amarillo y reblandecidas.

También es posible que el paciente refiera sensibilidad y empaquetamiento de comida en el espacio interproximal, donde incluso le es difícil introducir la seda dental (figura 8.2).

Figura 8.2. Empaquetamiento en el espacio interproximal con dificultad para introducir la seda dental

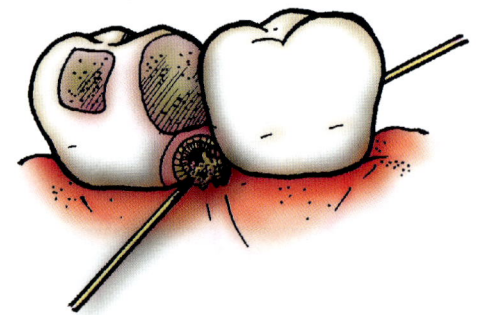

Al analizar clínicamente se observa una zona traslúcida debajo del surco marginal donde hay alteración en la coloración, lo que determina una caries interproximal. Refleja la luz de la lámpara dental en el espejo bucal en dirección de los puntos de contacto para poder observar la sombra.

Para detectar este tipo de caries hay ayudas diagnósticas como la transiluminación con fibra óptica, que transmite la luz a través de un diente al colocar el rayo proveniente de una fuente de luz intensa, de una punta fina de 0,5 mm, desde la superficie bucal o lingual en una angulación de 45° en relación con las superficies oclusales y orientado hacia apical. Se observa la caries como una sombra desde la superficie oclusal. Existe actualmente la técnica de imágenes digitales con fibra óptica (TFOD) que tiene un receptor especial llamado dispositivo de carga acoplada (CCD, por su sigla en inglés). El receptor contiene fotocélulas que convierten la energía del fotón en corriente eléctrica, la cual se transmite a un videoprocesador que convierte las corrientes de las fotocélulas en valores de colores que se muestran en un monitor. También está el método diagnóstico que utiliza fluorescencia cuantificada inducida por luz láser (QLF, por su sigla en inglés) y permite captar las lesiones cariosas por pérdida de minerales en el esmalte; este método es más sensible en dientes temporales que en permanentes y sirve mucho para evaluar las medidas preventivas en pacientes con alta susceptibilidad a la caries dental que se han sometido a tratamientos de ortodoncia. Se utiliza para diagnosticar la caries dental en superficies lisa y oclusal, se basa en el transporte de luz roja emitida por un haz de fibras que llegan a la punta de la pieza, la que se coloca en la superficie del diente para que la luz penetre en el interior, los fotones reflejan la fluorescencia, la intensidad de la luz se muestra en el rango de 0, que es la mínima, a 99, que es la máxima. El valor es 18 cuando la caries dental se encuentra limitada al esmalte y la dentina en condiciones húmedas, en condiciones secas el valor es 21. Estos dispositivos vienen en forma de lápiz o de cuña, son económicos y fáciles de manejar, y realizan las mediciones con rapidez. Además de los sistemas mencionados, existen los de diagnóstico basado en mediciones con ultrasonido que permiten la detección temprana de caries oclusales, el ultrasonido actúa de manera diferente de acuerdo con la propiedad acústica del tejido con la que se encuentre, como atenuación, absorción, dispersión y velocidad. Cualquiera que sea el método diagnóstico que se utilice, es necesario calibrar el instrumento antes de la medición y la calibración de cada diente, se debe limpiar la superficie del diente para que la medición permita un diagnóstico verdadero; las zonas con fluorosis o tejidos dentales hipomineralizados pueden dar diagnósticos falsos.

Para confirmar el diagnóstico se puede tomar una radiografía, preferiblemente de aleta de mordida, donde las zonas afectadas se pueden observar como una descalcificación del esmalte, radiotransparencia en forma de cuña debajo del punto de contacto. Estas radiografías son un complemento importante cuando se sospecha una lesión; de lo contrario, puede sobredimensionarse el tamaño por errores de proyección. La calidad de la imagen depende del proceso de revelado, debe ser oscura con buen contraste.

Existen métodos como la inspección visual realizada con el sistema ICDAS II (por sus siglas en inglés de International Caries Detection and Assessment System) y el sistema NYVAD; también existen índices para el diagnóstico que permiten evaluar la prevalencia de las caries, ellos son: el CEOD utilizado en dentición temporal (dientes cariados, extraídos y obturados) y en la dentición permanente se utiliza el COPD (dientes cariados, perdidos y obturados).

El sistema ICDAS II se basa en un sistema de clasificación visual, que incluye seis criterios y gracias a que permite una detección temprana de la caries, se considera confiable y preciso, y contribuye reducir la prevalencia de esta enfermedad. La nomenclatura comprende dos dígitos, el primero, de 0 a 8, corresponde al código de restauración y sellante, el número 9, al código de diente ausente; y el segundo dígito, de 0 a 6, al código de caries en esmalte y dentina (tabla 8.1).

Tabla 8.1 Criterios ICDAS II

ICDAS II	Umbral visual
0	Sano
1	Mancha blanca/marrón en esmalte seco
2	Mancha blanca/marrón en esmalte húmedo
3	Microcavidad en esmalte seco <0,5 mm
4	Sombra oscura en dentina vista a través del esmalte húmedo, con o sin microcavidad
5	Exposición de dentina en cavidad <0,5 mm hasta la mitad de la superficie del diente seco
6	Exposición de dentina en la cavidad mayor a la mitad de la superficie dental

Fuente: Clasificación de caries en esmalte y dentina, Maryland, USA, 2007.

El sistema NYVAD permite diferenciar las lesiones de caries activas e inactivas de acuerdo con una combinación de criterios visuales y táctiles, y las clasifica en tres niveles de gravedad dependiendo de la profundidad de las lesiones: superficie intacta, discontinuidad superficial en el esmalte y cavidad evidente en la dentina (tabla 8.2).

Tabla 8.2 Criterios NYVAD

Nivel	Categoría	Criterios
1	Sano	Traslucidez, textura normal del esmalte
2	Caries activa (superficie intacta)	Opacidad blanquecina/amarillenta del esmalte
3	Caries activa (discontinuidad superficial)	Microcavidad en esmalte
4	Caries activa (cavidad)	Cavidad en esmalte y dentina
5	Caries inactiva (superficie intacta)	Microcavidad o cavidad pequeña
6	Caries inactiva (discontinuidad superficial)	Cavidad en esmalte y dentina

Fuente: Clasificación de Nyvad et al. 1999.

La caries es una lesión que causa desmineralización, disolución, ablandamiento de los tejidos dentales y, por lo tanto, cavitación; a diferencia de la atrición y abrasión, que pueden producir cavidades, pero sin ablandamiento del tejido dental y sin socavación. Asimismo, se debe diferenciar de la erosión, cuya cavidad tiene forma de platillo, es poco profunda y sin socavación de las paredes. La hipocalcificación también se podría confundir con caries por la opacidad que se forma en el esmalte cuando se inicia la lesión, y solo puede diferenciarse microscópicamente.

La caries se puede clasificar por la actividad de la enfermedad o por la localización anatómica. Según su actividad, se encuentra caries dental activa en esmalte o en dentina, y caries dental detenida en esmalte o en dentina. Por su localización anatómica puede ser: en la superficie lisa del esmalte (mancha blanca y lesión cavitada); en la superficie oclusal (en fosas y en fisuras); radicular (en cemento o en dentina expuesta); caries dental de la niñez temprana; caries rampante.

Se pueden presentar diferentes tipos de lesiones:

▶ **Lesión primaria:** Es aquella que aparece sobre superficies sanas lisas o en las fosas y fisuras, donde no ha habido restauración.
▶ **Lesión secundaria o caries dental recurrente:** Esta lesión aparece en la unión del esmalte con la restauración.
▶ **Caries dental residual:** Cuando la remoción de la caries dental ha sido incompleta y se ha colocado el material de restauración por encima de esa caries.
▶ **Caries dental oculta:** Lesión que se localiza por debajo del esmalte intacto en la dentina. No se detecta fácilmente en el examen clínico. Se observa radiográficamente.
▶ **Caries dental rampante:** Ataca a todas las superficies de los dientes primarios.
▶ **Caries dental de la niñez temprana:** Es la comúnmente denominada *caries del biberón*. Son lesiones que se localizan sobre la superficie vestibular de los incisivos superiores y primeros molares temporales en niños desde los seis meses hasta los dos años. Involucra factores socioeconómicos y culturales como pobreza, condiciones de vida precaria, bajo nivel educativo de los padres, estilos de vida, limitación en el acceso y disponibilidad de los servicios de salud bucal.
▶ **Caries dental detenida:** Cuando la lesión se detuvo permitiendo la esclerosis de los túbulos dentinales de la dentina infectada.
▶ **Caries dental activa:** Cuando la lesión muestra cambios en la dureza, la textura, el color y sintomatología dolorosa a estímulos como el frío, calor y alimentos dulces.
▶ **Caries dental asociada a radiación:** Cuando el paciente ha sido sometido a radioterapia.

La caries se puede clasificar también como incipiente, dentinal y del cemento. Cuando la caries es incipiente ataca únicamente el esmalte, se observa un área blanca y lisa de aspecto de yeso, no hay cavitación y es detectable radiográficamente.

Histológicamente, en la lesión cariosa se presentan cinco zonas (figura 8.3):

▸ Zona transparente a la luz desestructurada.
▸ Zona oscura a trasluz y clara con luz de reflexión. Se observa pérdida de la sustancia interprismática del esmalte y la mayor prominencia de los prismas, estriaciones transversales de los prismas de esmalte y líneas o bandas. Microporos en la superficie.
▸ Centro de la lesión. Hay mayor desmineralización, destrucción. Se puede apreciar clínicamente.
▸ Capa superficial intacta.
▸ Cavitación. La extensión de la lesión produce cavitación del esmalte llegando a extenderse a la dentina.

Figura 8.3. Zonas histológicas del esmalte lesionado

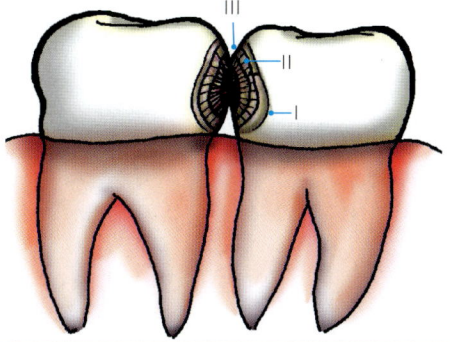

I. Zona transparente a la luz. II. Zona oscura. III. Centro de la lesión

La lesión de la dentina se caracteriza por la progresión de la caries del esmalte que forma cavitación y ataca el tejido dentinario. Clínicamente, la dentina cambia desde una mancha color paja a un color café oscuro, casi negro, al progresar el proceso carioso. Al hacer un sondeo con el explorador se aprecia pérdida de la continuidad de la superficie por invasión bacteriana, multiplicación de microorganismos, penetración y excavación. Los microorganismos, al penetrar a los canalículos dentinarios, generan una presión intratubular, provocando formaciones patológicas (figura 8.4). Pueden observarse las siguientes zonas:

▸ **Zona de desmineralización:** La dentina normal se descalcifica por los ácidos microbia-

nos que producen en su mayoría los lactobacilos acidógenos. No hay solución de continuidad. Desaparece la transparencia.

▸ **Zona de tracto muerto:** La zona de reflexión lumínica se reduce a medida que aumenta la invasión bacteriana.
▸ **Zona dentina esclerótica:** Cuando el proceso es agudo de evolución rápida y mínima reacción de defensa, la zona es dura al sondeo y su preparación indolora. La estructura es fina e irregular y presenta una coloración amarilla. Cuando la lesión es crónica, el color es de amarillo a café oscuro, la preparación debe hacerse más cuidadosamente.
▸ **Dentina normal:** En esta zona la caries es moderada, no está muy afectada.
▸ **Dentina terciaria:** La dentina se encuentra irritada, irregular, hay una reacción de defensa.

Figura 8.4

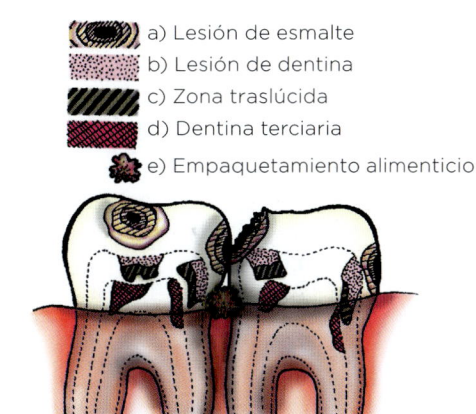

a) Lesión de esmalte
b) Lesión de dentina
c) Zona traslúcida
d) Dentina terciaria
e) Empaquetamiento alimenticio

La caries del cemento se presenta en pacientes con retracción gingival, al quedar descubierta la raíz del diente se deposita placa microbiana en esta zona, los microorganismos penetran lateralmente en las fibras de Sharpey calcificadas o en los haces de fibras por la conformación concéntrica de las capas del cemento y se produce un ablandamiento superficial del cemento.

Tratamiento

Al hablar del tratamiento para los pacientes que sufren caries no se debe referir solo a la rehabilitación de la lesión que ha dejado la enfermedad, sino también a diagnosticar correctamente por qué se presenta para evitarla.

Para prevenir la caries se han utilizado diferentes formas de administración de los fluoruros de acuerdo con las políticas de cada país. En algunos lo incluyen en el agua, en la leche, en la sal para cocinar, en aplicaciones de flúor en gel en la consulta odontológica, o disponen que el azúcar añadido a los alimentos en lugar de que sea de caña, se obtenga del abedul o de otras plantas.

Es importante tenerlo en cuenta, ya que, si se sobrepasa el límite de aplicaciones o de ingesta, se puede sobrepasar la dosis necesaria y producirse una fluorosis. El uso del flúor ha disminuido la aparición de caries, pero ha cambiado las tendencias por lo que los países más desarrollados han creado modelos para identificar la probabilidad de sufrir la enfermedad, ese riesgo se identifica con los siguientes indicadores (tabla 8.3):

- Haber tenido caries en la dentición temporal.
- Volúmenes de producción salival, teniendo en cuenta que la concentración salival debe estar normalmente en 1 mL/m.
- Concentraciones de *Streptococcus mutans* y lactobacilos. Son altos los niveles cuando hay más de 100.000 por mililitro de saliva.
- El pH salival normalmente debe estar en 7,30 y 7,50.
- Consumo de alimentos, frecuencia, cantidad, adhesividad de los hidratos de carbono.
- Situación socioeconómica del individuo.
- Higiene dental.

Tabla 8.3 Control de riesgo de caries

Riesgo	Evaluación clínica	Tratamiento
Bajo	Superficies dentales en buen estado.	Instrucción de higiene oral. Mantenimiento una vez al año. Utilizar colutorios o enjuagues de fluoruro después del cepillado nocturno una vez por semana.
Medio	Lesiones incipientes de caries. Descalcificaciones. Raíces expuestas. Poca salivación. Resequedad en las mucosas. Presencia de placa bacteriana.	Recomendar modificación de la dieta. Medir el volumen de la saliva. Registro del volumen de secreción salival. Aplicación de flúor. Eliminar la infección siguiendo los pasos correspondientes para colocar una obturación. Controlar placa bacteriana. Revisar técnica de cepillado. Recomendar uso de enjuagues con flúor todas las noches antes de acostarse. Si el paciente es de estrato económico bajo, por prevención colocar barniz con flúor en los molares. Reinstrucción de higiene oral.
Alto	Lesiones profundas de caries que afectan la dentina. Dificultad en la limpieza por la presencia de aparatología ortodóntica, prótesis fijas o removibles.	Retirar la caries. Si es muy profunda, tomar radiografía, restaurar la lesión cavitaria. Aplicar agentes remineralizantes. Colocar sellantes en molares y premolares, en manchas blancas. Revisar la dieta del paciente, verificar si requiere modificación en la que se reduzcan hidratos de carbono refinados. Si el paciente tiene resequedad en las mucosas o está tomando algún medicamento que le disminuye la saliva, recomendar saliva artificial. Recomendar pastas dentales con agentes antibacterianos. El uso de antisépticos como la clorhexidina (en niños menores de 6 años no está indicado, utilizar mejor yoduro de potasio con polivinilo pirrolidona al 10 %). Reinstrucción de higiene oral. Debe recurrir a consulta de mantenimiento cada cuatro meses para controlar el riesgo.

Cuando la lesión es profunda, se debe hacer un diagnóstico adecuado de la sintomatología del paciente, a quien se le pregunta si la sensibilidad es provocada por alimentos fríos, calientes, ácidos, si el dolor es espontáneo, continuo, intermitente.

Si la cavidad ha estado expuesta mucho tiempo al medio oral y la caries es muy profunda, se coloca anestesia, si es necesario.

Se procede a limpiar las paredes con una fresa redonda de carburo para extraer completamente la lesión cariosa, así como los restos de obturación que han quedado en la cavidad (figura 8.5). Delimitar la cavidad con fresas redondas de carburo (figura 8.6).

Utilizar excavadores para terminar de retirar el tejido infectado cuidadosamente; en estos casos se aconseja utilizar un detector que podría ser una solución de fucsina básica en propilenglicol al 0,5 %, se aplica *spray* y en seguida se nota una mancha roja que sería la caries residual. Se retira esta caries residual, se limpia la cavidad con gluconato de clorhexidina al 0,1 % (figura 8.7). Se aplica una fina capa de hidróxido de calcio [Ca(OH)$_2$] y sobre esta, cemento de fosfato de zinc (figura 8.8).

Muchas veces durante el procedimiento de escariación se produce una exposición puntiforme de la pulpa. Cuando esto ocurre se seca cuidadosamente, se aplica una capa delgada de hidróxido de calcio o se coloca un material temporal sedante como el óxido de zinc eugenol. Cuando hay exposición se aconseja aislar el campo operatorio con tela de caucho para evitar contaminación pulpar.

Figura 8.6. Delimitación de la cavidad con fresa número 556 o 701

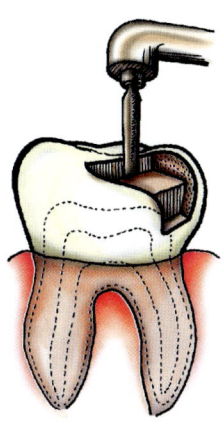

Figura 8.7. Cucharilla escariadora para eliminar residuos de caries

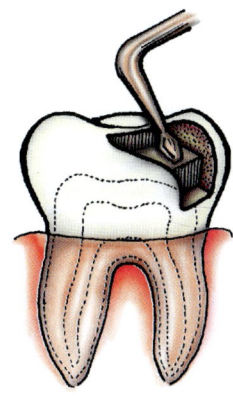

Figura 8.5. Apertura con fresa redonda

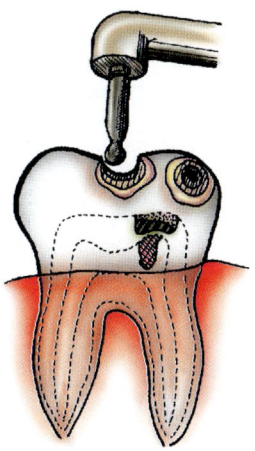

Figura 8.8. Aplicación de hidróxido de calcio en el piso de la cavidad y paredes axiales

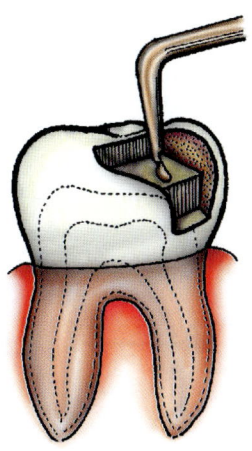

Si la cavidad es muy extensa y se requiere una reconstrucción grande, obturar con ionómero de vidrio restaurativo mientras se realiza el tratamiento definitivo, ya sea una obturación en amalgama pines o una restauración como una incrustación sobre el hidróxido de calcio (figura 8.9).

Figura 8.9. Obturación provisional

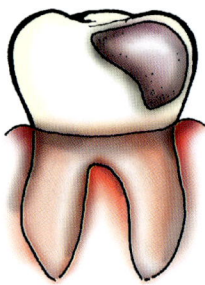

Se le debe recomendar al paciente no comer nada durante una hora para evitar filtraciones durante el endurecimiento del material de obturación.

Como parte del tratamiento para la caries se debe tener en cuenta la aplicación de fluoruros y clorhexidina. Desde 1940, gracias a los resultados de estudios clínicos, se ha observado que la caries puede controlarse casi por completo, los productos mencionados son para pacientes sanos, casos de alta vulnerabilidad a la caries y pacientes con prótesis fijas cementadas como parte del mantenimiento preventivo. Los resultados han sido tan buenos que se han lanzado al mercado enjuagues fluorados de uso semanal al 0,2 %, de uso diario al 0,05 %, fluoruros tópicos de aplicación profesional, barnices fluorados en el hilo dental que ayudan a dejar depósitos de flúor en los espacios interproximales, goma de mascar fluorada que ha resultado ser más efectiva que los enjuagatorios semanales de fluoruro de sodio al 0,2 %, incluso hay disponibles selladores de fosas y fisuras que liberan flúor por intercambio iónico, amalgamas, composites, ionómeros vítreos, cementos de policarboxilato y compómeros con los que se consigue una liberación constante y prolongada de este elemento que produce niveles altos en la saliva y la placa, de manera que se logre controlar la caries.

Resumen

Para el tratamiento de la caries se requiere anestesia, retirar la lesión o causa irritativa, limpiar la superficie con gluconato de clorhexidina al 1 %, aplicar una base intermedia si se requiere (ionómero de vidrio) y material de obturación.

Hipersensibilidad dentinal

Jorge Enrique Llano Rodríguez - Claudia Ramírez Villamizar - Olga Marcela Malagón Baquero

Se denomina de esta manera a la reacción dolorosa de corta duración que ocurre en la dentina expuesta, por lo general del área cervical, ante un estímulo intraoral (figura 8.10).

Figura 8.10. Mecanismo de la hipersensibilidad dentinaria

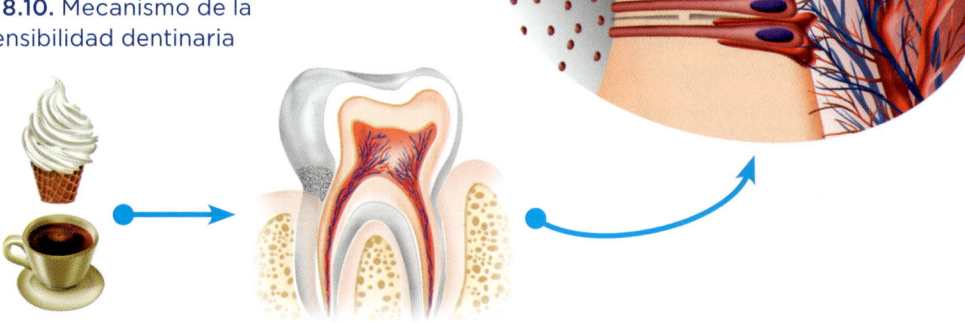

Caso clínico 2

Una paciente de 38 años de edad consulta por extrema sensibilidad en los dientes posteriores del maxilar superior, la cual se desencadena con el mínimo contacto, al tomar bebidas frías o calientes, alimentos ácidos, sal y aun con el paso del aire al abrir la boca o hablar; la paciente refiere que esta sintomatología se ha incrementado durante las dos últimas semanas, después de concluir un tratamiento periodontal, consistente en varias sesiones de raspado y alisado radicular.

En el examen clínico se observa recesión gingival con exposición de dentina en la zona palatina de molares y premolares superiores; hay acumulación de placa y gingivitis.

Se suele presentar en pacientes con trauma oclusal, bruxismo, lesiones cervicales no cariosas, o asociarse con agentes blanqueadores, también por acción de la enfermedad periodontal o su tratamiento, la prevalencia es notablemente más alta en pacientes periodontales (60 %-98 %) que en la población general (4 %-57 %).

Los mecanismos que incrementan la sensibilidad son aún desconocidos, es probable que los estímulos térmicos, mecánicos o químicos aplicados sobre los túbulos dentinales abiertos desplacen el fluido dentinal que contienen, generando una deformación del odontoblasto dentro del túbulo que produce una estimulación mecanorreceptora de las fibras nerviosas del lado pulpar de los túbulos dentinales (teoría hidrodinámica de Bränström).

Hay varias situaciones que presentan una sintomatología similar, por ejemplo, caries radicular o recurrente, en alguna de las obturaciones presentes; después de tratamientos de operatoria con eliminación de caries profunda, exposición pulpar, obturaciones que contacten prematuramente, dientes fracturados o agrietados, restauraciones descementadas, o fracturadas y móviles, condiciones que deben diferenciarse de la hipersensibilidad dentinal que es un problema frecuente en los dientes con la zona cervical expuesta, y probablemente los síntomas sean consecuencia de la estimulación por las toxinas y demás productos bacterianos, moléculas de oxígeno libre proveniente de agentes blanqueadores, u otras sustancias que penetran a través de las prolongaciones odontoblásticas causando alteraciones inflamatorias en la pulpa y disminución en el umbral del dolor; también, los ácidos usados en procesos restaurativos, alimentos, o medicamentos en forma de pastillas para chupar o enjuagues que dejan túbulos dentinales abiertos hacen a la dentina más permeable.

La hipersensibilidad dental que ocurre como consecuencia de la exposición de dentina es por lo general temporal y se reduce rápidamente; en algunas ocasiones es muy severa y persistente, en tales casos, requiere tratamiento.

Lo más importante para la desensibilización es establecer un método eficaz para el autocontrol de placa, el cual, por sí solo, puede ser suficiente. En ocasiones, es necesaria la aplicación tópica de uno o varios agentes hasta obtener resultados satisfactorios.

Entre los agentes utilizados se encuentran los corticosteroides, que tienen una acción sedante y antiinflamatoria sobre la pulpa.

Otros agentes actúan sellando o reduciendo el diámetro de los túbulos dentinales; entre ellos se encuentra el hidróxido de calcio, fluoruro de estaño estabilizado más polifosfato, citrato de sodio, hidrofosfato de calcio, arginina más carbonato de calcio, acetato de estroncio más fluoruro de sodio y nitrato de plata; este último se utilizaba en el pasado, pero no es recomendable por la producción de manchas negras sobre la superficie de los dientes.

El cloruro de estroncio, además de obliterar los túbulos dentinales, modifica la transmisión de los impulsos y estimula la formación de dentina secundaria. La formalina también ha sido utilizada para precipitar las proteínas de las prolongaciones odontoblásticas.

El nitrato de potasio, aplicado frecuentemente para aumentar la concentración de iones K, tiene un efecto sobre las terminaciones nerviosas.

Muchos de los agentes mencionados son aplicados por el paciente en forma de enjuague, gel o dentífrico. Otros métodos, como la iontoforesis que utiliza corriente eléctrica para facilitar la penetración de iones de flúor en el tejido dental y sustancias con características especiales o mayor concentración, deben ser aplicados por el profesional.

La hipersensibilidad que ocurre por abrasión o erosión de áreas cervicales puede ser tratada con *primers* y acondicionadores, cementos de ionómero de vidrio, adhesivos y resinas.

En la actualidad, también se utiliza la terapia con láser para mejorar la sensibilidad dental; sin embargo, esta terapéutica no es nueva y se ha empleado con éxito desde 1985, por Matsumoto et al.; desde entonces numerosos estudios confirman la efectividad de dicho tratamiento. Los láseres más utilizados son los de baja densidad de potencia, como los de diodo, estos equipos disminuyen la sensibilidad, debido a que tienen efecto analgésico y a nivel nervioso; se recomienda utilizar el láser y acompañarlo con agentes desensibilizantes.

Resumen

La hipersensibilidad dentinal es la sensibilidad exagerada de los dientes. Hay dolor, generalmente de corta duración, el cual se desencadena con frío, calor, alimentos ácidos, salados o al contacto. Lo más importante para su tratamiento es un estricto control de placa por parte del paciente. Si la sintomatología persiste, se prescribe o aplica algún agente desensibilizante. En la hipersensibilidad por abrasión o erosión de áreas cervicales pueden ser útiles algunos materiales adhesivos para restauración. Un adecuado protocolo de terapia láser también puede reducir la hipersensibilidad dentinaria.

Hiperemia pulpar

Olga Marcela Malagón Baquero

Es una lesión inflamatoria incipiente ocasionada por la ausencia de esmalte protector o cemento cervical que deja expuestos los túbulos dentinarios al medio ambiente. Es la respuesta inicial reversible del ciclo de inflamación pulpar. La Asociación Americana de Endodoncistas la define como un incremento en el volumen sanguíneo por dilatación de los vasos en un tejido como la pulpa. No se debe confundir el término *hiperemia* con *hipersensibilidad*. Cuando hay interferencia de la circulación pulpar por fuerzas que actúan sobre el diente se causa compresión de los vasos sanguíneos que pasan a través del foramen apical, hace presión contra las terminaciones nerviosas produciendo hiperemia pulpar e hipersensibilidad a los cambios térmicos. Al aplicar calor se produce una hiperemia transitoria y al aplicar frío se produce una respuesta de hipersensibilidad.

La respuesta es un dolor agudo de leve a moderado que permanece por un momento y desaparece cuando se retira la causa.

🖥 Caso clínico 3

Se presenta el paciente quejándose de un dolor intenso y de corta duración al tomar líquidos fríos. Al observar clínicamente no hay caries ni obturaciones defectuosas, los cuellos se encuentran descubiertos, hay pérdida de cemento y retracciones gingivales, que causan sensibilidad en los cuellos por efecto del trauma oclusal o del cepillado inadecuado (figura 8.11).

Figura 8.11. Abrasión por cepillado

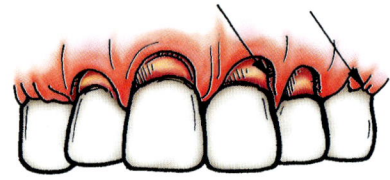

El paciente refiere dolor agudo transitorio durante la masticación, pero no sabe exactamente en qué diente se localiza; al observar se encuentra un molar sin protección cuspídea que ha sido sometido a una restauración grande y se ha producido desgarro oclusal en la dentina. Al introducir un rollo de algodón entre el diente sospechoso y el antagonista, se hace morder al paciente con presión y luego abrir: si se produce un dolor agudo momentáneo, el diagnóstico es acertado.

También suele presentarse el paciente que dice sentir dolor al comer un dulce o una sustancia amarga; al analizar con el explorador se nota una desadaptación de la amalgama y, por lo tanto, hay exposición de los túbulos dentinarios.

Con frecuencia llega al consultorio el paciente que se queja de dolor al morder. Clínicamente, las obturaciones de amalgama están bien adaptadas, no hay cuellos descubiertos, ni superficies desprovistas de esmalte, y radiográficamente se observa una cavidad muy profunda, ante lo cual se puede pensar que se trata de un caso que ha sido sometido durante mucho tiempo a sustancias químicas desinfectantes, ya sea alcohol, peróxido de hidrógeno, fenol, etc. Estas sustancias penetran a través de los túbulos dentinarios durante la preparación de cavidades profundas alterando la pulpa y, muchas veces, bloquean su circulación.

Caso clínico 4

Llega de urgencia la paciente de 17 años que ha sido sometida a un tratamiento ortodóntico prolongado y, por consiguiente, a grabadores ácidos que incrementan la permeabilidad a irritantes locales, presenta sensibilidad al frío e incluso en los dientes anteriores a la corriente del aire al abrir la boca.

Con alguna frecuencia consulta el paciente a quien la semana anterior se le obturó un molar y de inmediato experimentó sensación de corrientazos. Esto hace pensar en la acidez inicial de los cementos de fosfato de zinc o en la falta de hidróxido de calcio como base en la cavidad, lo que determina que una cavidad profunda que ha estado expuesta al medio por un tiempo prolongado, al estar la amalgama directamente sobre el piso de la cavidad, ante los cambios térmicos, irrita la pulpa.

También hay hiperalgesia en el paciente que ha sido temporalizado sin que los bordes de la temporal se adapten adecuadamente en la línea terminal de la preparación y el paciente no resiste el agua fría en la boca.

El diente puede estar resentido por haberlo expuesto al proceso de polimerización de la resina sin refrigerar y, al producirse completa contracción del material, se irrita más el tejido pulpar.

Esa hiperemia también se puede experimentar en un molar que ha sido obturado con eugenolato; aun cuando este material de obturación temporal tiene propiedades antiinflamatorias, antibacterianas y desensibilizantes, puede suceder que en concentraciones elevadas por un largo periodo resulte citotóxico.

El fenómeno de la hiperalgesia se inicia cuando agentes irritantes externos leves como calor, frío, dulces o sustancias amargas entran en contacto con la superficie dentinal desprotegida, desprovista de esmalte o de cemento cervical, con exposición de los túbulos dentinales por abrasión, erosión o luego de un alisado radicular.

Los agentes alogénicos endógenos inician el dolor por estimulación directa de las terminaciones nerviosas, se produce vasodilatación prolongada que provoca lesión capilar, hay pérdida de líquido plasmático, edema, mínima infiltración de leucocitos y extravasación de hematíes (figura 8.12).

Figura 8.12. Efecto de la corriente de aire sobre los túbulos dentinarios expuestos

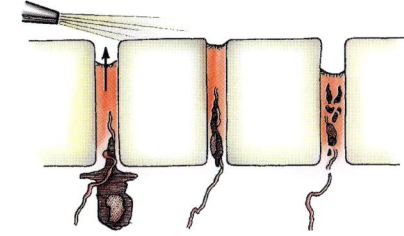

Por este motivo, con la aplicación de aire comprimido intenso sobre la superficie dentinal se sucede un movimiento de líquidos en sentido periférico dentro de los canalículos con aspiración de los odontoblastos y desgarro de las fibras nerviosas, y la porción externa del canalículo se rellena de aire. Hay acumulación de proteínas y bloqueo del flujo de líquidos.

No se debe confundir la hiperemia pulpar con la caries, ya que la sensibilidad dentinaria en el caso de la hiperemia se produce por estímulos químicos, mecánicos y térmicos. La caries, en cambio, es un proceso de origen bacteriano que produce desmineralización del tejido duro. Cuando la hiperemia pulpar ha sido ocasionada por pérdida de esmalte y cemento, en el trauma por el cepillado se observan unas erosiones en las superficies cervicales de los dientes de un mismo lado de la arcada.

Como tratamiento de urgencia se limpia la superficie con gluconato de clorhexidina al 1 %, se coloca una capa muy pequeña de hidróxido de calcio y, sobre esta, ionómero de vidrio. Si la sensibilidad pulpar es por fractura o desgaste del esmalte incisal, se trata con ajuste oclusal, se utilizan discos flexibles de lija para alisar la superficie y evitar filtraciones dentinales, y finalmente se le da un acabado terso con puntos o copas de silicona.

En el caso de encontrarse ante un molar con amalgama bien adaptada sin cuello descubierto, se toma una radiografía para confirmar la profundidad de la cavidad con la posibilidad de que no exista cemento base, en cuyo caso se retira la amalgama, se coloca hidróxido de calcio y, sobre este, cemento de fosfato. Se deja en observación por 8 a 15 días para verificar si hay sensibilidad de nuevo. Si no se presenta, se puede obturar definitivamente.

Para aquellos pacientes con excesiva sensibilidad al frío, sea posortodoncia o por cuellos descubiertos, se formula nitrato de potasio, cloruro de estroncio o fluoruros, estos componentes se pueden encontrar en enjuagues bucales o geles bioadhesivos. En la actualidad, la hipersensibilidad dentinal también se puede manejar con fotobiomodulación, la cual se realiza con láseres de baja densidad de potencia, como los de diodo que están entre los 400 y 1.064 nm. La dosis indicada es de 4 a 6 J/cm², y se deben realizar de 2 a 3 sesiones.

Muchas veces, el tratamiento solo consiste en obturar nuevamente el diente sin dejar márgenes desadaptados descubiertos, colocando adecuadamente los cementos base o, en el caso de dientes temporalizados con sensibilidad, en hacer un rebase de manera que los bordes queden bien adaptados y no haya filtración (figura 8.13).

Figura 8.13. Desadaptación marginal de una resina

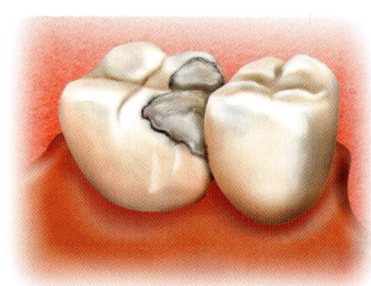

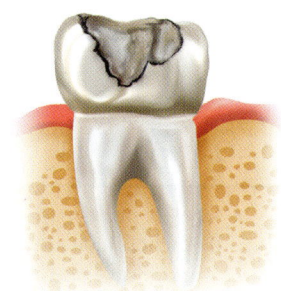

Resumen

La hiperemia pulpar es una lesión inflamatoria incipiente por ausencia de esmalte y cemento. Causa dolor intenso de corta duración producido por estímulos químicos, mecánicos y térmicos. Las pruebas de sensibilidad, térmicas y eléctricas son positivas. Se observan obturaciones defectuosas, fracturadas, caries. El tratamiento se hace aplicando hidróxido de calcio, ionómero de vidrio donde hay erosión superficial, enjuagues o geles bioadhesivos con nitrato de potasio, cloruro de estroncio o fluoruros en cuellos descubiertos, colocación adecuada de cementos base y obturaciones bien adaptadas. Al desaparecer los síntomas se deben hacer pruebas de vitalidad para descartar necrosis. Si el dolor persiste, es irreversible.

Pulpitis irreversible sintomática

Jaime Enrique Donado Manotas

Es una condición inflamatoria persistente del tejido conjuntivo de la pulpa ante un irritante nocivo. Se trata de una respuesta inflamatoria intensa, dolorosa e irreversible. El dolor lo refiere el paciente como espontáneo, que es la característica principal de esta patología, aunque también manifiesta la presencia de dolor provocado y repetido. Se presenta sensibilidad a los cambios térmicos, persistente aun al retirar el estímulo. En algunos casos, la aplicación de frío produce un alivio del dolor por la vasoconstricción y la subsecuente disminución de la presión pulpar. En los estadios iniciales, la reacción a la percusión es negativa.

El dolor de la pulpitis es fácil de localizar por el paciente, pero a medida que la molestia aumenta el paciente pierde la habilidad para identificar un diente en particular dentro del cuadrante. La historia previa del dolor puede ayudar a ubicar el diente problema. Cuando el dolor es difícil de ubicar, una respuesta anormal a la aplicación de calor será indicación suficiente para establecer el diente comprometido.

En los estadios avanzados la respuesta a la percusión vertical es positiva, por la extensión de la inflamación al periápice. En esta zona no se deberían apreciar cambios radiográficos notables, pero es frecuente encontrar ensanchamiento del espacio del ligamento periodontal. Las radiografías por sí solas son únicamente una ayuda para el diagnóstico de esta patología. Pero son útiles para la detección del diente sospechoso.

La causa más frecuente es la caries dental (figura 8.14); sin embargo, un daño pulpar severo como resultado de un procedimiento operatorio, un compromiso en el flujo sanguíneo pulpar debido a un trauma o a un movimiento ortodóntico, el síndrome del diente agrietado, túbulos dentinales expuestos e incluso bacteria que penetren por el foramen apical principal, también pueden causar una pulpitis irreversible sintomática.

Figura 8.14. Pulpitis irreversible, como consecuencia de caries dental

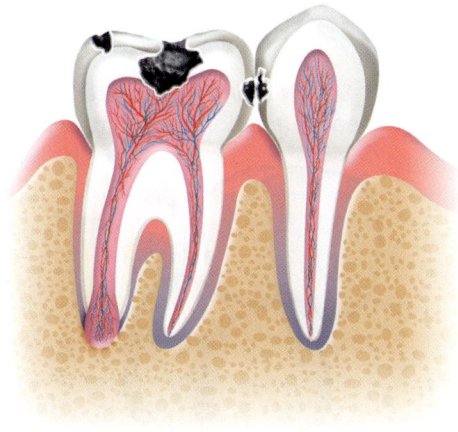

El tejido pulpar se afecta a tal grado que ya no es posible su reparación. Lógicamente, este tejido se deberá eliminar, si no, experimentará una degeneración progresiva, lo que a la larga dará por resultado una necrosis y destrucción de hueso periapical.

El paciente consulta por dolor con los cambios térmicos, dulces, ácidos, o por succión ejercida por la mejilla o la lengua, y que aumenta al cambiar de posición, especialmente al reclinarse. El dolor es punzante, agudo, lacerante. Clínicamente se observa una cavidad profunda. Al explorar la capa de dentina del piso de la cavidad está blanda y cariada.

También se puede presentar el paciente que describe un dolor continuo que le toma toda el área del seno maxilar. El dolor es cada vez más severo, taladrante, corrosivo, como si los dientes de ese lado estuvieran todo el tiempo bajo presión. Se sospecha que el dolor es causado por un diente superior posterior. Al observar clínicamente al paciente, tiene amalgamas extensas en su primero y segundo molar. Radiográficamente se aprecia una caries bastante grande en la superficie proximal mesial del segundo molar bajo una obturación, hasta el punto que compromete la integridad pulpar.

Otro caso puede ser el del paciente con un dolor palpitante intermitente que le llega hasta el oído, e interfiere con su actividad diaria, que no se alivia completamente con analgésicos. Al explorar clínicamente se encuentra que el último molar inferior está afectado por caries; según relata el paciente, la obturación se cayó seis meses antes. Al tocar la superficie con el explorador se puede ver una pequeña exposición pulpar.

Radiográficamente se alcanza a divisar la caries, que ha alcanzado la cámara pulpar y ya se observa ensanchamiento del ligamento periodontal. Se debe distinguir básicamente la pulpitis irreversible, de la reversible. En la pulpitis reversible, el dolor producido por estímulos térmicos desaparece una vez retirado el estímulo, mientras que en la irreversible el dolor continúa o puede ser espontáneo.

Otra entidad con la cual se debe realizar el diagnóstico diferencial es con el absceso apical agudo en su fase inicial; en este último caso existe, además, inflamación, molestia a la palpación, a la percusión, movilidad del diente, y no hay respuesta a las pruebas de sensibilidad.

El tratamiento de urgencia será el retiro completo de la pulpa, o pulpectomía; en los dientes posteriores, en los cuales el tiempo puede ser un factor por considerar, la remoción de la pulpa cameral será suficiente para conseguir un alivio de la sintomatología. Se deberá considerar la exodoncia si el diente no puede ser restaurado. Una antigua, pero aún popular idea, es que se debe colocar algún medicamento en la cámara pulpar para prevenir la continuación del dolor, pero esto no es necesario. Una mota de algodón estéril y seca es tan efectiva para aliviar el dolor como una mota humedecida o empapada en formocresol, monoclorofenol alcanforado o eugenol.

Resumen

La pulpitis irreversible sintomática es una respuesta inflamatoria intensa, dolorosa e irreversible. Los síntomas son dolor a los cambios térmicos, a los dulces, a los ácidos, a la presión y la masticación. Clínicamente se observa una cavidad profunda. Radiográficamente, se ve caries interproximal o compromiso pulpar. El tratamiento es pulpectomía o pulpotomía para eliminar la sintomatología. Se indica la exodoncia si el diente no es restaurable.

Síndrome del diente agrietado

Juan Manuel Arango Gaviria

El *diente agrietado* es una situación que se presenta con frecuencia, aunque hay muy poca literatura al respecto, llama la atención pues dadas las características clínicas es difícil de diagnosticar. Se trata de una fractura incompleta que se puede extender a la pulpa y se presenta en dientes vitales o no vitales. El paciente acude a la consulta y no se aprecia ningún daño en el diente que señala como afectado.

🖥 Caso clínico 5

Se presenta un hombre de 48 años con dolor al morder, este dolor lo refiere en el primer molar inferior derecho; la molestia empeora al masticar carne y al beber refrescos fríos.

Se puede sospechar el síndrome del diente agrietado, cuyos síntomas son: dolor al masticar y sensibilidad al frío, sin causa aparente; también se puede sentir dolor al masticar alimentos fibrosos como la carne, dolor que desaparece tan pronto como se deja de hacer presión contra el diente.

En el examen clínico, en la mayoría de los casos, no se aprecian caries ni recidiva en las restauraciones, pero sí se encuentra abrasión de las cúspides y, en muchos casos, restauraciones muy grandes sin protección cuspídea.

Se puede comprobar clínicamente al hacer que el paciente muerda un rollo de algodón en esa zona y así se replica el dolor, porque hay tendencia a la separación de las dos partes al ejercer esa presión, pues se presenta un efecto cuña en la relación cúspide-fosa que provoca un agrietamiento vertical, al punto de llegar, en los casos más avanzados, hasta el compromiso de la pulpa si no se hace un diagnóstico rápido; y, en el peor de los casos, a la pérdida del diente.

Este efecto cuña es más grave a medida que hay atrición de las cúspides funcionales, cuando existen interferencias oclusales o en episodios de bruxismo (parafunción), termociclado, cuerpos extraños (huesos o piedras en los alimentos) que producen accidentes masticatorios, líneas de fractura en esmalte, contactos prematuros o interferencias, lesiones cariosas extensas no tratadas, áreas incompletas de calcificación en dientes no restaurados, blanqueamiento con láser y lámparas de plasma, y se presenta con mayor frecuencia en las cúspides no funcionales, puesto que las funcionales tienen apoyo interno y externo. Por lo tanto, se generan fuerzas laterales que tienden a producir la separación de las cúspides (figura 8.15).

Figura 8.15. Se generan fuerzas laterales que producen separación de las cúspides

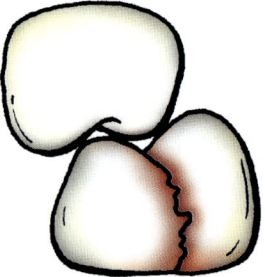

El diagnóstico es difícil. La única opción es utilizar algún medio de tinción, tipo detector de caries para identificar la grieta; en el examen radiológico no se puede observar, puesto que el agrietamiento va en sentido proximal, aunque también puede darse, pero es menos frecuente, en sentido linguo-vestibular, en el cual, por ser un método de diagnóstico que nos ofrece una imagen planar, se dificulta su apreciación porque la mayoría de las veces el agrietamiento sucede en el plano paralelo a la placa radiológica.

Tratamiento

Los dientes con cúspides funcionales abrasionadas principalmente por bruxismo, masticación de sustancias abrasivas y por ajustes oclusales inadecuados, producen una alteración de los contornos, haciendo que la cúspide no funcional sea más larga que la funcional y así se vuelve más susceptible al agrietamiento.

El diente puede ser asintomático, o sea que en el examen clínico se detecta que puede estar expuesto al agrietamiento por presentar abrasión de sus cúspides funcionales, sin dolor; o sintomático, cuando sucede en el diente con las molestias mencionadas anteriormente.

El tratamiento es similar en los dos casos. Se hace un ajuste oclusal, pero de carácter preventivo en el tipo asintomático, y definitivo en el tipo sintomático. El ajuste debe concluir con la confección de una restauración con recubrimiento cuspídeo o corona que abrace las dos cúspides para evitar así su desplazamiento y la producción de los síntomas descritos, también para reducir la ocurrencia de pulpitis y fractura. Cuando existe sintomatología crónica se debe hacer endodoncia; no está de más colocar una placa oclusal.

Cuando se presenta la urgencia, se puede colocar una banda ortodóntica que abrace el diente, mientras se procede a hacer una restauración definitiva y desaparecen los síntomas.

Técnica del ajuste oclusal para el síndrome del diente agrietado:

1. Se reduce la altura cuspídea de la cúspide no funcional (figura 8.16).
2. Se elimina el contacto de la vertiente interna de la cúspide no funcional. Hay que verificar movimientos excéntricos (figura 8.17).
3. Se recontornean las cúspides linguales (figura 8.18).

Figura 8.16. Relación de la altura cuspídea

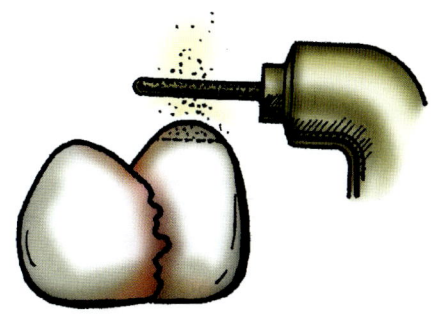

Figura 8.17. Eliminación del contacto de la vertiente interna de la cúspide

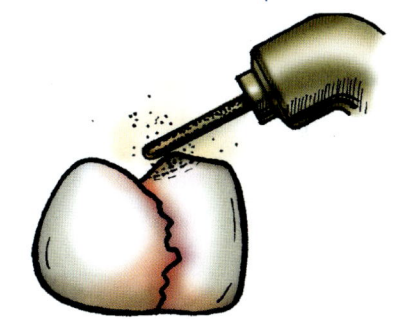

Figura 8.18. Recontorneo de la cúspide

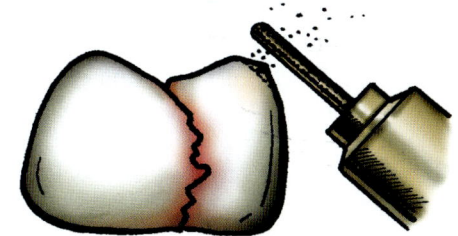

Resumen

El síndrome del diente agrietado es un tipo de hipersensibilidad dental con sintomatología dolorosa al morder, como resultado de una fractura incompleta, sin posibilidad de encajarla en otro esquema diagnóstico. Se caracteriza por dolor al morder alimentos fibrosos y también con el frío. Es más frecuente en cúspides linguales inferiores, dientes abrasionados, bruxismo, difícil diagnóstico clínico y radiológico. El tratamiento consiste en recontornear la cúspide afectada con ajuste oclusal. En casos crónicos, se indica la endodoncia. Se puede colocar una placa oclusal con fines preventivos, y una corona o restauración parcial.

Empaquetamiento alimenticio

Jorge Enrique Llano Rodríguez

Es la introducción forzada de alimentos, especialmente duros o fibrosos, en el periodonto. Se considera un factor importante en la ocurrencia de enfermedad gingival o periodontal.

🖥 Caso clínico 6

Un paciente de 30 años de edad consulta por dolor difuso y sensación de presión en la región de premolares superiores del lado derecho desde hace varios días. Clínicamente, se observa fractura de la porción distal de una obturación en amalgama del primer premolar superior y restos alimenticios que ocluyen completamente la cavidad, hay enrojecimiento de la encía interdental con inflamación, sangrado y dolor; ambos premolares presentan sensibilidad a la percusión y el diente antagonista ocluye en el espacio interdental.

El empaquetamiento de alimentos puede ocurrir también por el desgaste oclusal que convierte las convexidades oclusales en planos inclinados que desvían el alimento a la zona interdental (figura 8.19); la migración o inclinación de los dientes por extracciones, hábitos o enfermedad periodontal, así como la malposición dentaria, caries o restauración inadecuada con contactos interproximales defectuosos (figuras 8.20, 8.21) o rebordes marginales irregulares (figura 8.22), son igualmente causas de empaquetamiento alimenticio.

Figura 8.19. Los planos inclinados que resultan del desgaste oclusal favorecen el empaquetamiento de alimentos

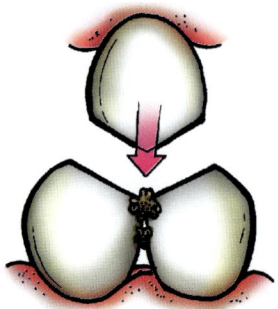

En maloclusiones clase II con sobremordida horizontal excesiva se puede presentar en la zona palatina de los dientes anteriores superiores y en la zona vestibular de los dientes anteriores inferiores (figura 8.23).

Figura 8.20. La migración dentaria puede alterar los contactos interdentales y crear zonas de empaquetamiento

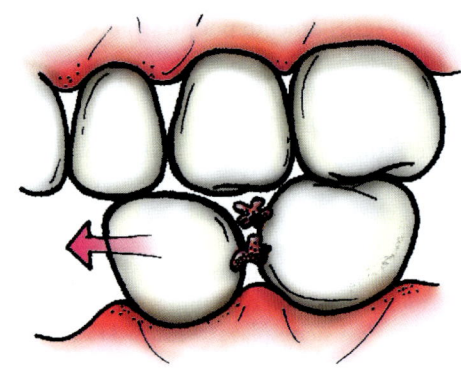

Figura 8.21. Las obturaciones fracturadas o con defectos en el área interproximal pueden ser causa del empaquetamiento alimenticio

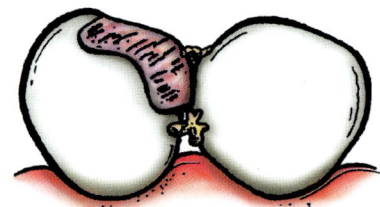

Figura 8.22. Los rebordes marginales irregulares desvían el alimento y cusan empaquetamiento en el área interdental

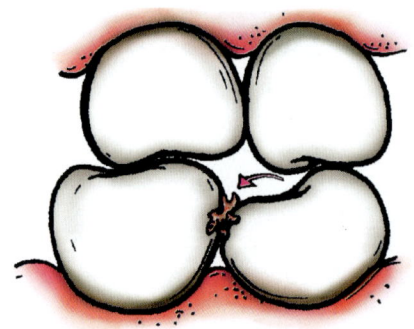

Figura 8.23. La sobremordida horizontal excesiva puede favorecer el empaquetamiento de alimentos en la zona palatina de dientes anteriores superiores y vestibular de inferiores

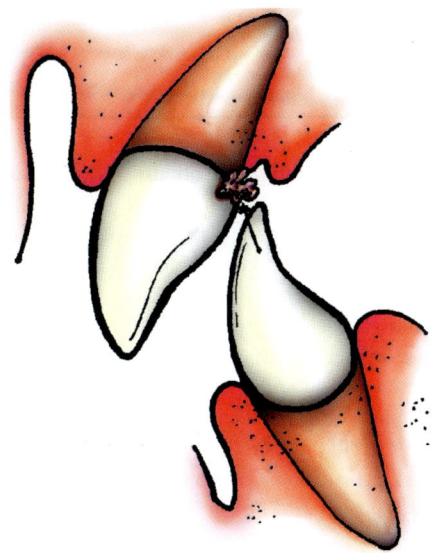

corrección del problema requiere el reemplazo de dientes faltantes o la rehabilitación oclusal, otras veces es necesario recurrir a procedimientos ortodónticos.

Figura 8.24. Corrección de la causa del empaquetamiento mediante la restauración del área de contacto interproximal

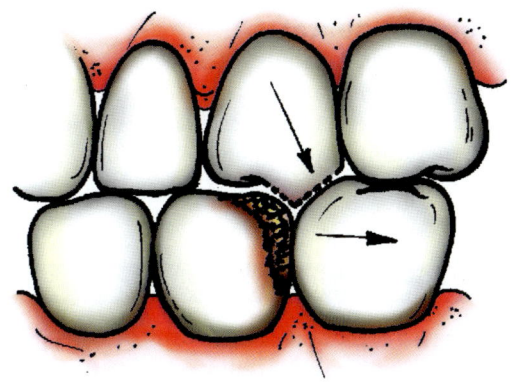

También puede haber empaquetamiento lateral ocasionado por la presión de la lengua, los labios o el carrillo al forzar los alimentos en los espacios interdentales, especialmente cuando estos espacios están aumentados por enfermedad periodontal o recesión.

La presión que ejerce el alimento forzado contra el tejido gingival tiene un efecto irritante directo que genera una respuesta inflamatoria local, la retención de sustancias alimenticias favorece la acumulación de placa bacteriana, causando así enfermedad gingival y posible pérdida de hueso de soporte.

Además, se puede presentar recesión gingival, formación de abscesos periodontales y caries radicular junto con el empaquetamiento de alimentos. Para el tratamiento, ante todo se alivia el dolor, eliminando con una cureta los residuos acuñados en los tejidos. También se debe corregir la causa del empaquetamiento con la restauración del área de contacto interproximal y, muy frecuentemente, recontorneando mediante tallado (figuras 8.24, 8.25) las superficies oclusales alteradas en uno o ambos maxilares; algunas veces, la

Figura 8.25. Tallado para recontornear las superficies oclusales alteradas para corregir el empaquetamiento de alimentos

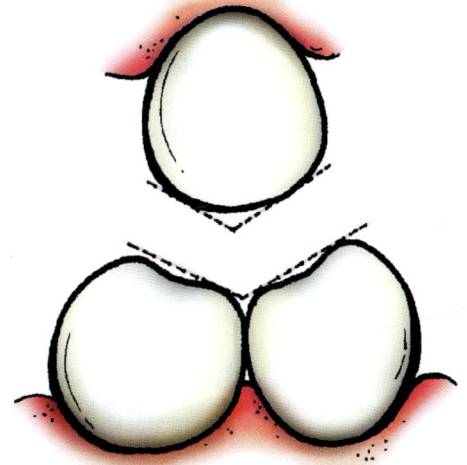

En cualquier caso, se debe establecer un método adecuado de higiene oral, capaz de controlar eficazmente la placa bacteriana.

Resumen

El empaquetamiento alimenticio es la introducción forzada de alimentos en el periodonto. Produce dolor difuso y sensación de presión; hay inflamación gingival y puede haber pérdida ósea. Se trata eliminando las sustancias empacadas en los tejidos con curetas, estableciendo medidas para el control de placa y corrigiendo la causa del empaquetamiento con procedimientos restauradores, remodelado por desgaste o movimientos ortodónticos.

Erupción dental

Jorge Enrique Llano Rodríguez - Claudia Ramírez Villamizar

Se llama *erupción* al proceso mediante el cual afloran los dientes en la cavidad oral. Generalmente es asintomático, pero en ocasiones puede ser el primer dolor bucal experimentado por el niño.

🖥 Caso clínico 7

La madre de un niño de 3 años de edad consulta porque su hijo presenta, desde hace dos días, dolor en la región de molares inferiores del lado izquierdo, se niega a comer, está irritable, con llanto frecuente y aumento de la salivación.

En el examen clínico se observa el segundo molar temporal parcialmente erupcionado, tejido circundante edematizado y coloración rojiza; su estado general es bueno, no hay aumento de la temperatura corporal ni signo alguno de enfermedad.

Algunas madres manifiestan que los niños tienen diarrea e irritación conjuntival durante la fase de erupción. Si bien no hay explicación real de este fenómeno, puede atribuirse a coincidencia con enfermedades infecciosas, frecuentes en esta edad.

Una situación similar, en la cual el paciente consulta por dolor bucal, se puede presentar por aparición de aftas o laceraciones causadas por morder o golpearse con objetos y también en la gingivoestomatitis herpética; en este caso se manifiesta con malestar general, aumento de la temperatura corporal y las lesiones características. Durante el proceso de erupción hay una serie de cambios que comienzan con un agrandamiento firme, de color más claro que el tejido circundante. Posteriormente, ocurre la perforación de la mucosa, poniendo en contacto el diente con la microflora bucal.

Debido a la falta de madurez, orientación y organización del sistema de fibras colágenas y a la acentuada hidratación del corión, la encía marginal, relativamente flácida, se encuentra débilmente adherida al esmalte y se presenta un surco gingival profundo y una vascularización abundante.

El diente en erupción es, por lo tanto, una zona susceptible a una lesión inflamatoria de origen bacteriano o de origen traumático, la cual se encuentra limitada al margen gingival.

Las colonizaciones bacterianas y demás irritantes que se localizan en la superficie del diente causan con mucha frecuencia gingivitis, lo que originó el término *gingivitis de erupción*.

Cuando el proceso eruptivo va acompañado de sintomatología, muy frecuentemente es tratado por los padres o el pediatra y solo en raras ocasiones se consulta al odontólogo, en especial cuando estos síntomas se prolongan.

El tratamiento se basa en la eliminación de irritantes como la placa bacteriana, mediante aplicadores o torundas de algodón, copas de caucho para pulido coronal y la eliminación de algún elemento retenido en el surco gingival; posteriormente, se aplican agentes con algún efecto anestésico y antimicrobiano; es recomendable también el uso de frío local.

Quiste de erupción

El quiste de erupción es una condición poco frecuente y ocasionalmente dolorosa, relacionada con un retraso exagerado de la erupción de un diente.

Caso clínico 8

Un niño de 5 años de edad es llevado a la consulta por dolor intenso en la región de molares inferiores del lado derecho. En el examen clínico se observa retraso en la erupción del segundo molar temporal, y en su lugar hay agrandamiento de color rosado, de consistencia firme y fluctuante.

Una variante de esta lesión se observa cuando hay traumatismo con acumulación de sangre; en este caso, la coloración es azulada y puede ser más dolorosa.

El quiste de erupción ocurre raras veces y por lo general en molares temporales; se presenta por acumulación de líquidos entre el diente completamente formado y el órgano del esmalte. La mayoría de las veces es asintomático; cuando es doloroso puede requerir la eliminación de tejidos o una incisión para evitar la acumulación de líquido (figura 8.26).

Figura 8.26. Quiste de erupción

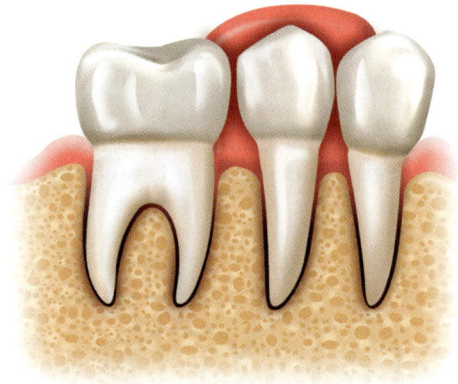

Resumen

La erupción dental es el proceso de aparición de los dientes en la boca. Generalmente es asintomática, pero se pueden observar los siguientes síntomas: dolor, hipersalivación, rechazo de los alimentos. La mayoría de los casos son manejados por los padres. Cuando se consulta al odontólogo, este recomienda la eliminación de la placa bacteriana y residuos alimentarios, aplicación de anestésicos locales, antimicrobianos y frío local. El quiste de erupción es una lesión que se presenta por acumulación de líquido entre el órgano del esmalte y el diente completamente formado. Es un agrandamiento liso, de color rosado, o azul cuando hay acumulación de sangre. Puede ser doloroso y es más frecuente en molares temporales con retraso de la erupción. En caso de ser doloroso, se trata mediante incisión o resección de tejido para eliminar el líquido acumulado.

Pericoronitis

Jorge Enrique Llano Rodríguez - Claudia Ramírez Villamizar

Es la infección que se presenta alrededor de la corona del diente incompletamente erupcionado. Es motivo frecuente de consulta del adolescente cuando los terceros molares hacen erupción.

Caso clínico 9

Un paciente de 19 años de edad consulta por dolor en el maxilar inferior del lado izquierdo, el cual irradia hacia el oído y le limita la apertura bucal.

En el examen clínico se encuentra el tercer molar inferior izquierdo con gran cantidad de placa bacteriana y parcialmente cubierto por el capuchón pericoronario, el cual tiene agrandamiento edematoso y ulceración superficial por el contacto que tiene con el diente antagonista durante la masticación; en el fórnix vestibular hay tumefacción de los tejidos subyacentes, dolor irradiado a la faringe y el piso de la boca, malestar general, aumento de la temperatura y linfadenitis regional.

La pericoronitis también se puede presentar como consecuencia de un absceso periodontal cuando ocurre en los molares que tienen capuchón pericoronario. Lo mismo sucede cuando se favorece el desarrollo de una gingivitis ulcerativa necrosante por acumulación de irritantes y alteraciones inflamatorias del tejido que cubre los últimos molares parcialmente erupcionados.

Durante la erupción de los dientes, la superficie oclusal se encuentra cubierta por una porción de tejido gingival, que se conoce como capuchón pericoronario u opérculo, el cual puede persistir después de terminar el proceso eruptivo y permanecer asintomático (figura 8.27).

Figura 8.27. El capuchón pericoronario puede persistir después de terminar la erupción

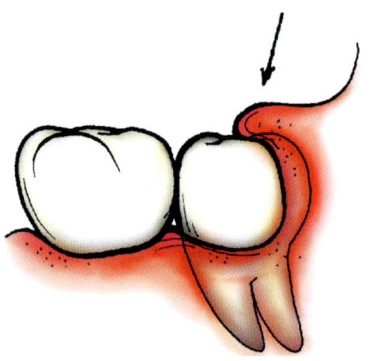

Es un área con alto potencial de infección, frecuentemente traumatizada por los dientes antagonistas; su morfología, a manera de tapa, cubre parcialmente la cripta dentaria, dificultando la higiene oral adecuada y favoreciendo la proliferación de microorganismos y la acumulación de irritantes.

De esta manera, cuando se inicia la inflamación aguda, el edema produce agrandamiento de los tejidos y se dificulta el drenaje, lo que favorece la profundización y diseminación del proceso, puede ocasionar angina de Ludwig y mediastinitis; si hay dientes antagonistas, el traumatismo durante la masticación produce ulceración y causa mayores molestias al paciente.

Para el tratamiento de la pericoronitis es necesario eliminar los irritantes, como placa bacteriana y restos alimenticios con una cureta (figura 8.28); la irrigación con agua o solución salina con jeringa es útil para remover los residuos que se encuentran debajo del capuchón (figura 8.29), si hay trauma por causa del diente antagonista, se debe conside-

rar la conveniencia o no de hacer un tallado de la cúspide causante; algunas veces debe colocarse un dren de Penrose, una tira de gasa yodoformada o tela de caucho de 5 a 8 mm de ancho, para establecer drenaje y mantenerlo por 24 horas, al cabo de las cuales se cambia si es necesario.

Figura 8.28. Eliminación con cureta de la placa bacteriana y restos alimenticios

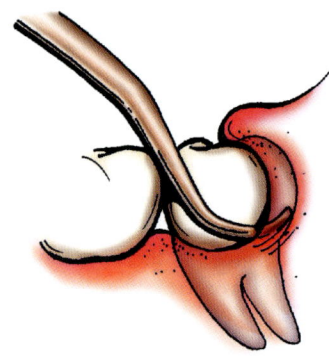

Figura 8.29. Irrigación para eliminar los residuos que se encuentra debajo del capuchón

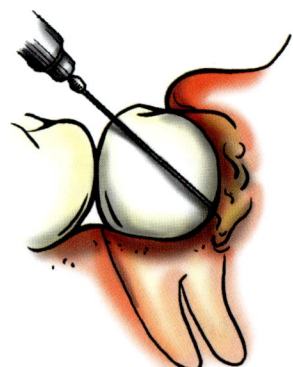

También se recomiendan enjuagues frecuentes con solución salina tibia o agentes antisépticos. Cuando hay fiebre y linfadenitis regional, se indica el cubrimiento con antibióticos. Igualmente, en caso de enfermedad valvular cardiaca, prótesis cardiovascular o articular.

Una vez controlada la fase aguda, se debe decidir si se extrae el diente involucrado o se elimina el capuchón pericoronario.

Resumen

La pericoronitis es una infección aguda, con inflamación del tejido blando alrededor de la corona de un diente parcialmente erupcionado. Hay dolor e inflamación del tejido que cubre la superficie oclusal, a veces con ulceración; puede haber limitación de los movimientos mandibulares (trismos), fiebre y linfadenitis regional. El tratamiento consiste en la prescripción de antibióticos si hay compromiso sistémico. Eliminación de irritantes mediante lavado y curetaje, establecimiento de drenaje, enjuagues frecuentes con solución salina o antisépticos.

Estomatitis

Jorge Enrique Llano Rodríguez

Se conoce como *estomatitis* la reacción inflamatoria que afecta la mucosa bucal. Es causa frecuente de dolor.

Caso clínico 10

Un paciente de 22 años de edad consulta por dolor bucal, el cual se presenta en uno de los lados de la cavidad oral y se extiende desde la mejilla hasta el labio inferior; los alimentos salados o ácidos lo hacen más intenso, lo mismo que los procedimientos de higiene oral, que han debido suspenderse sobre la región afectada.

En el examen clínico se observan dos ulceraciones bien circunscritas, ovaladas, cubiertas por una capa de color blanco amarillento, y con márgenes eritematosos; localizadas una en el surco vestibular superior, a la altura del primer molar, y la otra en el surco labial inferior, a la altura del canino. El tamaño aproximado es de 4 y 6 mm de diámetro respectivamente y no hay signos de enfermedad general.

El paciente refiere también que tres o cuatro semanas antes tuvo un episodio similar, de menor intensidad, localizado en el piso de la boca, y que los síntomas desaparecieron ocho días después. En esa ocasión, no consultó.

La historia clínica y el examen del paciente permiten diagnosticar una estomatitis aftosa recurrente. Es la lesión más común de la mucosa oral y afecta a un 10 % de la población; la etiología es desconocida. Entre los factores causales implicados como probables se encuentran el trauma local, deficiencias nutricionales, factores hormonales y psíquicos y alteraciones de los mecanismos inmunológicos, así como respuestas autoinmunes de la mucosa oral o reacciones cruzadas a los antígenos microbianos, reforzados por la acción de la placa bacteriana.

Una variante de esta lesión es la periadenitis mucosa necrótica recurrente, aftas de Mikulicz, enfermedad de Sutton, aftas recurrentes cicatrizantes o úlcera aftosa mayor. Actualmente se cree que es una forma más severa, con ulceraciones de mayor tamaño y profundidad; las lesiones pueden ser múltiples y establecer confluencia afectando grandes porciones de la mucosa oral; tienen mayor duración, hasta de seis semanas, y generalmente dejan cicatriz después de su curación.

Ocurren otras formas de estomatitis que toman su nombre según el agente causante. Las alergias a sustancias de uso odontológico, alimentos, goma de mascar o medicamentos, pueden originar la estomatitis alérgica.

Otras estomatitis son causadas por diversas sustancias químicas, por ejemplo, el uso tópico de elementos como nitrato de plata, fenol, eugenol o ácido acetilsalicílico; la ingestión accidental o enjuague con sustancias cáusticas, el uso sistémico de medicamentos como los utilizados en la quimioterapia dan origen a la estomatitis tóxica, medicamentosa o mucositis oral.

En los fumadores de pipa, por la acción irritante del tabaco, puede aparecer una lesión en el paladar conocida como estomatitis nicotínica.

La estomatitis por rollo de algodón se presenta por la colocación de torundas o rollos de algodón en lugares con poca saliva. Por su acción absorbente, se adhieren a la mucosa y causan lesión cuando se retiran.

Es importante resaltar el dolor como síntoma común en las diversas formas de estomatitis; hay gran variabilidad, desde una ligera hiperestesia hasta el dolor lancinante y continuo que se presenta en la úlcera aftosa mayor.

Para el tratamiento es de utilidad la aplicación de medicamentos en forma de gel oral que por su viscosidad cubren la mucosa y se adhieren por más tiempo, alivian el dolor y permiten que las sustancias antimicrobianas que contienen, junto con otras que favorecen la reparación de los tejidos —como fenoxietanol y fitoestimolinas, o polivinilpirrolidona con ácido hialurónico—, disminuyan el tiempo de curación y ayuden a controlar la población bacteriana de las lesiones.

El tratamiento de la estomatitis aftosa recurrente es paliativo del dolor; en algunos casos, puede ser necesario el uso de analgésicos y sedantes. También los corticosteroides, aplicados localmente como pomadas, en orabase, o enjuagues, junto con anestésicos y antisépticos, se han utilizado para reducir el tiempo de curación; algunos clínicos prefieren la tetraciclina tópica para el tratamiento,

disolviendo una cápsula de 250 mg en 5 cm³ de agua, para hacer enjuagues cuatro veces al día; en esta forma se altera la duración de la úlcera y se reducen el tamaño y el dolor. Debe tenerse en cuenta el riesgo de reacciones alérgicas y candidiasis oral con el uso tópico de este antibiótico.

Los antiácidos se han utilizado en algunos casos con el fin de alcalinizar el medio, lo cual puede tener valor paliativo, y algunos lo utilizan con buenos resultados.

Si la cicatrización de las úlceras aftosas no ocurre dentro del periodo normal de dos a cuatro semanas, se deben sospechar otras lesiones ulcerativas o una neoplasia, y se debe considerar la biopsia para establecer el diagnóstico.

Para el tratamiento de las otras formas de estomatitis, además de controlar el dolor, se debe identificar y eliminar el agente causante.

Resumen

La estomatitis es una reacción inflamatoria que afecta la mucosa bucal. Existe estomatitis aftosa recurrente. Se presenta con dolor. Se observan úlceras únicas o múltiples, cubiertas por un material blanco amarillento con margen bien circunscrito, rodeadas por halo eritematoso; afectan la mucosa de revestimiento. Las lesiones son recurrentes. La estomatitis alérgica es una reacción de hipersensibilidad; raras veces se acompaña de prurito. La mucosa se nota edematosa y con frecuencia presenta vesículas y ulceraciones. Es inespecífica y no se identifica fácilmente. La estomatitis tóxica se presenta con dolor y ardor de diferente intensidad, con edema y eritema que ocurre después de la aplicación local de alguna sustancia perjudicial. La estomatitis por quimioterapia se manifiesta con dolor, ardor y sensibilidad al contacto, la mucosa está eritematosa, hay glositis y ulceraciones en la mucosa de revestimiento, acompañadas por queilosis y ulceraciones en la región perioral. La estomatitis nicotínica se presenta con ligera hiperestesia, en etapas iniciales hay enrojecimiento e inflamación del paladar y posteriormente toma aspecto multinodular y color blanco, con puntos rojos en el centro de cada nódulo. La estomatitis por rollo de algodón puede ser muy dolorosa, hay lesión ulcerosa cubierta por fibrina. Aparece 1 o 2 días después de algún tratamiento odontológico El tratamiento de las estomatitis se basa en el control del dolor y en la identificación y eliminación del agente causal.

Alveolitis

Jorge Enrique Llano Rodríguez

Esta lesión, conocida también como *alvéolo seco, osteítis alveolar, alveolalgia, osteomielitis alveolar localizada aguda*, es una reacción inflamatoria que ocurre en el alvéolo dentario. Es la más común de las complicaciones durante la cicatrización de una exodoncia.

🖥 Caso clínico 11

Un paciente de 46 años de edad consulta por dolor en la región de premolares izquierdos, donde tres días antes se practicó la extracción del segundo premolar, la cual se realizó sin ninguna complicación.

El paciente manifiesta que la sensación dolorosa se inició en la mañana y ha progresado durante el día; en el momento de la consulta se presenta como un dolor continuo, pulsátil e irradiado hacia el interior de la mandíbula. Menciona, además, que siente un gusto desagradable, proveniente del lugar de la extracción.

En el examen clínico se observa que el alvéolo presenta en su interior coágulos oscuros desorganizados, ausencia de secreción y parte de las paredes óseas expuestas. El más leve contacto sobre el interior de la herida aumenta dramáticamente el dolor y hay halitosis.

Una situación similar ocurre cuando se fractura o deforma una lámina ósea durante una exodoncia, en la que el dolor aparece igualmente después de la extracción, no es continuo y se hace manifiesto cuando se presiona el exterior de la cavidad.

La lesión es una osteomielitis focal, en la cual se ha perdido o deteriorado el coágulo, exponiendo el hueso alveolar y causando el dolor. Se presenta con mayor frecuencia después de extracciones difíciles o traumáticas, por lo tanto, es más probable que aparezca después de la eliminación de terceros molares inferiores, ocurra más a menudo después de exodoncias aisladas y sea rara cuando se extraen dientes contiguos simultáneamente.

No ha sido posible atribuir la alveolitis a una causa determinada. Los mecanismos que intentan explicar su aparición incluyen algunos factores sistémicos, como diabetes no controlada, anemias, deficiencias nutricionales o envejecimiento, que pueden afectar la resistencia a la infección o disminuir la capacidad del organismo para reparar las heridas; y algunos factores locales como las irrigaciones o enjuagatorios, que impiden la formación de un coágulo o lo deterioran una vez formado; la infiltración excesiva de anestésico con vasoconstrictor, restos de materiales de obturación, fragmentos dentarios u óseos que interfieren en el proceso de cicatrización o el trauma excesivo sobre las paredes óseas, pueden afectar los espacios medulares y alterar la cicatrización.

Sin embargo, no se ha podido demostrar que alguno de dichos factores sea siempre causa de alveolitis, y esta se puede producir después de cualquier exodoncia, a pesar de la mejor técnica y la más cuidadosa asepsia.

El tratamiento es sintomático y consiste en la irrigación suave con solución salina o algún anti-séptico (figura 8.30), así como la eliminación de cuerpos extraños —espículas óseas, restos dentarios o materiales de obturación— con una cureta y sin raspar las paredes y la protección del alvéolo con tira de gasa yodoformada —que haya contacto con toda la pared alveolar y ejerza su efecto antiséptico calmante—, que se deja en su lugar uno o dos días y se cambia varias veces hasta que las paredes óseas se cubran con el tejido de granulación.

Figura 8.30. Irrigación del alvéolo dental

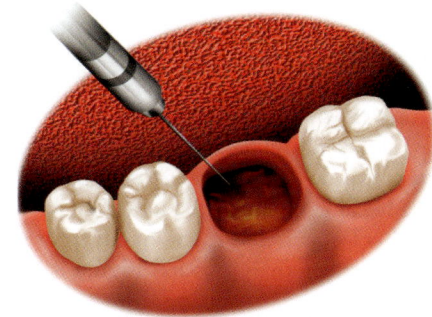

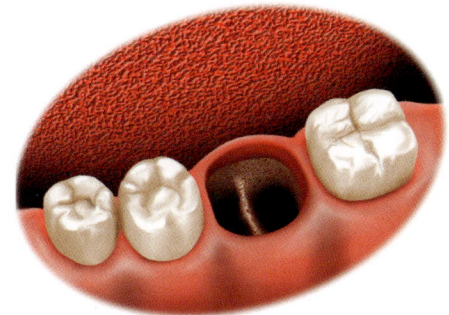

Entre uno y otro cambio del apósito se deben irrigar y eliminar los secuestros óseos desprendidos.

Se puede recomendar al paciente mantener el alvéolo protegido aplicando frecuentemente, de 4 a 6 veces en el día, geles orales que contengan agentes antimicrobianos y promotores de la cicatrización, que por su viscosidad se mantienen a manera de apósito, cubriendo las paredes del alvéolo al mismo tiempo que favorecen el proceso de curación.

Aunque el tratamiento local aliviará los síntomas de la alveolitis, es recomendable el empleo de analgésicos en sus primeras etapas.

Resumen

La alveolitis es una reacción inflamatoria que ocurre en el alvéolo dentario, debido a una alteración en la cicatrización de una exodoncia. Aparece generalmente 2 o 3 días después de la extracción, con dolor continuo, pulsátil e irradiado; el alvéolo presenta las paredes total o parcialmente descubiertas, con coágulos desorganizados y adheridos en forma dispareja. El tratamiento es sintomático, se controla el dolor y se protegen las paredes del alvéolo con apósitos sedantes o geles que protegen y favorecen la cicatrización.

Absceso apical agudo

Jaime Enrique Donado Manotas

También conocido como *absceso dentoalveolar agudo*, *absceso alveolar agudo*, *absceso periapical agudo*, *absceso radicular agudo* o *periodontitis apical aguda supurativa*, es la destrucción localizada de tejido y acumulación de pus en los tejidos periapicales que con frecuencia se extiende a la mucosa bucal y al tejido subcutáneo facial, como respuesta a los irritantes microbianos, provenientes de restos necróticos pulpares (figura 8.31).

Figura 8.31. Absceso apical agudo

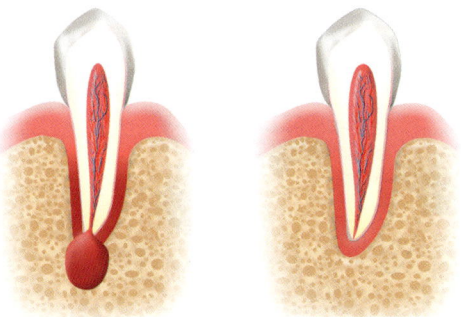

Clínicamente, hay dos estadios claramente discernibles en esta patología: un primer estadio en el cual no se observa una inflamación en el paciente, el dolor es espontáneo, continuo, intenso, pulsátil, y localizado. Y un segundo estadio en el cual ya se observa una inflamación intra o extraoral.

Primer estadio o intraóseo

El diente comprometido no responde a las pruebas de sensibilidad, térmicas o eléctricas, se presenta muy sensible a la percusión, extruido y con marcada movilidad, como consecuencia de la presión ejercida por la inflamación en el estrecho espacio del periodonto apical. Radiográficamente, si la patología deriva de una necrosis pulpar,

no se encontrará ningún hallazgo importante, y en algunos casos se puede observar un ligero engrosamiento del espacio del ligamento periodontal y pérdida de la lámina dura. Pero si la patología deriva de la agudización de una lesión periapical (periodontitis apical asintomática), se observará en la radiografía. En este caso, la intensidad de las manifestaciones clínicas puede ser variable, de acuerdo con el tamaño de la lesión y el grado de respuesta inflamatoria de la agudización.

Segundo estadio o de difusión a los tejidos blandos

Una vez que la tabla cortical se perfora por la presión, la mucosa periapical aumenta de volumen, se torna dura, roja y muy sensible al tacto. En el primer estadio esta mucosa tiene un aspecto normal. Posteriormente, esta zona se vuelve fluctuante a la palpación, se extiende más allá del diente causante del problema, y puede llegar a alcanzar grandes proporciones. Se presenta además un infarto ganglionar regional.

Diagnóstico diferencial

El absceso apical agudo debe ser diferenciado de la pulpitis irreversible sintomática, del absceso periodontal y de la periodontitis apical sintomática. El diagnóstico diferencial con la pulpitis irreversible sintomática ya fue explicado.

En el absceso periodontal, por lo general, el compromiso de la mucosa se presenta entre la región apical y el margen gingival, el diente puede tener una vitalidad positiva y se pueden observar alteraciones periodontales generalizadas.

En el caso de la periodontitis apical sintomática, a pesar de que el aumento en la movilidad, su extrusión y extrema sensibilidad a la percusión pueden llevar a confusión, no se presenta dolor espontáneo, y la mucosa periapical tiene un aspecto normal.

Tratamiento

El tratamiento dependerá inicialmente de la posibilidad de tener acceso al sistema de conductos radiculares. Si el acceso al conducto radicular es inviable o desaconsejable, como en el caso de dientes soportes de prótesis fijas con retenedores intrarradiculares, dientes con tratamientos endodónticos previos, o dientes con conductos radiculares obliterados, las características de esta patología inclinarían a sugerir que el intento de retirar la obstrucción puede no ser una solución sino, por el contrario, agravarían la sintomatología. Por esta razón, se sugiere en estos casos la utilización de una terapia sistémica, con la prescripción de un analgésico no narcótico, preferiblemente una dosis de 600 a 800 mg de ibuprofeno; y un antibiótico, siendo la primera elección la amoxicilina, o su combinación con el clavulanato y la segunda opción sería la clindamicina. Es importante un seguimiento al paciente para constar la eficacia de la terapia instaurada. Si pasadas 48 horas, con el uso exacto de los fármacos indicados la sintomatología permanece intensa, es recomendable, como tratamiento extremo, realizar un drenaje a través del hueso periapical o trepanación apical.

Si se tiene acceso al sistema de conductos radiculares y se trata de un primer estadio o intraóseo, se intentará establecer un drenaje por esta vía inicialmente, se anestesiará por bloqueo troncular, y se realizará la apertura cameral con una fresa nueva a la máxima velocidad y sujetando la corona con los dedos. En algunos casos, el drenaje se presenta inmediatamente, con un exudado sanguinolento, purulento o mixto. Si no se consigue el drenaje inmediato, se procederá a irrigar y a aspirar el conducto para que, con la acción de flujo-reflujo, se bombee literalmente el pus coleccionado en la zona periapical. Si durante la siguiente media hora después del inicio del drenaje, este se detiene, se procede a preparar el(los) conducto(s), con abundante irrigación con hipoclorito de sodio, y siempre manteniendo la cámara pulpar inundada con el líquido irrigador, y a obturarlos temporalmente (8 días) con hidróxido de calcio. Al mantenerse el diente cerrado, se impide la entrada de nuevos microorganismos, de alimentos y detritos. La única desventaja de este método es la necesidad de una cita inicial prolongada y frecuentemente molesta.

Si el drenaje persiste por más de media hora, se utilizará de manera continua la aspiración para posibilitar la salida del exudado. En casos reacios, y a pesar de que los dientes no deben quedar abiertos al medio oral, dependiendo del juicio del profesional, se podría dejar el diente abierto al medio por máximo 24 horas y siempre con la cavidad sellada con una mota de algodón. Cumplido este periodo, se realizaría el tratamiento de igual manera que en el caso anterior.

Para el tratamiento del segundo estadio o de difusión en los tejidos blandos, se deberá tener en cuenta si hay una inflamación difusa en los tejidos blandos (celulitis) o si, por el contrario, se observa fluctuante (sensación de movimiento de fluido bajo el tejido). Si se trata de una celulitis, será característica la ausencia de drenaje, por lo tanto, se sugiere utilizar el protocolo ya descrito para los casos en los que no se tiene acceso al conducto radicular; una inflamación difusa indica una infección avanzada y potencialmente peligrosa para el paciente, en consecuencia, requiere un exhaustivo seguimiento y una pronta remisión a un cirujano maxilofacial ante cualquier deterioro sistémico en la salud del paciente.

Si, por el contrario, se observa una inflamación fluctuante, se intentará el drenaje inicial a través del conducto radicular, y solo si no se logra fácilmente, o en los casos en que no haya acceso al conducto radicular, se realizará una incisión de drenaje a través del tejido blando, y la colocación de un dren. Se recomienda la prescripción de antibióticos y una buena higiene oral mediante enjuagues con soluciones antisépticas.

Resumen

En el absceso apical agudo, la sintomatología del estadio uno es dolor espontáneo, continuo, intenso, pulsátil, localizado. Clínicamente, no responde a pruebas de sensibilidad, más sensible a la percusión, movilidad. Radiográficamente, no hay hallazgos importantes, o está ligeramente ensanchado el ligamento periodontal. El tratamiento consiste en hacer drenaje por cámara pulpar, prescribir antibióticos y analgésicos. En el estadio 2, la sintomatología es inflamación intraoral y/o extraoral, dolor espontáneo, continuo, intenso, pulsátil, localizado. Clínicamente se observa inflamación extraoral y/o intraoral. El tratamiento, si es difuso (celulitis), se continúa el protocolo ya descrito, analgésico, antibiótico, con remisión a maxilofacial si se deteriora la salud del paciente. Si es fluctuante, se hace drenaje por medio de incisión a través del tejido. Se prescriben antibióticos y se recomienda buena higiene oral con soluciones antisépticas.

Traumatismo oclusal (oclusión traumática)

Mónica Mejía De Los Ríos

Aunque la oclusión traumática y el trauma oclusal están directamente asociados es importante realizar una diferenciación entre ambos conceptos; la *oclusión traumática* es la que puede producir un daño, es decir "la fuerza en sí".

Trauma oclusal

Trauma oclusal es un término utilizado para describir los cambios adaptativos o las alteraciones patológicas que se desarrollan en el periodonto como resultado de *fuerzas* anormales dirigidas en forma oblicua al eje de los dientes. Por otro lado, además de involucrar los tejidos periodontales, la excesiva carga oclusal puede llegar a afectar el tejido pulpar, la articulación temporomandibular y los músculos masticatorios.

El trauma oclusal se divide en primario y secundario, la forma primaria ocurre cuando hay un nivel de inserción normal y fuerzas oclusales excesivas, y el secundario ocurre cuando hay pérdida de inserción y fuerzas oclusales normales o excesivas.

🖥 Caso clínico 12

Paciente de 32 años de edad, sin antecedentes sistémicos. Consulta porque sus dientes anteriores superiores tienen movilidad y sensibilidad a los cambios térmicos. Al examen clínico se observan restauraciones posteriores sin morfología oclusal que fueron realizadas en los últimos seis meses; ausencia de contactos oclusales estables, movilidad dental adaptativa (frémitos) e hipersensibilidad térmica en 11, 12, 21, 22.

En el análisis radiográfico se encuentran los siguientes hallazgos: zonas radiolúcidas coronales compatibles clínicamente con restauraciones posteriores desadaptadas, ensanchamiento del espacio del ligamento periodontal en 11, 12, 21, 22, discontinuidad de la lámina dura, alteraciones de la densidad ósea en zona anterior superior.

Diagnóstico oclusal: desarmonía oclusal leve y trauma oclusal primario en 11, 12, 21 y 22.

Tratamiento

Con el fin de lograr una estabilidad posterior y disminuir la sobrecarga en los dientes anteriores, es indispensable realizar el recambio de las restauraciones posteriores y devolver la morfología perdida, lograr puntos de contactos interoclusales, redistribuyendo las fuerzas oclusales.

Finalmente, elaborar una placa estabilizadora como mecanismo de protección de las restauraciones y evitar los efectos de las fuerzas excesivas.

El principio de la oclusión orgánica o mutuamente protegida permite que los dientes anteriores protejan a los posteriores en excéntricas y los posteriores protejan a los anteriores en relación céntrica, formando un equilibrio oclusal.

Maloclusión aguda

Es un cambio súbito en la posición oclusal que ha sido creado por un contacto oclusal intenso.

🖥 Caso clínico 13

Paciente de 40 años de edad, manifiesta que al masticar siente un dolor profundo en el primer molar inferior derecho; lo asocia a una restauración en resina que le realizaron hace dos días, no lo percibió inmediatamente porque le colocaron anestesia para realizar el procedimiento, pero una vez pasó el efecto de la anestesia, al masticar sintió que los dientes no entraban en contacto al mismo tiempo. Al examen clínico se observa una restauración en resina en el 46, con un contacto prematuro, dolor a la percusión y sensibilidad dentaria.

Tratamiento

El tratamiento consiste en retirar cuidadosamente el contacto prematuro, verificando que todos los dientes entren en contacto (oclusión simultánea). Utilizar papel de articular en el arco superior e inferior en céntrica y comprobar que no existan interferencias en excéntricas.

Comentarle al paciente que la molestia puede persistir durante dos días más y que es indispensable llevar dieta blanda.

Un contacto oclusal intenso puede iniciar una contracción muscular protectora, dolor a la percusión, ensanchamiento del espacio del ligamento periodontal, sensibilidad dentaria; todos estos síntomas están ocasionados por una restauración realizada en supraoclusión, o un alimento duro que se interpone entre los dientes en forma abrupta.

Artralgia

Adriana Marcela Ocampo Páez

Es el dolor que emana de estructuras que conforman y hacen parte de la articulación temporomandibular (ligamento temporomandibular, ligamentos discales, ligamento capsular, membrana sinovial, tejido retrodiscal). La etiología está directamente relacionada con el macrotrauma o microtrauma (véase información detallada en los capítulos 13 y 14), así como también con enfermedades sistémicas que puedan afectar algunas de estas estructuras.

A continuación, se mencionan las alteraciones que con mayor frecuencia pueden ser el motivo de consulta por dolor articular o artralgia.

Sinovitis capsulitis

Es la inflamación del ligamento capsular y de la membrana sinovial, siendo la misma estructura, externa (cápsula) e interna (membrana sinovial), las cuales son vascularizadas e inervadas. Con características histológicas diferentes, la inflamación de una puede afectar la otra (figura 8.32).

▶ **Etiología:** Macrotrauma directo o indirecto y microtrauma.
▶ **Características clínicas:** De acuerdo con la severidad de la inflamación, las características clínicas (signos y síntomas) pueden presentarse de manera variable.
 · Dolor en la ATM (polo externo del cóndilo y/o zona posterior articular), que usualmente aumenta al estirar la cápsula cuando se realizan movimientos.
 · Puede tener limitación del movimiento mandibular.

Figura 8.32. Sinovitis capsulitis

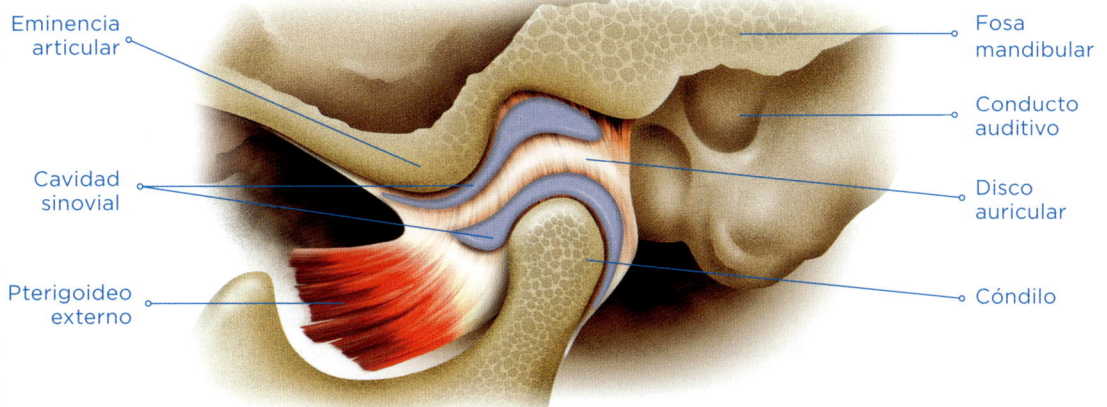

Eminencia articular

Cavidad sinovial

Pterigoideo externo

Fosa mandibular

Conducto auditivo

Disco auricular

Cóndilo

- Al realizar la prueba de End Feel es blando (se introducen en la cavidad oral los dedos pulgar e índice, los cuales se apoyan en los dientes anteriores superiores e inferiores con el fin de ejercer una fuerza pasiva y progresiva para tratar de incrementar la apertura). Si la apertura se incrementa, se denomina blando o suave.
- Se puede observar desviación mandibular hacia el lado afectado (el maxilar inferior durante el movimiento sale de la línea media facial y al terminar el movimiento retorna de nuevo a esta).
- Puede presentar maloclusión aguda (cambio súbito o repentino de la mordida)
- Si la inflamación es unilateral, el paciente puede manifestar durante la consulta una sensación de inoclusión del lado afectado y oclusión fuerte del lado contralateral.

Tenga en cuenta que la maloclusión aguda es transitoria y se resolverá con el tratamiento que se instaure. Por tal razón, no se realiza ningún ajuste oclusal por tallado selectivo hasta verificar la etiología y la evolución del paciente a través de la terapia seleccionada.

🖥️ Caso clínico 14

Paciente que al tratar de comer una hamburguesa abre su boca ampliamente e inmediatamente siente un dolor profundo, tirante, y sordo, inmediatamente cierra y al tratar de volver a abrir, siente un dolor agudo que se exacerba con el movimiento; al examen clínico se observa dolor al abrir y mover su maxilar inferior con una alta intensidad de dolor de 9 sobre 10, dolor que se aumenta a la palpación de la ATM.

▶ **Manejo o protocolo por seguir:** El protocolo está directamente relacionado con el factor etiológico.
- Terapia física (frío, calor, entre otras).
- Limitar o disminuir el rango de movimientos mandibulares.
- Dieta blanda.
- Aparato interoclusal.
- Farmacoterapia si es necesario. El criterio de selección del medicamento es exclusivo del clínico.

Retrodiscitis o retrodisquitis

Se define como la inflamación del tejido retrodiscal. Se caracteriza por ser un tejido inervado y vascularizado (figura 8.33).

Figura 8.33. Retrodiscitis o retrodisquitis

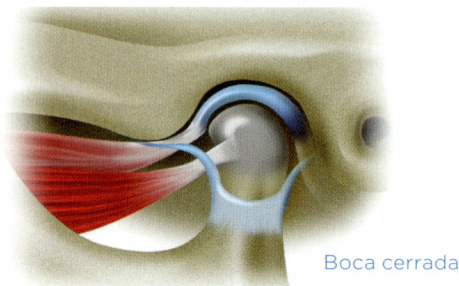

Boca cerrada

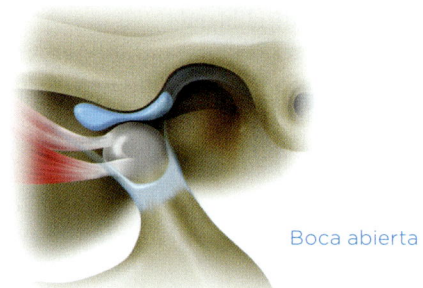

Boca abierta

▶ **Etiología:** Macrotrauma directo o indirecto y microtrauma
▶ **Características clínicas:** De acuerdo con la severidad de la inflamación, las características clínicas (signos y síntomas) pueden presentarse de manera variable.
- Dolor en zona posterior de la ATM que se aumenta al realizar máxima intercuspidación o apretamiento de los dientes.
- Puede presentar maloclusión aguda. Si la inflamación del tejido retrodiscal es unilateral, el paciente puede manifestar durante la consulta una sensación de inoclusión del lado afectado y oclusión fuerte del lado contralateral. Si la inflamación es bilateral, puede presentar una oclusión borde a borde.
- Se debe tener en cuenta que la maloclusión aguda es transitoria y se resolverá con el tratamiento que se instaure. Por lo tanto, no se debe realizar ningún ajuste oclusal por tallado selectivo hasta verificar la etiología y la evolución del paciente a través de la terapia seleccionada.

- Cuando la inflamación es severa y bilateral, el paciente llegará a la consulta con mordida borde a borde.

Caso clínico 15

Paciente que llega a la consulta después de una caída de bicicleta con golpe en el mentón. Manifiesta gran dolor al tratar de cerrar la boca y juntar los dientes, al examen clínico se evidencia dolor de intensidad 8 sobre 10 en la zona posterior articular, que se incrementa al tratar de apretar.

▶ **Manejo o protocolo por seguir:** El protocolo está directamente relacionado con el factor etiológico:
- La terapia física (frío, calor, entre otras).
- Aparato interoclusal.
- Dieta blanda.
- Farmacoterapia si es necesario. El criterio de selección del medicamento es exclusivo del clínico.

Resumen

La sinovitis capsulitis es la inflamación del ligamento capsular y de la membrana sinovial, por ser la misma estructura, externa (cápsula) e interna (membrana sinovial), son vascularizadas e inervadas. Con características histológicas diferentes, la inflamación de una puede afectar a la otra. La retrodiscitis o retrodisquitis se define como la inflamación del tejido retrodiscal. Se caracteriza por ser un tejido inervado y vascularizado.

Mialgia

Adriana Marcela Ocampo Páez

Se define como el dolor de origen muscular. Su etiología se relaciona usualmente con una sobrecarga por aumento en la actividad y el ácido láctico es la sustancia responsable de los síntomas dolorosos; a menos que se desarrolle un proceso inflamatorio en el músculo, por lo que serán los mediadores de la inflamación los responsables del dolor.

Cuando los dolores afectan los músculos masticatorios o faciales pueden ser referenciados como dolores miofaciales. A continuación, se mencionan las alteraciones que con mayor frecuencia pueden ser el motivo de consulta por dolor muscular o mialgia.

Mioespasmo

Se define como una respuesta protectora del sistema nervioso central. Estructuralmente, se caracteriza por una contracción sostenida de las fibras musculares (figura 8.34), lo que también genera un acortamiento de dichas fibras. La sustancia responsable del dolor es el ácido láctico, que se produce como resultado de una glucólisis anaeróbica.

Figura 8.34. Mioespasmo

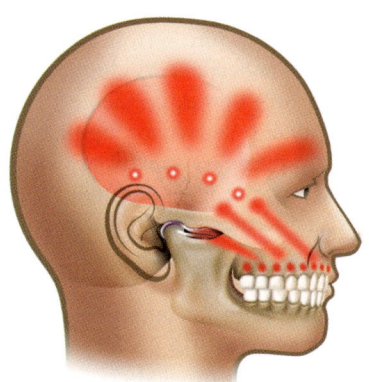

▶ Características clínicas:
- Usualmente el músculo afectado a la palpación está duro.
- Puede haber limitación del movimiento.
- La prueba de End Feel es blanda.
- El dolor aumenta con la función o el movimiento.
- El dolor se describe como tensión o presión en la zona o músculo afectado.

Caso clínico 16

Paciente que después de un procedimiento odontológico prolongado y al haberle aplicado más de dos anestesias en el dentario inferior, amanece con limitación del movimiento, siente dolor de tipo tensión al tratar de incrementar la apertura y dolor de intensidad 9 sobre 10 al tratar de abrir la boca.

▶ **Manejo o protocolo por seguir:** El protocolo está directamente relacionado con el factor etiológico:

- La terapia física (frío, calor, entre otras).
- Aparato interoclusal.
- Dieta blanda
- Farmacoterapia si es necesario. El criterio de selección del medicamento es exclusivo del clínico.

Resumen

El mioespasmo se define como una respuesta protectora del sistema nervioso central. Estructuralmente se caracteriza por una contracción sostenida de las fibras musculares, lo que también genera un acortamiento de dichas fibras. La sustancia responsable del dolor es el ácido láctico, que se produce como resultado de una glucólisis anaeróbica.

Laceración

Olga Marcela Malagón Baquero

La laceración es una herida de tejido blando que se produce por desgarramiento con un objeto agudo, ya sea de metal o vidrio. Se puede ocasionar por accidente operatorio, por una distracción del odontólogo, por falta de colaboración del paciente durante la intervención, o en individuos con aparatología fija, removible u ortodóntica. También se produce por otro tipo de accidentes, por ejemplo, automovilísticos o deportivos (figura 8.35).

Esta lesión puede ser superficial y necesitar una sutura sencilla, o puede ser profunda y afectar vasos y nervios subyacentes, comprometiendo así la vida del paciente.

Figura 8.35. Múltiples laceraciones ocasionadas por vidrio panorámico, en accidente automovilístico

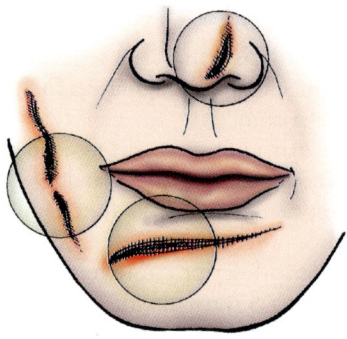

Durante el tratamiento protésico puede suceder que al hacer la preparación para la corona completa de un segundo molar inferior que se encuentra inclinado hacia lingual, el paciente mueva la lengua, el piso de esta se eleve y la fresa desgarre el tejido produciendo una laceración; por lo tanto, el paciente siente un ardor debido a la penetración en la herida de restos de material de obturación, amalgama, pedazos de alguna incrustación o del molar que se va a preparar. Al tocarse con la lengua, puede sentir una herida abierta y sangrante (figura 8.36).

Figura 8.36. Laceración accidental durante la preparación de la superficie lingual del molar. Resulta peligroso involucrar la arteria lingual

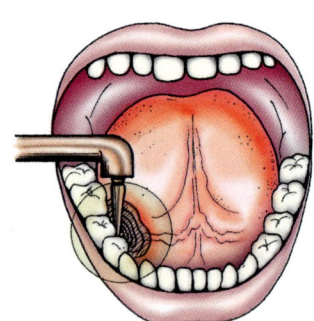

Un objeto duro, punzante, agudo deja una herida nítida con márgenes delimitados al hacer contacto con los tejidos blandos, lesión que se denomina *cortante*. Las lesiones cortantes son frecuentes en accidentes como el del caso del joven que, montando en una bicicleta, se cae contra el

pavimento y al pegarse en el mentón el impacto impulsa el labio inferior. Cuando el paciente es golpeado en el mentón o en la boca, sufre similar impacto (figura 8.37).

Figura 8.37. Laceración ocasionada por los incisivos superiores al recibir un fuerte impacto en el mentón

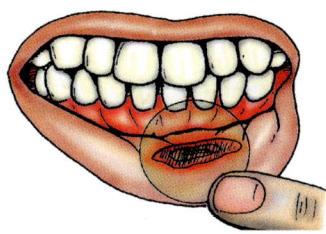

El paciente en tratamiento de ortodoncia al que se le ha desprendido un *braket* con un gesto brusco, un golpe o un puño en la mejilla, se clava el alambre suelto en el tejido blando provocándose una laceración (figura 8.38).

Figura 8.38. Laceración producida por aparatología ortodóntica

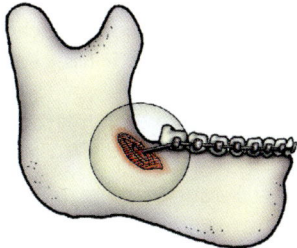

También, los pequeños instrumentos odontológicos, como las limas de endodoncia, pueden insertarse en los tejidos blandos por un movimiento inesperado del paciente, produciendo una infección localizada, ya que los instrumentos usados están contaminados.

Cuando un paciente con prótesis totales o removibles, cuyos bordes no se han redondeado y pulido adecuadamente, sufre un trauma, se puede producir una lesión cortante; igualmente sucede con la prótesis removible cuyas estructuras metálicas tienen los bordes agudos.

Cuando se fracturan las agujas empleadas en la práctica dental por una incorrecta técnica anestésica, por doblaje repetido de la aguja, movimientos mandibulares o de la cabeza del paciente se puede ocasionar laceración.

La laceración es una lesión causada por una fuerza de expansión ocasionada por un elemento agudo o cuerpo extraño que provoca un desgarramiento y, por lo tanto, separación de los tejidos. A diferencia de la contusión, en la que el impacto es ocasionado por un objeto romo sin ruptura de piel con hemorragia subcutánea, y de la abrasión, que es una herida ocasionada por raspado de la superficie de recubrimiento. También es diferente de las heridas penetrantes que son inducidas por objetos puntiagudos, como cuchillo, clavos, etc., y como su nombre lo indica, son lesiones muy profundas que interesan otras estructuras, como la boca, la nariz o el seno maxilar.

Cuando las laceraciones producidas durante procedimientos odontológicos son heridas limpias no hay problema de infección. Cuando se ocasionan lesiones contaminadas es necesario realizar un aseo profundo del área con solución jabonosa. La herida puede cubrirse con gasas estériles, solución salina y jabón. Si la laceración ha sido en piel donde hay pelo, se debe afeitar el área, exceptuando la zona de las cejas. De lo contrario, puede haber infección o quedar un tatuaje que no se puede retirar luego ni con cirugía. Se debe anestesiar la región inyectando un anestésico local en los bordes de la lesión para facilitar la eliminación de cuerpos extraños y en estos casos resulta muy útil un cepillo de cerdas rígidas. Si la herida comunica con una línea de fractura, esta se debe reducir a través de la laceración. Presionar las gasas estériles con el anestésico ayuda a producir hemostasis. En caso de laceración profunda que afecte las capas musculares sin cortar los vasos sanguíneos, se pueden usar suturas absorbibles de catgut crómico 3-0 o 4-0 en aguja curva, para elaborar puntadas relativamente profundas en el tejido muscular, afrontar los planos anatómicos minuciosamente sin apretar el tejido para evitar su necrosis. Si la hemorragia no se ha detenido, han quedado áreas sangrantes sin suturar.

Si hay vasos sanguíneos involucrados, se seca muy bien el campo operatorio con aplicación de un vasoconstrictor. Cuando se descubre el origen del sangrado, se ligan los vasos con material de sutura reabsorbible o de seda número 2-0 o 3-0. También se pueden cauterizar con una pinza hemostática a la cual se aplica termocauterio.

En las laceraciones que no tienen bordes limpios y lisos es necesario desbridar, es decir, recortar las hilachas de tejido con tijeras quirúrgicas para facilitar una buena cicatrización. Cuando la lesión es en la cara, se debe usar un material de sutura fino con aguja atraumática.

En el caso de un paciente politraumatizado que presenta laceraciones continuas, es necesario utilizar enjuagues bucales con solución salina. Para impedir la infección que hayan podido ocasionar los restos en la herida, se le deben prescribir antibióticos.

Hay laceraciones que necesitan atención especial, como las que involucran labio, mucosa y piel, donde la unión mucocutánea debe ser perfecta, para lo cual se emplean sedas 3-0 o 4-0 para mucosa y musculatura y la seda 5-0 o 6-0 con aguja atraumática para la piel. Luego de preparar muy bien la herida se inicia la sutura con un punto en la unión mucocutánea, el segundo punto entre el primero y el extremo mucoso de la herida, el tercero entre el segundo y el primero y el cuarto, entre el segundo y el extremo mucoso de la herida (figura 8.39).

Cuando se lesiona la lengua de forma poco profunda, se colocan puntos con seda de 3 a 5 mm cada uno, penetrando profundamente en el tejido; debe haber 5 mm de distancia entre el punto y el borde de la herida.

También se pueden presentar laceraciones simples que se deben lavar con agua jabonosa a presión

hasta eliminar en su mayoría los restos, pero en estas no se necesita sutura.

Figura 8.39. Sutura del labio lesionado

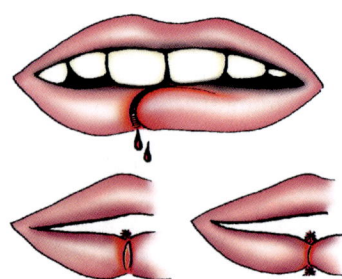

Entre las lesiones cortantes que se pueden evitar se encuentran aquellas producidas en el consultorio por falta de precaución. Se aconseja aislar el campo con tela de caucho para que los instrumentos de trabajo, que en su gran mayoría tienen filo en la punta, no ocasionen laceraciones en el tejido por un mal movimiento, además el aislamiento protege al paciente de ingerir, inhalar o quemarse con algún medicamento.

En procedimientos ortodónticos, se debe cortar el alambre a ras del elemento de fijación para evitar lesiones de tejidos vecinos.

Las prótesis totales o removibles deben tener bordes redondeados, de superficie lisa y tersa.

Resumen

La laceración es el desgarramiento del tejido por un objeto agudo cortante, con herida sangrante, puede ser profunda o superficial, y dolor. El tratamiento consiste en aplicar anestesia local, hacer limpieza con jabón quirúrgico, aislar la herida con compresas, utilizar agua a presión para la eliminación de cuerpos extraños. Hacer desbridamiento, hemostasis, sutura. Prescribir terapia antibiótica si es necesario.

Neuropatías

Gustavo Malagón Londoño

El dolor originado en la región cefálica se transmite en su mayor parte por fibras del nervio trigémino; aunque también, en menor grado, por los pares VII, IX, X y por las raíces II y III. Las fibras de sensibilidad dolorosa del trigémino tienen su origen en células unipolares, cuyos cuerpos se encuentran en el ganglio de Gasser. La rama periférica de estas neuronas llega a la piel y a otros tejidos con sensibilidad dolorosa a través de la rama oftálmica, tiene un trayecto más lar-

go y termina en la parte inferior del núcleo, el cual va hasta los segmentos superiores de la médula.

Las fibras de la rama maxilar superior terminan un poco más arriba y las fibras mandibulares son las más cortas y terminan en la porción media del bulbo. Es el nervio motor para los músculos del maxilar inferior que intervienen en la masticación. Cuando la porción motora del nervio trigémino es afectada, el masetero y otros músculos de la masticación sufren parálisis y atrofia subsecuente. La porción motora del nervio trigémino se prueba pidiendo al paciente que apriete los dientes.

Las fibras dolorosas del nervio facial (figura 8.40) tienen su cuerpo celular en el ganglio superior. Las ramas periféricas llegan a la piel y a las formaciones subcutáneas de la región auricular posterior y del meato auditivo externo. Las fibras proximales pasan a través de la porción intermedia al mesencéfalo, donde se asocian con la raíz descendente del trigémino. Las fibras dolorosas del glosofaríngeo tienen su cuerpo en el ganglio superior.

Las ramas periféricas se distribuyen por el tercio posterior de la lengua y la faringe, en tanto que las ramas proximales pasan al tronco cerebral siguiendo la raíz sensorial y allí se juntan con la raíz descendente del trigémino. Las fibras dolorosas del vago inervan las meninges, el meato auditivo externo, la porción posterior de la oreja, la faringe, la laringe y la tráquea (figura 8.41).

Figura 8.40. Distribución de fibras del nervio facial

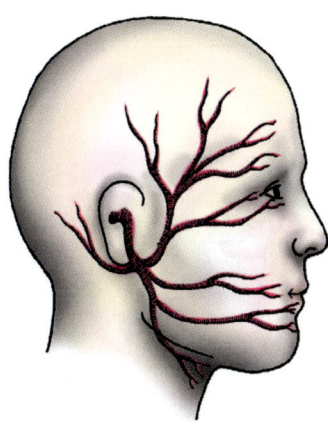

Figura 8.41. Distribución de fibras del nervio vago

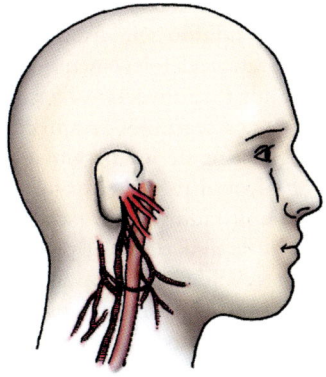

Nervio trigémino

Es el mayor de los nervios craneanos. Tiene un tronco sensitivo grande y uno motor pequeño. De pequeña longitud, va desde la protuberancia hacia adelante hasta el peñasco del temporal, donde se expande para formar el ganglio de Gasser. El tronco sensitivo conduce sensaciones de la cara y de la parte anterior de la cabeza. El tronco motor originado en la protuberancia pasa por debajo y por dentro de la raíz sensitiva y luego por debajo del ganglio para penetrar por el agujero oval, donde va a unirse con el nervio maxilar inferior al que dan las fibras motoras de los músculos masticadores.

El nervio trigémino, o quinto par, se divide en el ganglio de Gasser en tres ramas (figura 8.42).

Figura 8.42. Distribución de fibras del nervio trigémino

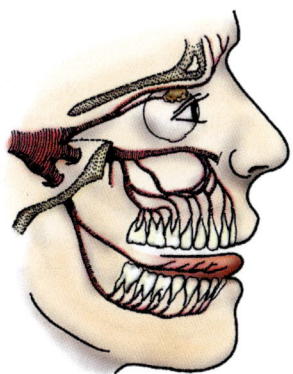

La primera conforma el *nervio oftálmico,* el cual, a su vez, origina los nervios lacrimales y frontales. La segunda rama origina el nervio *maxilar superior.* La tercera conforma el nervio *maxilar inferior.*

El nervio maxilar superior empieza en el borde anterior del ganglio de Gasser, entre el oftálmico y el maxilar inferior y continúa hacia adelante, atravesando primero la pared anterior del seno cavernoso y luego el agujero redondo mayor, por el cual abandona la cavidad craneana para abordar la fosa pterigomaxilar; continúa en dirección anteroexterna y penetra a la órbita por el conducto infraorbitario para convertirse en el nervio infraorbitario; sale a la cara por el agujero infraorbitario y ahí se divide en sus ramas terminales, palpebral inferior, nasal externa y labial superior. En la fosa pterigomaxilar, origina el nervio cigomático o ramo orbitario, los nervios esfenopalatinos y los tres nervios dentarios: anterior, medio y posterior, que penetran en los canales alveolares donde se dividen en pequeñas ramas para inervar los molares, las encías y la mucosa de la mejilla de la zona adyacente. Como nervio eminentemente sensitivo inerva entonces todo el maxilar superior, la mucosa del antro y el techo de la boca. Con sus ramas terminales inerva también el labio superior, la parte externa, la punta de la nariz y buena parte de la mejilla.

El nervio maxilar inferior, única rama mixta del trigémino, tiene una raíz sensitiva grande y una motora pequeña. La sensitiva se origina en la porción anterolateral del ganglio de Gasser (figura 8.43); la motora se origina en la protuberancia, pasa por debajo del ganglio de Gasser y alcanza el agujero oval por el cual abandona la cavidad craneana junto con la raíz sensitiva. Más adelante, se divide en un pequeño tronco anterior y un gran tronco posterior.

El anterior, compuesto por fibras motoras, origina los nervios del masetero, el temporal profundo anterior y posterior y el pterigoideo externo que inervan los músculos de la masticación. El tronco posterior, compuesto de fibras sensitivas, se divide en los nervios auriculotemporal, lingual y dentario inferior. Este último se distribuye por el maxilar inferior.

Figura 8.43. El ganglio de Gasser, en las líneas longitudinales del rayado, con los troncos de las tres ramas

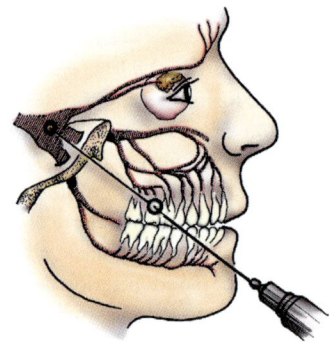

Bloqueo del nervio trigémino

El lugar más accesible para bloquear con anestésico el tronco del trigémino es sobre el mismo ganglio de Gasser.

Claro está que al bloquear sobre el ganglio se ejerce acción sobre sus tres divisiones, con lo cual se anestesian las partes de la cara y de la cabeza inervadas por esos nervios. Este bloqueo se utiliza para aliviar el dolor en neuritis del trigémino (figura 8.44) La técnica fue descrita originalmente por Hartel y está gráficamente explicada por J. J. Bonica en *Tratamiento del dolor:*

[...] con el paciente en decúbito supino, se marca el punto medio del arco cigomático y el tubérculo articular. Estos puntos son la guía para la lámina infratemporal del ala mayor del esfenoides y para el agujero oval respectivamente. Se aplica anestesia local en la piel de la mejilla y a nivel del segundo molar superior. Por este sitio se introduce una aguja de 10 centímetros, calibre 22 y se avanza hacia atrás, hacia adentro y hacia arriba, así que al mirarla de lado se aprecia que su eje apunta al centro del arco cigomático y si se mira de frente apunta a la pupila.

Figura 8.44. Bloqueo por vía anteroexterna

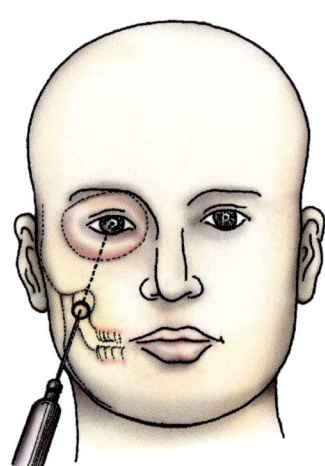

Se introducen 5 o 6 cm³ la aguja, succionando suavemente con la jeringa para asegurarse de que no sale sangre o líquido cefalorraquídeo, en cuyo caso se debe retroceder levemente. Introducida a esa profundidad, se inyectan 0,5 cm³ de anestésico, y en pocos segundos se apreciará anestesia en los territorios de los nervios descritos. El bloqueo con alcohol requiere mayores cuidados, hasta control con radiografías, para establecer la localización de la aguja, por el peligro de serias complicaciones. Schlosser utiliza la técnica por la vía intraoral, con los mismos puntos de referencia, pero introduce un centímetro y medio más la aguja (figura 8.45).

Figura 8.45. Bloqueo del ganglio de Gasser por vía intraoral

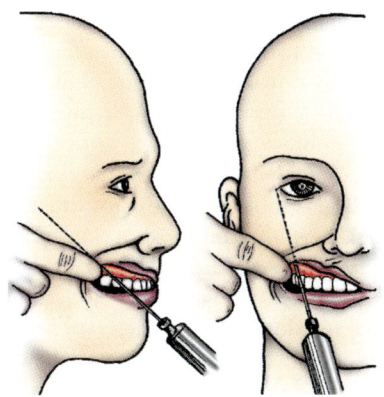

Bloqueo de los nervios maxilares

▶ **Maxilar superior:** El nervio maxilar superior se puede bloquear por la vía lateral extraoral, por la vía anterolateral extraoral, por vía orbitaria o por vía oral (figura 8.46). Para bloquear las tres primeras vías se debe utilizar una técnica especial, no usada por lo común por el odontólogo, que normalmente lo hace por la vía oral. Esto se realiza así: luego de anestesiar tópicamente la mucosa por detrás y por fuera del último molar superior se introduce la aguja contra la cara externa de la tuberosidad del maxilar superior, desde donde se le hace avanzar hacia arriba, hacia atrás y hacia adentro, hasta una profundidad de unos cuatro centímetros.

Figura 8.46. Bloqueo del nervio maxilar superior por vía intraoral

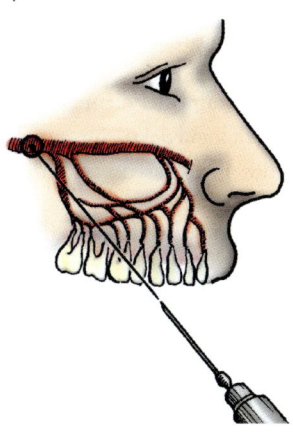

▶ **Maxilar inferior:** Las vías extraorales cigomática y anterolateral son poco utilizadas por el odontólogo, quien más bien emplea la vía oral, en la cual separa la mejilla e introduce la aguja a través de la mucosa, anestesiada tópicamente, por encima del segundo molar superior. La aguja se introduce hacia atrás y hacia arriba hasta una profundidad de 4 o 5 centímetros. A esta altura se inyecta el anestésico requerido (figura 8.47). Una forma sencilla es la siguiente: con la boca abierta se palpa la fosa retromaleolar con el dedo índice, de manera que la uña estará sobre el tendón temporal profundo, el cual se inserta en la cresta temporal de la rama maxilar. El dedo debe estar paralelo al plano oclusal de los dientes, de forma que la aguja quede paralela al plano oclusal y la punta penetre hacia el extremo del dedo y la cresta.

Figura 8.47. Bloqueo del nervio maxilar inferior

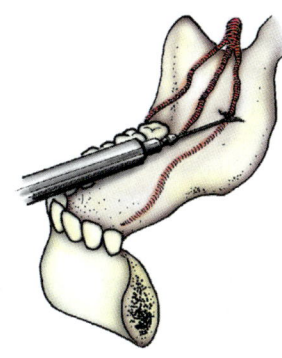

Manejo del dolor agudo

El tratamiento ideal para el dolor agudo dental, lo mismo que en el de cualquier otra localización, es remover la causa. Frecuentemente, después de manejar la causa persiste el dolor durante un tiempo. De todas maneras, durante el intervalo que transcurre entre el momento de la consulta, el diagnóstico y el manejo de la causa, se deben usar medicamentos analgésicos, respecto de los cuales el odontólogo debe tener gran familiaridad, y su administración debe prolongarse durante un tiempo prudencial.

Los medicamentos para el dolor se pueden clasificar en tres grupos:

▸ El ácido acetilsalicílico (ASA), el acetaminofén y los agentes antiinflamatorios no esteroides (AINE).

▸ Los analgésicos opioides.

▸ Las combinaciones entre los analgésicos opioides y los inhibidores de la ciclooxigenasa.

Los primeros son considerados conjuntamente por su uso para problemas similares y por los mecanismos de acción parecidos. Todos estos compuestos inhiben la ciclooxigenasa y, con excepción del acetaminofén, tienen acciones antiinflamatorias, sobre todo cuando se utilizan en dosis altas. Estos analgésicos usados frecuentemente o en dosis excesiva pueden producir irritación gástrica, razón poderosa para limitar su administración. Especialmente, es notorio este efecto secundario con el ASA y los AINE. La cubierta entérica y la forma microgranulada de algunos de ellos minimiza estos efectos; no obstante, ante la molestia gástrica, sobre todo si se presume o hay certeza de gastritis o úlcera, se deben omitir y reemplazar por otros mejor tolerados por el organismo.

El ASA es el fármaco que con mayor frecuencia produce irritación del estómago y puede ocasionar erosión de la mucosa gástrica; por su efecto antiagregante plaquetario puede causar peligrosas hemorragias gástricas. El acetaminofén rara vez produce irritación gástrica y no tiene efecto antiagregante plaquetario; sin embargo, en dosis altas puede ser tóxico para el hígado. Los AINE han demostrado menos molestias para el estómago, aunque muchos pacientes no los toleran bien, lo que obliga a su uso parenteral, cuya forma ofrece grandes perspectivas actualmente. Los laboratorios farmacéuticos presentan los ketorolacos, con diversos nombres comerciales; estos productos tienen efecto analgésico comparable con el de los opiáceos, sin las molestias que estos causan.

Los opiáceos ofrecen una acción más rápida, especialmente en casos de dolor intenso. Los opiáceos producen analgesia por su acción sobre el sistema nervioso central; activan las neuronas inhibidoras del dolor e inhiben las neuronas transmisoras del dolor. La respuesta más rápida se obtiene con la administración intravenosa. A veces producen efectos secundarios como náuseas, vómito, prurito, depresión respiratoria; esta última produce alarma en el paciente, en cuyos casos se usa con muy buen resultado el naloxone, que es un antagonista del narcótico. Los opiáceos se deben reservar para casos de dolor intenso y dosificarse adecuadamente para evitar efectos secundarios.

Cuando los inhibidores de la ciclooxigenasa no son suficientes para disminuir el dolor, se puede asociar el uso de los opiáceos con los cuidados anotados anteriormente.

Autoevaluación

1. ¿Qué factores influyen en la desmineralización dental?

2. ¿Qué tipos de lesiones cariosas se pueden presentar?

3. ¿Cómo se puede reconocer la caries clínicamente?

4. ¿Cuáles situaciones con sintomatología similar se deben diferenciar de la hipersensibilidad dentinal?

5. ¿Qué mecanismo intenta explicar la sensibilidad dentinal?

6. ¿En qué tipo de pacientes es mayor la prevalencia de hipersensibilidad dentinal?

7. ¿En qué casos considera usted la restauración con materiales adhesivos como coadyuvante de la sensibilidad dentinal?

8. ¿Qué diferencia hay entre hiperemia pulpar e hipersensibilidad dentaria?

9. ¿Por qué se produce la hiperemia pulpar?

10. ¿Cuáles son las características clínicas de la pulpitis irreversible crónica?

11. ¿Cómo es la reacción a la percusión en los estadios iniciales de la pulpitis irreversible crónica?

12. ¿Cuál es la causa más frecuente de la pulpitis irreversible crónica?

13. ¿Qué es el síndrome del diente agrietado?

14. ¿Cuál es la etiología del diente agrietado?

15. Explique dos opciones de tratamiento para el diente agrietado.

16. Mencione algunas de las causas del empaquetamiento alimenticio:

17. ¿Cuáles patologías pueden ocurrir como consecuencia del empaquetamiento alimenticio?

18. ¿En qué forma se puede tratar el empaquetamiento alimenticio?

19. ¿Qué es la erupción dental?

20. En caso de dolor durante el proceso de erupción, ¿cuál es su manejo?

21. ¿Qué es un quiste de erupción?

22. En caso de ocurrir un quiste de erupción, ¿cuál es el tratamiento?

23. ¿En cuáles dientes puede ocurrir la pericoronitis?

24. ¿Qué complicaciones puede tener la profundización del proceso infeccioso en una pericoronitis de terceros molares inferiores?

25. ¿Cuál es el tratamiento de la pericoronitis?

26. ¿Cuándo está indicada la terapia sistémica antibiótica en una pericoronitis?

27. ¿Cuál es la lesión más común que afecta la mucosa oral?

28. Las diversas formas de estomatitis toman su nombre según el agente causante, mencione al menos tres de origen no infeccioso:

29. ¿Cómo pueden los geles orales ayudar en el tratamiento de las estomatitis?

30. La alveolitis ¿es una lesión crónica, una infección generalizada o una reacción inflamatoria aguda localizada?

31. ¿En qué momento después de una extracción dentaria es más frecuente que aparezca el dolor con esta complicación?

32. ¿Cuál es el tratamiento para la alveolitis?

33. ¿Cuál es el primer estadio del absceso apical agudo?

34. ¿Cuál es el segundo estadio del absceso apical agudo?

35. ¿Cuál es el diagnóstico diferencial del absceso apical agudo?

36. ¿Cuál es la diferencia entre oclusión traumática y trauma oclusal?

37. ¿Cuáles son las características del trauma oclusal primario y secundario?

38. Diga los signos clínicos de trauma oclusal.

39. Describa el objetivo del recambio de las restauraciones posteriores.

40. ¿Qué es la sinovitis capsulitis?

41. ¿Qué es la retrodiscitis o retrodisquitis?

42. ¿Qué es un mioespasmo?

43. ¿Cuáles son las características clínicas del mioespasmo?

44. ¿Qué diferencia hay entre una laceración y una contusión?

45. ¿Cómo se trata una laceración?

46. ¿Qué sutura se utiliza para mucosa?

47. ¿Cómo se divide el nervio trigémino?

48. ¿Cómo se bloquea el nervio maxilar superior?

49. ¿Cómo se maneja el dolor agudo?

50. ¿Qué función cumplen las neuronas?

51. ¿Para qué sirven las dendritas?

52. ¿De qué depende la sensibilidad del organismo?

53. ¿Qué células actúan como unidades sensitivas?

54. Explique cómo se reciben los impulsos dolorosos.

Bibliografía

Ahmed Saleh Alkhutari et al. Is the therapeutic effect of occlusal stabilization appliances more than just placebo effect in the management of painfultemporomandibular disorders? A network meta-analysis of randomized clinical trials. J Prosthetic Dentistry. 2020:1-9.Al-Baghdadi et al. TMJ disc displacement without reduction management: A systematic review. JDR Clinical Research Supplement. 2014;93(7; supl. 1)):37-51.

Baron R, Binder A, Wasner G. Neuropathic pain: diagnosis, pathophysiological mechanisms, and treatment. Lancet Neurol. 2010;9(8):807-19. doi: 10.1016/S1474-4422(10)70143-5.

Barone A, Chatelain S, Derchi G, Di Spirito F, Martuscelli R, Porzio M, Sbordone L. Antibiotic's effectiveness after erupted tooth extractions: A retrospective study. Oral Dis. 2020;26(5):967-73.

Caldas, Waleska et al. Occlusal changes secondary to temporomandibular joint conditions: a critical review and implications for clinical practice. J Applied Oral Science. 2016 24(4):411-9.

Consolaro A. Clinical and imaginologic diagnosis of occlusal trauma. Dental Press Endod. 2012;2(3):10-20.

Chen et al. Physiological effects of anterior repositioning splint on temporomandibular joint disc displacement: a quantitative analysis. J Oral Rehabilitation. 2017;44:664-72.

Chisnoiu, Andrea Maria et al. Factors involved in the etiology of temporomandibular disorders a literature review. Clujul Medical. 2015;88(4):473-4.

Christo JE et al. Discal attachments of the human temporomandibular joint. Aust Dent J. 2005;50(3):152-60.

Das B, Saha SP. Trigeminal neuralgia: current concepts and management. J Indian Med Assoc. 2001;99(12):704-9.

Descombes S, Brefel-Courbon C, Thalamas C, et al. Amitriptyline treatment in chronic drug-induced headache: a double-blind comparative pilot study. Headache. 2001;41(2):178-82.

Dos Santos et al. Mechanical analysis of the equilibrium of occlusal splints. J Prosthec Dent. 1988;59:346-52.

Dua R, Fan K. Use of topical local anaesthetics for paediatric facial lacerations. Surgeon. 2020:S1479-666X(20)30165-7.

Ekstrand KR, Giménez T, Ferreira FR, Mendes FM, Braga MM. The international caries detection and assessment system - ICDAS: A Systematic Review. Caries Res. 2018;52(5):406-19.

Espinosa MC, Sivam S. Oral and maxillofacial surgery, facial laceration repair. 2021 May 17. En: StatPearls [Internet]. Treasure Island (FL): StatPearls Publishing; 2021.

Felson D. Dolor articular. En: Harrison. Principios de medicina interna. 17.ª ed. México: McGraw Hill Interamericana; 2009.

Fricton J. Myogenous temporomandibular disorders: diagnostic and management considerations. Dent Clin N Am. 2007;51:61-83.

Furlan RM et al. The use of superficial heat for treatment of temporomandibular disorders: an integrative review. Codas. 2015;27(2):207-12.

Furlan RM, Moreira M. El uso de crioterapia en el tratamiento de trastornos temporomandibulares. Revista CEFAC. 2015;17(2):648-55.

Gojkov-Vukelic M, Hadzic S, Zukanovic A, Pasic E, Pavlic V. Application of diode laser in the treatment of dentine hypersensitivity. Med Arch. 2016;70(6):466-9.

González AC y col. Correlación entre las escalas unidimensionales utilizadas en la medición de dolor postoperatorio. Revista Mexicana de Anestesiología. 2018;41(1):7-14.

González-Serrano J, López-Pintor RM, Cecilia-Murga R, Torres J, Hernández G, López-Quiles J. Application of propolis extract, nanovitamin C and nanovitamin E to prevent alveolar osteitis after impacted lower third molar surgery. A randomized, double-blind, split-mouth, pilot study. Med Oral Patol Oral Cir Bucal. 2021;26(2):e118-25.

Gutiérrez Espinoza y col. Revisión sistemática sobre el efecto analgésico de la crioterapia en el manejo del dolor de origen músculo esquelético. Revista de la Sociedad Española del Dolor. 2010;17(5):242-52.

Herrero V y col. Valoración del dolor. Revisión comparativa de escalas y cuestionarios. Rev Soc Esp Dolor. 2018;25(4):228-36.

Huang X, Zheng H, An J, Chen S, Xiao E, Zhang Y. Microbial profile during pericoronitis and microbiota shift after treatment. Front Microbiol. 2020;11:1888.

Ismail AI, Sohn W, Téllez M, Willem JM, Betz J, Lepkowski J. Risk indicators for dental caries using the International Caries Detection and Assessment System (ICDAS). Community Dent Oral Epidemiol. 2008;36(1):55-68.

Iturriaga V et al Value of synovial fluid in the temporomandibular joint and its implications in articular pathologyint. J. Morphol. 2018 36(1):297-302.

Jackson KC, Lipman AG. Opioid analgesics. En: Tollison CD, Satterthwaite JR, Tollison JW, editores. Practical pain management. 3.ª ed. Filadelfia: Lippincott Williams & Wilkins; 2002.

Janakiram C, Deepan Kumar CV, Joseph J. Xylitol in preventing dental caries: A systematic review and meta-analyses. J Nat Sci Biol Med. 2017;8(1):16-21.

Jepsen S, Caton JG, Albandar JM, Bissada NF, Bouchard P, Cortellini P, et al. Periodontal manifestations of systemic diseases and developmental and acquired conditions: Consensus report of workgroup 3 of the 2017 World Workshop on the Classification of Periodontal and Peri-Implant Diseases and Conditions. J Periodontol. 2018;89(Suppl 1):S237-48. doi: 10.1002/JPER.17-0733.

Jingyuan F, Jack GC. Occlusal trauma and excessive occlusal forces: Narrative review, case definitions, and diagnostic considerations. J Periodontol. 2018;89.

Kamber N. Neuroanatomie und Pathophysiologie des Schmerzes [Neuroanatomy and pathophysiology of pain perception]. Ther Umsch. 2020;77(6):239-45.

Kuzmanovic Pficer J, et al. Occlusal stabilization splint for patients with temporomandibular disorders: Meta-analysis of short and long term effects. PloS. 2017;12(2):1-21.

Lee GI, Neumeister MW. Pain: Pathways and physiology. Clin Plast Surg. 2020;47(2):173-80. doi: 10.1016/j.cps.2019.11.001.

Lindhe J, Lang NP, Karring T. Clinical periodontology and implant dentistry, 6a ed. Parte 5. Londres: Wiley Blackwell; 2015.

Manfredini D. Etiopathogenesis of disk displacement of the temporomandibular joint: A review of the mechanisms. Indian J Dent Res. 2009;20(2):212-21.

Mejàre IA, Axelsson S, y cols. Diagnosis of the condition of the dental pulp: a systematic review. Int Endod J. 2012;45(7):597-613.

Michelotti et al. Next steps in development of the diagnostic criteriafor temporomandibular disorders (DC/TMD): Recommendations from the International RDC/TMD. Consortium Network workshop. J Oral Rehabilitation. 2016(43):453-67.

Molina A, García-Gargallo M, Montero E, Tobías A, Sanz M, Martín C. Clinical efficacy of desensitizing mouthwashes for the control of dentin hypersensitivity and root sensitivity: a systematic review and meta-analysis. Int J Dent Hyg. 2017;15(2):84-94.

Moraschini V, da Costa LS, Dos Santos GO. Effectiveness for dentin hypersensitivity treatment of non-carious cervical lesions: a meta-analysis. Clin Oral Investig. 2018;22(2):617-31.

Naeije, M. et al. Disc displacement within the human temporomandibular joint: a systematic review of a 'noisy annoyance'. J Oral Rehabil. 2013(40):139-58.

Naghsh N, Kachuie M, Kachuie M, Birang R. Evaluation of the effects of 660-nm and 810-nm low-level diode lasers on the treatment of dentin hypersensitivity. J Lasers Med Sci. 2020;11(2):126-34.

Nalbantoğlu B, Nalbantoğlu A. Vitamin D levels in children with recurrent aphthous stomatitis. Ear Nose Throat J. 2020;99(7):460-3.

Nandhini J et al. Is nonsurgical management effective in temporomandibular joint disorders? - A systematic review and meta-analysis. Dental Res J. 2018;15(4):231-41.

Nogueira VK, Bussaneli DG, Tagliaferro EP, Spin-Neto R, Escobar A, Cordeiro RC. Examiner's experience and the outcome interpretation of ICDAS and Nyvad's system - a prospective in vitro study. Acta Odontol Scand. 2017;75(3):186-90.

Nozawa-Inoue K, et al. Synovial membrane in the temporomandibular joint--its morphology, function and development. Arch Histol Cytol. 2003;66(4):289-306.

Okeson Jeffrey P. Oclusión y afecciones temporomandibulares. Sexta edición. Elsevier Mosby; 2008. p. 147-427.

Pishipati KV, Telang L, Nerali JT, Telang A, Jaganathan S. Evaluating the performance of dental students with different levels of clinical experience in learning ICDAS. J Contemp Dent Pract. 2021;22(1):89-92.

Portenoy RK, Payne R, Coluzzi P, et al. Oral transmucosal fentanyl citrate (OTFC) for the treatment of breakthrough pain in cancer patients: a controlled dose titration study. Pain. 1999;79(2-3):303-12.

Prechel U, et al. A Clinical practice guideline: The treatment of temporomandibular joint dislocation—a systematic review. Dtsch Arztebl Int. 2018(115):59-64.

Rezazadeh F, Dehghanian P, Jafarpour D. Laser effects on the prevention and treatment of dentinal hypersensitivity: A systematic review. J Lasers Med Sci. 2019;10(1):1-11.

Ripamonti C, Dickerson ED. Strategies for the treatment of cancer pain in the new millennium. Drugs. 2001;61(7):955-77.

Sáez-Alcaide LM, Molinero-Mourelle P, González-Serrano J, Rubio-Alonso L, Bornstein MM, López-Quiles J. Efficacy of a topical gel containing chitosan, chlorhexidine, allantoin and dexpanthenol for pain and inflammation control after third molar surgery: A randomized and placebo-controlled clinical trial. Med Oral Patol Oral Cir Bucal. 2020;25(5):e644-51.

Sánchez-Bernal J, Conejero C, Conejero R. Recurrent aphthous stomatitis. Actas Dermosifiliogr (Engl Ed). 2020;111(6):471-80.

Sánchez-Pérez L, Sáenz Martínez LP, Molina-Frechero N, et al. Riesgo a caries. Diagnóstico y sugerencias de tratamiento. Rev ADM. 2018;75(6):340-9.

Santos JF, Santos LCR, da Silveira EM, Magesty RA, Flecha OD, Falci SGM, Gonçalves PF, Galvão EL. Does the third molar position influence periodontal status and overall condition of patients with acute pericoronitis? A cross-sectional study. Oral Maxillofac Surg. 2020;24(4):447-53.

Schäfer M. Physiologie und Pathophysiologie des Schmerzes [Physiology and pathophysiology of pain]. Ther Umsch. 1999;56(8):426-30.

Schiffman E, et al. Diagnostic Criteria for Temporomandibular Disorders (DC/TMD) for Clinical and Research Applications: Recommendations of the International RDC/TMD Consortium Network* and Orofacial Pain Special Interest Group. J Oral Facial Pain Headache. 2014;28(1):6-27.

Sharma, Shalender et al. Etiological factors of temporomandibular joint disorders. National J Maxillofacial Surg. 2011;2(2):116-9.

Singh BP, et al. Occlusal interventions for managing temporomandibular disorders. Cochrane Database of Systematic Reviews. 2017, issue 11. Art

Singh DK, Jalaluddin M, Rajeev R. Trauma from occlusion: The overstrain of the supporting structures of the teeth. Indian J Dent Sci. 2017;9:126-32.

Uma Shanker Pal et al. Trends in management of myofacial pain. National J Maxillofacial Surg. 2014;5(2):110.

Wang VC, Mullally WJ. Pain neurology. Am J Med. 2020;133(3):273-80. doi: 10.1016/j.amjmed.2019.07.029.

Winstead ML, Clegg DJ, Heidel RE, Ledderhof NJ, Gotcher JE. Fall-related facial trauma: A retrospective review of fracture patterns and medical comorbidity. J Oral Maxillofac Surg. 2021;79(4):864-70.

Yang Z, Li M, Xiao L, Yi Z, Zhao M, Ma S. Hyaluronic acid versus dexamethasone for the treatment of recurrent aphthous stomatitis in children: efficacy and safety analysis. Braz J Med Biol Res. 2020;53(8):e9886.

Zhang, si-hui et al. Efficacy of occlusal splints in the treatment of temporomandibular disorders: a systematic review of randomized controlled trials. Acta Odont Scand. 2020;78(8):580-9.

Zhonghua Kou Qiang Yi Xue Za Zhi. Expert committee of dentin hypersensitivity, society of preventive dentistry, chinese stomatological association. [Guideline for diagnosis, prevention and treatment of dentin hypersensitivity]. 2019;54(4):223-7.

PARTE III
Hemorragia

CAPÍTULO 9

Fisiopatología de la hemorragia y de la hemostasia en cirugía dental

Milton Lombana Quiñónez

Introducción

Los trastornos hemorrágicos son una de las complicaciones más frecuentes en los procedimientos dentales invasivos. Afortunadamente, la mayoría de los casos son leves y autolimitados, y no implican un riesgo mayor para el paciente. Sin embargo, aquellos pacientes con algún trastorno de coagulación tienen mayor probabilidad de sufrir complicaciones. De la misma manera, no todas las alteraciones de coagulación implican un riesgo de sangrado mayor, por lo que el conocimiento fisiopatológico de la hemostasia es de gran importancia en odontología.

Definiciones

▶ **Coagulación:** Proceso biológico que lleva a la formación de fibrina.
▶ **Hemostasia:** Coagulación que ocurre en condiciones fisiológicas como respuesta a una lesión vascular.
▶ **Trombosis:** Coagulación que ocurre de manera patológica, como en el caso de la trombosis venosa profunda o el tromboembolismo pulmonar.

Visión general de la coagulación y la fibrinólisis

En condiciones normales, el sistema de hemostasia mantiene un equilibrio constante para evitar la pérdida de sangre y, al mismo tiempo, impedir la formación excesiva de trombos, que tiene consecuencias nocivas para la salud del paciente cuando este equilibrio se pierde.

Cabe recordar que durante los procedimientos dentales y en cualquier evento quirúrgico o traumático que conlleve lesión vascular, la hemostasia es el mecanismo de defensa, cuyo objetivo primordial es disminuir la pérdida de sangre.

Luego de una lesión vascular, aparece la vasoconstricción refleja como primer mecanismo de hemostasia eficaz. Asimismo, en la exposición del subendotelio se inicia la activación, adhesión y agregación plaquetaria, con el objetivo de formar el tapón plaquetario en el sitio afectado. Simultáneamente, ocurre la activación de los factores de coagulación que llevan a la formación de trombina, cuyo objetivo es estabilizar el coágulo o tapón plaquetario, con la ayuda adicional del factor XIII como estabilizador de los enlaces de fibrina. De esta manera, se produce un cierre rápido, efectivo y duradero de la ruptura vascular. Como mecanismo contrarregulador, la activación de inhibidores de la coagulación, como la antitrombina, la prostaciclina, la trombomodulina, el óxido nítrico, el heparán y la adenosina-difosfatasa (ADPasa), entre otros, mantiene el equilibrio hemostático al iniciar eventos anticoagulantes dirigidos a evitar una respuesta protrombótica exagerada. Finalmente, los efectos de plasminógeno y de la proteína C-asa se encargan de iniciar la fibrinólisis del coágulo formado, una vez que se garantiza el cierre vascular y la reparación tisular.

Componentes básicos de la hemostasia

Desde el punto de vista descriptivo, y con fines académicos, podemos considerar por separado cuatro componentes en el proceso hemostático:
1. Componente vascular y endotelial.
2. Componente plaquetario.

3. Cascada de la coagulación.

4. Mecanismos anticoagulantes y trombólisis.

Sin embargo, es importante recordar que estos componentes hacen parte de un sistema integrado, cuya función adecuada solo es óptima con la interdependencia y activación simultánea de cada uno de ellos.

Componente vascular y endotelial

Los vasos sanguíneos se encargan principalmente del trasporte de las células sanguíneas hacia todo el organismo. Más allá de esto, componentes como el endotelio y el músculo liso vascular tienen funciones importantes en el equilibrio hemostático y en la respuesta fisiológica a la lesión vascular.

Hay tres tipos generales de vasos en el organismo: las arterias, encargadas especialmente del trasporte sanguíneo y del control de la presión arterial; las venas, encargadas además del trasporte, de la regulación de temperatura y la emigración leucocitaria; y los capilares, cuya función principal es el intercambio de oxígeno y nutrientes a nivel tisular.

Los vasos sanguíneos están compuestos por tres tipos principales de células:

‣ Células endoteliales o capa íntima, con múltiples propiedades antitrombóticas y protrombóticas.

‣ Células de músculo liso o capa media, encargadas de la vasoconstricción inicial.

‣ Células y elementos del tejido conjuntivo o capa adventicia, con función de sostenimiento y reparación.

El endotelio es uno de los órganos más grandes del ser humano, tiene un peso aproximado de 1 kg en un adulto promedio y una longitud que va de 4.000 a 7.000 m². Su magnitud es tal que, a manera análoga, uniendo cada célula endotelial en fila, una delante de otra, se obtendría una longitud similar a la de cuatro veces la circunferencia de la tierra.

Las células endoteliales tienen tres superficies con importancia fisiológica:

▶ **Superficie luminal:** Tiene propiedades antitrombóticas debido a su carga negativa que rechaza las células circulantes que tienen carga similar.

▶ **Superficie subluminal:** Su propiedad principal es la adhesión al tejido conjuntivo, formando uniones mioendoteliales.

▶ **Superficie cohesiva:** Se encarga de la unión de las células endoteliales entre ellas.

Funciones del endotelio

Las funciones generales del endotelio se relacionan con la angiogénesis, la coagulación, la inflamación, la respuesta inmune, la síntesis de componentes estromales, la regulación del tono vascular y algunas funciones metabólicas.

En su estado basal no alterado, el endotelio se caracteriza por sus propiedades antitrombóticas. Estas dependen de la expresión o secreción de sustancias como glucosaminoglicanos similares a la heparina, trombomodulina, receptor endotelial de proteína C, proteína S, receptor activado de proteasa endotelial, expresión de CD39, óxido nítrico, prostaciclina, inhibidor de la vía del factor tisular, activador del plasminógeno tisular. En este mismo estado, también existe una función protrombótica endotelial, pero a un menor grado que la función antitrombótica. Los componentes protrombóticos principales están representados por los sitios de unión a zimógenos, como los factores XII, XI, X y IX; la trombina VIII y V; y por la síntesis y expresión de factor V y del factor de Von Willebrand.

La endotelina I, la angiotensina II y algunas prostaglandinas producen vasoconstricción y, a su vez, son contrarreguladas por sustancias vasodilatadoras como la prostaciclina y el óxido nítrico.

Componente plaquetario

Las plaquetas son las células más pequeñas de la circulación, miden aproximadamente 2 μm de diámetro y tienen un volumen de 8 onzas líquidas. Son derivadas del citoplasma de los megacariocitos que, paradójicamente, son las células más grandes de la médula ósea.

En condiciones normales el recuento plaquetario varía entre 150 y 450.000 células/mm³, lo que corresponde aproximadamente a un trillón de plaquetas circulando en una persona promedio.

Una vez que ocurre el daño vascular, y luego de la vasoconstricción inicial, las plaquetas son activadas y dirigidas hacia el sitio de lesión por medio de estímulos generados en el endotelio y por algunas células circulantes.

Activación plaquetaria

La activación de las plaquetas ocurre por estímulos fisiológicos. Entre ellos, los más importantes son la exposición del colágeno endotelial y la trombina generada en pequeñas, pero suficientes, cantidades para activar las plaquetas al inicio del estímulo hemostático. Otras sustancias, como el ADP y la epinefrina, también tienen función de activación plaquetaria, pero a menor escala que los anteriores. Una vez producida la activación, la respuesta plaquetaria se da mediante cuatro procesos:

▶ **Adhesión:** Inicia con un cambio en la forma de las plaquetas y la aparición de pseudópodos. Lo anterior lleva a la unión del factor de von Willebrand subendotelial, expuesto por la lesión vascular, con la glicoproteína Ib/IX/V en las plaquetas.

▶ **Agregación:** Se produce por un cambio conformacional del receptor plaquetario de glicoproteína IIb/IIIa (integrina α2 y β3) que une el fibrinógeno y el factor de Von Willebrand, produciendo la agregación entre las plaquetas.

▶ **Secreción:** Las plaquetas contienen tres tipos de gránulos, cuyo contenido está implicado en la regulación de la hemostasia:
  ‣ **Gránulos densos:** Contienen ADP, ATP, serotonina.
  ‣ **Gránulos alfa:** Contienen fibrinógeno, fibronectina, vitronectina, factor de Von Willebrand.
  ‣ **Gránulos lisosomales:** Contienen glucósidos y proteasas.

▶ **Actividad procoagulante:** La exposición de fosfolípidos plaquetarios sirve para el proceso de complejos enzimáticos involucrados en la cascada de coagulación. Estos componentes son de vital importancia para iniciar, mantener y contrarregular la hemostasia, con el fin de producir el cierre inicial en el sitio de ruptura vascular.

Regulación y cascada de la coagulación

Desde comienzos del siglo XX se publicaron las primeras teorías acerca de la coagulación que posteriormente, en 1946, se convirtieron en la llamada *teoría de la cascada de coagulación*, la cual propuso dos vías a escala fisiológica. Estos conceptos sugerían que la activación secuencial de proteasas era el proceso por el cual se producía el control final de la hemorragia; sin embargo, actualmente conocemos que la coagulación involucra diversos eventos que se producen de manera simultánea y específica. De estos eventos, la expresión del factor tisular en la membrana de las células endoteliales es el mecanismo iniciador del proceso que activa los factores de coagulación.

Los factores de coagulación son proteínas sintetizadas en el hígado, con función de zimógenos o proteasas, cuyas características principales se describen en la tabla 9.1.

Tabla 9.1. Factores de coagulación

Proteína	Concentración	Vida media (horas)
Protrombina (Factor II)	100-150 µg/mL	60-70
Factor VII	0,5 µg/mL	3-6
Factor IX	4-5 µg/mL	18-24
Factor X	8-10 µg/mL	30-40
Proteína C	4-5 µg/mL	6
Factor XI	5 µg/mL	52
Factor XII	30 µg/mL	60
Precalicreínas	50 µg/mL	35
Factor XIII	10-22 µg/mL	240
Factor V	5-10 µg	12

Factor VIII	0,1-0,2 µg/mL	8-12
Factor Von Willebrand	10 µg/mL	12
Proteína S	25 µg/mL	60
Quininógenos de alto peso molecular	70 µg/mL	150
Fibrinógeno	2.000-4.000 µg/mL	72-120
Antitrombina	150-400 µg/mL	72
Inhibidor de la vía del factor tisular	0,1 µg/mL	8

Vías de la coagulación

El concepto tradicional de la existencia de dos vías independientes de activación e inicio del proceso de coagulación ha cambiado con los avances en la biología molecular y funcional. Actualmente se sabe que los procesos son interrelacionados y más complejos de lo que se consideró inicialmente.

▶ **Vía primaria o extrínseca:** Está compuesta por el complejo tenasa extrínseca, tenasa intrínseca y protrombinasa (véase más adelante). Se activa por la expresión de factor tisular en las membranas celulares y es realmente la vía que tiene importancia en el ser humano. El déficit de cualquiera de los componentes de esta vía se asocia con sangrado anormal.

▶ **Vía accesoria o intrínseca (de contacto):** Está compuesta por el complejo factor XII, con cininógenos de alto peso molecular y precalicreínas. Se activa por el contacto con superficies con carga negativa, como el vidrio, el sulfato de dextrano, la caolina y el factor XIa.

En condiciones normales *in vivo*, esta vía no es muy relevante, debido a que las deficiencias de cualquiera de los elementos que la componen no causan alteraciones importantes de la hemostasia ni incrementan el riesgo de sangrado.

Fases de la coagulación

Nuevamente, desde una perspectiva académica, la coagulación puede dividirse en cinco fases principales: 1) iniciación, 2) propagación, 3) terminación, 4) eliminación de coágulo y 5) reparación tisular.

▶ **Iniciación:** Comienza con la expresión de factor tisular en las células endoteliales lesionadas, y se caracteriza por su rapidez y por una localización muy precisa hacia el sitio de lesión vascular. Durante esta fase se produce el cambio del endotelio a un estado protrombótico.

▶ **Propagación:** Se produce por el ensamble de procoagulantes en complejos enzimáticos cuyo fin último es la producción de trombina. Estos complejos enzimáticos son tres:
  ▶ Complejo tenasa intrínseca.
  ▶ Complejo tenasa extrínseca.
  ▶ Complejo protrombinasa.

La expresión del factor tisular inicia su interacción con el factor VIIa —tenasa extrínseca—, cuya función es generar factores IXa y Xa. La activación del factor IXa interacciona con el factor VIIIa, formando así la tenasa intrínseca, que genera el factor Xa en cantidades 50 veces mayores que la tenasa extrínseca. Este factor Xa se une con el factor Va, formando el complejo protrombinasa, que actúa en la protrombina (factor II), para producir cantidades explosivas de trombina α, cuya acción final es la formación de fibrina a partir del fibrinógeno. La función básica de los enlaces de fibrina es estabilizar el coágulo plaquetario inicial.

Luego de formarse el coágulo de fibrina, el factor XIII ayuda a enlazar y a estabilizar los enlaces de fibrina. La fase de propagación es la encargada de prevenir la pérdida sanguínea y producir el cierre adecuado de la lesión vascular.

▶ **Terminación:** Es el proceso inhibitorio y dinámico que se inicia al mismo tiempo que se produce la formación de coágulos, con el fin de limitar la actividad procoagulante e impedir la formación excesiva de trombina.

▶ **Eliminación del coágulo:** Se produce por la acción de la plasmina, que rompe los enlaces cruzados de fibrina en el coágulo.

▶ **Reparación:** Los mecanismos de reparación del tejido lesionado garantizan, al menos parcialmente, la recuperación de la anatomía y la función del sitio afectado. En esta fase, el endotelio cambia de nuevo a su estado basal antitrombótico

Mecanismos anticoagulantes y trombólisis

El equilibrio del proceso hemostático es complementado por diversos mecanismos contrarreguladores con acción anticoagulante y trombolítica. Entre estos elementos, los principales son la antitrombina (antitrombina III), la vía de la proteína C y la vía del inhibidor del factor tisular. Su activación ocurre de manera simultánea con la activación de los elementos procoagulantes.

Antitrombina

Es una proteína con actividad de proteasa que neutraliza la mayoría de las enzimas procoagulantes, principalmente la trombina y el factor Xa, pero también inactiva los factores IXa, XIIa y XIa. La unión de antitrombina a heparina, ya sea endógena o exógena, produce un incremento en su actividad neutralizante de 1.000 a 4.000 veces más que cuando actúa aislada.

Vía de la proteína C

La unión de trombomodulina a la trombina activa la proteína C, que al unirse a la proteína S inactiva los factores Va y VIIIa. Esto se traduce en la inactivación de los complejos protrombinasa y tenasa intrínseca.

Vía del inhibidor del factor tisular

El inhibidor del factor tisular se sintetiza en el endotelio e inhibe el factor Xa y el complejo factor tisular/FVIIa. Al mismo tiempo, la producción de prostaciclina y de óxido nítrico inhibe la agregación y la adhesión plaquetaria. Estas sustancias tienen, además, como se mencionó, un importante efecto vasodilatador.

Fibrinólisis

Este mecanismo se encarga de la disolución y solubilización del coágulo, luego de que se ha producido el control de la pérdida sanguínea. Ocurre en el momento oportuno y se relaciona estrechamente con el proceso de reparación tisular. Dos componentes de este proceso tienen importancia a nivel biológico:

▶ **Activador del plasminógeno tisular:** Su unión con la trombina produce la activación del plasminógeno a plasmina. La plasmina produce ruptura del fibrinógeno y la fibrina (fibrinogenólisis y fibrinólisis, respectivamente). Esta ruptura genera productos de degradación que intervienen además en la inhibición de la trombina y la polimerización del fibrinógeno.
▶ **Activador de plasminógeno de urocinasa:** Luego de que se activa su precursor (la prourocinasa), la urocinasa activa el plasminógeno a plasmina, contribuyendo así con el proceso fibrinolítico.

Situaciones patológicas en el proceso hemostático

En ciertas situaciones, ya sea por causas hereditarias o adquiridas, las alteraciones en cualquiera de los procesos descritos pueden generar la desviación del proceso hemostático. Esta desviación tiene dos direcciones: un exceso en la formación de trombina, que se traduce clínicamente en trombosis patológica, o una disminución en la producción de trombina, que conlleva un sangrado excesivo anormal.

En el primer escenario se encuentra un grupo de condiciones conocidas como *trombofilias*. Por ejemplo, la resistencia a la inactivación del factor V, que por medio de la proteína C (resistencia a la proteína C, factor V de Leyden) produce un riesgo mayor de trombosis y es una causa frecuente de trombofilias hereditarias; o el síndrome antifosfolípidico, una patología adquirida, de etiología inmunitaria, que predispone al paciente a la formación excesiva de trombos.

En el segundo, aquellas enfermedades que, por falta o disfunción de una proteína, llevan a la disminución de la producción de trombina y, en consecuencia, incrementan el riesgo de hemorragia anormal. En la tabla 9.2 se describen las principales causas de alteraciones en la hemostasia.

Tabla 9.2. Clasificación de los trastornos de la hemostasia

Tipo	Trastorno	Enfermedades
Adquirido	Trombocitopenia	Autoinmune Aloinmune Por medicamentos Hiperesplenismo Aplasia medular Coagulación intravascular diseminada (CID) Púrpura trombocitopénica trombótica (PTT) Síndrome hemolítico urémico (SHU)
	Vasculares	Púrpura senil Síndrome de Cushing Escorbuto Púrpura *fulminans* Vasculitis Amiloidosis Postraumática
	Hematológicos primarios	Leucemias agudas Mieloplastias Gamapatías monoclonales Trombocitemia esencial
	Coagulación intravascular diseminada	Aguda: sepsis, cáncer, trauma severo, complicaciones obstétricas Crónicas: cáncer, hemangiomas gigantes
	Falla renal	Aguda Crónica
	Enfermedad hepática	Cirrosis, falla hepática aguda
	Deficiencia de vitamina K	Antagonistas de vitamina K (warfarina) Síndrome de mala absorción Enfermedad hemorrágica del recién nacido Terapia antibiótica prolongada Malnutrición Obstrucción biliar prolongada
	Medicamentos	Antiplaquetarios Anticoagulantes Trombolíticos Hepatotóxicos

Hereditario	Deficiencias de factores de coagulación	Hemofilia A (déficit factor VIII) Hemofilia B (déficit factor IX) Enfermedad de Von Willebrand Deficiencia específica de factores II, V, VII, X, XI, XIII
	Trastornos plaquetarios	Trombobastenia de Glanzmann Síndrome de Bernard-Soulier Trastornos de gránulos plaquetarios Trombocitopenia amegacariocítica
	Trastornos de la fibrinólisis	Deficiencia de α2 antiplasmina Deficiencia de inhibidor del activador de plasminógeno
	Trastornos vasculares	Telangiectasias hemorrágicas
	Trastornos del tejido conjuntivo	Síndrome de Ehlers Danlos

Resumen

La hemostasia es el mecanismo de defensa que se produce frente a una lesión vascular y cuyo objetivo primordial es disminuir la hemorragia y la pérdida de sangre. Los procesos involucrados en la formación y eliminación del coágulo están estrecha y temporalmente relacionados, son además un claro ejemplo de la alta precisión y coordinación con las que funciona nuestro organismo de modo permanente, a escala celular y molecular, con los retos que le imponen eventos endógenos y externos del ambiente.

Autoevaluación

1. Relacione las siguientes columnas:
   a. Hemofilia B
   b. Terapia antibiótica
   c. Activador de plasminógeno tisular
   d. Formación de fibrina a partir de fibrinógeno

   ( ) Trombina
   ( ) Deficiencia de factor IX
   ( ) Deficiencia de vitamina K
   ( ) Ruptura de fibrinógeno por plasmina

2. El proceso biológico que implica la formación de fibrina se denomina:
   a. Trombosis
   b. Coagulación
   c. Hemostasia

3. Los tres componentes básicos de la hemostasia son:

4. En su condición basal, el endotelio presenta un estado antitrombótico debido a la acción de sustancias como el óxido nítrico, el activador de plasminógeno tisular y el receptor de proteína C, entre otros.

   Verdadero: ( ) Falso: ( )

5. Los gránulos plaquetarios que contienen ADP, ATP y serotonina son:
   a. Gránulos densos
   b. Gránulos alfa
   c. Gránulos lisosomales

6. Durante la fase de propagación de la coagulación, se distinguen tres complejos enzimáticos importantes en las reacciones de activación y formación del coágulo:

7. La proteína C funciona como procoagulante al activar el factor V y el factor VIII.

   Verdadero: ( ) Falso: ( )

Bibliografía

Becker R, Kaski JC, Saperia G. Vascular endothelial function and fundamental mechanisms of fibrinolysis [internet]. Disponible en: http://www.uptodate.com

Brummel K, Orfeo T, Swords N. Blood coagulation and fibrinolysis. En: Greer JP, Rodgers GM, Glader BE, et al, editores. Wintrobe's Clinical hematology. 12.ª ed. Vol. 1. Filadelfia: Lippincott, Williams & Wilkins; 2009. p. 528-619.

Colman RW, Clowes AW, George JN, et al. Overview of hemostasis. En: Colman RW, Marner VJ, Clowes AW, et al. Hemostasis and thrombosis: basic principles and clinical practice. 5.ª ed. Filadelfia: Lippincott, Williams & Wilkins; 2006. p. 3-16.

Davie EW, Ratnoff OD. Waterfall sequence for intrinsic blood clotting. Science. 1964;145:1310-2.

Dorgalaleh A, Tabibian S, Hosseini MS, Shams M. Pharmacological management of rare coagulation factor deficiencies besides hemophilia. Expert Rev Hematol. 2020;13(8):811-34. doi: 10.1080/17474086.2020.1796622.

Frojmovic MM, Panjwani R. Geometry of normal mammalian platelets by quantitative microscopic studies. Biophys J. 1976;16(9):1071-89.

Furie B, Furie BC. Mechanisms of thrombus formation. N Engl J Med. 2008;359(9):938-49.

Furie B, Furie BC. Molecular basis of blood coagulation. En: Hoffman R, Benz EJ, Furie B, Shattil SJ. Hematology: basic principles and practice. 5.ª ed. Filadelfia: Churchill Livingstone, Elsevier; 2008. p. 1819-36.

Hoffman M, Monroe D. Coagulation 2006: A Modern view of hemostasis. Hematol Oncol Clin North Am. 2007;21(1):1-11.

Hrachovinová I. Diagnostic strategies in disorders of hemostasis. Vnitr Lek. 2018;64(5):537-44.

Israels S, Schwetz N, Boyar R, McNicol A. Bleeding disorders: characterization, dental considerations and management. J Can Dent Assoc. 2006;72(9):82.

Kaushansky K, Lichtman M. Williams Hematology. 8.ª ed. McGraw Hill; 2010. p. 113-4.

Leung L. Overview of hemostasis. En: Mannuccio P, editor. Waltham (MA): UpToDate; 2011. (MA): UpToDate; Abrams Ch. Platelet biology. En: Leung L, editor. Waltham 2011.

Macfarlane RG. An enzyme cascade in the blood clotting mechanism, and its function as a biological amplifier. Nature. 1964;202:498-9.

Mandal S, Gami S, Shah S. A case report on an extremely rare disease: Factor XI deficiency. Cureus. 2020;12(10):e10746. doi: 10.7759/cureus.10746.

Michelson AD. Platelets. 2.ª ed. Burlington (MA): Elsevier; 2007.

Monroe DM. Basic principles underlying coagulation. En: Key N, Makris M, O'Shaughnessy D, Lillicrap D, editores. Practical hemostasis and thrombosis. 2.ª ed. Oxford: Wiley; 2009. p. 1-6.

Morawitz P. Die chemie der blutgerinnung. Ergeb Physiol. 1905;4:307-422.

Randi AM, Smith KE, Castaman G. Von Willebrand factor regulation of blood vessel formation. Blood. 2018;132(2):132-40. doi: 10.1182/blood-2018-01-769018.

Saito H, Matsushita T. Historical perspective and future direction of coagulation research. J Thromb Haemost. 2011;9(Suppl 1):352-63.

Salaj P. Congenital and acquired bleeding disorders. Vnitr Lek. 2018;64(5):547-58.

Samuelson Bannow B, Recht M, Négrier C, Hermans C, Berntorp E, Eichler H, et al. Factor VIII: Long-established role in haemophilia A and emerging evidence beyond haemostasis. Blood Rev. 2019;35:43-50. doi: 10.1016/j.blre.2019.03.002.

Shami PJ, Rodgers GM. Endothelium: angiogenesis and the regulation of hemostasis. En: Greer JP, Rodgers GM, Glader BE, et al, editores. Wintrobe's Clinical hematology. 12.ª ed. Vol. 1. Filadelfia: Lippincott, Williams & Wilkins; 2009. p. 620-9.

Shlebak A. Pathophysiological aspects of coagulation. En: Hakim NS, Canelo R. Haemostasis in Surgery. Londres: Imperial College Press and World Scientific Publishing; 2007. p. 1-107.

Turgeon ML. Principles of hemostasis and thrombosis in clinical hematology: theory and procedures. 5.ª ed. Filadelfia: Lippincott, Williams & Wilkins; 2011. p. 399-430.

Wiciński M, Al Drawi AS, Malinowski B, Stolarek W. Evaluation of vascular endothelial growth factor a and selected parameters of coagulation and fibrinolysis in a group of patients with subarachnoid haemorrhage. Biomed Res Int. 2019;2019:8759231. doi: 10.1155/2019/8759231.

CAPÍTULO 10

Hemorragia en odontología

Manuel Torres Mosquera

Introducción

La hemorragia de la cavidad oral se produce como parte normal del acto quirúrgico, por laceraciones originadas en traumatismos o espontáneamente, a causa de enfermedades que alteran los diversos factores que intervienen en el proceso natural de coagulación. Se debe tener un conocimiento adecuado del proceso biológico de coagulación y de los procedimientos técnicos que se utilizan para el control de la hemorragia o hemostasia. El proceso de coagulación se encarga de la hemostasia espontánea y, junto con los procedimientos técnico-quirúrgicos o de hemostasia quirúrgica, permite controlar la hemorragia. Con la presión, las ligaduras, la electrocoagulación y el láser de CO_2, entre otros, se logra el control de los vasos macroscópicos y el proceso de coagulación se encarga del control de la microcirculación lesionada.

Cuando se va a intervenir quirúrgicamente, el paciente debe tener una historia clínica minuciosa que descarte antecedentes de trastornos de la coagulación sanguínea o de enfermedades que puedan influir en los factores vasculares, plaquetarios o plasmáticos de dicho proceso de coagulación. Si hay algún antecedente, el hematólogo debe estudiar y preparar al paciente para la intervención quirúrgica.

Si la hemorragia sobrepasa ciertos límites y no se controla, compromete el estado general del paciente y produce hipovolemia e hipoperfusión de los tejidos, lo que puede conducir al estado de choque, la complicación más grave de la hemorragia.

🖥 Caso clínico

Un paciente de 20 años de edad fue intervenido quirúrgicamente para la extracción del tercer molar superior izquierdo, bajo anestesia local. El procedimiento fue cerrado, es decir, sin levantar colgajos, y no hubo complicaciones. El paciente no registró antecedentes médicos, quirúrgicos ni hematológicos que contraindicaran la cirugía. Veinticuatro horas después, consulta de urgencia por sangrado constante desde el momento de la extracción. En el alvéolo había un coágulo de gran tamaño, con sangrado en capa, de coloración intermedia entre rojo brillante y rojo oscuro. Se retiró el coágulo y se inspeccionó el alvéolo para descartar cuerpos extra-ños o fracturas alveolares. Como no se encontró una causa local aparente, bajo anestesia local se procedió a realizar la hemostasia quirúrgica, que consistió en presión digital de las tablas óseas vestibular y palatina, sutura con material a base de ácido poliglicólico y compresión por medio de gasa, apretando la mandíbula durante treinta minutos. Durante este tiempo no se logró detener la hemorragia, por lo cual se le ordenó un cuadro hemático, en el que se observó una alteración considerable de la fórmula leucocitaria. Se solicitó interconsulta al servicio de hematología, donde se diagnosticó leucemia linfoide aguda.

Al analizar el caso se observa que el paciente padecía una enfermedad que altera factores de la coagulación sanguínea, situación que, en el caso de la leucemia, se acompaña de una alteración plaquetaria que no permite la hemostasia espontánea y en la que los procedimientos técnico-quirúrgicos son inútiles. En estos casos, el hematólogo restituye el factor plaquetario necesario para la hemostasia espontánea y las técnicas de hemostasia quirúrgica se utilizan como complemento.

Las alteraciones de los factores intravasculares, como las proteínas, el calcio iónico y las plaquetas —con sus funciones de adhesión, agregación y retracción del coágulo—, conducen a estados hemorrágicos que no se pueden controlar si estos factores no son restituidos a la normalidad. La hemorragia de este paciente se clasificó como capilar, debido a su sangrado en capa y a la coloración intermedia entre rojo brillante y rojo oscuro; la hemorragia arterial es roja brillante y además pulsátil, la venosa tiene coloración roja oscura y el flujo es menos fuerte.

Alternativas de manejo

En odontología, así como en cualquier otro campo quirúrgico, se requiere un control riguroso de la hemorragia, con el fin de obtener una zona seca para prevenir la formación de hematomas que pueden infectarse o involucrar áreas vitales para el paciente, por ejemplo, la vía aérea. El control de la hemorragia se obtiene con diversas maniobras y elementos cuando el paciente no tiene alteraciones de la coagulación, como se anotó.

La presión es la primera maniobra que se realiza, y se debe aplicar directamente en el sitio sangrante o en puntos donde se localice el vaso principal que conduce a la zona donde está la hemorragia. Estos puntos se ubican en la escotadura antegonial mandibular para el control de la arteria facial y entre el trago y la apófisis cigomática para el control de la arteria temporal, para citar dos ejemplos.

Si no se logra el control con la presión, se procede a ubicar el vaso sangrante para ocluirlo directamente por medio de pinzas hemostáticas y aplicación de ligaduras (figura 10.1). Estas últimas se pueden realizar con seda quirúrgica tres o

cuatro ceros cuando son vasos de grueso calibre, o con cátgut o suturas a base de ácido poliglicólico tres o cuatro ceros, que tienen un tiempo de reabsorción mayor que el cátgut, para vasos de menor calibre.

Figura 10.1. Con pinza mosquito se toma el vaso sangrante y se liga

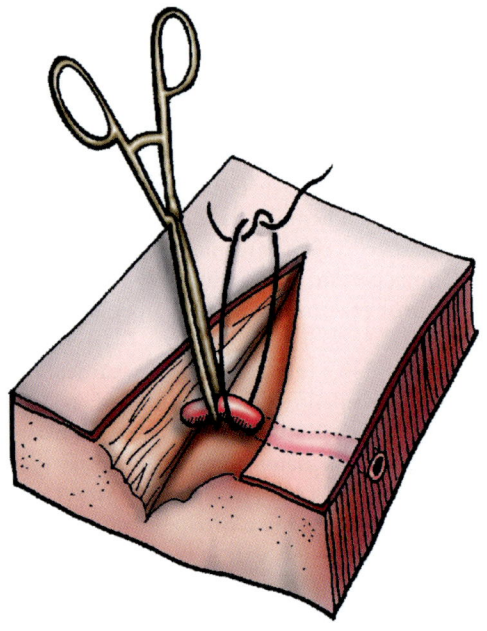

Otros procedimientos para controlar la hemorragia son la electrocoagulación y la crioterapia, los cuales producen oclusión del vaso sanguíneo. También es de gran utilidad el láser de CO_2, pero este elemento solo lo debe utilizar personal entrenado para su manejo. Cuando hay hemorragia en el tejido óseo, un buen recurso es la cera ósea, a base de ácido salicílico y cera de abejas, que aplicada en pequeñas cantidades tapona los conductos óseos donde se encuentran los vasos sangrantes.

En la cirugía oral, específicamente en exodoncia y cirugía alveolar, donde la hemorragia más probable es la capilar, un buen recurso es la presión con gasas impregnadas en suero fisiológico, agua oxigenada de 13 volúmenes o solución de adrenalina, cerrando la boca firmemente durante un tiempo aproximado de media hora. También se pueden utilizar materiales como la celulosa oxidasa para la formación de un coágulo, colocándola sobre el alvéolo sostenida por una gasa, la cual se muerde con presión. La celulosa no se coloca dentro del alvéolo ni en sitios que requieran cicatrización ósea.

En cirugía oral se presentan hemorragias que pueden ser de difícil contención, sin importar la magnitud del procedimiento. Una extracción sencilla o el drenaje de un absceso bucal puede causar una hemorragia de graves consecuencias. La sección de un vaso de calibre considerable, durante un procedimiento quirúrgico o por accidente con un instrumento que resbale y lesione grandes vasos, puede requerir la ligadura del vaso aferente. El accidente más frecuente es la lesión del piso de la boca cuando se realiza el tallado de un diente para una restauración y la fresa resbala, o con un elevador dental en el momento de una extracción. En el piso de la boca se puede lesionar la arteria sublingual (figura 10.2), ocasionando así una hemorragia que, si no se puede controlar por los medios ya conocidos, se tendrá que detener mediante la ligadura de la arteria lingual por la vía extraoral. Lo mismo ocurre cuando se lesionan la arteria facial o maxilar externa y la arteria maxilar interna (figura 10.3). Esta última puede causar hemorragias por lesión de ella misma o de sus ramas terminales, como las alveolares y palatinas, que no se puedan controlar localmente. Si esto sucede, el control de la hemorragia debe hacerse ligando la carótida externa, puesto que la arteria maxilar interna está en una ubicación que implicaría un procedimiento quirúrgico demasiado cruento. En la figura 10.4 se presenta un algoritmo para el manejo de la hemorragia.

Figura 10.2. El accidente más frecuente es la lesión de la arteria sublingual en el piso de la boca

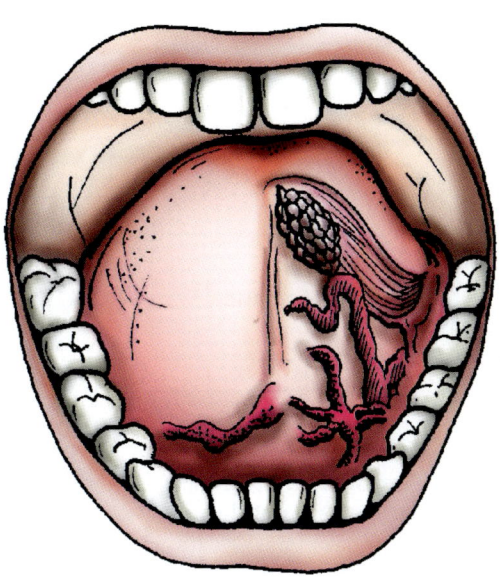

Figura 10.3. La arteria facial (maxilar externa) y la arteria maxilar interna también pueden lesionarse durante procedimientos odontológicos

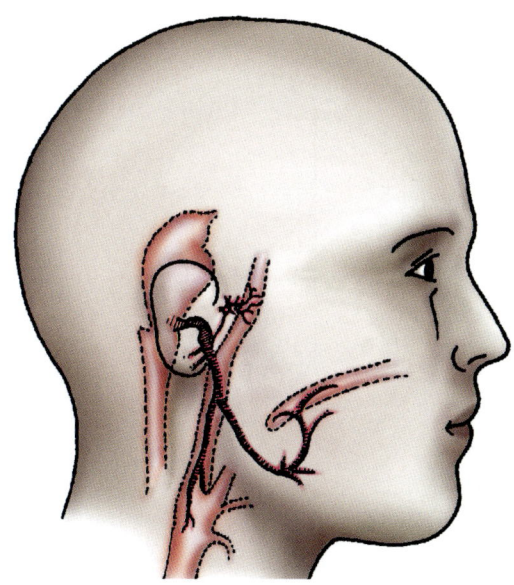

Figura 10.4. Algoritmo

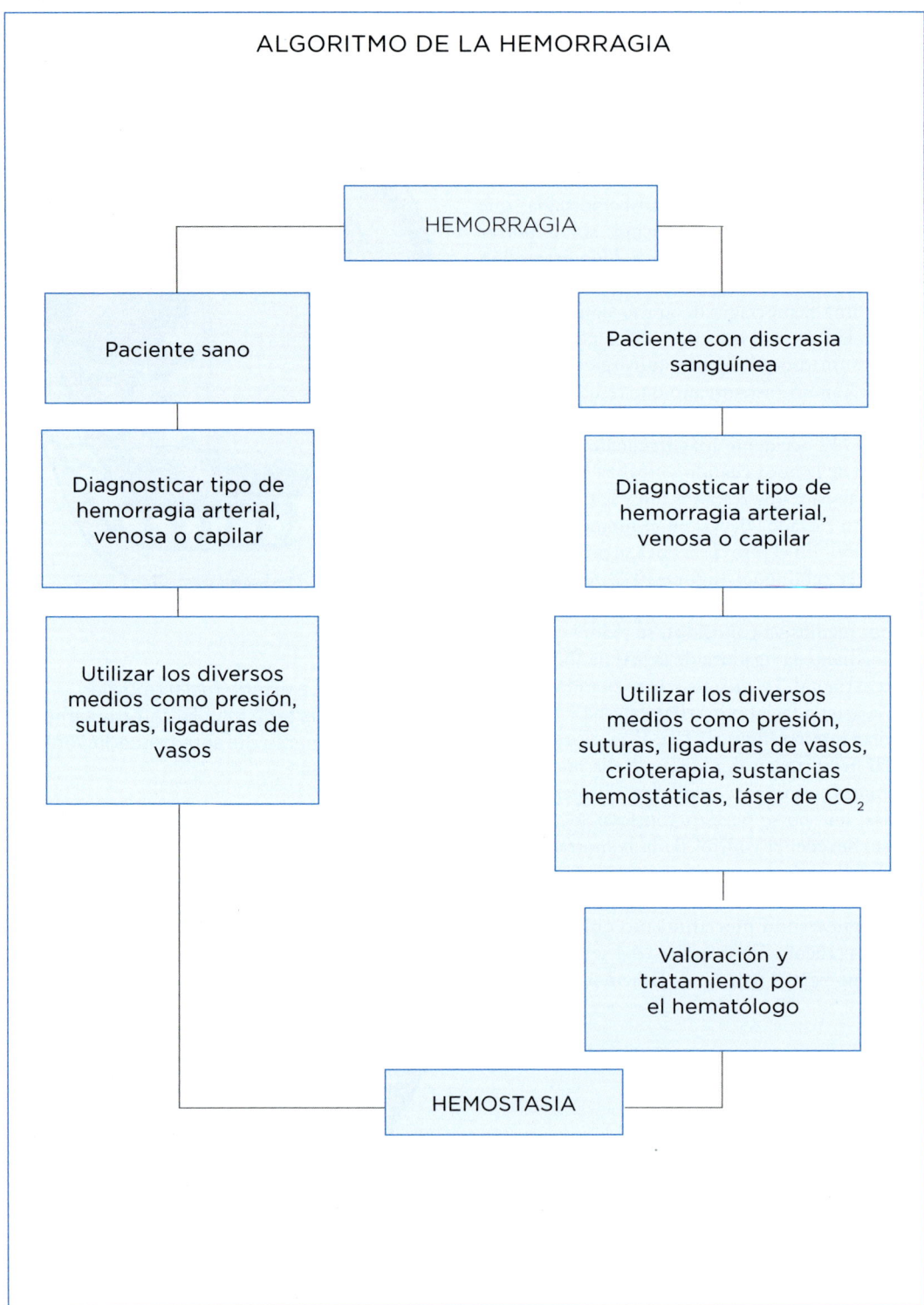

ALGORITMO DE LA HEMORRAGIA

HEMORRAGIA

Paciente sano

Paciente con discrasia sanguínea

Diagnosticar tipo de hemorragia arterial, venosa o capilar

Diagnosticar tipo de hemorragia arterial, venosa o capilar

Utilizar los diversos medios como presión, suturas, ligaduras de vasos

Utilizar los diversos medios como presión, suturas, ligaduras de vasos, crioterapia, sustancias hemostáticas, láser de CO_2

Valoración y tratamiento por el hematólogo

HEMOSTASIA

Resumen

La palabra *hemorragia* viene del griego *haima*, 'sangre', y *regnynai*, 'reventar'. Es sencillamente el flujo de la sangre fuera del sistema vascular. Según su origen, la hemorragia se clasifica en arterial, venosa o capilar. Se debe hacer una historia clínica adecuada para indagar antecedentes que orienten en la detección de cualquier problema que incida en el proceso de coagulación. Es preciso consultar al hematólogo en caso de historia de enfermedad que pueda alterar la hemostasia natural o espontánea. En cuanto al tratamiento, la hemorragia capilar se controla con presión, electrocoagulación, láser de CO_2, crioterapia y sustancias vasoconstrictoras. Las hemorragias arterial y venosa se controlan con ligadura de los vasos. Los de grueso calibre, con seda, y los de menor calibre, con materiales reabsorbibles.

Autoevaluación

1. Enumere las maniobras y elementos que se pueden utilizar para controlar una hemorragia en la cavidad oral.

2. ¿Cuáles son los puntos anatómicos donde se debe realizar presión en la arteria facial y la arteria temporal para tratar de controlar la hemorragia?

Bibliografía

Ángel G. Interpretación clínica del laboratorio. 4.a ed. México: Médica Panamericana. 1993.

Engelen ET, Schutgens RE, Mauser-Bunschoten EP, van Es RJ, van Galen KP. Antifibrinolytic therapy for preventing oral bleeding in people on anticoagulants undergoing minor oral surgery or dental extractions. Cochrane Database Syst Rev. 2018;7(7):CD012293.

García-Ortiz de Zárate F, España-Tost AJ, Berini-Aytés L, Gay-Escoda C. Aplicaciones del láser CO2 en Odontología. RCOE. 2004;9(5):567-76.

Guinot-Moya R, España-Tost AJ, Berini-Aytés L, Gay-Escoda C Utilización de otros láseres en odontología: Argón, Nd:YAP y Ho:YAG. RCOE. 2004;9(5):581-6.

Guyton C. Fisiología y fisiopatología básicas. 2.ª ed. México: Interamericana; 1986.

Hoffman R, Benz EJ, Shattil S, et al. Hematology: basic principles and practice. Nueva York: Churchill Livingstone; 1990.

Hylton RP. Use of CO laser for gingivectomy in a patient with Sturge-Weber disease complicated by dilantin hyperplasia. J Oral Maxillofac Surg. 1986;44(8):646-8.

Jensen D. Fisiología. 2.ª ed. México: Interamericana; 1986.

Kelley WN. Medicina interna. 2.ª ed. Buenos Aires: Médica Panamericana; 1992.

Kumbargere Nagraj S, Prashanti E, Aggarwal H, Lingappa A, Muthu MS, Kiran Kumar Krishanappa S, Hassan H. Interventions for treating post-extraction bleeding. Cochrane Database Syst Rev. 2018;3(3):CD011930.

Kruger G. Cirugía bucomaxilofacial. 5.ª ed. Buenos Aires: Médica Panamericana; 1986.

Manne BK, Denorme F, Middleton EA, Portier I, Rowley JW, Stubben C, et al. Platelet gene expression and function in patients with COVID-19. Blood. 2020;136(11):1317-29. doi: 10.1182/blood.2020007214.

Moake JL, Rudy CK, Troll JH, et al. Unusually large plasma factor VIII. N Engl J Med. 1982;307(23):1432-5.

Moosajee S, Rafique S. Dental management of patients with acquired and congenital bleeding disorders. Prim Dent J. 2020;9(2):47-55. doi: 10.1177/2050168420923866.

Pick RM, Pecaro BC. Use of the CO2 laser in soft tissue dental surgery. Lasers Surg Med. 1987;7(2):207-13.

Ratnoff OD, Forbes CD. Disorders of hemostasis. Nueva York: Grune and Stratton; 1990.

Robbins S. Patología estructural y funcional. 4.ª ed. México: Interamericana; 1991.

Shurafa M, Bruce R. Management of dental extractions in two hemophilia A patients with factor VIII inhibitor. J Oral Maxillofac Surg. 1987;45(8):698-701.

Sicher T. Anatomía para dentistas. 2.ª ed. Barcelona: Labor; 1990.

Sisk A. Comparison of etidocaine for control of intra and postoperative bleeding and pain. J Oral Maxillofac Surg. 1986;44(1):16-20.

Takenchi M, Shikimory M, Kaneda T. Life threatening sublingual hematoma in a severely hemophilia patient with factor VIII inhibitor. J Oral Maxillofac Surg. 1986;44(5):401-3.

Tu H, Davis RB, Davis LF. Lupus anticoagulant in an undergoing oral surgery. J Oral Maxillofac Surg. 1984;42(1):53-5.

Van der Meijden PEJ, Heemskerk JWM. Platelet biology and functions: new concepts and clinical perspectives. Nat Rev Cardiol. 2019;16(3):166-79. doi: 10.1038/s41569-018-0110-0.

Van Galen KP, Engelen ET, Mauser-Bunschoten EP, van Es RJ, Schutgens RE. Antifibrinolytic therapy for preventing oral bleeding in patients with haemophilia or Von Willebrand disease undergoing minor oral surgery or dental extractions. Cochrane Database Syst Rev. 2019;4(4):CD011385.

William WJ, Beutler E, Erslev AJ, Lichtman MA, editores. Hematology. Nueva York: McGraw Hill; 1990.

Willis J. Medicina interna. 2.ª ed. Buenos Aires: Médica Panamericana; 1988.

CAPÍTULO 11

La infección en odontología

Introducción

La infección es una enfermedad que se presenta cuando un microorganismo se aloja en los tejidos del organismo y comienza a multiplicarse, afectando la salud. Las infecciones se clasifican según el microorganismo que las origina o según el órgano del cuerpo que ha sido afectado. Según el microorganismo existen las infecciones bacterianas provocadas por bacterias, infecciones virales, infecciones por hongos o fúngicas, infecciones parasitarias. Según el órgano afectado existen infecciones respiratorias, infecciones urinarias, infecciones cutáneas, infecciones genitales, infecciones gastrointestinales, infecciones orales. El manejo de cada una depende del tipo de germen, de su virulencia, de la resistencia, de la localización y de la agresividad de cada agente microbiano. Es importante la identificación del tipo de germen para establecer un tratamiento adecuado.

Fisiopatología de la infección

Claudia Isabel Guevara Pérez - Carlos Arturo Álvarez Moreno

El ser humano se desarrolla en un ambiente altamente colonizado por bacterias y otros microorganismos. La convivencia con estos depende de un cuidadoso equilibrio entre el ambiente, el hospedero y los mismos gérmenes. Muchos aspectos son relevantes y necesarios para el establecimiento de una infección. Entre ellos, uno de los más importantes es la cantidad de microorganismos presentes necesarios para generar una respuesta inflamatoria que permita identificar clínicamente una infección. Se sabe que virus, bacterias, parásitos y hongos tienen diferentes rangos de viabilidad en el ambiente, pero esta es una característica que le atañe a cada organismo de forma individual.

Es importante entender que la convivencia con agentes patógenos involucra la presencia de barreras protectoras naturales que impiden la infección permanente por gérmenes que son comensales normales e incluso por patógenos ocasionales. Estas barreras incluyen la piel y la inmunidad de las mucosas. La integridad de estas barreras determina entonces la cantidad necesaria de inóculo o de agente infeccioso contaminante para generar una respuesta inflamatoria, ya que la pérdida de la barrera protectora, como sucede en una herida, permite el contacto directo del cuerpo con los microorganismos.

Se ha observado que, frente a barreras intactas, un inóculo bacteriano menor a 10^5 UFC (unidades formadoras de colonia) es incapaz de tener un crecimiento estable, mientras que, en la pérdida de continuidad, como en el caso de una intervención quirúrgica o la introducción de material extraño, un inóculo de tan solo 10^3 UFC es capaz de generar un proceso infeccioso. Es evidente, entonces, que la mayoría de las infecciones son causadas por los microorganismos presentes en mayor cantidad y en los casos en los que haya una pérdida de la barrera protectora.

Clasificación de los agentes infecciosos

Los agentes infecciosos con los que nos interrelacionamos se pueden clasificar en comensales potencialmente patógenos, microorganismos saprófitos y microorganismos altamente patógenos.

▶ **Comensales potencialmente patógenos:** Usualmente, la cantidad de bacterias presentes en la piel y en las cavidades del cuerpo es hasta de 10^{13}, de las cuales 10^9 se encuentran en la piel, 10^{10}, en la nasofaringe y 10^{13}, en las heces fecales, superando incluso el número de células eucariotas en el cuerpo. Tal es el caso del *S. aureus,* los *Enterococcus* spp. y la *Escherichia coli.*

▶ **Microorganismos saprófitos:** Se encuentran en el ambiente y son capaces de colonizar pacientes y objetos cuando el medio lo permite, bien sea por contaminación de aguas o del aire, o por efecto de selección a causa de la terapia antibiótica. Este último factor se explica por la presión que ejercen los antimicrobianos en las especies comensales y causantes de infecciones, que origina un desequilibrio en la flora y permite el surgimiento de gérmenes menos usuales o resistentes a la terapia. Por ejemplo, *Pseudomonas aeruginosa, Enterobacter* spp*., Aspergillus* spp. y *S. aureus.*

▶ **Microrganismos altamente patógenos:** Entre estos se encuentran el *Mycobacterium tuberculosis*, los virus de la influenza y de la hepatitis (B y C) y los rotavirus. Son gérmenes que no hacen parte de la flora normal del humano ni de la flora habitual del medio ambiente. En la cavidad oral, a pesar de la gran cantidad de gérmenes que la habitan (cerca de 70 billones), existe un equilibrio homeostático dado por la respuesta inmunitaria en la que la saliva juega un papel fundamental, como se describe más adelante. La flora normal cambia con la edad; inicialmente, está constituida por gérmenes grampositivos aerobios, pero luego se conforma por una población mixta de aerobios, anaerobios y algunos gramnegativos. En la tabla 11.1 se relacionan los gérmenes que conforman la mayor parte de la flora oral, junto con su porcentaje de incidencia en la población.

Tipos de transmisión

La infección se da en tres pasos: *contacto, colonización* e *invasión*. Las posibles fuentes precursoras de infección son, en principio, los pacientes típicos, atípicos o prodrómicos; luego, los portadores sanos de gérmenes patógenos y, finalmente, los reservorios, bien sean humanos, animales, artrópodos, plantas o materia inanimada, donde se multiplican los agentes infecciosos. Cualquiera de ellos puede estar en el medio clínico y deben ser considerados en el estudio de la infección. Los mecanismos de transmisión son el paso intermedio entre la puerta de salida de la fuente y la puerta de entrada del hospedero.

▶ **Transmisión directa:** Ocurre cuando hay un contacto directo entre la fuente y el hospedero, tal como sucede con las infecciones de transmisión sexual o la transmisión vertical madre-feto. En la cavidad oral, este mecanismo está tipificado por la contaminación directa a partir de una lesión de la mucosa que permite el ingreso de los gérmenes que se encuentran en ella o mediante la dispersión de microgotas respiratorias de pacientes con infecciones como la tuberculosis o las causadas por el virus sincitial respiratorio o los virus de la influenza. En el caso de las infecciones de la cavidad oral, algunas se presentan por la entrada de un germen virulento o por disminución de las barreras de defensa, incluyendo la pérdida de la continuidad en la mucosa oral.

Tabla 11.1. Microorganismos de la flora oral y porcentaje de incidencia

Microorganismo	Porcentaje de incidencia en la población
S. epidermis	75-100
S. mutans	65-100
S. aureus	25-60
Otros α-*Streptococcus*	100
S. salivarius	100
Peptostreptococos	80
Veillonella alcalescences	100
Lactobacillus	95
A. israelii	60
Enterobacterium spp.	60
B. Melaninogenicus	60
B. oralis	70
Fusubacterium nucleatum	15-90
Candida albicans	5-50
Treponema dentium	20-60
Borrelia refringens	60

▶ **Transmisión indirecta:** Es la que sucede a través de vehículos que transportan el germen desde la fuente hasta el hospedero. Este es el caso de la ingesta de alimentos o líquidos contaminados.

La respuesta inmunitaria

En su evolución, el organismo humano ha logrado crear barreras que le han permitido defenderse de diferentes microorganismos (bacterias, parásitos, hongos y virus, principalmente) o de las células tumorales; en algunos casos de manera definitiva, en otros, parcialmente. Sin embargo, muchas veces es engañado y fracasa en su intento de destruirlos, lo que lleva al individuo a la enfermedad e incluso a la muerte. Como cualquier sistema del organismo, el inmunitario está formado por diferentes células y tejidos, organizados en toda una red, de la cual depende en gran parte su eficacia.

Células del sistema inmunitario

Linfocitos

Son los principales componentes celulares del sistema inmunitario. A ellos se deben, en gran medida, las características fundamentales de este sistema: la especificidad, el reconocimiento propio-extraño, la memoria, etc. Aunque se pueden encontrar en los diferentes tejidos, están ubicados principalmente en el sistema linfoide y en la sangre (conforman aproximadamente entre el 20 y el 40 % de los glóbulos blancos). Se originan en la médula ósea, a partir de las células pluripotenciales que se diferencian en linfoblastos, los cuales, a su vez, se diferencian en subgrupos morfológicamente idénticos, pero funcionalmente diferentes, como se describe a continuación.

▶ **Linfocitos B:** Se han llamado células B porque el sitio de maduración corresponde a la médula ósea (del inglés, *bone marrow*), aunque inicialmente se llamaron B porque el primer sitio de maduración de estas células se encontró en pollos, en una estructura llamada bursa de Fabricius. Los linfocitos B (LB) son las únicas células capaces de producir anticuerpos. No tienen receptores en su membrana, sino anticuerpos, los cuales les confieren la especificidad. Es importante recalcar que cada linfocito tiene en promedio 100.000 moléculas de anticuerpos (Ac) en su membrana y, por ende, el mismo número de sitios posibles para unión con el antígeno (Ag); sin embargo, aunque todas las moléculas de Ac del mismo linfocito son idénticas, son diferentes entre linfocito y linfocito. Para activarse, el LB necesita la llegada de un Ag correspondiente a su Ac; cuando esto ocurre, hay un incremento en el metabolismo, replicación y aumento de tamaño (célula plasmática), y se inicia una gran producción y secreción de anticuerpos idénticos.

▶ **Linfocitos T:** Los linfocitos T (LT), al igual que los LB, se originan a partir de linfoblastos de la médula ósea, pero, a diferencia de estos, deben salir de la médula ósea para madurar. Los linfoblastos salen al torrente sanguíneo y se dirigen al timo, donde se realiza la maduración que, según parece, consiste en la adquisición de la capacidad para diferenciar las células propias de las células extrañas. Los linfocitos que no puedan hacer esta diferenciación son destruidos y aquellos que lo logran salen a la circulación. Por otra parte, para conservar la característica de especificidad, estos linfocitos tienen en su membrana receptores con iguales características que las moléculas de anticuerpos de los LB, es decir, hay miles de moléculas en un mismo linfocito, pero son diferentes entre uno y otro. Para su activación requieren que el Ag sea específico para su receptor (como los LB), pero, además, este Ag debe ser presentado por medio de una célula presentadora de Ag (célula intermediaria). Ahora bien, para entender las consecuencias de la activación de los LT es necesario recordar que los LT, a su vez, están subdivididos en tres subgrupos morfológicamente iguales, pero funcionalmente diferentes, así:

▸ **LT CD4 o ayudadores:** Al activarse, aumentan de tamaño, se replican y producen citocinas, las cuales van a estimular el crecimiento, la diferenciación y el reclutamiento de diferentes líneas celulares (macrófagos, neutrófilos, LB, LT, etc.).

▸ **LT CD8 o citotóxicos:** Al activarse, aumentan de tamaño, se replican y producen perforinas, que van a atacar directamente a la célula extraña.

▸ **LT nulos:** Se han denominado así porque no se diferencian en CD4 o CD8. También se les llama células asesinas naturales o NK (del inglés, *natural killer*). Estas células están más especializadas en destruir células tumorales y células humanas infectadas con microorganismos; al parecer, sin una estimulación antigénica visible. Se debe tener en cuenta que no todos los linfocitos se convierten en células efectoras (productoras de sustancias) al activarse; por el contrario, algunos se convierten en células de memoria, que son importantes en la inmunidad a largo plazo.

▶ **Células fagocito-mononucleares:** Todas estas células se originan en la médula ósea y después de madurar migran al torrente sanguíneo y reciben el nombre de monocitos. Tienen una vida media corta en este tejido (de 6 a 8 horas) y luego migran a los diferentes tejidos y conforman el sistema fagocito-mononuclear, que puede tomar diferentes formas en cada tejido. Reciben diferentes nombres de acuerdo con el tejido a donde migran, pero todas estas células tienen las mismas funciones: fagocitosis, producción de citocinas, presentación del antígeno.

▶ **Células dendríticas:** Se han subdividido en foliculares e interdigitales, y se encuentran en los nódulos linfáticos, el bazo y el tejido linfoide asociado a mucosas y piel. Las que se ubican en esta última son llamadas células de Langerhans. La función principal de las células dendríticas es la presentación del antígeno.

▶ **Granulocitos:** Los glóbulos blancos están conformados por los linfocitos y un grupo de diferentes células que, en conjunto, se denominan granulocitos y se pueden clasificar en neutrófilos, eosinófilos y basófilos.

▸ **Neutrófilos:** También llamados polimorfonucleares, se caracterizan por destruir partículas extrañas. Además, son fácilmente estimulados por las diferentes citocinas, con lo cual se producen los efectos de quimiotaxis (migración de estas células al sitio de la lesión), opsonización (aumento del gusto por las células extrañas) y diapédesis (capacidad para atravesar las paredes de los capilares), entre otros. Por esta razón, se considera que son las células más importantes en la respuesta inflamatoria aguda.

▸ **Eosinófilos:** Se han relacionado como células efectoras en cierto tipo de infecciones por parásitos como los helmintos, *Ascaris* sp., los cuales, debido a su tamaño, no pueden ser destruidos por células fagocitarias. En este caso, los eosinófilos secretan una serie de sus-

tancias estimuladas por la inmunoglobulina E (IgE). Estas células también se relacionan con el daño tisular en las reacciones de hipersensibilidad alérgica intermedia.

▸ **Basófilos:** Estas células tienen diferente nombre cuando se encuentran en los tejidos (células cebadas o mastocitos). Se caracterizan por tener sitios de fijación para IgE, lo cual facilita la liberación del contenido de sus gránulos; es decir, ante la presencia de IgE en los tejidos y su posterior fijación a estas células, liberan sustancias (serotonina, histamina, bradiquinina) que se han relacionado con la respuesta alérgica inmediata.

Órganos del sistema inmunitario

Para el funcionamiento y la interacción de las células del sistema inmunitario, es necesario su acoplamiento en diferentes tejidos y órganos, los cuales funcionan como una red a lo largo de todo el organismo, con diferentes *estaciones*. Estos órganos se han clasificado en órganos primarios y secundarios.

▶ **Órganos primarios:** Son los encargados del aumento y maduración de los linfocitos.

▸ **Médula ósea:** La hematopoyesis en la vida fetal se realiza principalmente en el bazo y en el hígado. Sin embargo, a medida que ocurre el crecimiento, esta labor es realizada por la médula ósea, específicamente la de los huesos cortos, como las costillas, el esternón y las crestas ilíacas. Todas las células hematopoyéticas se originan de una sola célula pluripotencial que, de acuerdo con el estímulo de ciertas citocinas, se va transformando en las diferentes células. A partir de la médula ósea, se obtienen los LB maduros, capaces de producir anticuerpos, es decir, con su etapa de maduración completa.

▸ **Timo:** El timo es un órgano bilobulado, que se ubica en el mediastino anterior y se caracteriza por presentar una corteza en la parte externa y una médula en la parte interna. Está formado por timocitos (linfocitos T), células epitelioides, macrófagos y células dendríticas, y una serie de vasos aferentes y eferentes. Una vez que los linfocitos T dejan la médula, ingresan al timo por la corteza;

hasta este momento, no se han diferenciado en CD4 o CD8 y no son capaces de distinguir entre lo propio y lo extraño; sin embargo, a medida que empiezan a migrar desde la corteza a la médula dentro del timo, van adquiriendo esta capacidad. El mecanismo por el cual estas células adquieren dicha capacidad no es claro; al parecer, es dado por la presentación de antígenos a lo largo de este trayecto. *Las células T que salen del timo se consideran maduras.*

▶ **Órganos secundarios:** Son aquellos sitios donde se realiza o se facilita la presentación del antígeno. Estos órganos están ubicados en todo el organismo e interconectados por los diferentes vasos linfáticos.

  ‣ **Nódulos o ganglios linfáticos:** Están formados por pequeñas estructuras encapsuladas de tejido linfoide, conformado principalmente por linfocitos y células dendríticas, las cuales están organizadas en una parte externa o corteza y una parte interna o médula. Cada una de estas estructuras conforma folículos y centros germinales, cuya función principal es facilitar el intercambio de información entre las diferentes clases de células del sistema (células presentadoras de Ag, linfocitos B y T, macrófagos, etc.).

  ‣ **Bazo:** Está ubicado en el cuadrante superior izquierdo del abdomen y se caracteriza por su irrigación. Al igual que los nódulos linfáticos, en este órgano las células se organizan en diferentes estructuras. Los antígenos y los linfocitos, después de entrar por los sinusoides, se dirigen a las diferentes estructuras de acuerdo con sus características. La función del bazo es similar a la de los nódulos linfáticos, pero con la diferencia de que el bazo se encarga de depurar y facilitar el contacto Ag-Ac de aquellos que circulan en la sangre, mientras que los nódulos realizan esta labor con los Ag presentes en los diferentes tejidos. Además, el bazo también se encarga de depurar la sangre de los glóbulos rojos viejos o alterados.

  ‣ **Tejido linfoide asociado a mucosas (MALT):** Es de particular interés para el odontólogo tener en cuenta los tejidos linfoides asociados a la mucosa. Los sistemas gastrointestinal, genitourinario y respiratorio tienen acúmulos de células linfoides semejantes a los nódulos linfáticos en estructura y función. Por ejemplo, las placas de Peyer en el intestino grueso, el apéndice cecal y las amígdalas linguales, palatina y faríngeas. Al parecer, este sistema funciona con cierta independencia y dentro de él pueden circular un gran número de LB productores de IgA e IgE. La cavidad oral tiene tejido linfoide, similar al de las placas de Peyer, que forma parte del sistema linfoide asociado a mucosas (MALT, por su sigla en inglés), que da lugar a la formación de IgA, que constituye la principal barrera inmunológica de la cavidad oral, realizando funciones como:

· Inhibición de la adherencia bacteriana a la mucosa.
· Neutralización de virus.
· Neutralización de toxinas.
· Modulación de la respuesta enzimática.

Por último, es importante recalcar que todo el sistema está interconectado y constantemente hay recirculación de las diferentes células entre el sistema linfático y el sanguíneo; por lo tanto, siempre se mantiene una comunicación entre los órganos primarios y secundarios, y los demás tejidos. Así, una vez que un macrófago captura un antígeno en determinado tejido, lo lleva al nódulo linfático más cercano, donde ocurren los fenómenos de presentación de Ag y activación de la inmunidad específica para neutralizar la sustancia invasora. Desde el punto de vista clínico, esto se manifiesta por un aumento en el tamaño del ganglio linfático, que se puede detectar fácilmente y permite descubrir el posible origen de una infección.

Ahora bien, desde el punto de vista funcional, el sistema inmunitario se puede dividir en grandes subsistemas, aunque hay que aclarar que la respuesta no es independiente, sino que, por el contrario, estos dos sistemas funcionan de una manera integral.

La inmunidad innata

Se ha llamado *inmunidad innata* a aquella que no necesita contacto anterior con el organismo extraño para atacarlo. Por eso, el término de *innato* ("que nace con uno"), es decir, la parte del sistema que viene desde el nacimiento. Este sistema se caracteriza por ser *inespecífico*, esto es, por actuar de la misma manera para todos los microorganismos. A su vez, la inmunidad innata está compuesta por las barreras anatómicas y fisiológicas, la fagocitosis y el sistema del complemento.

▸ **Barreras anatómicas y fisiológicas:** Están conformadas por algunas células de los tejidos e incluso órganos, como la piel, que en muchas ocasiones constituye la primera defensa. A veces se olvida la importancia de esta barrera, pero el solo hecho de que se pierda su continuidad aumenta la entrada de sustancias y de microorganismos patógenos cientos de veces; por ejemplo, en las quemaduras, que con frecuencia son causa de muerte debido a las infecciones sobreagregadas. Además, algunas células de la piel secretan sustancias, como el ácido láctico y los ácidos grasos, que inhiben el crecimiento bacteriano.

El moco producido por las células de los tejidos de revestimiento (mucosas) es otro ejemplo de este tipo de barreras, que con frecuencia contienen proteínas líticas, es decir, capaces de destruir microrganismos. El ácido producido en el estómago, las secreciones de diferentes tejidos, como las lágrimas, el semen, la saliva, el sudor y la leche materna, también tienen función de defensa. Por último, vale la pena recalcar el papel de algunas células, como las del epitelio cilíndrico ciliado que recubren el tracto respiratorio superior y desempeñan una función importante en la limpieza y protección de las vías respiratorias bajas.

▸ **Fagocitosis:** En el organismo humano existen células especializadas en fagocitar (comer) partículas y microorganismos. Cabe aclarar que todas las células poseen la capacidad de permitir la entrada de agua (pinocitosis) y de pequeñas partículas (endocitosis), pero solamente algunas pueden ingerir sustancias grandes e incluso células. Esto es lo que técnicamente se ha llamado fagocitosis. En este proceso intervienen los dos tipos de células que se describen a continuación.

   ▸ **Neutrófilos o polimorfonucleares:** Son células indivisibles, de núcleo polilobulado, que se caracterizan por tener vida breve y gránulos que contienen una gran cantidad de enzimas (lactoferrina, lisozima e hidrolasa, entre otras), utilizadas para destruir al agente extraño.

   ▸ **Macrófago y monocito:** Las diferentes células del sistema fagocitomononuclear constituyen la segunda mayor población del sistema inmunitario. Se encuentran en los diferentes tejidos y según su localización reciben diversos nombres, pero todas tienen la misma función. Así, se encuentran las células de Kupffer, en el hígado; los osteoclastos, en el hueso; las células de la microglía, en el sistema nervioso central; los histiocitos, en la piel; los macrófagos, en el bazo, y los monocitos, en la sangre (aunque realmente estas células solo tienen un paso transitorio por la sangre para salir a los tejidos y convertirse en macrófagos). A diferencia de los polimorfonucleares, estas células tienen una vida más larga. Después de fagocitar, degradan tanto células como sustancias con la ayuda de lisozimas. Además, desempeñan un papel fundamental en la respuesta inmunitaria específica, tanto por la producción de citocinas (mensajeros celulares) como en la presentación del antígeno.

▸ **Sistema del complemento:** Se refiere a un conjunto de cerca de veinte proteínas de la sangre. Para aclarar este concepto se debe tener en cuenta que la sangre está formada por líquido, proteínas y células. Estas últimas se han clasificado de manera general en glóbulos blancos, glóbulos rojos y plaquetas; mientras que las proteínas conforman diferentes sistemas, como el de la coagulación y el del complemento, cada uno con funciones específicas. Una vez activada una de las proteínas del complemento, se desencadena una reacción que lleva a la activación del sistema; algo parecido a lo que ocurre con una hilera de fichas de dominó: al empujar la primera, se caen las siguientes. Por otra parte, conviene anotar que este sistema se puede activar de dos maneras diferentes, es decir, existen dos vías que llevan al mismo destino:

   ▸ **Vía clásica:** La desencadenan los complejos antígeno-anticuerpo (Ag-Ac).

   ▸ **Vía alterna:** La activan algunos microorganismos o sus derivados.

Los detalles y componentes de esta activación exceden los objetivos de este capítulo, pero, con fines prácticos, se puede concluir que una vez que se activa el sistema del complemento, se producen una serie de consecuencias biológicas como:

▸ **Lisis celular:** Mediante la formación de un complejo proteico: el MAC (del inglés, *membrane attack complex*), el cual, a manera de parche, se fija a la célula extraña y produce un daño de la membrana en forma de poros y, por ende, la destrucción del microorganismo.

▸ **Opsonización:** Algunos fragmentos proteicos del complemento, liberados en el proceso de activación, pueden unirse a los microorganismos y actuar como opsoninas, las cuales permiten que los macrófagos y leucocitos reconozcan y fagociten más rápido los microorganismos.

▸ **Activación de la inflamación:** Otros fragmentos derivados de la activación de las proteínas del complemento pueden activar los mastocitos, estimulando así la liberación de sus gránulos. También hay fragmentos que pueden unirse a células del endotelio para permitir vasodilatación, o a los macrófagos, atrayéndolos al sitio de la infección (quimiotaxis).

▸ **Solubilización de los complejos antígeno-anticuerpo:** Una vez activado el sistema del complemento, algunos componentes evitan la formación de grandes complejos Ag-Ac, que se puedan precipitar y, de esta forma, dañar los tejidos.

Las consecuencias de esta activación se pueden resumir en las siguientes:

▸ **Neutralización viral:** Al unirse proteínas del complemento a partículas virales, bloquean su ingreso a las células blanco y evitan su replicación.

▸ **Inflamación:** La respuesta inflamatoria aguda es un proceso complejo que se produce principalmente por una respuesta inespecífica. Se caracteriza por los cuatro signos clásicos: *edema, rubor, calor y dolor*. Estos se originan como consecuencia de una diversidad de cambios moleculares modulados por citocinas y otros factores producidos por los grupos celulares que intervienen tanto en la inmunidad innata como en la adquirida.

La inmunidad adquirida (adaptativa)

La sola respuesta inmunitaria innata en muchos casos no es eficaz para contrarrestar un ataque extraño, en consecuencia, el organismo humano ha tenido que evolucionar y organizar un sistema más efectivo. Las características de este sistema son:

▸ **Especificidad:** Actúa de una manera diferente ante cada microorganismo.

▸ **Función de memoria:** Permite que en el segundo encuentro con un microbio se actúe de una manera más rápida y eficaz.

▸ **Reconocimiento propio-extraño:** Es la capacidad de distinguir una célula extraña de una del mismo cuerpo, así como de separar una célula tumoral o alterada de una normal. Así como el sistema inmunitario innato se basa principalmente en las células del sistema monocito-fagocitario, el adquirido se basa en los linfocitos que, a su vez, se diferencian en B (inmunidad humoral) y T (inmunidad celular). A continuación, se describen los componentes de la inmunidad adquirida.

Inmunidad humoral

Se refiere a la parte del sistema inmunitario que se encuentra en el suero (humor). Cuando se describió el sistema inmunitario innato se recordó que la sangre está formada por células, líquido y proteínas; estas últimas, a su vez, se dividen en albúmina, α, β y gammaglobulinas.

▸ Las gammaglobulinas son los mismos *anticuerpos* (Ac) que constituyen la base de la inmunidad humoral. Estas moléculas son las encargadas de unirse a un Ag específico, unión que se lleva a cabo por medio de enlaces débiles; y se caracterizan por su especificidad, es decir, solo hay un Ac para cada Ag. Los Ac se encuentran en la membrana de los LB, donde actúan como receptores y permiten el inicio de la activación de la respuesta inmunitaria. También se encuentran disueltos en la sangre y en el líquido intersticial de los diferentes tejidos y fluidos secretorios (saliva, leche, etc.), como producto final de la secreción de las células plasmáticas posterior a la activación de los LB. En el hombre hay cinco clases de inmunoglobulinas: A, D, E, G y M.

▶ **Inmunoglobulina A (IgA):** Se encuentra selectivamente en las diferentes secreciones seromucosas (saliva, sudor, calostro, lágrimas, leche, etc.). Su función principal es inhibir la adherencia de los microorganismos a las células de la mucosa y, por ende, evitar su ingreso al organismo. Puede activar el sistema del complemento por la vía alterna.

▶ **Inmunoglobulina D (IgD):** Constituye entre el 0 y el 1 % de las inmunoglobulinas del organismo, se caracteriza por una vida media plasmática corta. Aunque no se sabe con seguridad su papel específico, este tipo de Ig es el que se encuentra casi exclusivamente en la membrana de los LB sanguíneos, donde desempeña el papel de receptor.

▶ **Inmunoglobulina E (IgE):** Se puede considerar como la más potente porque, a pesar de su baja concentración sanguínea (menor concentración plasmática), puede desencadenar grandes reacciones e incluso la muerte. Se caracteriza por tener un sitio de fijación a mastocitos y eosinófilos, en los cuales puede inducir la liberación de sus gránulos una vez que se unen a su Ag específico. En condiciones anormales es la Ig responsable de los procesos alérgicos y anafilácticos.

▶ **Inmunoglobulina G (IgG):** Constituye el 80 % del total de Ig. Es la que se difunde más rápido a los diferentes tejidos y se caracteriza por tener subclases (IgG1, IgG2, IgG3, IgG4), las cuales confieren ciertas diferencias en sus funciones. Puede activar el sistema del complemento por la vía clásica y es capaz de adherirse a macrófagos y polimorfonucleares.

▶ **Inmunoglobulina M (IgM):** No se encuentra sola, sino en forma de pentámero, y constituye el 6 % de las proteínas sanguíneas. Se caracteriza por ser la primera línea de defensa contra bacterias; es la primera en aparecer tanto en cualquier primoinfección como en el recién nacido, tiene la capacidad de activar el complemento por la vía clásica. Es importante aclarar que los anticuerpos son proteínas producidas principalmente por la activación de los linfocitos B, mientras que los antígenos son las sustancias extrañas que ingresan al organismo, ya sea porque forman parte de la estructura del microorganismo o porque estos las eliminan a manera de toxinas. Clásicamente, se ha definido el Ag como aquella sustancia capaz de producir respuesta inmunitaria; sin embargo, en la actualidad se define el Ag como cualquier sustancia que puede unirse específicamente a un anticuerpo o a un receptor de LT, sea o no capaz de originar la producción de Ac. Existe un anticuerpo específico para cada antígeno y, cuando se encuentran, se unen (como la llave y la cerradura), lo que trae como consecuencia principal la activación del sistema del complemento por la vía clásica y la activación de linfocitos B.

▶ **Activación de los linfocitos B:** Se ha enfatizado en la relación entre inmunidad humoral, LB y Ac, así como en la relación entre inmunidad celular y LT, pero nuevamente es necesario recordar que en realidad estos dos tipos de inmunidad funcionan de una manera integral. Una vez que una sustancia extraña ingresa al organismo, ya sea fijada a una célula (componente de la membrana) o en forma libre, puede:

▸ Activar el sistema del complemento.
▸ Ser destruida por fagocitosis.
▸ Ser neutralizada en las diferentes barreras fisiológicas o anatómicas de la inmunidad innata.
▸ Producir daños en el individuo, replicarse y no ser destruida, o
▸ Ser reconocida como extraña y unirse a un LB. Se debe tener presente que esta última opción ocurre en el bazo cuando el Ag está en la sangre, o en el nódulo linfático más cercano cuando se encuentra en otro tejido; además el Ag solamente puede unirse al LB con un Ac correspondiente (especificidad). Esta formación de complejos estimula la replicación de los LB y la producción de muchos más Ac específicos para el Ag presente mediante replicación clonal.

Inmunidad celular

La respuesta inmunitaria celular está relacionada con la activación de los linfocitos T, los cuales, a su vez, se diferencian en CD4 o ayudadores y CD8 o citotóxicos. Los linfocitos ayudadores al activarse, como se describirá más adelante, producen una serie de sustancias llamadas citocinas que tienen como función estimular o inhibir diferentes funciones de las células. Así, el sistema inmunitario pide ayuda a más células del sistema inmunitario, e incluso a otras células de tejidos diferentes, para contrarrestar los extraños. De igual forma, los linfocitos T CD8 al activarse producen sustancias como las perforinas que llevan a la destrucción de la célula infectada o del agente invasor.

Activación de los linfocitos T

Los LT juegan un papel preponderante en toda la respuesta inmunitaria. En cuanto a la inmunidad celular, base de la inmunidad adquirida, los pasos para la activación de los LT son los siguientes:

1. Presentación del Ag por intermedio de una proteína del complejo principal de histocompatibilidad (MHC, por su sigla en inglés).
2. Reconocimiento del Ag por un LT específico, es decir, que tenga un receptor en su membrana compatible con el Ag presentado por medio de las proteínas del MHC.
3. Estimulación con la citocina interleucina 1 (IL-1) producida por los macrófagos. Para activar un LT, además de la presentación del Ag específico, se necesita una señal coestimuladora dada por la unión de la IL-1 a la membrana del LT.
4. Unión entre el complejo receptor LT-Ag-proteína MHC-célula presentadora de Ag (APC).
5. Los pasos siguientes (consecuencias de la activación) dependerán del tipo de LT activado así:

   ▸ Si el Ag es presentado por proteínas del MHC tipo I (Ag proteicos originados de microorganismos intracelulares o células tumorales), se activan LT CD8.
   ▸ Si el Ag es presentado por proteínas del MHC tipo II (Ag proteicos originados de microorganismos extracelulares fagocitados), se activan LT CD4.
   ▸ Una vez activado el LT, se producen cambios en su genoma, como consecuencia de los cuales se inicia la replicación. Estas nuevas células formadas tienen dos funciones importantes:
     · Algunos LT van a actuar como células T de memoria, que tienen una función importante en la respuesta secundaria, es decir, cuando ingrese de nuevo el mismo Ag al organismo, estos LT serán los encargados de que la respuesta sea mucho más rápida y potente.
     · Otros LT se convierten en células efectoras, es decir, capaces de producir una variedad de sustancias llamadas citocinas que tienen diferentes funciones y actúan sobre las mismas células T, LB, macrófagos, células endotelia-

les, neutrófilos, eosinófilos, etc., facilitando así una respuesta inmunitaria tanto innata como adquirida, de acuerdo con las características del Ag presentado. Además, algunas pueden actuar sobre células de otros tejidos, por ejemplo, la IL-1, que actúa sobre las células del hipotálamo y se considera el principal pirógeno endógeno (inductor de fiebre).

Si la activación es de un LT CD8, inicialmente se produce una replicación del LT activado y, luego, su diferenciación en células T de memoria con idéntica función que las anteriores y en células T efectoras. La diferencia en el tipo de respuesta radica en que estas últimas células no producen citocinas, sino que cuando son activadas se fijan a la célula presentadora de Ag y la destruyen, ya sea mediante la secreción de perforinas —proteínas que al unirse a su célula blanco producen perforaciones, llevando a la destrucción celular— o a través de mecanismos, aún poco conocidos, que inducen una muerte celular programada (apoptosis) de su célula blanco.

En conclusión, los LT solo reconocen Ag proteicos presentados por intermedio de proteínas del MHC presentes en las membranas celulares. Dependiendo de la naturaleza del Ag (intracelular o extracelular) se activan subgrupos de LT diferentes: LT CD4 (ayudadores), que al activarse producen citocinas, sustancias estimuladoras de las células, o LT CD8 (citotóxicos), que al activarse producen una destrucción directa de la célula infectada. Por otro lado, la producción de LT de memoria permite que se dé una respuesta secundaria (cuando ingresa un Ag por segunda vez) caracterizada por una mayor intensidad en menor tiempo, lo cual sucede gracias a que estos linfocitos se estimulan con mayor facilidad por el Ag.

Sistema inmunitario contra las enfermedades infecciosas

En los apartados previos se ha explicado el funcionamiento de los diferentes componentes del sistema inmunitario. En este apartado se pretende explicar cómo actúa dicho sistema contra las infecciones, de acuerdo con la entrada de microorganismos. Para tal fin, es pertinente recordar que los microorganismos que atacan al hombre son fundamentalmente bacterias, virus, hongos y parásitos; los cuales, a su vez, pueden ser intra- o extracelulares; en otras palabras, pueden vivir dentro de las células o fuera de ellas. Buscando una mayor comprensión, se ampliará el concepto de cómo se defiende el organismo en cada uno de los casos.

Microorganismos extracelulares

Bacterias extracelulares

Son los microorganismos que representan mejor este grupo, ya que la mayoría de bacterias que atacan al hombre son de este tipo. En otras palabras, una bacteria como el *S. aureus* o el *Sptreptococcus* betahemolítico, una vez que ingresan al organismo se empiezan a replicar y producen daño, ya sea por su propia presencia, por la secreción de toxinas como consecuencia de la respuesta del sistema inmunitario del individuo o, como sucede en la mayoría de los casos, por una mezcla de las razones anteriores. En este caso, la inmunidad innata colabora con la activación del sistema del complemento por la vía alterna, permitiendo así la destrucción del microorganismo mediante los diferentes mecanismos ya explicados. Además, la fagocitosis juega un papel primordial en la destrucción de este tipo de microorganismos.

Por otro lado, la producción de toxinas por parte de las bacterias permite la estimulación de macrófagos, los cuales producen citocinas (IL-1, IL-6) que facilitan una respuesta inflamatoria. Aquí es necesario aclarar que muchas veces el daño producido por una infección es secundario a la respuesta inflamatoria creada dentro de un tejido dado por la inespecificidad de este tipo de respuesta.

Asimismo, la inmunidad adquirida también colabora en la defensa con una respuesta de tipo humoral, pues debido a que la mayoría de Ag de este tipo de bacterias están compuestos por lípidos y carbohidratos, son Ag casi exclusivamente para los LB. Por lo tanto, después de una infección bacteriana extracelular, se observará un aumento en la producción de Ac de tipo IgM e IgG, que ayudarán a la defensa, ya sea a través de la neutralización directa de las toxinas (por ejemplo, en la infección por *C. tetani,* causante del tétanos), o mediante la activación del sistema del complemento por la vía clásica, sirviendo de opsoninas para los PMN cuando el Ag pertenece a la membrana.

En este caso, la respuesta celular es poca. Cuando se da, es desencadenada por los Ag de naturaleza proteica presentes en el microorganismo y se manifiesta a través de la secreción de citocinas como el interferón gamma (IFN-γ) y el factor de necrosis tumoral alfa (FNT-α), que aumentan los procesos de fagocitosis e inflamación, respectivamente.

Parásitos extracelulares

Uno de los componentes más interesantes de la inmunología es el correspondiente a la inmunidad contra los parásitos, tanto así que se considera una rama independiente (inmunoparasitología) debido a la gran complejidad de los ciclos de vida, que en algunos casos incluyen huéspedes intermediarios, a las diferentes formas y a la gran variedad de mecanismos evasores que presentan. Actualmente, un 30 % de la población mundial sufre algún tipo de parasitismo, que en algunos casos es un proceso crónico. Normalmente, la inmunidad innata actúa contra los parásitos (multicelulares) mediante activación del complemento o a través de fagocitosis en el caso de los unicelulares (amebas); sin embargo, tales respuestas casi nunca son efectivas porque dichos parásitos son resistentes a estos mecanismos.

Microorganismos invasores

Bacterias y parásitos intracelulares

Aquellos microorganismos que presentan este tipo de ciclo se consideran entre los más difíciles de erradicar. En este grupo se incluyen bacterias, como las micobacterias causantes de la tuberculosis y la lepra; parásitos, como el *Toxoplasma gondii* (toxoplasmosis), *Plasmodium* spp. (malaria), *Leishmania* spp. (leishmaniasis).

En este caso, la inmunidad innata colabora con la fagocitosis antes de que ingresen a su célula huésped; sin embargo, muchas veces dichos microbios son resistentes a la destrucción e incluso sobreviven dentro de los macrófagos. Por otra parte, algunos de ellos pueden activar el sistema del complemento por la vía alterna, pero tal mecanismo no es eficaz porque sus efectos no los alcanzan una vez que ingresan a su célula huésped. En resumen, la inmunidad innata desempeña un papel muy limitado en la destrucción de estos microorganismos.

Con respecto a la inmunidad adquirida, la inmunidad celular juega el papel protagónico en la destrucción microbiana porque la inmunidad humoral (producción de Ac) es poco efectiva, ya que los Ac solo pueden destruir los microorganismos cuando están fuera de la célula y, por el contrario, algunas veces se puede desencadenar daño tisular por acumulación de Ac. En otras palabras, cuando el sistema inmunitario gana la batalla contra estos microrganismos, se debe principalmente al efecto de la inmunidad celular, dada tanto por la acción de los LT CD4 al producir citocinas que estimulan los procesos de fagocitosis, la presentación del Ag (IFN gamma), y la activación de células NK (asesinas naturales); como también por la activación de los LT CD8 que producen la destrucción de la célula infectada.

En muchas ocasiones el organismo no es capaz de controlar estos microbios y, al igual que en el caso anterior, la estimulación crónica puede desencadenar una respuesta fibrótica que envuelve a las células infectadas, respuesta que no destruye al microorganismo, pero lo mantiene aislado del resto del cuerpo de la misma manera que se encierra a un preso en una cárcel, con la salvedad de que cuando disminuya la guardia montada este puede *escaparse* y volver a producir daño.

Virus

Estos microorganismos son estrictamente intracelulares y necesitan utilizar la maquinaria de la célula huésped para la transcripción de su material genético y para realizar la posterior síntesis de las proteínas necesarias, ya que dichos gérmenes carecen de estos mecanismos. Una vez que ingresan a su célula huésped, pueden permanecer latentes determinado tiempo, durante el cual se replican, pero no destruyen la célula; o, por el contrario, pueden replicarse y destruir la célula huésped.

Aquí, la inmunidad innata tiene un papel menor, que básicamente se limita a la producción de IFN de tipo I por parte de la célula infectada, el cual disminuye la replicación viral. En este tipo de infección le corresponde a la inmunidad adquirida el papel crucial en el control, y lo realiza con sus dos componentes:

- **Inmunidad humoral:** La producción de Ac facilita la destrucción de partículas virales, ya que estos, al fijarse a proteínas de su cápside, pueden neutralizar directamente al virus; servir de opsoninas de los virus, facilitando su fagocitosis; y en algunos casos, activar al complemento que destruye las partículas virales tanto por lisis directa como estimulando la fagocitosis. Es importante aclarar que los Ac solamente pueden atacar a los virus cuando se encuentran fuera de la célula huésped, nunca cuando se ubican intracelularmente.

- **Inmunidad celular:** El principal mecanismo en este caso es realizado por los LT CD8, los cuales son activados por Ag presentados en las proteínas del MHC tipo I de las células infectadas; una vez es reconocida la célula infectada es destruida. Así mismo, algunas células infectadas activan los LT CD4, que van a producir citocinas que estimulan la acción de los LT CD (y en algunos casos a los LB en la producción de Ac).

Respuesta inflamatoria y sepsis

Desde el punto de vista pragmático, las interacciones entre el sistema inmunitario y los agentes infecciosos, mencionadas en el apartado anterior, pueden producir una respuesta local, es decir, en el tejido afectado que, generalmente, es el sitio de ingreso del germen; o por el contrario, causar una respuesta sistémica. Cuando ocurre esta última, se presenta lo que comúnmente se ha denominado sepsis. Si por una lesión en la cavidad oral, por ejemplo, se produce una sobreinfección bacteriana y esta causa síntomas sistémicos como fiebre y leucocitosis, esto quiere decir que el paciente presenta una sepsis. En el capítulo 12 se describen las características clínicas de las principales infecciones locales en la práctica de urgencias en odontología; sin embargo, a continuación se puntualizan de forma general los principales aspectos de una infección sistémica, que deben alertar al profesional en el momento de abordar la atención del paciente infectado.

Dado que la sepsis puede ser causada por diferentes organismos en individuos con múltiples variables, incluyendo grados heterogéneos de respuesta inmunitaria y, por ende, un rango amplio de signos y síntomas, desde el punto de vista clínico no ha sido fácil definir y precisar el diagnóstico de sepsis. En 1991, Roger Bone propuso una clasificación que permitió no solo estandarizar las definiciones, sino al mismo tiempo evaluar la severidad de los diferentes hallazgos clínicos y el impacto de este síndrome en los sistemas de salud. Una de las ventajas de esta clasificación es que permite la evaluación pragmática del proceso séptico como un proceso continuo y evolutivo que, además, puede correlacionarse con el riesgo de mortalidad. A continuación, se describen en detalle las definiciones de esta clasificación, y se invita al lector interesado a profundizar en las otras clasificaciones con las lecturas recomendadas.

La clasificación propuesta por Bone y colaboradores supone que la interacción entre un agente infeccioso y el huésped puede desencadenar desde una respuesta inflamatoria local, hasta un estado de falla orgánica múltiple y muerte. En este proceso evolutivo hay unos estadios intermedios, como son la sepsis propiamente dicha, la sepsis severa y el choque séptico. Cada uno de ellos se asocia con una tasa de mortalidad progresiva. En general, se considera que un 25 % de los pacientes evolucionan a sepsis severa y entre ellos la mortalidad puede llegar hasta un 20 %.

Síndrome de respuesta inflamatoria sistémica

El SIRS (por su nombre en inglés *systemic inflammatory response syndrome*) constituye una respuesta sistémica ante diversos daños severos a un tejido del organismo, entre ellos: choque, hemorragia, hipoxia, isquemia, trauma, infección, daño mediado por el sistema inmunitario. Se diagnostica con la presencia de al menos dos de los cuatro criterios descritos en la tabla 11.2. Con esta definición se puede concluir que no todo proceso inflamatorio es causado por un cuadro infeccioso y, además, se debe tener en cuenta que los procesos sépticos no siempre son precedidos por una respuesta inflamatoria.

Tabla 11.2 Criterios del síndrome de respuesta inflamatoria sistémica (SIRS)

Parámetro	Parámetros de definición de SIRS
Frecuencia cardiaca	>90 latidos/minuto
Frecuencia respiratoria	>20 respiraciones/minuto
Temperatura	>38 ºC o <36 ºC
Leucograma	>12.000 o <4.000 o 10 % de bandas

▶ **Sepsis:** Síndrome clínico caracterizado por la presencia o sospecha de un foco infeccioso y la respuesta inflamatoria sistémica al mismo.

▶ **Sepsis severa:** Sepsis en la cual se evidencia la disfunción de un órgano. La disfunción orgánica se define de acuerdo con los criterios de la clasificación de Marshall o SOFA.

▶ **Choque séptico:** Cualquier estado de sepsis acompañada de hipotensión sostenida, definida como presión arterial media menor de 90 mm Hg o con una disminución de 40 mm Hg respecto a su línea de base, que no responde a una reanimación adecuada con líquidos por más de una hora, y que no tiene otra causa que la explique diferente a la sepsis.

▶ **Síndrome de disfunción orgánica múltiple asociado a sepsis:** Se define como la alteración de más de dos órganos en un paciente con sepsis, de acuerdo con los criterios establecidos. Es importante anotar que la definición de este síndrome no es exclusiva de los procesos infecciosos, sino que se relaciona con todos los procesos fisiopatológicos que lleven a una pérdida de la capacidad de mantener un metabolismo tisular adecuado a causa de un estado sostenido de hipoperfusión asociado a la alteración de un proceso metabólico. En general, la mortalidad asociada a este síndrome clínico es alta, a pesar del mayor conocimiento sobre las estrategias diagnósticas y de manejo clínico. El éxito en su control depende de la detección temprana y de la intervención que eviten su progresión a estadios más avanzados como el choque séptico o la disfunción orgánica múltiple, en los cuales son muy pocas las intervenciones que revierten con éxito este cuadro clínico.

Evasión del sistema inmunitario por parte de los microorganismos

Un aspecto que se debe tener en mente es que los agentes infecciosos son seres vivos que también buscan sobrevivir y, para lograrlo, muchas veces pueden hacer *trampas* al sistema inmunitario, que en algunos casos resultan fatales para el ser humano. A continuación, se describen algunas de las más comunes.

▶ **Producción de sustancias:** Diversos microorganismos tienen la capacidad de producir sustancias que pueden inhibir los procesos de fagocitosis, impedir o neutralizar la activación del sistema del complemento. Esto ocurre generalmente con las bacterias extracelulares.

▶ **Presencia de cápsula:** Muchas bacterias, aparte de su membrana celular, pueden envolverse en otra capa o cápsula que suele estar formada por sustancias poco antigénicas. Estas sustancias, además, impiden la fijación de factores del complemento, de los Ac y del mismo complejo MAC, dificultando así tanto la fagocitosis como la lisis directa.

▶ **Variación de los Ag de superficie:** Algunos microorganismos tienen la capacidad de cambiar constantemente las proteínas presentes en su membrana, de manera que una vez que el individuo reconoce al microorganismo y crea Ac contra sus Ag en la membrana, estos cambian y así evitan nuevamente el reconocimiento y destrucción.

▶ **Resistencia o neutralización de la fagocitosis:** Muchas veces, aunque sean fagocitados, los microorganismos pueden neutralizar su destrucción, ya sea evitando la llegada de la lisozima o rompiendo el fagosoma y liberándose en el citoplasma del macrófago. Incluso, en algunos casos, los parásitos logran adaptarse a las condiciones hostiles del fagolisozima.

▶ **Inhibición de citosinas:** Mecanismo utilizado especialmente en virus, los cuales codifican proteínas que inhiben a las citocinas producidas en la respuesta inmunitaria celular.

▶ **Protección con proteínas del huésped:** Algunos parásitos se camuflan del sistema inmunitario recubriéndose con proteínas del huésped, es decir, se envuelven en material propio del organismo y, por lo tanto, no activan la respuesta inmunitaria.

▶ **Adaptación anatómica:** Ciertos parásitos, como las amebas y algunos helmintos, pueden adoptar cierta morfología según las condiciones que se presenten. Por ejemplo, si estas son adversas, adquieren una forma enquistada que evita su destrucción, y una vez que mejoran las condiciones, se transforman en formas más agresivas.

▶ **Desviación del sistema del complemento:** En algunas ocasiones, a pesar de activar el sistema del complemento, los microorganismos pueden evitar sus consecuencias mediante la formación de estructuras que desvían la acción del complemento. Debido a los mecanismos mencionados, muchas veces no es posible destruir los microorganismos, circunstancia que puede causar la muerte del individuo o una enfermedad infecciosa crónica. En el caso de esta última, la presencia del microorganismo puede desencadenar una respuesta anormal del sistema inmunitario en su afán de eliminarlo, respuesta que puede ser la causante del daño tisular presente en el individuo, más que la misma presencia del agente extraño.

Resumen

Inmunidad innata en la cavidad oral

- Barreras mecánicas: descamación de células epiteliales, saliva.

- Factores físicos (arrastre): salivación, deglución.

- Factores biológicos: microbiota oral (ecosistemas orales).

- Células fagocíticas como polimofonucleares.

- Proteínas: lisozima, lactoferrina, lactoperoxidasa.

- Péptidos: histaminas, defensinas, mucinas, sistema del complemento.

Muchos de estos componentes presentes en la saliva realizan una labor formidable en el control de los microorganismos. A manera de ejemplo, se describe la función de algunos de ellos:

- **Lisozima:** desestabiliza la membrana celular microbiana y activa el sistema de autolisinas.

- **Péptidos ricos en histidina:** poseen efecto bacteriostático y bactericida, así como una gran actividad antifúngica (contra hongos).

- **Lactoferrina:** posee la capacidad de secuestrar hierro, originando una actividad bacteriostática al limitar el metabolismo bacteriano.

- **Peroxidasa salival:** agente oxidante potente que, en interacción con la IgA, inhiben el crecimiento bacteriano.

- **IgA y mucina:** poseen acción antiviral potente, hecho evidente en el efecto de la saliva sobre el virus de inmunodeficiencia humana (VIH)

Inmunidad adaptativa (inmunidad de las mucosas)

La cavidad oral tiene tejido linfoide similar al de las placas de Peyer (intestino grueso), que forma parte del sistema linfoide asociado a mucosas. Esto da lugar a la formación de IgA, principal barrera inmunológica de la cavidad oral, que cumple, entre otras, las siguientes funciones: inhibición de la adherencia bacteriana a la mucosa, neutralización de virus y neutralización de toxinas. Asimismo, de los capilares sanguíneos del surco gingival salen elementos que configuran la respuesta inmunitaria sistémica, especialmente la IgG y fagocitos que aunados a la IgA brindan un sistema efector de protección global.

El sistema inmunitario, con sus diferentes componentes, provee al ser humano mecanismos de defensa contra el frecuente ataque de los microorganismos, y es precisamente esta noxa lo que estimula la respuesta inmunitaria. La cavidad oral es la principal puerta de entrada de gérmenes, pero gracias a que en ella se integran de manera ejemplar la inmunidad innata (saliva, fagocitos, mucosas, secreciones de péptidos) con la adquirida (sistema linfoide asociado a mucosas y la presencia de anticuerpos como la IgA), en la mayoría de los casos se logra el control exitoso de los procesos infecciosos.

En resumen, la inmunidad humoral está dada principalmente por anticuerpos y suele ser efectiva contra microorganismos extracelulares, mientras que la inmunidad celular está dada por la producción de citocinas y perforinas y es más efectiva contra microorganismos intracelulares. Por otra parte, vale la pena recordar que en el sistema inmunitario tanto la inmunidad innata como la adquirida funcionan como un todo, son complementarias y, además, deben funcionar de una manera armónica. Cuando no ocurre así, aparecen las inmunodeficiencias, en el caso de un déficit, o las reacciones de hipersensibilidad (respuestas alérgicas y enfermedades autoinmunes), en el caso de una respuesta exagerada.

Cuadros infecciosos más frecuentes

Gustavo Malagón Londoño - Gustavo Malagón Baquero

La infección

Quizás uno de los aspectos de mayor complejidad dentro de la patología general del organismo sea la infección, porque en ella intervienen diversidad de factores, el más pequeño de los cuales puede favorecerla indefinidamente, a pesar de que el manejo de la mayoría de los que se consideran factores inherentes pueda en apariencia ser ajustado y lógico. Tanto pesa el factor de rechazo a un mínimo material extraño como las condiciones de inmunodeficiencia del organismo. El poder de los agentes antimicrobianos no es ilimitado para vencer todo tipo de infección. Se abusa con frecuencia de ellos y se pretende que por sí solos resuelvan cualquier situación. Para muchos profesionales, ante la incógnita de infección, surge como única respuesta el empleo de antibióticos o antimicrobianos, lo cual depende, según estos, de las dosis empleadas o de las combinaciones o sustituciones para conseguir el resultado esperado; mientras tanto, la verdadera causa de la infección continúa incólume y, en realidad, se están fomentando indeseables farmacorresistencias por la gama de los antibióticos utilizados sin un fundamento real, sino más bien como respuesta desesperada al acoso de la infección.

El antibiótico o agente antimicrobiano solamente desempeñará un papel efectivo cuando sea manejada adecuadamente la verdadera causa de la infección y cuando las condiciones del organismo se hayan equilibrado. La quimioterapia no podrá sustituir el drenaje quirúrgico; más bien, debe ser complemento de este. Se han aducido como causas de fracaso de la antibioticoterapia:

- El manejo de infecciones intratables.
- El tratamiento de la fiebre de origen indeterminado.
- La dosis inadecuada.
- La confianza excesiva con la omisión del drenaje quirúrgico.
- La falta de información bacteriológica adecuada.
- La omisión del estado general del paciente.

La mayoría de las infecciones virales no responden a los antibióticos y siguen su ciclo a pesar de estos, como sucede en las virosis en general. Aquí el empleo del antibiótico, más que inútil, puede resultar perjudicial. Dar antibióticos como respuesta sistemática a la fiebre resulta improcedente y no profesional, si se tiene en cuenta que muchos estados febriles transitorios son manifestación de infecciones virales indefinidas del tracto respiratorio. Los estados febriles duraderos son manifestaciones de neoplasias, trastornos metabólicos, vasculitis o colagenopatías, y los antibióticos solo van a dilatar la acción efectiva y a comprometer inútilmente tiempo y dinero. La sobredosis puede ser perjudicial en pacientes con problemas renales, y la dosis baja, además de inefectiva, genera resistencias. El temor de muchos profesionales al procedimiento quirúrgico conduce al progreso de la infección y,

ante la persistencia del foco, cualquier cantidad de antibiótico, aun del indicado para el germen determinado, es inútil. La sospecha de infección conduce en muchos casos a la prescripción intuitiva de antibióticos hacia los cuales el profesional tiene especial simpatía. La persistencia de la infección lleva a la obstinación en el uso, con omisión del cultivo y las tinciones de Gram que identifican el germen causante y hacen lógico el tratamiento. Las condiciones generales del paciente no pueden desatenderse por contemplar solamente el foco infeccioso. La respuesta del organismo es menor si existe un grado importante de inmunosupresión. Esto obliga, especialmente en infecciones graves o crónicas, a preservar las condiciones generales por encima de toda consideración.

En el caso específico de la infección odontológica, la inflamación local desempeña un papel fundamental como punto de referencia. Es bien sabido que no siempre que hay inflamación hay infección. Pero siempre que existe infección hay inflamación. Está considerada como una reacción defensiva de los tejidos a cualquier daño o estímulo nocivo, sigue un patrón general, con variantes según la naturaleza de la agresión, el lugar y la intensidad. La inflamación puede presentarse como respuesta a los siguientes agentes agresivos: bacterias, virus, rickettsias, hongos, protozoos, helmintos, traumatismos, radiaciones, necrosis tisular, reacción inmunitaria y neoplasias malignas.

Desde Celso, en el siglo I, están descritos los signos básicos de inflamación aguda: tumor (hinchazón), rubor (enrojecimiento), calor y dolor. Galeno, en el siglo II, agregó la disminución o pérdida de la función. Solo con el advenimiento del microscopio se lograron determinar los cambios tisulares que explican la reacción inflamatoria. Se estableció entonces que ante la agresión tisular ocurren:

- Modificaciones de la microcirculación.
- Alteración de la permeabilidad de las paredes vasculares.
- Migración de leucocitos, quimiotaxis y fagocitosis.

Los polinucleares tienen un papel importante en la reacción de los tejidos frente a la invasión por bacterias. En la inflamación, el polinuclear puede devorar la bacteria patógena. Los tejidos normales tienen pocos polinucleares extravasculares; pero en la inflamación, estas células formadas en la médula ósea escapan de la microcirculación a través de la pared vascular. Cuando la agresión bacteriana es de gran intensidad, los polinucleares no dan abasto en su papel fagocitario y la infección progresa con mayor intensidad si las condiciones generales del individuo la favorecen.

Si la reacción defensiva no consigue vencer y destruir los microorganismos invasores, la inflamación puede propagarse por los vasos linfáticos y sanguíneos hasta invadir tejidos vecinos o generalizarse a todo el cuerpo. Cuando microorganismos como los estreptococos penetran en la corriente sanguínea pueden llevar a la septicemia, que llega a ser mortal si no se trata adecuadamente, o establecer focos inflamatorios distantes (piemia), a veces con abscesos (abscesos piémicos). Muchas veces los estreptococos o estafilococos circulantes, a partir de un foco séptico oral, son causa del fracaso de intervenciones quirúrgicas a distancia. Esto es frecuente en remplazos articulares o grandes osteosíntesis, en las cuales al factor de siembra bacteriana a distancia se agrega la condición desfavorable del tejido traumatizado o necrosado por la intervención.

Como se verá más adelante, a partir de focos odontológicos se producen algunas siembras bacterianas a distancia (vecindad) que pueden acarrear abscesos carotídeos o del seno cavernoso, cuyo pronóstico es fatal si no se manejan oportuna y adecuadamente.

La familiaridad del odontólogo con los procedimientos de su ejercicio, la sobrecarga de actividad o el descuido pueden llevarlo a prescindir de cuidados elementales de sus manos, del instrumental o del campo operatorio, sobre el que va a actuar y a producir siembras exógenas de bacterias que, favorecidas por la atrición o necrosis de los tejidos bucales, llegan a generar estados infecciosos locales. Otras veces, la falta de cuidado del paciente puede acarrear los mismos riesgos.

Infecciones de los tejidos blandos

Las infecciones de la piel y de los tejidos blandos son las más frecuentes, tanto en la práctica ambulatoria como en la intrahospitalaria. Este tipo de infección no respeta ninguna edad y puede ir desde el simple forúnculo hasta la grave mionecrosis clostridial.

En este capítulo se presentará inicialmente el tema de forma general, para luego tratar de manera más detallada cada enfermedad y el enfoque más adecuado del tratamiento, tanto médico como quirúrgico.

Infecciones de la piel

Anatomía y fisiología

La piel desempeña un papel fundamental en la defensa contra las infecciones. Está constituida básicamente por dos capas: externa o epidermis e interna o dermis. A su vez, descansa sobre el tejido celular subcutáneo o hipodermis (fascia superficial).

La piel también está compuesta por los llamados apéndices cutáneos: las glándulas sudoríparas, los folículos pilosos, las glándulas sebáceas, las glándulas apocrinas y las uñas. Cuando alguna de estas estructuras se infecta, puede diseminarse a todo el tejido celular subcutáneo, ya que algunas se comunican con esta capa.

Los vasos sanguíneos y los nervios se encuentran en la dermis. La irrigación arterial procede de un plexo aplanado, situado a la altura de la unión de la hipodermis con la dermis, el cual, a su vez, se origina en ramas arteriales mayores, por debajo de la fascia superficial.

De este plexo profundo comunicado por vasos sanguíneos perpendiculares, surge otro plexo sanguíneo superficial en la dermis. Cualquier foco infeccioso de la piel puede provocar una diseminación, con edema y celulitis de forma circunferencial, debido a que la circulación capilar superficial, tanto sanguínea como linfática, carece de válvulas. A partir de esta diseminación, se produce trombosis de los vasos, lo cual determina a su vez una isquemia gangrenosa que se traduce en úlceras de la piel. Al mismo tiempo, si la infección se disemina a los planos profundos, puede haber trombosis de los plexos profundos, con la consecuente disección de los planos de la fascia superficial, situada entre la piel y la fascia profunda, que es la que envuelve los músculos. Esta necrosis profunda puede afectar amplias zonas sin comprometer la piel con lesiones gangrenosas.

Flora microbiota de la piel

En la fisiopatogenia de las infecciones de la piel y de los tejidos blandos es muy importante conocer cuáles son los factores anatómicos y fisiológicos determinantes del comportamiento de la flora bacteriana que existe normalmente en la piel y, además de conocerlos, un enfoque terapéutico solo puede hacerse correctamente cuando se conoce esta flora.

No debe olvidarse el papel que desempeña la epidermis como importante factor de defensa. Esta capa de la piel está compuesta por un epitelio escamoso estratificado seco, cuyas capas regenerativas forman escamas de queratina llamadas *estrato córneo*. Es una capa de gran espesor, que constituye una barrera perfecta contra la penetración de bacterias; además, actúa como un dique, evitando la trasudación de los líquidos del medio húmedo subyacente.

Las bacterias que forman parte de la flora normal de la piel se encuentran entre esas escamas de queratina. También los apéndices cutáneos mencionados se encuentran colonizados por bacterias. Entre ellos, los folículos pilosos cubren la mayoría de la superficie corporal y sus poros proporcionan condiciones ideales para la proliferación de las bacterias.

Son numerosos los factores que determinan el crecimiento de la flora normal cutánea, la alternación de esta, el crecimiento anormal y, por tanto, las infecciones:

▶ Superficie seca.
▶ Descamación constante de las capas queratinizadas.
▶ Flora microbiota inhibidora.
▶ Un medio ácido (pH de 5,5, que se alcanza al completarse el primer año de vida) y rico en lípidos que inhibe el crecimiento bacteriano indeseable.
▶ Temperatura baja.
▶ Estos factores se favorecen por los traumatismos o condiciones adversas de la piel.

La flora normal o microbiota, que juega un papel tan importante en la defensa del organismo, puede ser al mismo tiempo el origen de graves infecciones, y ofrece gran variación individual que depende de factores como la higiene, la temperatura y la humedad ambientales, las variables endocrinas y la localización anatómica.

La mayor parte de la flora normal está constituida por miembros de los géneros *Corynebacterium* y *Staphylococcus*. Es flora permanente y difícil de erradicar, ya que se encuentra en las irregularidades de la piel, los folículos pilosos, el periné, las axilas y la parte anterior de las fosas nasales.

El género *Corynebacterium* comprende bacilos grampositivos pleomórficos que pueden ser aerobios, anaerobios o microaerofílicos. Los aerobios son los más abundantes, excepto en las glándulas sebáceas, donde abundan más los anaerobios, sobre todo el *C. acnes*. El *C. diphteriae* no forma parte de la flora.

El otro grupo más abundante de la flora de la piel es el género *Staphyloccus*. De este, el *epidermidis* es el más común de los gérmenes permanentes de la piel. El *S. aureus* no suele ser germen permanente; sin embargo, coloniza con mucha facilidad algunos sitios como las axilas, el periné y las fosas nasales. De un 15 a un 40 % de la población normal es portadora de este microorganismo y en pacientes hospitalizados llega a colonizar al 100 %. Es el germen que con mayor frecuencia produce infecciones de la piel y del tejido celular subcutáneo.

El género *Streptococcus,* aunque no forma parte de la flora normal permanente de la piel, sí ocasiona con frecuencia infecciones leves y severas de la piel y del tejido subcutáneo.

Otros microorganismos mucho menos frecuentes pueden encontrarse en sitios húmedos como las axilas, la región inguinal, el periné, los espacios interdigitales, etc. Por ejemplo, algunas especies de *Enterobacteriaceae, Candida albicans* y *Pityrosporum orbiculare.*

Debe hacerse énfasis en que las infecciones de la piel son oportunistas porque tienen relación con el hecho de que diferentes mecanismos de defensa estén alterados: a) oclusión cutánea que impida la descamación y aumente la humedad del medio; b) cantidad suficiente de elementos nutritivos para las bacterias en el área; c) lesión del estrato córneo suficiente para que los microorganismos puedan penetrar, y d) inoculación muy alta de gérmenes. Los cuerpos extraños en la piel y en los tejidos blandos conducen a la infección, así como todos los tejidos desvitalizados por cualquier causa, ya sea vascular o traumática.

Infecciones bacterianas

Las infecciones bacterianas de la piel se conocen como *piodermas*, y pueden ser primarias o secundarias (tabla 11.3). A continuación, se describen las infecciones primarias más comunes.

Infecciones bacterianas primarias

▶ **Impétigo.** Es una infección de la piel que se debe generalmente al *Streptococcus pyogenes* (betahemolítico del grupo A). Se presenta inicialmente con una vesícula que luego se rompe

Tabla 11.3. Clasificación de las infecciones primarias y sobreagregadas a lesiones

Tipo de lesión	Agente etiológico
Piodermas primarias	
Impétigo	*Streptococcus pyogenes*
	Staphylococcus aureus
Foliculitis	*Streptococcus aureus*
	Candida
	Pseudomonas aeruginosa
Forúnculos y carbunco	*Staphylococcus aureus*
Paroniquia	*Streptococcus aureus*
	Candida albicans
	Pseudomonas aeruginosa
Ectima	*Streptococcus pyogenes* o grupo A
Erisipela	*Streptococcus* grupo A
Celulitis	*Streptococcus* grupo A
	Streptococcus aureus
Infecciones bacterianas sobreagregadas a lesiones	
Quemaduras	*Pseudomonas aeruginosa*
	Bacilos gramnegativos *Enterobacteriae*
	Candida albicans
Úlceras crónicas (varicosas)	Enterobacterias
	Pseudomonas aeruginosa
	Bacteroides
	Petostreptococcus
	Otros
Dermatitis eccematosa	*Streptococcus aureus*
	Streptococcus pyogenes
Lesiones traumáticas (mordedura de un animal, picadura de insecto, abrasiones)	*Streptococcus aureus*
	Streptococcus pyogenes
	Pseudomonas multocida
	Clostridium difteriae

y forma una costra con exudado amarillento (mielicérica). El *Staphylococcus aureus* puede ser el agente apenas en el 10 % de los casos. La patogénesis de la infección se relaciona con la colonización del *Streptococcus pyogenes* en la garganta o en la piel de los niños. Cuando se trata de *Staphylococcus aureus,* este suele colonizar la parte anterior de las fosas nasales. También se relaciona con el hacinamiento y las condiciones higiénicas deficientes.

La presentación clínica ocurre en forma de vesículas rodeadas de inflamación. Después se convierten en pústulas y luego, al romperse estas, se forma la costra. No son dolorosas, pero son lesiones de muy alta contagiosidad, y como complicación se puede presentar la glomerulonefritis aguda.

El tratamiento es a base de penicilina, la cual se puede administrar en una sola dosis de penicilina benzatínica, 300.000 a 600.000 unidades IM en niños, o 1.200.000 en adultos, o penicilina oral 25.000-90.000 unidades/kilo/día, repartidas en 4 tomas por día, durante 10 días.

▶ **Forúnculos y carbunco.** Un forúnculo es una infección que se manifiesta como una colección de pus profunda en la piel, que usualmente sigue a una foliculitis. El carbunco es un proceso más extenso, que llega hasta el tejido graso y drena a la piel por diferentes folículos pilosos. Ambas infecciones son producidas invariablemente por *Staphylococcus aureus.*

Los forúnculos, característicamente, se producen en las zonas del cuerpo donde hay mucho roce, mucha humedad por sudor y folículos pilosos abundantes. Un forúnculo comienza como un nódulo firme, rojo y doloroso que luego se vuelve fluctuante.

Rara vez producen síntomas que comprometan el estado general del individuo; sin embargo, cuando este tipo de infección se produce en los labios o en las fosas nasales, puede diseminarse a través de las venas faciales y producir trombosis del seno cavernoso o abscesos cerebrales. La diseminación se favorece al molestarlos o presionarlos para tratar de evacuar el contenido purulento.

▶ **Celulitis.** La celulitis es una infección superficial de la piel que, como lo dice su nombre, afecta la dermis o tejido celular subcutáneo. Hay varios tipos de celulitis, pero son características la presencia de calor, la inflamación eritematosa, la piel brillante, el dolor y los márgenes mal definidos que se van extendiendo progresivamente hacia la periferia.

La celulitis es una lesión de gran interés para el ortopedista y para el cirujano general, ya que es la primera manifestación de infección de una herida quirúrgica. Suele ser causada por *Streptococcus pyogenes* (betahemolítico del grupo A). Sin embargo, otros gérmenes como el *Staphylococcus aureus* y las enterobacterias también la pueden producir. Cuando la causa es el *S. pyogenes*, no suele haber antecedente de traumatismo o lesión, pues el agente invade la dermis a través de lesiones microscópicas. En cambio, con el *S. aureus* y las enterobacterias (bacilos gramnegativos) existe una lesión franca previa o una herida quirúrgica.

El tratamiento debe instaurarse de acuerdo con la impresión clínica y el germen aislado después de aspirar con jeringa el material supurativo, si es posible. Una tinción de este material por el método de Gram puede orientar muy bien hacia la terapia adecuada.

La terapia se adelanta hasta el resultado del antibiograma, que la confirma o exige corregirla, según la sensibilidad de la bacteria. En general, se requieren de siete a diez días de tratamiento, con vigilancia muy cercana del paciente, pues si empieza a desmejorar y a presentar lesiones necróticas, necesitará desbridamiento quirúrgico.

▶ **Absceso cutáneo.** Este tipo de lesión se encuentra entre las más comunes de los tejidos blandos. Afecta la piel y el tejido celular subcutáneo y suele ser secundaria a una herida quirúrgica o una lesión traumática.

El microorganismo que con mayor frecuencia se encuentra en este tipo de lesión es el *Staphylococcus aureus*. Sin embargo, no es el único, ya que en algunos estudios se ha demostrado infección mixta por gérmenes anaerobios y gramnegativos aerobios hasta en más del 40 % de los abscesos. Estos abscesos mixtos se encuentran sobre todo en la región perineal, también pueden ser secundarios a heridas o traumatismos en cualquier región del organismo.

Para hacer el diagnóstico etiológico se debe aspirar el absceso con una jeringa. Con el material obtenido, se debe practicar un extendido con coloración de Gram y cultivo para gérmenes aerobios y anaerobios.

El tratamiento debe ser básicamente quirúrgico, con incisión y drenaje del pus. Los forúnculos de nariz y labios nunca deben drenarse. La antibioticoterapia se instaurará solamente cuando haya compromiso general con fiebre, escalofríos y malestar general.

En los pacientes que tengan alguna inmunodeficiencia, deberá emplearse la terapia con antibióticos, además del drenaje.

Infecciones gangrenosas del tejido celular subcutáneo

Entre las infecciones gangrenosas del tejido celular subcutáneo existen muchas variaciones. Sin embargo, se ha observado que son inútiles los intentos de separarlas desde el punto de vista clínico, porque el comportamiento es similar en todas ellas. Sus manifestaciones dependen del agente etiológico, de las causas predisponentes y de la localización anatómica. Prácticamente todas las formas de gangrena afectan en mayor o menor grado el tejido subcutáneo, en el que producen vasculitis, hemorragias, trombosis de las pequeñas arterias y venas e infiltración por neutrófilos (que no aparecen en la celulitis y gangrena por *Clostridium*, en las cuales, por otra parte, es abundante la cantidad de gas). La presencia de gas, considerada durante mucho tiempo como patognomónica de infección por *Clostridium*, indica simplemente que el metabolismo anaerobio bacteriano ha dado lugar a gases insolubles como el hidrógeno, el nitrógeno o el metano. Muchos anaerobios, tanto facultativos como obligados, pueden poseer esta actividad metabólica. Cuando existe aire atrapado que se disemina como consecuencia de la actividad muscular, se produce un signo clínico semejante.

La gangrena infecciosa aparece, en la mayoría de los cuadros clínicos, por efecto de la inoculación de los microorganismos infectantes. El factor desencadenante suele ser evidente: un área de aplastamiento, una incisión quirúrgica, una colostomía o una úlcera cutánea infectada secundariamente. También son importantes las fístulas perineales que, aunque menos visibles, son causa frecuente de infección.

En los pacientes previamente inmunodeprimidos puede presentarse la gangrena en el área subcutánea, donde asienta una infección secundaria por diseminación hematógena.

La extensión de la gangrena puede ser variable. La fascitis necrosante, debida al crecimiento mixto de gérmenes aerobios y anaerobios, se disemina de forma característica por el plano fascial situado entre el tejido subcutáneo y la fascia profunda, sin afectar los vasos que se encuentran en el seno del primero y respetando amplias regiones de la piel. Gracias a ello, puede lograrse en muchos casos el desbridamiento adecuado sin extirpar la piel. Por el contrario, la gangrena estreptocócica suele ir acompañada de necrosis cutánea temprana.

▶ Gangrena estreptocócica

▸ **Etiología.** La gangrena estreptocócica aguda es una forma de fascitis necrosante producida por *S. pyogenes* del grupo A de Lancefield (betahemolítico). Aunque Meleney fue el primero en describir la enfermedad y su tratamiento, en 1924, se trata probablemente de la entidad referida como *gangrena hospitalaria* en la guerra de secesión norteamericana; también se ha denominado *erisipela necrosante*.

▸ **Incidencia y epidemiología.** Es una enfermedad rara en la actualidad, y solo se describen algunos casos en la literatura médica. Se produce típicamente en heridas quirúrgicas de las extremidades, aunque puede encontrarse en cualquier región, tanto con antecedentes traumáticos como sin ellos.

▸ **Patogenia.** En esencia, es un tipo fulminante de fascitis necrosante acompañada de extensa necrosis cutánea. La gangrena es el resultado de trombosis de los vasos sanguíneos de la fascia superficial que irrigan la piel. La destrucción de los nervios cutáneos puede dar lugar a zonas de anestesia. Meleney creyó que la enfermedad era una reacción alérgica o una reacción tipo Schwarzmann, pero parece más probable que se produzca como consecuencia de la tendencia de los estreptococos a alterar estructuras vasculares de todo tipo.

▸ **Manifestaciones clínicas.** El curso clínico es fulminante. La piel aparece de un color rojo vivo, edematosa y extremadamente dolorosa. Hay además fiebre, escalofríos, taquicardia y postración. En los 2 a 4 días siguientes al comienzo de la infección se pueden observar en la piel manchas irregulares de color pardo, así como grandes ampollas que contienen bacterias y un exudado oscuro. Si no se tratan, estas lesiones progresan hacia una franca gangrena cutánea, con formación de escaras similares a las de las quemaduras. En general, los músculos y los huesos son respetados. Si el enfermo no tratado sobrevive, la escara se desprende del tejido subyacente al cabo de 2 o 3 semanas. La naturaleza esencialmente destructiva de la enfermedad se puede comprobar introduciendo una sonda a través de una incisión cutánea y observando cómo puede pasar sin resistencia a lo largo del espacio situado por encima de la fascia profunda. El edema que acompaña a esta infección puede ser tan importante que provoque hipovolemia. La extensión a través de la fascia profunda conduce a veces a la aparición de una mionecrosis e hipertensión en el compartimiento muscular afectado, que hacen necesario practicar una fasciotomía, incluso en el caso de que el músculo no esté alterado.

▸ **Diagnóstico.** Se debe hacer el diagnóstico diferencial con la gangrena gaseosa secundaria a la infección por *Clostridium perfringes*, la erisipela y la celulitis. El líquido de la ampolla contiene frecuentemente cocos grampostitivos, visibles cuando se estudian en extensión. No hay presencia de gas ni olor, y la linfangitis es poco frecuente.

▸ **Tratamiento.** El tratamiento de elección es la penicilina G parenteral en dosis altas, además del desbridamiento quirúrgico lo más pronto posible. Se debe hacer una incisión a lo largo de toda la zona afectada, que alcance en profundidad el músculo. Se extirpa todo el tejido necrótico, respetando la piel que ofrezca signos de vitalidad. Después del desbridamiento de toda la superficie de la fascia, se deja el miembro afectado en reposo, elevado, y deben hacerse curaciones diarias. Si la gangrena progresa serán necesarios nuevos desbridamientos. Cuando se haya superado la infección, los espacios descubiertos que presenten tejido de granulación pueden cubrirse con injertos libres.

▸ **Tétanos:** El tétanos es una grave complicación de cierto tipo de heridas, debida a la neurotoxina que producen las esporas del bacilo *Clostridium tetani,* que es un anaerobio grampositivo.

- *Incidencia y epidemiología.* Tras la introducción clínica del toxoide tetánico, hace cuatro décadas se procedió a la inmunización de poblaciones enteras en numerosas zonas del planeta, lo que contribuyó en gran medida al control de la enfermedad. No obstante, la incidencia del tétanos es baja en países desarrollados, pero la enfermedad puede llegar a producir una elevada mortalidad anual en países en desarrollo.

- *Etiología.* El *C. tetani* es un bacilo grampositivo, anaerobio, no encapsulado y capaz de desplazarse, que en su forma esporulada tiene un aspecto característico de palillo de tambor. También es posible el desarrollo de esporas en ambos extremos del bacilo, lo que le confiere el aspecto de unas pesas. Se trata de un germen anaerobio estricto. La presencia de una mínima cantidad de oxígeno impide la germinación de las esporas. Estas se encuentran en los más diversos lugares, entre ellos, la tierra, el polvo y las heces del ser humano y de los animales. Son resistentes al fenol y a la ebullición, pero son destruidas en autoclave a temperaturas mayores de 121 °C por más de 30 minutos. Cuando el *C. Tetani* germina, produce dos exotoxinas: la tetanospasmina y la tetanolisina. La primera es la neurotoxina que produce los espasmos musculares típicos del tétanos. Parece ser que la capacidad del germen para invadir directamente los tejidos o provocar respuestas inflamatorias es mínima o inexistente.

- *Patogenia y anatomía patológica.* La adquisición de *C. tetani* se debe en casi la totalidad de los casos a la implantación del germen en los tejidos de cualquier parte del organismo, incluyendo la boca, a través de soluciones de continuidad en la barrera mucosa o en la cutánea. No es posible calificar categóricamente una herida como inadecuada para la germinación de las esporas, sobre todo, si existe una infección por microorganismos anaerobios facultativos que contribuya a disminuir el potencial de oxidación-reducción. Las esporas pueden persistir durante años en las heridas cicatrizadas, hasta el punto de que a veces germinan de manera tardía, tras una nueva herida o una intervención quirúrgica en la zona. No obstante, el tétanos posoperatorio suele aparecer por la inobservancia de la técnica aséptica o por la contaminación de las heridas con contenido intestinal. La mera presencia de *C. tetani* en una herida no significa necesariamente que el paciente padezca tétanos o que vaya a padecerlo. La proliferación del organismo solo tiene lugar en presencia de un potencial de oxidación-reducción mucho menor que el existente en un tejido vivo normal. Al iniciar su crecimiento, el *C. tetani* produce la tetanospasmina, que es transportada al sistema nervioso central, donde se fija y provoca el desarrollo del tétanos. Se trata de una proteína con un peso molecular (PM) de 67.000 y una potencia equivalente a la de la toxina botulínica. La cantidad letal de tetanospasmina purificada es aproximadamente 130 g. Se han mantenido diversas opiniones sobre el lugar de acción y la vía de transporte de la tetanospasmina. Según se cree, la toxina de la herida se difunde centrípetamente a lo largo de los nervios motores hacia la médula espinal o el tronco cerebral. También se sabe que la inyección intravenosa de toxina en animales provoca la aparición de tétanos, pero no se ha dilucidado la vía por la que la toxina atraviesa la barrera hematoencefálica y penetra en el sistema nervioso central. Según todos los indicios, la toxina que se inyecta intramuscularmente se propaga tanto de forma directa por los nervios, como a través del torrente circulatorio. La toxina se liga a los gangliósidos del sistema nervioso central. Es muy frecuente la afectación precoz de los pares craneales bajos, aunque en los casos de tétanos mortal sea común la afectación diseminada del sistema nervioso central. La acción de la tetanospasmina recuerda a la de la estricnina, por cuanto suprime la influencia central inhibidora sobre la actividad de las neuronas motoras, lo cual tiene como consecuencia el aumento de las respuestas reflejas ante los estímulos aferentes. El resultado es la aparición de convulsiones y espasticidad. También se encuentran afectados los sistemas simpático, neurocirculatorio y neuroendocrino, por lo que es posible la presencia de hipertensión, taquicardia, vasoconstricción periférica y arritmias cardiacas.

Las causas de la muerte en el tétanos tratado son complejas. En los pacientes que sobreviven más de una semana, cobran importancia las complicaciones pulmonares. Parece ser que los cambios degenerativos en los músculos respiratorios tienen consecuencias importantes, ya que su intensidad aumenta a medida que se prolonga el tiempo de supervivencia.

· *Cuadro clínico.* El periodo de incubación medio de los casos de tétanos mortales y de los no mortales es de 7 y 8 días, respectivamente, en la más numerosa de las series estudiada en Estados Unidos (con un margen de variación de 1 a 54 días). El tétanos se manifiesta casi siempre de forma generalizada, pero en ocasiones tiene solo una expresión local con hipertonía y espasmos limitados a los músculos próximos a una herida, sin signos sistémicos. La primera manifestación del tétanos neonatal consiste en una dificultad para la succión que comienza entre el tercero y el décimo día de vida y progresa hacia un tétanos generalizado. El tétanos cefálico aparece como consecuencia de heridas en la cabeza u otitis, y el tétanos oral, como resultado de heridas de los labios o causas iatrogénicas por tratamientos odontológicos. Tiene un período de incubación corto y una mortalidad extraordinariamente elevada. En esta forma son frecuentes las parálisis de los pares craneales; en aquellos casos en los que el paciente sobrevive, suele haber una recuperación total.

Algunos de los pacientes con tétanos generalizado presentan síntomas prodrómicos de agitación y cefaleas. En otros, los síntomas iniciales son los derivados de la rigidez muscular progresiva y consisten en una sensación incómoda en la mandíbula, el cuello o la región lumbar. Durante la etapa inicial, el espasmo de los músculos masticadores da lugar a trismo y dificultad en la masticación, lo que se conoce como mandíbula bloqueada. La contracción mantenida de los músculos faciales produce una mueca forzada (la risa sardónica). Por su parte, el espasmo de los músculos faríngeos dificulta la deglución. La rigidez de la nuca es uno de los signos precoces.

Se van afectando otros grupos musculares de manera progresiva, y así aparecen: tirantez en el pecho, contractura de la pared abdominal y rigidez de la espalda y las extremidades; pueden añadirse ortostótonos, opistótonos o emprostótonos. Se manifiestan convulsiones tónicas generalizadas frecuentes o imprevisibles, que dejan al enfermo exhausto y pueden ser desencadenadas por cualquier estímulo externo (una corriente de aire, un movimiento brusco, un ruido o una luz) o por numerosos estímulos internos (tos, deglución o distensión vesical). Estas convulsiones se asocian a espasmos de los músculos laríngeos y respiratorios, con el consecuente riesgo de asfixia aguda mortal.

El paciente se mantiene vigilante durante el curso de la enfermedad y los espasmos musculares le producen un dolor muy intenso. Aumenta la frecuencia del pulso y aparece una sudoración profusa. La fiebre, que se presenta en unas ocasiones, puede faltar en otras. La exploración neurológica pone de manifiesto una hiperreflexia tendinosa, a veces con clonus mantenido. No aparecen alternaciones sensitivas.

Los casos de tétanos se han clasificado en leves, moderados y graves, en función de la duración del período de incubación, la gravedad de los paroxismos y la intensidad de la disregulación vegetativa. En los casos graves, pueden producirse modificaciones bruscas en los signos hemodinámicos vitales de forma espontánea o en respuesta a estímulos externos. Los pacientes que sobreviven más de siete días mejoran paulatinamente de la segunda a la sexta semana, aunque a veces transcurren meses hasta que su recuperación sea completa.

El diagnóstico del tétanos debe basarse en el cuadro clínico, junto con la ausencia de una historia de inmunización previa, ya que las determinaciones del laboratorio son de escasa utilidad. La demostración de *C. tetani* en una herida no es diagnóstica de tétanos; tampoco la imposibilidad de aislar el bacilo invalida este diagnóstico.

· *Profilaxis.* El hecho de que el tétanos haya disminuido de manera tan importante se debe únicamente a la puesta en práctica a escala mundial de las técnicas de profilaxis, que son al mismo tiempo eficaces y baratas.

· *Toxoide tetánico.* El mejor método para prevenir el tétanos es la inmunización activa con toxoide tetánico absorbido. Sin embargo, es lamentable que, incluso en los países desarrollados, muchos de los individuos no se encuentren bien inmunizados; aunque la inmunización primaria tras una herida es esencial, no es capaz de proteger frente a la aparición subsiguiente del tétanos. En los individuos normales, la serie inicial se compone de dos inyecciones de toxoide absorbido con 4 o 6 semanas de intervalo; una tercera inyección completa la inmunización primaria. Poco después de la segunda dosis aparecen anticuerpos (antitoxina circulante). Debe utilizarse toxoide absorbido para la inmunización primaria y para la dosis de refuerzo después de las heridas, y también es recomendable su aplicación rutinaria aproximadamente cada diez años. En el individuo inmunizado previamente, las dosis de refuerzo ponen en marcha la producción de niveles protectores de antitoxina al cabo de 4 o 7 días.

Son poco frecuentes las reacciones locales, propias tan solo de individuos que hayan recibido dosis frecuentes de refuerzo. La mayor parte de estas reacciones se limitan a eritema y tumefación locales.

· *Antitoxina.* La dosis profiláctica de inmunoglobulina antitetánica humana, IGAT (H), recomendada en Estados Unidos desde 1966, ha sido de 250 unidades (U). En el caso de heridas graves de aspecto tetanígeno, mal atendidas o de larga evolución (de más de 2 horas), se aconseja subir la dosis a 500 U. Está indicada la administración de una dosis más elevada de IGAT (H) en caso de quemaduras importantes, abortos sépticos, retención de cuerpos extraños, fracturas abiertas, desbridamiento inapropiado o heridas contaminadas con heces de herbívoros. La IGAT (H) no debe administrarse por vía intravenosa.

La inmunización pasiva con IGAT (H) no sustituye a la inmunización activa ni al tratamiento quirúrgico adecuado de una herida local.

No debe acometerse procedimiento cruento alguno en odontología, especialmente extracciones dentales, sin la seguridad de profilaxis antitetánica. En caso de grandes heridas por extracciones múltiples o cirugías amplias, deben aplicarse dosis de refuerzo.

· *Tratamiento.* Las recomendaciones terapéuticas que se dan a continuación se han estudiado minuciosamente en las conferencias internacionales sobre el tétanos:

» *Establecer el diagnóstico de tétanos:* Es preciso tener la mayor seguridad posible sobre el diagnóstico. Existen otras enfermedades muy parecidas al tétanos.

» *Completar la historia y la exploración física:* Esta información constituye el punto de partida que ayuda a reconocer las complicaciones.

» *Antitoxina (inyección intramuscular):* En el mismo momento del diagnóstico se administrarán inyecciones intramusculares de 500 a 10.000 U de IGAT (H). La administración intravenosa de agregados de globulina puede producir hipertensión y está contraindicada. No se ha determinado la dosis eficaz exacta de IGAT (H). Una sola dosis de 500 U puede ser tan eficaz como 3.000 o 10000 U. Datel y cols. no observaron ninguna diferencia significativa de mortalidad en el estudio que realizaron en Bombay, utilizando dosis que oscilaban entre las 5.000 y las 60.000 U y llegaron a la conclusión de que las dosis mayores podrían ser perjudiciales. Allí donde se dispone de suficiente IGAT (H), no existe indicación alguna para la administración de antitoxina heteróloga de caballo; en cambio, en los países en los que la IGAT (H) escasea, se siguen utilizando todavía este tipo de antitoxinas.

» *Cuidados de enfermería:* Deben ser constantes, en una unidad de cuidado intensivo. Conviene tener preparados un respirador, oxígeno, un aspirador y un equipo de traqueostomía.

» *Sedantes y relajantes musculares:* El objetivo de los sedantes es aminorar la respuesta del paciente a los estímulos externos, con la esperanza de que disminuya también el número y la intensidad de las crisis. En los casos más leves de tétanos se puede conseguir una sedación adecuada con fenobarbital o paraldehído, pero en los casos de mayor gravedad se precisa la administración de tiopental sódico (pentotal). Se han manifestado opiniones a favor del empleo de relajantes musculares para controlar las crisis convulsivas. La administración de estos fármacos es difícil debido a los problemas que plantea la sobredosificación o la administración de una dosis insuficiente. Los fármacos más propuestos con este fin son el diazepam, la D-tubocurarina, la succinilcolina y el pancuronio. Estos fármacos hacen innecesaria una habitación oscura y silenciosa.

» *Tratamiento quirúrgico de las heridas:* Se debe realizar un tratamiento quirúrgico meticuloso de las heridas, con extirpación de todo el tejido necrótico y retirando todos los cuerpos extraños.

» *Antibióticos:* La penicilina y otros antibióticos son eficaces contra el bacilo tetánico *in vitro*. Sin embargo, el tratamiento antibiótico será decepcionante en la medida en que se dirija contra el propio bacilo tetánico, ya que el tétanos no es una bacteriemia, sino una toxemia. Por otra parte, cabe la posibilidad de que no se alcancen concentraciones suficientes de antibiótico dentro de la herida, debido a la situación vascular que suele haber. A pesar de todo lo anterior, la asociación entre penicilina y tratamiento quirúrgico de una herida puede ser de gran utilidad. En otro orden de cosas, los antibióticos forman parte del esquema terapéutico. Son imprescindibles en el tratamiento de las complicaciones infecciosas del tétanos, sobre todo como arma contra la neumonía o las infecciones secundarias de la herida con carácter invasivo. Como es lógico, la elección de los antibióticos más eficaces para las complicaciones infecciosas se debe basar en la experiencia previa, así como en los cultivos y antibiogramas.

» *Traqueostomía:* Es aconsejable practicar una traqueostomía si se dispone del personal y del material adecuado (tubos de traqueostomía y respiradores) para poder dedicarle la atención debida. No todos los pacientes precisan traqueostomía y ventilación asistida, pero los que han tenido un periodo de incubación corto o los que presentan episodios de paro respiratorio pueden necesitar una respiración asistida prolongada.

» *Problemas iatrogénicos:* Se debe mantener una atención constante a la prevención de las complicaciones iatrogénicas. Es necesario vigilar los termómetros que se dejen en el recto para conseguir una medida constante de la temperatura, con el fin de evitar que se lesionen la mucosa rectal y las venas anorrectales durante las convulsiones.

» *Higiene bucal:* Es preciso limpiar diariamente los labios, los dientes, la lengua y la cavidad bucal para reducir el riesgo de proliferación de bacterias y virus patógenos.

» *Nutrición:* Durante la fase convulsiva del tétanos, lo más adecuado es la hiperalimentación intravenosa central. Es preferible posponer la alimentación enteral por vía oral, por gastrostomía o por sonda nasogástrica, para evitar el peligro de la aspiración.

» *Deposiciones:* Se deben tomar precauciones para que se elimine de forma adecuada el contenido intestinal, mediante el empleo profiláctico de laxantes salinos y enemas cuando sean necesarios.

» *Eliminación de orina:* En algunos casos es necesario colocar un catéter de Foley para permitir la eliminación de la orina. Este se debe retirar lo antes posible para evitar las infecciones del tracto urinario.

» *Control de ingesta y de eliminación:* Es aconsejable llevar un control del balance de líquidos y electrolitos. Conviene pesar al paciente todos los días, siempre que ello sea posible.

» *Protección de los ojos:* Se debe utilizar una pomada oftálmica y paquetes de gasa húmedos para evitar desecación.

» *Prevención de las úlceras por decúbito:* Las úlceras por decúbito se pueden evitar mediante la higiene de la piel y el empleo de almohadillados y cojines adecuados.

» *Discrasias sanguíneas y problemas hemorrágicos:* Si existe la posibilidad de una discrasia sanguínea o de una complicación hemorrágica, se deben realizar hemogramas completos con frecuencia e investigar sin dilación el estado de los mecanismos de coagulación.

» *Prevención de la embolia pulmonar:* En algunos pacientes puede estar indicada la administración de heparina para prevenir o tratar la enfermedad tromboembólica.

» *Prevención del agotamiento cardiaco y de la insuficiencia circulatoria producidos por la hiperestimulación simpática:* Es aconsejable utilizar betabloqueadores para tratar las arritmias cardiacas y la hipertensión persistente. Se recomienda también monitorizar continuamente la frecuencia cardiaca, la tensión arterial y la presión venosa central. Hay que considerar la colocación de un marcapasos temporal endocavitario en los casos con episodios de bradicardia intensa.

» *Prevención de las contracturas musculares:* Es preferible evitar las contracciones musculares y las deformidades resultantes, como el pie en hiperextensión, mediante el empleo de férulas temporales. Se debe iniciar la fisioterapia tan pronto como lo permita la recuperación del paciente.

» *Vigilar la temperatura corporal:* Conviene llevar a cabo los procedimientos necesarios para conseguir el descenso de la fiebre.

» *Toxoide tetánico:* Es aconsejable iniciar una inmunización activa, un mes después de la fecha del diagnóstico, mediante la inyección intramuscular de 0,5 mL de toxoide tetánico absorbido. Se debe indicar al paciente que complete su inmunización primaria. La exposición a la tetanospasmina no proporciona inmunidad, debido a que la cantidad que produce el tétanos es extremadamente pequeña. Es necesario administrar una serie completa de inmunización activa.

Infecciones osteoarticulares

Las infecciones del aparato osteoarticular que se describen en este capítulo son la osteomielitis y la artritis séptica. Cada una de estas dos grandes entidades tiene su propia clasificación, que se dará bajo el respectivo título.

Osteomielitis

La osteomielitis es el proceso inflamatorio del hueso, de origen infeccioso. Este proceso compromete tanto la médula ósea como la cortical. Hay múltiples esquemas de clasificación que se han establecido de acuerdo con diferentes factores, como la patogenia, el momento en el que se establecen los síntomas, la localización, etc. A continuación, se describen los parámetros más utilizados en la literatura.

Según el momento de la presentación de los síntomas, la osteomielitis se puede ser aguda o crónica.

De acuerdo con su patogenia u origen puede ser primaria o hematógena, o secundaria. La secundaria, a su vez, puede ser: por continuidad, postraumática, posquirúrgica, asociada a enfermedades vasculares periféricas.

Estas formas son frecuentes en los huesos de la cara, especialmente de la boca, pero existen otras formas especiales de osteomielitis, de las cuales se hablará más adelante.

Osteomielitis aguda

En el caso de la osteomielitis, el término *aguda* se refiere básicamente, más que al tiempo de evolución, al momento y forma de presentación de las primeras manifestaciones. El tiempo de evolución puede ser corto (días), como en el caso de la hematógena, o largo (semanas a meses), en el caso de la osteomielitis por contigüidad, por ejemplo. En este apartado nos ocuparemos de la osteomielitis hematógena, por ser la más frecuente e importante.

▶ **Definición.** La osteomielitis hematógena aguda es la infección del hueso que ocurre después de que se implantan los microorganismos en la médula ósea. Esta infección es secundaria a una bacteriemia de cualquier origen.

▶ **Fisiopatología.** La osteomielitis hematógena aguda suele afectar los huesos de rápido crecimiento y característicamente se instaura en la metáfisis de los huesos largos, aunque se puede desarrollar en cualquier hueso del organismo: maxilares, malares, vertebrales o craneanos.

La anatomía de la vasculatura metafisiaria permite entender, en parte, la predilección de las bacterias por este sitio. Las ramificaciones capilares de las arterias nutricias de los huesos terminan en asas agudamente curvadas, por debajo de la placa de crecimiento epifisiario, y estas a su vez se comunican con un sistema sinusoidal venoso que se conecta con la trama venosa de la cavidad medular. En este lecho venoso, el flujo de la circulación es muy lento y más turbulento, y las defensas son inefectivas.

En los niños (de 1 a 16 años) la infección comienza en las venas sinusoidales metafisiarias, es detenida por la placa de crecimiento y se disemina lateralmente, atravesando la corteza y levantando el periostio, lo que produce una colección purulenta subperióstica.

En los adultos el periostio se encuentra firmemente adherido al hueso subyacente y, por tanto, la formación de un absceso subperióstico y una proliferación intensa del periostio es mucho menos frecuente.

Una vez que la infección ha comenzado, provoca una respuesta supurativa aguda que contribuye a la necrosis del tejido, al aumento de la resorción del calcio y, por ende, a la desmineralización del hueso. La infección se puede extender a las estructuras óseas vecinas a través de los canales de Havers y Volkmann, lo que afecta aún más la vascularización del hueso y produce más necrosis.

Con la separación del hueso del periostio se produce la proliferación mencionada, y esta formación ósea nueva se denomina *involucro*.

La obstrucción vascular, que se produce por múltiples factores, lleva a la formación del secuestro, un segmento del hueso que carece de toda irrigación sanguínea y está separado del tejido vivo. En consecuencia, el secuestro se comporta como un cuerpo extraño y debe removerse quirúrgicamente.

En los neonatos y lactantes menores de un año existe comunicación entre la circulación metafisiaria y epifisiaria a través de canales anastomóticos. Por lo tanto, la infección se puede diseminar rápidamente hacia la epífisis y el espacio articular, lo que produce una artritis séptica.

La formación del secuestro, lo mismo que la fistulización hacia los tejidos blandos con drenaje hacia el exterior del material purulento, se considera parte de la fase crónica de la osteomielitis aguda.

En los adultos, la osteomielitis vertebral es la forma hematógena más frecuente. A esta edad la comunicación entre la vasculatura metafisiaria y epifisiaria se produce después de la resorción de la placa de crecimiento y, por lo tanto, la diseminación de la infección al espacio intraarticular también puede ocurrir. Así mismo, la de los huesos de la cara y cráneo son menos frecuentes.

La osteomielitis del maxilar se puede presentar por causa endógena o exógena. La última puede ocurrir después de procedimientos abiertos sin las condiciones básicas de asepsia.

Microbiología

▶ Estafilococos

▸ El *S. aureus* coagulasa positivo se encuentra entre los patógenos más peligrosos por su virulencia y su capacidad de desarrollar resistencia a los antibióticos. Invaden la piel y los tejidos. Continúa siendo el principal causante de las osteomielitis hematógenas. Son comunes las cepas resistentes a la meticilina, en Estados Unidos han aparecido cepas con resistencia a la vancomicina.

▸ El *S. epidermidis* es poco frecuente, pero se debe considerar patógeno cuando se aísla de una biopsia ósea.

▶ Estreptococos

▸ **Grupo A:** Se ve en niños ocasionalmente.

▸ **Grupo B:** Es particularmente común en neonatos y puede aislarse en este grupo con mayor frecuencia que el *S. aureus*

▶ Haemophilus influenzae: Se debe considerar en osteomielitis de lactantes y niños, especialmente en edades entre los 6 y los 8 años.

▶ Bacilos gramnegativos aerobios o facultativos. *E. coli, Klebsiella, Salmonella, Pseudomonas:* Se aíslan particularmente en adultos, y pueden producir entre el 10 % y el 15 % de las osteomielitis hematógenas. Sin embargo, vale la pena hacer énfasis en que las osteomielitis hematógenas secundarias a bacteriemias por gramnegativos no son tan frecuentes como las secundarias a bacteriemias por *S. aureus*. Solamente en algunas situaciones clínicas específicas se produce osteomielitis hematógena por bacilos gramnegativos: neonatos (enterobacterias); anemia de células falciformes (*Salmonella*); adictos

a la heroína (*Pseudomonas*). Los pacientes con enfermedades de base crónicas y debilitantes, como el sida, el alcoholismo, la diabetes, la insuficiencia renal crónica, parecen tener mayor riesgo para este tipo de infecciones.

▶ **Anaerobios:** Es poco frecuente que ocurra osteomielitis por gérmenes anaerobios secundaria a una bacteriemia por estos mismos. Lo más común es que ocurra secundariamente por traumas (mordida humana o fracturas abiertas) insuficiencias vasculares severas, punción del talón en neonatos y otras situaciones especiales. Los anaerobios más frecuentes pertenecen al género *Bacteroides*.

▶ **Manifestaciones clínicas.** Clásicamente, la mayoría de los pacientes en su primer episodio de osteomielitis hematógena presentan síntomas de menos de tres semanas de evolución, y los niños pequeños, de una semana. Estos consisten en dolor local, limitación del movimiento, edema de los tejidos blandos, eritema, calor y sensibilidad extrema en el área afectada. Las presentaciones atípicas son muy comunes, y pueden no hallarse los signos antes descritos.

Las manifestaciones sistémicas, que tampoco se presentan siempre, incluyen fiebre, escalofríos, sudoración nocturna, anorexia. Estas, junto con la ausencia de signos inflamatorios locales, pueden causar confusión en la fase inicial de la infección, en casos en los que el único dato es la cojera o la incapacidad funcional del miembro afectado. Cuando se ubica en la cara, se presenta dificultad para masticar. En los lactantes se puede encontrar una pseudoparálisis, con las articulaciones adyacentes flexionadas y la musculatura regional contraída. Con un examen suave, se puede lograr que el niño mueva las articulaciones, lo que ayudaría a establecer el diagnóstico diferencial con artritis séptica.

▶ **Diagnóstico.** Una historia clínica muy completa y un exhaustivo examen físico son indispensables como primer paso.

La identificación de los microorganismos etiológicos es el siguiente paso más importante, puesto que, como se mencionó, son varios los agentes posibles y no únicamente el *S. aureus,* como se creía antes.

Cuando las radiografías son normales, es útil proceder a la aspiración subperióstica o intraósea con aguja y a la aspiración de la articulación contigua.

Sin embargo, si se descubre una lesión osteolítica en una metáfisis o en un hueso esponjoso, se puede drenar a través de una ventana cortical y obtener tejido para cultivo.

La distinción de una osteomielitis con un sarcoma de Ewing se puede dificultar cuando se han producido alteraciones radiológicas en la forma subaguda. Es imprescindible una exploración quirúrgica de urgencia, con toma de muestras para biopsia y cultivo.

▶ **Tratamiento.** Cuando la osteomielitis hematógena aguda se diagnostica precozmente, la administración parenteral de un agente antimicrobiano y la inmovilización de la extremidad afectada consiguen detener la infección. No obstante, cuando la infección se ha establecido, es necesario realizar una limpieza quirúrgica. Por lo general, la resección de una ventana cortical permite la descompresión de los abscesos y la extirpación del tejido óseo secuestrado. Se puede conseguir el cierre tras permanecer varios días con un sistema de irrigación y aspiración.

Osteomielitis crónica

La osteomielitis crónica puede ser la secuela de un traumatismo, de una infección posoperatoria o de una osteomielitis hematógena aguda. La que aparece en esta última circunstancia puede cursar de forma asintomática durante muchos años hasta que se produce la formación de un trayecto fistuloso de drenaje persistente. La que constituye secuela de un traumatismo tiene lugar con mayor frecuencia en los miembros previamente traumatizados y menos a menudo en cara o cráneo. Los pacientes con pseudoartrosis asociada representan casi una tercera parte de los casos.

Las osteomielitis crónicas que aparecen tras la cirugía electiva del sistema musculoesquelético constituyen solo una pequeña parte del total de casos. El pronóstico depende de la zona afectada. En los pacientes con osteomielitis vertebral se pueden presentar dificultades graves para erradicar el proceso infeccioso, sin sacrificar la estabilidad ósea u originar un déficit neurológico. Erradicar la osteomielitis de los maxilares es difícil por la continua exposición de la boca a la sepsis. En otras localizaciones es posible anticipar un resultado favorable mediante el retiro de los cuerpos extraños, legrado y secuestrectomía.

Las localizaciones más frecuentes de la osteomielitis crónica son la tibia y el fémur. La afectación de la extremidad superior es menos frecuente; no obstante, cuando se produce, las localizaciones más frecuentes son el húmero, el radio y el cúbito. Por lo general, las osteomielitis de los huesos pequeños de la mano son secundarias a heridas penetrantes. La afectación del pie a menudo se produce en asociación con una enfermedad vascular oclusiva o con diabetes *mellitus*. Las de los maxilares son consecutivas a infecciones alveolares mal manejadas o a procedimientos cruentos de cirugía dental sin los cuidados necesarios o a traumatismos abiertos de la cara.

▶ **Etiología.** El agente causal más frecuente de la osteomielitis crónica que aparece como complicación tardía en la osteomielitis aguda de la infancia es el *S. aureus*. La osteomielitis crónica postraumática suele ser multibacteriana, con gérmenes gramnegativos, entre los que se destacan la *P. aeruginosa* y el *P. mirabilis*, asociados o no a *S. aureus*.

En las muestras de tejido de pacientes con osteomielitis no se aíslan con frecuencia anaerobios, con excepción de la actinomicosis de la mandíbula y de otras localizaciones cefálicas y cervicales. Sin embargo, con la mejora de los recipientes para el transporte de muestras y el creciente interés por parte de los clínicos, el aislamiento de dichos gérmenes es cada vez más frecuente, sobre todo en enfermos con osteomielitis postraumáticas. En el caso de la osteomielitis mandibular crónica, la causa primaria son los microorganismos odontogénicos, el *S. aureus* es el principal agente causal de la osteomielitis crónica, pero se han aislado también bacilos como la pseudomona y la enterobacteria. Estas infecciones se pueden presentar en traumatismos maxilofaciales con manejo inadecuado de una fractura y en extracciones dentales. La edad más frecuente de presentación está entre la quinta y séptima décadas de la vida, con prevalencia en el sexo masculino y más común en el cuerpo posterior de la mandíbula. Generalmente, los síntomas son de larga duración e incluyen dolor, fiebre y escalofríos. Clínicamente, se puede presentar eritema, edema y formación de una fístula con drenaje. A pesar del manejo clínico de la osteomielitis crónica con antibióticos y desbridamiento quirúrgico de la zona afectada, la tasa de recidiva a largo plazo ha permanecido alrededor de un 20 %.

▶ **Diagnóstico.** Los datos clínicos y radiológicos, entre ellos las imágenes tomográficas, delimitan las zonas afectadas. La radiografía contrastada del trayecto fistuloso (fistulografía) puede ser útil para demostrar el grado de afectación de los tejidos blandos. El diagnóstico microbiológico resulta más complicado. Es preciso obtener muestras distintas de tejidos profundos: hueso, músculo y fascia, debido a la diversidad de los agentes causales de los diferentes tipos de osteomielitis. Los cultivos del material que drena la fístula son especialmente engañosos. La mayoría de los microorganismos aislados a partir del drenaje recogido de ella no se cultivan en las muestras de tejido profundo. No obstante, siempre que se aísla *S. aureus* a partir del exudado de la fístula, se aislará también en el cultivo de tejidos profundos.

Más adelante, a medida que avanza el tratamiento, es necesario volver a realizar cultivos y estudios de sensibilidad a partir de la cavidad saneada. Cuando se utilizan sistemas de irrigación y aspiración como complemento al proceso de cierre por segunda intención, es preciso hacer un cultivo del líquido aspirado los días 30 y 40, ya que son frecuentes la contaminación bacteriana por gramnegativos y la sobreinfección del sistema de irrigación y aspiración.

▶ **Tratamiento.** El tratamiento de la osteomielitis crónica es de larga duración; se requieren cuatro semanas de tratamiento antimicrobiano parenteral y son necesarias las intervenciones quirúrgicas. Estas se basan en cuatro principios: 1) extirpación del hueso desvitalizado; 2) resección del tejido de granulación infectado; 3) obliteración del espacio muerto, y 4) logro de la consolidación cuando existe una pseudoartrosis. Puede parecer difícil conseguir la unión de una fractura con pseudoartrosis e infectada, pero muchas de ellas consolidan sin necesidad de intervención quirúrgica cuando se resuelve la infección. Los procedimientos de fijación externa son de gran utilidad para el tratamiento de la pseudoartrosis infectada.

Artritis séptica

Es una reacción inflamatoria del espacio articular después de la infección por diferentes microorganismos.

▶ **Etiología.** Se han aislado diversas bacterias del líquido sinovial, aunque la más frecuente es *S. aureus*. A menudo, es necesario realizar hemocultivos, cultivos de lesiones cutáneas, de frotis endocervicales, rectales, orofaríngeos y uretrales para aislar el agente etiológico. La artritis séptica hematógena por anaerobios es extraordinariamente rara. Sin embargo, cada vez se diagnostica con mayor frecuencia en asociación con prótesis articulares o implantes dentales. Entre los afectados hay un predominio de los bacilos gramnegativos anaerobios. Estos pacientes suelen tener una enfermedad debilitante grave con afectación digestiva. El organismo que se aísla con mayor frecuencia es *Bacteroides fragilis.*

▶ **Factores predisponentes.** La frecuente asociación de la artritis bacteriana con una enfermedad sistémica que altera los mecanismos de defensa del huésped es algo más que una mera coincidencia. Entre las entidades que se asocian más a menudo con la artritis bacteriana se encuentran la diabetes *mellitus*, las enfermedades malignas y la artritis reumatoide. Parece ser que el subgrupo de pacientes con artritis reumatoide que presentan hipocomplementemia, descritos por Hunder y McDuffie, tiene una predisposición a determinadas infecciones, entre ellas precisamente la artritis bacteriana. Muestran manifestaciones periféricas del proceso reumatoide (niveles elevados de IgM y bajos de IgC) y un descenso del complemento sérico.

Por otra parte, en los pacientes con artritis bacteriana se observa con frecuencia una infección preexistente en cualquier parte del organismo. Muchos pacientes refieren haber tomado corticoides. Frecuentemente, los enfermos que han recibido corticoides orales padecen artritis reumatoide o lupus sistémico. La inyección local frecuente de preparados esteroideos en casos de tendinitis o bursitis se ha asociado a un brusco aumento de la incidencia de artritis séptica, sobre todo en la articulación escapulohumeral. Lo mismo sucede en la articulación temporomandibular. Antes de 1957 solo se había visto un paciente con estas características, en la Clínica Mayo. Desde entonces, su frecuencia es similar a la de la infección de la cadera.

En los niños, se considera que en la aparición de artritis séptica está implicado el traumatismo de los tejidos blandos. Aquella es una complicación frecuente de la osteomielitis, clásicamente en los lactantes y los adultos, pero también en los niños. Es típico que en los niños se afecten las articulaciones en las que parte de la metáfisis se sitúa en el interior de la sinovial: cadera, hombro, tobillo y articulación radiohumeral.

▶ **Fisiopatología.** La investigación realizada en 1924 por Phemister sobre los procesos destructivos asociados a la artritis séptica demostró que el cartílago articular no tiene una función exclusivamente pasiva. Phemister incubó cartílago articular junto con una suspensión de estafilococos, un exudado purulento y suero salino a 55 °C. Como la acción bacteriana de los estafilococos se inhibe a esta temperatura, el autor concluyó que la destrucción del cartílago articular que se produjo fue mediada por la acción de los fermentos proteolíticos presentes en el exudado purulento. Supuso que los fermentos eran liberados por los leucocitos polimorfonucleares.

Curtiss y Klein repitieron estos experimentos en 1963 y observaron que la incubación de cartílago articular y exudado purulento, con o sin estafilococos, a 37 °C no producía ningún efecto visible sobre el cartílago articular. En cambio, la incubación a 55 °C provocaba su destrucción. Mediante la medición del contenido de hidroxiprolina demostraron que la disolución macroscópica del cartílago estaba directamente relacionada con la destrucción del colágeno. De esta forma, llegaron a la conclusión de que las observaciones de Phemister se basaban en la acción de enzimas proteolíticas sobre el colágeno del cartílago desnaturalizado. También observaron que a la temperatura más fisiológica, de 37 °C, diversas enzimas proteolíticas, como la papaína, la tripsina, la plasmina, la estreptocinasa y las proteínas leucocitarias, no tenían ningún efecto nocivo sobre el contenido de colágeno del cartílago articular. De hecho, a esta temperatura, tan solo la colagenasa producida por clostridios era capaz de disolver el cartílago hialino. Curtiss y Klein comprobaron que las enzimas proteolíticas producían un efecto perjudicial sobre la matriz cartilaginosa, con pérdida de condroinsulfato del cartílago auricular.

▶ **Manifestaciones clínicas.** En el pasado, la artritis bacteriana se consideraba una enfermedad de la infancia. No obstante, aunque aún se advierte un predominio en niños y adultos jóvenes, ya no se puede considerar una enfermedad exclusivamente pediátrica. Los adultos con mayor riesgo son los que tienen inmunosupresión, infecciones aisladas, enfermedad del tracto urinario o del intestino, los ancianos, los que padecen enfermedades crónicas o artritis reumatoide y los que se encuentran en tratamiento con fármacos citotóxicos o radioterapia.

La artritis bacteriana comienza con tumefacción y dolor en una articulación. Para el diagnóstico, pueden ser útiles la velocidad de sedimentación globular y el recuento leucocitario de la sangre periférica. Aunque los hallazgos radiológicos aparecen tardíamente, las gammagrafías con tecnecio o con galio pueden proporcionar una información valiosa en las etapas tempranas de la enfermedad.

Existen dos formas clínicas de artritis gonocócica. Un primer grupo lo constituyen los pacientes con afectación monoarticular o, con menor frecuencia, poliarticular, que experimentan una bacteriemia asintomática sin fiebre ni escalofríos. No es habitual encontrar en este grupo la manifestación cutánea característica de la gonococemia, es decir, las pápulas eritematosas coronadas por una lesión vesicular o pustulosa hemorrágica. Por lo general, se aísla el gonococo a partir de las muestras del líquido sinovial. En el segundo grupo de pacientes, la artritis gonocócica sigue un curso séptico. Es típica la historia de fiebre, escalofríos, lesiones cutáneas características y afectación poliarticular. Aunque los hemocultivos y los cultivos de las lesiones cutáneas son positivos con frecuencia, el líquido sinovial suele ser estéril. La artritis gonocócica es más frecuente en mujeres, a diferencia de lo que sucedía antes.

El paciente pediátrico con artritis séptica manifiesta síntomas y signos físicos más característicos. En el diagnóstico diferencial se deben incluir la fiebre reumática y la artritis reumatoide juvenil. Resulta más difícil distinguir entre una sinovitis transitoria de la cadera y una artritis séptica. Los pacientes con infecciones bacterianas de la cadera suelen ser de menor edad y presentan fiebre; la velocidad de sedimentación globular está elevada y los recuentos leucocitarios en el líquido sinovial son mayores. El diagnóstico final solo se puede comprobar mediante el aislamiento de microorganismos en el líquido sinovial o en la sangre. Afortunadamente, la artritis séptica de la articulación temporomandibular en los niños es muy poco frecuente.

▶ **Diagnóstico.** Para conservar la función articular en una artritis séptica es preciso establecer un diagnóstico precoz. Se debe hacer un cultivo del aspirado del líquido sinovial o de la membrana sinovial obtenida por artrotomía.

▶ **Tratamiento.** Los fármacos antimicrobianos atraviesan con facilidad la membrana sinovial tanto sana como enferma. Si se establece rápido el diagnóstico etiológico de la artritis séptica, es posible erradicar la infección simplemente con el tratamiento antimicrobiano. La duración de este sigue siendo de naturaleza empírica. Se puede considerar un periodo de cuatro semanas como guía útil, aunque arbitraria.

Se discute sobre cómo se debe proceder ante un líquido sinovial infectado. Los experimentos en animales indican que el líquido sinovial en estas condiciones interfiere el metabolismo del cartílago, con lo que se preserva el contenido del colágeno. Así, la mayoría de los cirujanos consideran que es conveniente retirarlo. En las articulaciones superficiales (rodilla, tobillo, hombro, temporomandibular, etc.) se puede realizar fácilmente una artrocentesis. No obstante, cuando el líquido articular es purulento y viscoso o la articulación no es muy accesible, como ocurre en grandes articulaciones, está indicado el desbridamiento y drenaje a cielo abierto.

Se utiliza con frecuencia un sistema de irrigación y aspiración después del desbridamiento; pero, como se ha comentado en el tratamiento de las osteomielitis, estos sistemas no son adecuados para la administración de agentes antimicrobianos, y menos en las pequeñas articulaciones de la boca. Si se ha realizado un desbridamiento amplio, el tejido restante tendrá un aporte sanguíneo adecuado, que permitirá la presencia de concentraciones bactericidas de los agentes antimicrobianos administrados por vía parenteral en los tejidos articulares. Por otra parte, la utilización de los sistemas de irrigación y aspiración durante más de cuatro o cinco días puede proporcionar una vía para la colonización de los tejidos por microorganismos invasores secundarios, que suelen ser bacilos gramnegativos, y pueden precipitar una sobreinfección.

El tratamiento se complica aún más cuando el diagnóstico de artritis séptica es tardío. Con frecuencia, el retraso en este y en aquel anula la posibilidad de conservar la función articular. Se debe intentar salvar la función de la articulación, siempre que quede algo de cartílago articular tras el desbridamiento, aunque sea irregular o se encuentre erosionado. Con una rehabilitación funcional precoz, se puede conseguir que la articulación sea estable y poco dolorosa. Si a pesar de ello se ha producido una destrucción significativa de las superficies articulares, con exposición o erosión del hueso subcondral (o ambas a la vez), están indicados otros procedimientos más drásticos. En la articulación temporomandibular, la resección del cóndilo del maxilar inferior ofrece buenos resultados.

Infecciones odontológicas

Las infecciones de la cavidad oral son odontógenas y no odontógenas. Las primeras son las que se relacionan directamente con los dientes y, así sea ocasionalmente, pueden originar complicaciones graves, incluso con peligro de la vida. Entre ellas están las caries dentales, las pulpitis, los abscesos periapicales, las gingivitis y las infecciones periodontales y del espacio aponeurótico profundo. Pueden producir extensión intracraneal, retrofaríngea, lesiones pericárdicas, pulmonares, artríticas, entre otras; es decir, por siembras a distancia, pueden llegar a originar sepsis de la más variada naturaleza.

Las infecciones no odontógenas (estomatitis, infecciones de las glándulas salivares), son manifestaciones de lesiones primarias de vecindad o de problemas relacionados con la boca. Nunca deberá contemporizarse con las infecciones de la boca, ni permitir su cronicidad o manejarlas superficialmente, pues muchas veces las consecuencias pueden ser fatales. Ante la evidencia de infección de la boca, con o sin absceso, con o sin supuración, se deberá hacer de inmediato cultivo y antibiograma del foco y de la saliva, y proceder luego en forma agresiva a erradicar la causa primaria. A la vez, con el resultado del cultivo, se procederá a la aplicación de antibióticos en dosis suficientes para garantizar la protección del organismo y la destrucción del germen. Se debe tener presente que una infección tratada tímidamente avanzará agresivamente, peor aún cuando no se erradica completamente el foco primario o no se utiliza el antibiótico adecuado, o no se aplica la dosis indicada.

En la cavidad oral, favorecidos por el medio, se encuentran y prosperan los cocos y bacilos grampositivos y gramnegativos, los anaerobios grampositivos y gramnegativos, y las espiroquetas, de los más variados géneros y familias.

Durante muchos años, hasta hace poco tiempo, se mencionó indiscriminadamente el papel de la placa bacteriana o placa dental en el inicio de la infección. Esto reforzaba el concepto de que era una sola la infección a partir de la placa dental y uno solo el proceso de tratamiento. Hoy, con la depuración tecnológica para la obtención de muestras y su cultivo anaerobio, igual que con las facilidades para la identificación y taxonomía de las especies, las formas de tratamiento de la infección son más precisas, oportunas y eficaces.

La infección oral supurada generalmente es precedida por caries dental o enfermedad periodontal. El medio ácido de la boca facilita la aparición de caries y se genera entonces el círculo vicioso: "Las bacterias producen acidez, la acidez produce caries, las caries fomentan la infección". La vieja teoría de Miller (1882), que decía que la acción bacteriana sobre los hidratos de carbono produce sustancias ácidas que causan desmineralización y destruyen los tejidos duros del diente, continúa vigente, de manera que alrededor de ella se han definido los factores determinantes de la caries: superficie dental susceptible, bacterias productoras de ácidos y capaces de crecer en pH bajo y presencia de hidratos de carbono. El cepillo y la seda dental complementan la acción limpiadora de la lengua y la función protectora de la saliva, que ofrece un pH neutro cuando hay una dieta equilibrada, libre de sustancias acidificantes. En ciertas afecciones generales, se aumenta la acidez de la saliva o esta es deficiente, lo cual fomenta la proliferación de caries. Por ejemplo, son graves las lesiones infecciosas que sufre el paciente con VIH.

Complicaciones de las infecciones odontógenas

Las complicaciones de las infecciones odontógenas pueden ocurrir por vía hematógena o por extensión directa. Es bien conocido el riesgo de bacteriemias o septicemias después de extracciones de dientes infectados o de procedimientos dentales sépticos (iatrogénicos) por descuido del odontólogo en sus manos o por el uso de instrumentos o materiales contaminados. La extensión de una infección de la garganta a una herida por procedimiento dental es, así mismo, frecuente. También puede ocurrir por lesiones infectadas de los labios, e incluso por infecciones a distancia. Son numerosas las comunicaciones sobre endocarditis bacteriana, tromboflebitis yugular supurada, erosión de la arteria carótida, sinusitis maxilar, osteomielitis secundarias a procedimientos infectados de la boca o a lesiones crónicas supurativas de esta. Se han descrito también casos de prótesis articulares fracasadas por metástasis bacteriana de la boca.

Tromboflebitis yugular supurada y erosión de la arteria carótida

Por fortuna, son complicaciones raras en la actualidad, gracias al avance de los antibióticos. La tromboflebitis se manifiesta con picos febriles, escalofríos, postración profunda, dolor y a veces tumefacción profunda en el ángulo mandibular; se puede presentar disfagia y rigidez de la nuca. Lo más grave en estos casos es la erosión carotídea, que puede ser mortal. La simple sospecha de estas lesiones exige la consulta inmediata al neurocirujano.

Trombosis séptica del seno cavernoso

Es considerada como el resultado de infecciones de los dientes superiores, de forúnculos faciales o de sinusitis paranasal purulenta. Aunque su frecuencia ha disminuido por virtud de los antibióticos, cuando estos no son suministrados adecuadamente al paciente, se pueden presentar graves complicaciones. En caso de sospecharse la trombosis del seno cavernoso, además de altas dosis de antibióticos endovenosos, se debe llevar a cabo la descompresión quirúrgica del foco primario de infección.

Sinusitis maxilar

Se puede presentar por proximidad de las raíces de algunos molares infectados o por heridas iatrogénicas perforantes del antro maxilar, como puede ocurrir en la introducción de implantes o en otros procedimientos invasivos.

Osteomielitis

Por fortuna, no es muy frecuente en los maxilares, solo en contados casos se ha descrito para el maxilar superior, debido al escaso aporte vascular. Cuando se presenta en el maxilar inferior casi siempre está asociada con problemas inmunológicos originados por irradiación previa, abuso de corticosteroides, enfermedad de Paget o diabetes *mellitus*. El dolor mandibular es intenso, debido a la presión intramedular que obstaculiza el aporte sanguíneo y lleva a la necrosis. A veces el dolor se acompaña de hipoestesias o anestesias. El medio, naturalmente expuesto a la permanente contaminación de la boca, dificulta el tratamiento de la lesión, que exige tratamientos antibióticos prolongados, además de secuestrectomías, amplios curetajes y retiro de materiales. Se ha descrito en algunos casos la necesidad de resecciones parciales del maxilar. Técnicas diagnósticas como la tomografía, la resonancia nuclear y la gammagrafía ayudan extraordinariamente en la detección precoz de todas las complicaciones infecciosas de la boca mencionadas, ante las cuales el odontólogo debe actuar con prontitud y eficiencia.

Infecciones de la mucosa oral

La mucosa oral se afecta con frecuencia por agentes infecciosos, entre ellos los virus, los cuales desencadenan las estomatitis de tipo aftoso que se caracterizan por la aparición de úlceras pequeñas sobre la mucosa bucal o labial, el piso de la boca o la lengua. Rara vez se afecta la región del paladar. Estas úlceras pueden durar de dos días a dos semanas, son dolorosas e incomodan para comer. La higiene oral, los enjuagues de la boca con soluciones antisépticas y el uso de pastillas anestésicas ayudan a mitigar las molestias. No tienen indicación los antibióticos en el tratamiento de estas lesiones, a no ser que se sospechen problemas sobreagregados.

Una lesión grave es la estomatitis gangrenosa o noma, que ocurre con mayor frecuencia en niños desnutridos. Se inicia con una mancha o vesícula roja muy dolorosa sobre la encía de la región premolar o molar. De la úlcera pasa muy rápidamente a una necrosis y es notable la rapidez con la que se van excavando los tejidos, hasta quedar descubiertos los más profundos, incluyendo el maxilar. Afecta con frecuencia los labios y las mejillas, y produce gran destrucción y, por ende, graves deformidades faciales, que se deben tratar con cirugía plástica. El estado general del paciente se afecta en forma considerable, con fiebre, intenso dolor y deshidratación. El tratamiento con antibióticos, de preferencia penicilina en altas dosis intravenosas, se debe instaurar cuanto antes.

En los pacientes con sida son muy frecuentes las estomatitis y mucositis, producidas por bacterias o por hongos. Estas lesiones afectan preferencialmente la mucosa oral, la lengua, la orofaringe y llegan a invadir completamente el piso de la boca. Son muy dolorosas e incómodas para comer, y la curación suele ser lenta. Se tratan con aseo bucal estricto, enjuagues con soluciones antisépticas y pastillas anestésicas. En algunos casos, ayudan bastante las sustancias protectoras locales, como el gel de aluminio o la leche de magnesia. Estas lesiones pueden aflojar los dientes y provocar su pérdida definitiva en poco tiempo.

Resumen

- Las infecciones de la cavidad oral son odontógenas y no odontógenas. Las odontógenas están directamente relacionadas con problemas dentales y así sean ocasionales pueden generar problemas graves e incluso la muerte.

- Entre las infecciones odontógenas están las caries dentales, las pulpitis, los abscesos periapicales, las gingivitis, las infecciones periodontales y las del espacio aponeurótico profundo.

- Las infecciones periodontales pueden producir extensión intracraneal y retrofaríngea, así como lesiones pericárdicas, pulmonares y artríticas. Por siembras a distancia, pueden causar sepsis de la más variada naturaleza.

- Las lesiones no odontógenas, como las estomatitis o las infecciones de las glándulas salivales, son manifestaciones de lesiones primarias de vecindad o de problemas relacionados con la boca.

- Nunca se debe contemporizar con las infecciones de la boca, permitir su cronicidad o manejarlas superficialmente, pues las consecuencias pueden ser fatales.

- Ante la evidencia de infección de la boca, con o sin absceso, con o sin supuración, se deberán hacer de inmediato cultivo y antibiograma del foco y de la saliva, y proceder luego en forma agresiva a erradicar la causa primaria. A la vez, con el resultado del cultivo, se procederá a la aplicación de antibióticos en dosis suficientes para garantizar la protección del organismo y la destrucción del germen.

- Se debe tener presente que una infección tratada tímidamente avanzará en forma agresiva, peor aún cuando no se ha erradicado el foco primario o no se ha utilizado el antibiótico adecuado o no se ha aplicado la dosis indicada.

- En la cavidad oral se encuentran y prosperan los cocos grampositivos y gramnegativos y las espiroquetas.

- Durante mucho tiempo se mencionó indiscriminadamente y se concedió mínima importancia al papel de la placa bacteriana o placa dental, o al concepto de que esta significa infecciones en potencia que merecen atención inmediata. Hoy se sabe lo que representa y puede significar para la salud del paciente.

Autoevaluación

1. ¿Cuántos tipos de transmisión de la infección existen?

2. ¿Qué otros nombres reciben los basófilos y por qué se caracterizan?

3. ¿Cuáles son los órganos considerados como primarios del sistema inmunitario y por qué?

4. ¿A qué se considera inmunidad innata?

5. ¿Qué es el sistema de complemento y cuántas vías tiene para su activación?

6. ¿Cuáles son las clases de inmunoglobulinas que existen en los seres humanos?

7. ¿Con qué tipo de linfocitos se relaciona la inmunidad celular?

8. Diga si es falso o verdadero:

   a. Siempre que existe inflamación hay infección.

     Falso: ( )   Verdadero: ( )

   b. Siempre que existe infección hay inflamación.

     Falso: ( )   Verdadero: ( )

9. ¿Qué es la osteomielitis?

10. ¿Cuál es la causa primaria de la osteomielitis mandibular crónica?

11. ¿Cuáles procedimientos odontológicos pueden producir sinusitis maxilar?

Bibliografía

Bone RC, Balk RA, Cerra FB, Dellinger RP, Fein AM, Knaus WA, et al. Definitions for sepsis and organ failure and guidelines for the use of innovative therapies in sepsis. The ACCP/SCCM Consensus Conference Committee. American College of Chest Physicians/Society of Critical Care Medicine. Chest. 1992;101(6):1644-55. doi: 10.1378/chest.101.6.1644. PMID: 1303622.

Brown RM, Semler MW. Fluid management in sepsis. J Intensive Care Med. 2019;34(5):364-73. doi: 10.1177/0885066618784861.

Bush Larry M, Vásquez-Pertejo María T. Infecciones por estafilococos. Manual MSD, versión para profesionales. 2019.

Franchini S, Scarallo L, Carlucci M, Cabrini L, Tresoldi M. SIRS or qSOFA? Is that the question? Clinical and methodological observations from a meta-analysis and critical review on the prognostication of patients with suspected sepsis outside the ICU. Intern Emerg Med. 2019;14(4):593-602. doi: 10.1007/s11739-018-1965-0.

Gaetti-Jardim E, Ciesielski F, Possagno R. Chronic osteomyelitis of the maxilla and mandible: microbiological and clinical aspects. Int. J. Odontostomat. 2010;4(2):197-202.

Guo Y, Song G, Sun M, Wang J, Wang Y. Prevalence and therapies of antibiotic-resistance in Staphylococcus aureus. Front Cell Infect Microbiol. 2020;10:107. doi: 10.3389/fcimb.2020.00107.

Hunder, G. G., & McDuffie, F. C. (1973). Hypocomplementemia in rheumatoid arthritis. *The American journal of medicine*, 54(4), 461–472. https://doi.org/10.1016/0002-9343(73)90042-9

Malagón-Londoño G. Generalidades sobre infección. En: Malagón-Londoño G, Álvarez-Moreno CA, Infecciones hospitalarias. 3.ª ed. Bogotá: Médica Panamericana; 2010. p. 3-13.

Mardini S, Gohel A. Imaging of odontogenic infections. Radiol Clin North Am. 2018;56(1):31-44. doi: 10.1016/j.rcl.2017.08.003.

Marques SA, Abbade LPF. Severe bacterial skin infections. An Bras Dermatol. 2020;95(4):407-17.

Muthukrishnan G, Masters EA, Daiss JL, Schwarz EM. Mechanisms of immune evasion and bone tissue colonization that make Staphylococcus aureus the primary pathogen in osteomielitis. Curr Osteoporos Rep. 2019;17(6):395-404. doi: 10.1007/s11914-019-00548-4.

Rusconi AM, Coen D. Using scores in septic patients. Intern Emerg Med. 2019;14(4):591-2. doi: 10.1007/s11739-019-02091-7.

Schmitt SK. Osteomyelitis. Infect Dis Clin North Am. 2017;31(2):325-38. doi: 10.1016/j.idc.2017.01.010.

Sood R, Gamit M, Shah N, Mansuri Y, Naria G. Maxillofacial Osteomyelitis in immunocompromised patients: A demographic retrospective study. J Maxillofac Oral Surg. 2020;19(2):273-82. doi: 10.1007/s12663-019-01201-4.

Trespalacios Rangel AA. Mecanismos de producción de la infección de la infección. En: Malagón-Londoño, Álvarez-Moreno CA. Infecciones hospitalarias. 3.ª ed. Bogotá: Médica Panamericana; 2010. p. 56-73.

Tseng CH, Chen TT, Wu MY, Chan MC, Shih MC, Tu YK. Resuscitation fluid types in sepsis, surgical, and trauma patients: a systematic review and sequential network meta-analyses. Crit Care. 2020;24(1):693. doi: 10.1186/s13054-020-03419-y.

Urish KL, Cassat JE. Staphylococcus aureus Osteomyelitis: Bone, bugs, and surgery. Infect Immun. 2020;88(7):e00932-19.

Vesga JF, Álvarez-Moreno CA. Mecanismos de transmisión de la infección. En: Malagón-Londoño G, Álvarez-Moreno CA. Infecciones hospitalarias. 3.ª ed. Bogotá: Médica Panamericana; 2010. p. 47-53.

CAPÍTULO 12

Situaciones específicas de infección

Absceso gingival
Jorge Enrique Llano Rodríguez

El absceso gingival es una lesión infecciosa localizada que afecta la encía.

🖥 Caso clínico

Un paciente de 11 años de edad presenta dolor e inflamación en la encía vestibular del lateral superior izquierdo. En el examen clínico se observa tumefacción de color rojo y superficie lisa y brillante, de la cual sale exudado purulento. La lesión apareció en forma espontánea en horas de la mañana. No se observa caries en los dientes cercanos y el surco gingival es normal.

El absceso gingival se genera por invasión bacteriana a través de la ruptura o abrasión de la superficie gingival, que puede ocurrir como resultado de la masticación, de los procedimientos de higiene o de la introducción de cuerpos extraños. La lesión se limita a la encía y es una inflamación aguda que aparece como respuesta a la irritación causada por cuerpos extraños, como cerdas del cepillo, cortezas, semillas o partículas agudas de alimentos; no debe confundirse con el absceso periodontal. Su tratamiento es el drenaje.

Resumen

El absceso gingival es una lesión localizada dolorosa que se limita a la encía. Se presenta como respuesta a irritación por cuerpos extraños. Se trata con drenaje.

Absceso periodontal
Jorge Enrique Llano Rodríguez

El absceso periodontal es un proceso destructivo, localizado, con acumulación purulenta, que afecta al periodonto.

🖥 Caso clínico

Un paciente adulto consulta por dolor continuo, de intensidad moderada, en la región de los premolares inferiores y localizado sobre la encía vestibular del segundo premolar, el cual siente contactar primero que los demás.

En el examen clínico se observa un agrandamiento de color rojo azulado cerca del margen gingival; a la palpación, hay aumento de la sensibilidad y exudado purulento en el surco gingival; la zona apical es indolora, el diente afectado tiene movilidad y es sensible a la percusión. No se observa caries ni obturación y reacciona positivamente a las pruebas de vitalidad. El sondeo muestra una bolsa periodontal de 8 mm de profundidad, que abarca la superficie vestibular, se extiende hasta la zona interdental mesial y corresponde al área del absceso.

En el examen radiográfico se observa pérdida ósea vertical en la zona mesial del diente involucrado y alteraciones del hueso de soporte en otras regiones de la boca.

Algunos procesos infecciosos asociados con los dientes son similares al absceso periodontal, pero el absceso periapical es el más difícil de distinguir porque tiene prácticamente los mismos síntomas.

Para su diagnóstico son útiles las pruebas de vitalidad, lo mismo que los factores relacionados, como caries, obturaciones profundas o retenedores para prótesis fijas.

Algunas veces, un absceso periapical drena a través del surco gingival. La sonda periodontal puede penetrar hasta la zona apical por un área estrecha el tracto fistuloso; el resto de la inserción puede ser normal. En el absceso periodontal, el sondeo permite establecer su relación con la bolsa.

La sensibilidad a la palpación puede indicar la localización apical o marginal del proceso y contribuir al establecimiento del diagnóstico. El tipo de dolor también puede ayudar a diferenciar ambas lesiones; en el absceso periapical el dolor es agudo, pulsátil, no está bien localizado y hay dolor intenso a la percusión.

El absceso periodontal es una lesión aguda que ocurre en pacientes con enfermedad periodontal preexistente. Es un proceso destructivo que se produce como consecuencia de la obstrucción de un saco periodontal, la cual permite la acumulación del exudado inflamatorio que drena a través de la bolsa. Este material infeccioso infiltra los tejidos adyacentes, atravesando el epitelio del saco.

En la mayoría de los casos, el absceso se produce por la penetración de restos alimenticios, principalmente elementos fibrosos o cortezas de semillas. También puede ocurrir después de un tratamiento periodontal realizado parcialmente, cuando hay cicatrización únicamente en la porción coronal de la bolsa.

Con menor frecuencia, el absceso se puede presentar después de un examen clínico periodontal, cuando con la sonda se remueven residuos o cálculos que obstruyen la bolsa, lo que produce bloqueo del drenaje, con la consiguiente acumulación de pus.

El tratamiento del absceso periodontal consiste en buscar el drenaje, bien sea a través del surco o, si fuera necesario, mediante incisión. Se debe hacer un cuidadoso raspado y alisado radicular y se recomienda la irrigación con agentes antimicrobianos, como la clorhexidina.

El absceso periodontal es una lesión que produce rápida destrucción de los tejidos periodontales, pero también posee un gran potencial reparativo, que se puede aprovechar haciendo el tratamiento quirúrgico durante la fase aguda. Para ello, se eleva un colgajo mucoperióstico que permita un buen acceso a la bolsa, una completa eliminación de placa y cálculos mediante un cuidadoso alisado radicular, y el desbridamiento del defecto. Luego, se reposiciona el colgajo mediante sutura.

Resumen

El absceso periodontal es una inflamación purulenta que afecta al periodonto. Ocurre por obstrucción de una bolsa periodontal. Es común en pacientes con enfermedad periodontal preexistente. Hay dolor y el diente afectado por lo general tiene movilidad, sensibilidad a la percusión y sensación de alargamiento. En la encía o mucosa adyacente y ocasionalmente a uno o dos dientes de distancia, se presenta inflamación y enrojecimiento. Se trata con drenaje a través del surco gingival o mediante incisión.

Estomatitis infecciosa

Jorge Enrique Llano Rodríguez

La estomatitis infecciosa es una reacción inflamatoria que ocurre en la mucosa bucal.

Caso clínico

Un paciente adulto de edad avanzada y que utiliza prótesis total superior consulta por sequedad y sensación de ardor en los tejidos que hacen contacto con la dentadura. En el examen clínico se observa un eritema generalizado con una leve hiperplasia del tejido, y en la parte anterior del paladar hay una zona pequeña cubierta con un material grisáceo que al ser removido con una torunda de algodón expone pequeños puntos hemorrágicos. El paciente refiere que fue tratado con penicilina tres semanas antes por una infección respiratoria. En el examen microscópico directo del material obtenido en diversas áreas de la mucosa afectada y de la superficie de la prótesis se encuentra *Candida albicans*.

Las infecciones de la mucosa oral pueden ocurrir por acción de diversos gérmenes, como invasores primarios o secundarios, en lesiones establecidas no infecciosas.

Muchos factores locales o sistémicos pueden predisponer a la colonización bacteriana. Las áreas que son traumatizadas fácilmente, como la zona de transición entre piel y mucosa en los labios o los orificios de las glándulas salivales, son sitios susceptibles a la infección. Predisponen especialmente las prótesis —fijas o removibles— o las restauraciones defectuosas que alteran la limpieza natural o dificultan los procedimientos de higiene, la disminución del flujo salival, el tratamiento con algunos medicamentos que pueden alterar la acción competitiva o protectora de la microflora normal, las enfermedades sistémicas y las alteraciones del sistema inmunitario por inmunosupresión, infección por VIH, deficiencias nutricionales o estrés.

Los gérmenes patógenos pueden ser habitantes normales de la flora oral, como la *Candida albicans,* que se encuentra aumentada en la mayoría de las formas de estomatitis infecciosa. Otros microorganismos asociados con estas lesiones son el *Staphylococcus aureus*, la *Escherichia coli* y la *Klebsiella*, bacterias que no se encuentran frecuentemente dentro de la microflora bucal. Los estreptococos betahemolíticos son la causa de la gingivoestomatitis estreptocócica y, con poca frecuencia, puede aparecer la infección después de un episodio de amigdalitis.

El tratamiento de las estomatitis infecciosas requiere la identificación del microorganismo causante, así como de los factores predisponentes, tanto locales como generales, y su corrección, si es posible. El medicamento antifúngico o antibiótico se aplicará local o sistémicamente, según el microorganismo asociado y la forma de estomatitis.

Resumen

La estomatitis infecciosa es una reacción inflamatoria de la mucosa bucal. Puede haber dolor, sequedad, sensación de quemadura, o ser asintomática. Hay eritema, puede haber ulceraciones, cambios hiperplásicos o placas de color blanco o grisáceo que se desprenden con facilidad. El tratamiento se basa en la identificación del microorganismo causante, la utilización selectiva de agentes antimicrobianos y, si es posible, la eliminación de los factores predisponentes.

Gingivitis ulcerativa necrosante

Jorge Enrique Llano Rodríguez

La gingivitis ulcerativa necrosante es una infección oportunista de origen bacteriano, llamada también gingivitis ulceronecrótica o GUN, que afecta la encía. Puede aparecer como un signo temprano de diversas enfermedades con grave compromiso sistémico.

Caso clínico

Un paciente adulto consulta por dolor localizado en la encía de los dientes anteriores superiores, sobre los cuales hay sensación de presión, y refiere sabor metálico en la boca. En el examen clínico se observan lesiones necróticas, cubiertas por un material blanco amarillento, localizado en los vértices de las papilas y en algunos dientes afectando el margen gingival; el tejido adyacente se presenta como una zona eritematosa estrecha que se continúa con el tejido gingival normal; el sangrado se produce al más leve contacto con la sonda y al secado suave con la jeringa de aire; hay halitosis y linfadenopatía de los ganglios submandibulares.

Entre las lesiones de la mucosa oral que tienen cierta similitud con la GUN están la gingivitis marginal severa, el penfigoide benigno de las mucosas, la gingivitis descamativa y la gingivoestomatitis herpética primaria. Esta última se confunde con mayor frecuencia que las demás patologías, pero ninguna presenta la necrosis en los vértices de las papilas, como ocurre en la gingivitis ulcerativa necrosante.

Las lesiones que aparecen en la gingivoestomatitis herpética primaria son pequeñas vesículas que se rompen para formar úlceras; además de la encía, afectan diferentes zonas de la mucosa bucal, como labios, lengua, piso de boca o paladar. La gingivitis ulcerativa necrosante ocurre por lo general en adultos y rara vez se acompaña de fiebre o malestar general; en cambio, la gingivoestomatitis herpética afecta con mayor frecuencia a niños, con compromiso sistémico y acentuada hipertermia.

Los mecanismos patogénicos que expliquen la aparición de la gingivitis ulcerativa necrosante no se han esclarecido completamente.

Más que una simple infección aguda, se considera una infección oportunista, asociada con miembros frecuentes de la microflora bucal, principalmente espiroquetas y *Prevotella* intermedia, los cuales requieren alteraciones en la resistencia del huésped para tornarse patogénicos.

La sobrecarga emocional (estrés) se considera un factor predisponente importante, que puede influir en la resistencia de los tejidos del huésped al afectar la circulación gingival, el flujo salival o, incluso, deprimir la función leucocitaria. Influyen también los hábitos de higiene bucal, la nutrición o el incremento en el consumo de tabaco. Otras condiciones sistémicas, como la leucemia, la desnutrición, las enfermedades debilitantes —como el cáncer terminal—, la intoxicación por metales, los efectos colaterales de la quimioterapia o la radioterapia, el sida, la enfermedad renal avanzada, el síndrome de Down o el tratamiento con esteroides, aumentan la incidencia de GUN

Para el tratamiento se requiere, ante todo, controlar el dolor con anestésicos locales. Es necesario eliminar los depósitos calcificados, la placa bacteriana, los tejidos necróticos, los restos alimentarios y cualquier otro tipo de acúmulo que se encuentre entre los dientes, preferiblemente con aparatos ultrasónicos, en cuyo caso la irrigación abundante es de gran utilidad. También se puede hacer desbridamiento mecánico con curetas, utilizadas suave y cuidadosamente. Se deben recomendar además enjuagues frecuentes (cada 2 o 3 horas) con la combinación de una parte de agua oxigenada al 3 % y una parte de agua tibia, e instruir al paciente en procedimientos de higiene oral, enfatizando en su importancia.

Uno o dos días después, se debe completar el desbridamiento, si fuera necesario, e iniciar el alisado radicular. Luego, el paciente debe asistir cada semana para terminar el alisado radicular, revisar los procedimientos de higiene y eliminar cualquier otro factor, como márgenes inadecuados de restauraciones, caries u obturaciones fracturadas.

Durante la fase inicial del tratamiento se pueden requerir analgésicos para el control del dolor.

Los antibióticos son recomendables en caso de que haya compromiso sistémico con fiebre, malestar general y linfadenopatías regionales, cuando está comprometido el estado de salud general, o cuando el tratamiento local no es efectivo.

En los casos avanzados o recurrentes con destrucción grave de tejido es necesario el tratamiento quirúrgico para corregir los defectos interproximales, mejorar el control de placa y prevenir la recurrencia.

Se ha afirmado que la GUN sin tratamiento o las recidivas recurrentes de la misma pueden progresar hacia una periodontitis ulcerativa necrosante (PUN) o, como lo describen Jiménez y colaboradores, ante condiciones adversas, puede aparecer sin ser el resultado de episodios recurrentes de gingivitis ulceronecrótica. Esta enfermedad de curso rápido destruye los septos óseos interdentales al mismo tiempo que la encía, hay gran pérdida de inserción sin formación de bolsas profundas, con grandes defectos interproximales que hacen necesario el tratamiento quirúrgico para su corrección y, así mismo, mejorar el control de placa y prevenir la recurrencia. La periodontitis ulcerativa necrosante sin tratamiento conduce a la pérdida de los dientes.

Resumen

La gingivitis ulcerativa necrosante es una infección oportunista de origen bacteriano que afecta la encía. Causa dolor, necrosis y ulceración en la papila interdental, con sangrado espontáneo o al contacto, así como pseudomembranas y halitosis. Se trata con desbridamiento mecánico suave bajo anestesia, enjuagues con una parte de agua tibia. Si hay compromiso sistémico o del estado general, es recomendable el uso de antibióticos. Cuando hay recidivas frecuentes, puede evolucionar hacia periodontitis ulcerativa necrosante (PUN), con amplia destrucción de hueso interdental y defectos interproximales. Se puede requerir tratamiento quirúrgico para la corrección de defectos. Sin tratamiento, conduce a pérdida de los dientes.

Infecciones odontogénicas de cara y cuello

Manuel Torres Mosquera

Los procesos infecciosos relacionados con los dientes son causados por afecciones del tejido pulpar o el tejido periodontal. La infección se disemina al tejido óseo, y de allí a la región bucal o a los espacios aponeuróticos de la cara y el cuello, lo cual depende de las inserciones musculares, como en el caso del buccinador, que delimita la cara externa del maxilar y la mandíbula. Si el proceso infeccioso se disemina por encima de la inserción muscular en el maxilar, se disemina hacia la piel y, si se disemina por debajo, se formará un absceso bucal (figura 12.1). Los abscesos palatinos son raros, y se forman a partir de raíces palatinas de un molar o un premolar.

En los procesos infecciosos purulentos, el pus llega al hueso y de allí a la parte externa debajo del periostio, formando así el absceso subperióstico; luego pasa al espacio submucoso y de este a la superficie mucosa, la perfora y forma una fístula. Cuando las inserciones musculares no permiten la diseminación a la región bucal, la infección se dirige hacia los espacios aponeuróticos de la cara y el cuello.

Figura 12.1. Músculo succionador que no permite la diseminación de espacios aponeuróticos

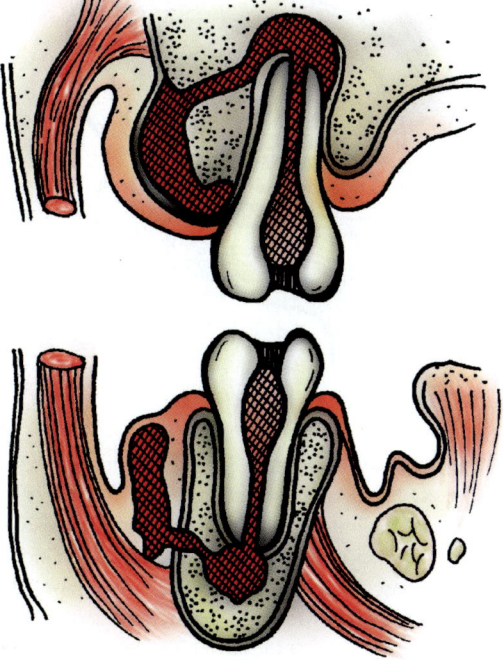

Caso clínico

Llega un paciente en regulares condiciones generales. En el examen clínico se encuentra una temperatura de 38,9 °C, pulso de 100 ppm y una frecuencia respiratoria de 25 rpm. El cuadro hemático muestra 25.000 leucocitos por mm³. Hay tumefacción fluctuante y dolorosa a la palpación, con piel enrojecida que se extiende desde la mandíbula hasta la parte superior del cuello. El paciente se hospitaliza con diagnóstico de absceso submandibular. Se administran líquidos parenterales, para hidratación y mantenimiento, penicilina cristalina, 3.000.0000 UI cada 4 horas IV, y analgésicos IV cada 6 horas. Bajo anestesia general, se drena el absceso con incisión en la región submandibular; con pinza de Kelly, mediante disección roma, se aborda el espacio aponeurótico submaxilar y se obtiene la salida de aproximadamente 100 cm³ de pus. Se coloca un dren de Penrose y se fija a la piel con seda tres ceros. El cultivo revela estreptococo betahemolítico. El paciente mejora su estado general, se continúa con la terapia antibiótica parenteral durante cuatro días más y se da de alta con antibióticos por vía oral, 500 mg de amoxicilina cada 6 horas, hasta completar 10 días de terapia antibiótica. Se hacen curaciones diarias y el dren se retira seis días después, cuando ya no hay salida de material purulento. Se remite a su odontólogo para que continúe el tratamiento del diente causante.

Es importante conocer con exactitud la clínica de los procesos infecciosos de la cara y el cuello. En primer lugar, para no confundir una tumefacción de origen infeccioso con un tumor o viceversa y, en segundo lugar, para establecer el diagnóstico y tratamiento adecuado del estado de dicho proceso infeccioso.

Cuando se produce una tumefacción de la cara o el cuello por una infección, el tiempo de evolución es corto, progresa rápidamente y además presenta los signos cardinales de la inflamación. En la tumefacción por infección se pueden distinguir claramente tres estados: edema, infiltrado y absceso. Al iniciarse la infección e invadir espacios aponeuróticos, se aprecia el estado de edema de la zona, que clínicamente se caracteriza por ser difuso, blando e indoloro a la palpación. El tratamiento consiste en la eliminación de la causa y la instauración de terapia antibiótica. Si la infección avanza, se presenta el estado de infiltrado, que es el mismo que algunos autores denominan celulitis, el cual también puede ser reversible en caso de eliminar la causa e instaurar la terapia antibiótica adecuada. Dicho estado se caracteriza clínicamente porque la tumefacción es más localizada, dura y dolorosa a la palpación. Se afecta el estado general del paciente: hay escalofrío, elevación de la temperatura, anorexia y malestar.

Si el proceso no regresa, avanza al tercer estado, que es el absceso, y se produce una desintegración del tejido afectado que, junto con los leucocitos, constituyen el pus. No hay posibilidad de que el proceso regrese y clínicamente la tumefacción se caracteriza por ser localizada, fluctuante y dolorosa a la palpación; la piel se torna roja y brillante debido a que la colección de pus se encuentra muy cerca de ella, signo que indica que el absceso debe ser rápidamente drenado. No se debe esperar el drenaje espontáneo, porque cuando esto sucede se producen cicatrices antiestéticas.

En muchos casos es difícil hacer el diagnóstico diferencial entre infiltrado y absceso. Una posible causa es que la cantidad de pus formado sea pequeña y esté localizada en un sitio profundo, donde no se puede palpar la fluctuación característica del absceso, pues los tejidos en su parte más externa presentan la induración propia del infiltrado. La conducta indicada es el abordaje para establecer el drenaje, con la posibilidad de no ver pus, ya sea porque se confunde con la sangre por la escasa cantidad o porque aún no se ha formado.

Angina de Ludwig

Es preciso hacer referencia a la angina de Ludwig por ser esta una entidad específica que involucra los espacios submaxilar, sublingual y submentoniano. Generalmente se origina en una infección de raíces de molares inferiores que están por debajo de la inserción del músculo milohioideo. La infección invade primero el espacio submaxilar y desde allí pasa a los otros dos (figuras 12.2 y 12.3).

Figura 12.2 Espacio submaxilar

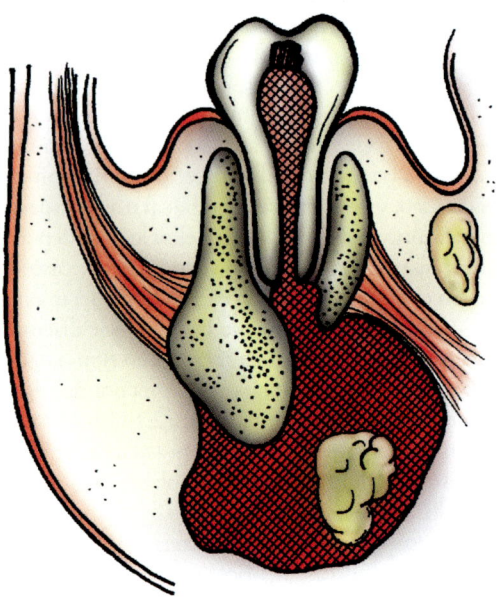

Figura 12.3 Sublingual y submentoniano

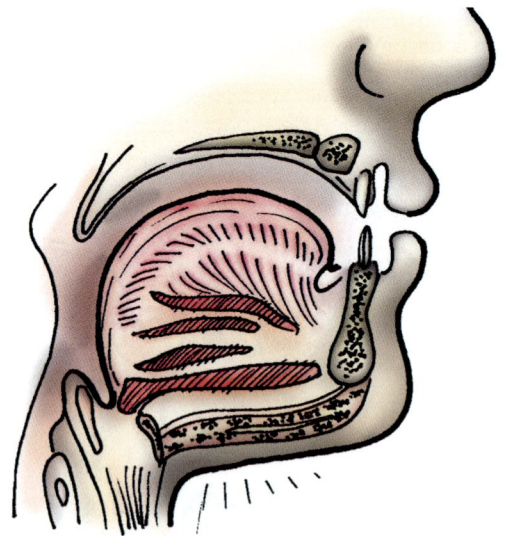

En la angina se observa una marcada induración dolorosa a la palpación y el tejido es gangrenoso. Hay dificultad respiratoria por la tumefacción del piso de la boca, elevación de la lengua y edema de la glotis; también hay disfagia, y la saliva sale de la boca debido al dolor que produce la deglución. La infección se puede propagar desde la región submentoniana hasta el mediastino a través de los planos aponeuróticos, y el paciente puede morir por asfixia, mediastinitis, neumonía o septicemia.

La infección generalmente es causada por estreptococos hemolíticos o estafilococos y puede haber una asociación de aerobios y anaerobios. El tratamiento consiste en dosis altas de antibióticos; la asociación de penicilina y clindamicina es la indicada. Si no se obtiene mejoría en las primeras 24 a 36 horas, se debe realizar el drenaje. Existe la posibilidad de que no se obtenga pus fácilmente, por lo cual se debe dirigir la disección hacia el piso de la boca, buscando la comunicación de los espacios involucrados. En el estadio agudo puede estar indicada la traqueotomía cuando la vía aérea está muy comprometida.

Clasificación y vías de abordaje

Las infecciones de la cara y el cuello se clasifican según la localización anatómica. La infección se disemina por las vías linfática y sanguínea, y en forma directa al subperiostio o hacia los espacios aponeuróticos, de acuerdo con las inserciones musculares. En la región relacionada con el maxilar superior se encuentran los espacios del labio superior, la fosa canina, el espacio bucal y la fosa cigomática. En la región del maxilar inferior están el espacio submaxilar, el espacio parafaríngeo, el parotídeo, el sublingual y el submentoniano.

Para el drenaje se pueden abordar por la vía intraoral todos los del maxilar superior, el parafaríngeo y el sublingual; los demás se abordan por la vía extraoral.

Osteomielitis

La osteomielitis es una inflamación del tejido óseo que invade la médula ósea, las corticales y el periostio, causada generalmente por microorganismos piógenos.

Los maxilares están constituidos por una cortical compacta, cubierta por el periostio, y una esponjosa. La cortical del maxilar inferior es gruesa y densa, por lo tanto, la infección se propaga fácilmente por el tejido esponjoso; la cortical del maxilar superior, en cambio, es delgada y poco densa, lo que permite el drenaje fácil y evita la diseminación a través de la esponjosa.

En el maxilar superior, las zonas más afectadas son la región anterior y la tuberosidad. En la mandíbula son la apófisis alveolar, el cuerpo, la apófisis coronoides y el ángulo. El cóndilo se ve más afectado en la infancia, aproximadamente hasta los doce años; después, con la edad, disminuye progresivamente la frecuencia y es rara en el adulto. La rama ascendente se afecta con menor frecuencia (figura 12.4).

Figura 12.4 Zonas de los maxilares que ataca la osteomielitis

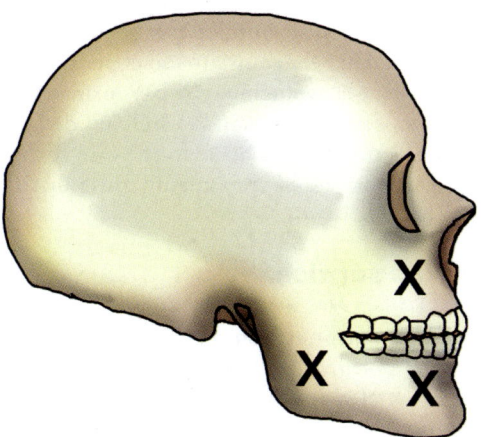

La inflamación ósea puede ser aguda o crónica y localizada o difusa. La crónica puede ser primitiva, es decir, no se origina de la aguda, debido a la baja toxicidad de los microorganismos, que no inducen a la formación de secuestros, y también a que la actividad osteoclástica es baja. Las osteomielitis por estafilococo son más propensas a formar secuestros que las causadas por estreptococos, puesto que las toxinas que producen tienen gran poder necrosante.

Las infecciones de origen dentario son las causas más comunes de osteomielitis. Otras causas pueden ser las fracturas conminutas abiertas de la mandíbula; las extracciones dentales con procesos infecciosos; la forunculosis, especialmente mentoniana, y la infección hematógena.

Su sintomatología se inicia con dolor intenso, continuo, y se puede acompañar de parestesia intermitente del labio inferior, edema de los tejidos blandos y periostitis.

La infección se inicia en la esponjosa, pasa a través del hueso cortical, invade los tejidos blandos y forma un absceso. El paciente manifiesta malestar general, anorexia y elevación de temperatura. El estudio radiológico no tiene valor diagnóstico en estado agudo, debido a la superposición de la cortical ósea que es muy densa.

El tiempo es un factor importante en el tratamiento, por lo tanto, el diagnóstico debe ser rápido, con el fin de iniciar la terapia antibiótica en altas dosis para impedir el avance de la infección. Las muestras para el cultivo y antibiograma se toman tan pronto como se detecte la formación de pus, para administrar el antibiótico que proporcione mayor efectividad. La formación del absceso implica también el drenaje inmediato. Una vez transcurrido el periodo agudo, se espera la evolución, y si hay formación de secuestro, se retirará cuando esté bien definido; aunque es posible que no se forme o se lise si es muy pequeño y si el tratamiento antibiótico ha sido efectivo.

Artritis séptica

La articulación temporomandibular puede ser invadida por una infección originada en el oído medio, en el mastoides o en abscesos de origen dentario.

El paciente presenta, en la región articular, calor, edema, trismo muscular, malestar general y fiebre. El diagnóstico temprano es difícil, pues se relaciona con abscesos de las zonas aledañas a la articulación. La resonancia magnética es un medio útil para hacer el diagnóstico definitivo.

El tratamiento consiste en administrar antibióticos sobre la base del antibiograma, drenaje y, en caso de osteomielitis del cóndilo, artrotomía.

Osteonecrosis de los maxilares

La osteonecrosis es una osteomielitis crónica, de evolución lenta, que no sana. Para diagnosticar esta afección se deben tener en cuenta los siguientes puntos:
▶ El paciente tiene antecedentes de estar recibiendo o haber recibido tratamiento médico para osteoporosis o cáncer (véase el capítulo 26).
▶ Hay exposición ósea del proceso alveolar, bien sea espontánea o por trauma protésico.
▶ Hay dolor y se observan fístulas.
▶ El hueso expuesto tiene aspecto necrótico.
▶ Puede haber exposición ósea después de una exodoncia u otra cirugía.
▶ Si transcurren más de seis semanas y no hay cicatrización, se considera que es una osteonecrosis.

Resumen

Los procesos infecciosos relacionados con los dientes son causados por afecciones del tejido pulpar o el tejido periodontal. La infección se disemina al tejido óseo, y de allí a la región bucal o a los espacios aponeuróticos de la cara y el cuello, el pus llega al hueso, y de allí a la parte externa debajo del periostio, formando así el absceso subperióstico; luego pasa al espacio submucoso y de este a la superficie mucosa, perforándola y formando una fístula.

Infecciones endodónticas en dientes rehabilitados

Juan Manuel Arango Gaviria

Una de las principales o más comunes situaciones de consulta de la rehabilitación oral es aquella relacionada con los dientes desvitalizados que se han tratado con endodoncia, los cuales posteriormente reciben restauración y que, por diferentes razones, pueden llevar al fracaso. En estos casos hay contaminación del conducto, que puede ocurrir durante y después de la restauración, y la salud periodontal apical depende más de la restauración coronal que de la calidad técnica del tratamiento endodóntico. Se presume que la contaminación sucede algunas veces por la demora en colocar el núcleo después de terminar el tratamiento endodóntico. La infección en estos casos se da por fallas en sellado apical y por pérdida de la integridad periapical, que se puede ver afectada por diferentes causas.

Causas

Microfiltración de saliva

La periodontitis apical se puede producir por bacterias o por endotoxinas, las cuales penetran más fácil y rápido al conducto cuando la restauración coronal es inadecuada y la obturación del conducto es incompleta, sin importar el material con el que se ha obturado.

Microfiltración posdesobturación

A menor cantidad de material apical, mayor probabilidad de penetración bacteriana, puesto que se pierde la única barrera contra la penetración de microorganismos que producen la inflamación periapical. La longitud de gutapercha remanente tiene su principal efecto en el sellado apical: a mayor longitud, mayor sellado (3 mm, mínimo; 6 mm, ideal).

La mejor técnica de desobturación es con instrumento caliente, que puede ser un condensador o una lima. La presión que se genera con estos ayuda a mejorar la condensación, con lo cual se reduce la microfiltración, y la cementación del poste compensa el sellado de la zona desobturada.

El tiempo de espera entre la desobturación del conducto y la colocación del núcleo producen microfiltración. Para minimizarla, se debe desobturar con instrumento caliente y lo más pronto posible, dejando como mínimo 3 mm de sellado apical y agilizando la colocación del núcleo.

Diferentes postes no tienen efecto en la microfiltración, no obstante, el tipo del cemento elegido sí puede tenerlo. Aunque ningún tipo de cemento logra detener la microfiltración, esta es mayor con los cementos temporales.

Restauraciones provisionales

Ya sea durante el tratamiento endodóntico o al terminarlo, el material provisional debe proveer una barrera adecuada contra la contaminación salival del conducto. Los cementos que se consideran reforzados, como el IRM® (cemento provisional con eugenol), tienen menor capacidad de sellado que cementos del tipo Cavit® (cemento provisional sin eugenol). Aunque usando una proporción de 2 g/mL se minimiza la microfiltración.

Restauraciones definitivas

Existe la duda respecto a si se debe colocar la restauración definitiva o si se debe esperar que la osteítis se resuelva radiográficamente. Con la restauración definitiva pronta se obtienen mejores resultados que con la provisional, en términos de mejor adaptación y menor filtración; sin embargo, es posible utilizar un material definitivo como si fuera provisional.

Desinfectantes endodónticos

La flora bacteriana dentro del conducto es anaerobia, por ello, se aconseja utilizar desinfectantes que eliminen este tipo de bacterias después de desobturar y antes de cementar el poste o núcleo. Entre los desinfectantes indicados están el hipoclorito de sodio al 5,25 %; la clorhexidina, que tiene un efecto residual por 48 a 72 horas, o el paraclorofenol alcanforado, que es efectivo contra el *Enterococcus faecalis,* la bacteria que se asocia con mayor frecuencia a los fracasos endodónticos. También se recomienda el retratamiento en dientes que han perdido su sellado coronal o provisional durante 2 o 3 meses, pues la tasa de penetración bacteriana aumenta en estos casos.

Resumen

Para la prevención de fracasos endodónticos, la desobturación y la cementación se deben hacer con aislamiento con tela de caucho, siempre que sea posible. Se debe desobturar con instrumento caliente. La obturación apical remanente debe ser de mínimo 3 mm. El conducto debe irrigarse luego de la desobturación y antes de la cementación. Se deben colocar obturaciones temporales a prueba de filtración tan pronto como se termine el tratamiento endodóntico. En dientes no restaurados después de 3 meses, se recomienda el retratamiento.

Autoevaluación

1. ¿Cuál es la causa del absceso gingival?
2. ¿Cómo se trata un absceso gingival?
3. ¿Cuál es la causa del absceso periodontal?
4. ¿Cómo se puede diferenciar un absceso periodontal de uno periapical mediante el sondaje?
5. ¿Cómo se trata el absceso periodontal?
6. ¿Qué factores favorecen la aparición de una estomatitis infecciosa?
7. ¿Qué se debe tener en cuenta para el tratamiento de una estomatitis infecciosa?

8. ¿Qué factores pueden influir en la aparición de GUN?

9. ¿Cuál es el tratamiento de la gingivitis ulcerativa necrosante?

10. ¿Qué es la periodontitis ulcerativa necrosante o PUN?

11. ¿Cuáles estados se pueden distinguir en una tumefacción por infección?

12. ¿Por qué es importante conocer con exactitud la clínica de los procesos infecciosos de la cara y el cuello?

13. ¿Cuáles espacios están involucrados en una angina de Ludwig?

14. ¿Dónde se origina una angina de Ludwig?

15. ¿Qué es la osteomielitis y cuál es la causa?

16. ¿Cuál es el tratamiento para la artritis séptica?

17. ¿Qué se debe tener en cuenta en la osteonecrosis de los maxilares?

18. ¿Cuáles son las causas de contaminación de un diente tratado con endodoncia?

19. Señale si es falso o verdadero:

La flora bacteriana dentro del conducto es aerobia Falso: ( )   Verdadero: ( )

20. ¿Cuáles desinfectantes están indicados después de desobturar y antes de cementar el poste o núcleo?

21. ¿Cuántos milímetros debe tener la obturación apical remanente como mínimo?

22. ¿Qué condiciones deben tener las obturaciones temporales para evitar contaminación de los dientes tratados con endodoncia?

Bibliografía

AlDhalaan NA, BaQais A, Al-Omar A. Medication-related osteonecrosis of the jaw: A Review. Cureus. 2020;12(2):e6944. doi: 10.7759/cureus.6944.

Alghamdi F, Alhaddad AJ, Abuzinadah S. Healing of periapical lesions after surgical endodontic retreatment: a systematic review. Cureus. 2020;12(2):e6916.

Alsiyabi AS, Felton DA. Technique for removing cement between a fixed prosthesis and its substructure. J Prosthodont. 2009;18(3):279-82.

Armitage GC. Periodontal diagnoses and classification of periodontal diseases. Periodontol 2000. 2004;34:9-21.

Barrancos J. Operatoria dental. Buenos Aires: Médica Panamericana; 1989.

Bell ME. Temporomandibular disorders. 2.a ed. Chicago: Year Book Medical Publishers; 1986.

Briseño-Marroquín B, Ismael Y, Callaway A, Tennert C, Wolf TG. Antibacterial effect of silver diamine fluoride and potassium iodide against E. faecalis, A. naeslundii and P. micra. BMC Oral Health. 2021;21(1):175. doi: 10.1186/s12903-021-01531-1.

Christiansen R, Kirkevang LL, Hørsted-Bindslev P, Wenzel A. Randomized clinical trial of root-end resection followed by root-end filling with mineral trioxide aggregate or smoothing of the orthograde gutta-percha root filling—1-year follow-up. Int Endod J. 2009;42(2):105-14.

Chugal NM, Clive JM, Spångberg LS. Endodontic treatment outcome: effect of the permanent restoration. Oral Surg Oral Med Oral Pathol Oral Radiol Endod. 2007;104(4):576-82.

Ciftçi A, Vardarli DA, Sönmez IS. Coronal microleakage of four endodontic temporary restorative materials: an in vitro study. Oral Surg Oral Med Oral Pathol Oral Radiol Endod. 2009;108(4):e67-70.

de Melo LA, Bezerra de Medeiros AK, Campos MFTP, Bastos Machado de Resende CM, Barbosa GAS, de Almeida EO. Manual therapy in the treatment of myofascial pain related to temporomandibular disorders: a systematic review. J Oral Facial Pain Headache. 2020;34(2):141-8.

Fonzar F, Fonzar A, Buttolo P, et al. The prognosis of root canal therapy: a 10-year retrospective cohort study on 411 patients with 1175 endodontically treated teeth. Eur J Oral Implantol. 2009;2(3):201-8.

Ghavamnasiri M, Maleknejad F, Ameri H, et al. A retrospective clinical evaluation of success rate in endodontic-treated premolars restored with composite resin and fiber reinforced composite posts. J Conserv Dent. 2011;14(4):378-82.

Gondivkar S, Gadbail A, Sarode GS, Sarode SC, Patil S, Awan KH. Infectious diseases of oral cavity. Dis Mon. 2019;65(6):164-84. doi: 10.1016/j.disamonth.2018.09.008.

Goodacre CJ, Bernal G, Rungcharassaeng K, Kan JY. Clinical complications in fixed prosthodontics. J Prosthet Dent. 2003;90(1):31-41.

Greene CS, Manfredini D. Treating temporomandibular disorders in the 21st century: Can we finally eliminate the "third pathway"? J Oral Facial Pain Headache. 2020;34(3):206-16.

Hagemeier MK, Cooley RL, Hicks JL. Microleakage of five temporary endodontic restorative materials. J Esthet Dent. 1990;2(6):166-9.

Hartwell GR, Loucks CA, Reavley BA. Bacterial leakage of provisional restorative materials used in endodontics. Quintessence Int. 2010;41(4):335-9.

Jepsen S, Caton JG, Albandar JM, Bissada NF, Bouchard P, Cortellini P, et al Periodontal manifestations of systemic diseases and developmental and acquired conditions: Consensus report of workgroup 3 of the 2017 World Workshop on the Classification of Periodontal and Peri-Implant Diseases and Conditions. J Periodontol. 2018;89(Suppl 1):S237-48. doi: 10.1002/JPER.17-0733.

Jiménez M, Duque F, Baer PN, Jiménez SB. Necrotizing ulcerative periodontal diseases in children and young adults in Medellin, Colombia 1965-2000. J Int Acad Periodontol. 2005;7(2):55-63.

Kahler B. Microsurgical endodontic retreatment of post restored posterior teeth: a case series. Aust Endod J. 2010;36(3):114-21.

Kampfer J, Göhring TN, Attin T, Zehnder M. Leakage of food-borne Enterococcus faecalis through temporary fillings in a simulated oral environment. Int Endod J. 2007;40(6):471-7.

Kim CH, Bae JS, Kim IH, Song JS, Choi HJ, Kang CM. Prognostic factors for the survival of primary molars following pulpotomy with mineral trioxide aggregate: a retrospective cohort study. Clin Oral Investig. 2021;25(4):1797-804.

Kim J, Lee DH, Dziak R, Ciancio S. Bisphosphonate-related osteonecrosis of the jaw: Current clinical significance and treatment strategy review. Am J Dent. 2020;33(3):115-28.

Kruger G. Cirugía bucomaxilofacial. 5.a ed. Buenos Aires: Médica Panamericana; 1986.

Lindhe J, Arting T, Lang NP. Periodontología clínica e implantología odontológica. 4.a ed. Buenos Aires: Médica Panamericana; 2005.

Madarati A, Rekab MS, Watts DC, Qualtrough A. Time-dependence of coronal seal of temporary materials used in endodontics. 2008;34(3):89-93.

Michelinakis G, Apostolakis D, Kamposiora P, Papavasiliou G, Özcan M. The direct digital workflow in fixed implant prosthodontics: a narrative review. BMC Oral Health. 2021;21(1):37.

Naoum HJ, Chandler NP. Temporization for endodontics. Int Endod J. 2002;35(12):964-78.

Pieper CM, Zanchi CH, Rodrigues-Junior SA, et al. Sealing ability, water sorption, solubility and toothbrushing abrasion resistance of temporary filling materials. Int Endod J. 2009;42(10):893-9

Pirani C, Pelliccioni GA, Marchionni S, et al. Effectiveness of three different retreatment techniques in canals filled with compacted gutta-percha or Thermafil: a scanning electron microscope study. J Endod. 2009;35(10):1433-40.

Rugiero SL, Dodson TB, Marx RE. American Association of Oral and Maxillofacial Surgeons position paper on bisfosfonate related osteonecrosis of jaws 2009 update. J Oral Maxillofac Surg. 2009;67(5 Suppl):2-12.

Salamon NM, Casselman JW. Temporomandibular joint disorders: A pictorial review. Semin Musculoskelet Radiol. 2020;24(5):591-607.

Sarathy A, Bourgeois S, Goodell G. Bisphosphonate associated osteonecrosis of the jaws and endodontic treatment: two case reports. J Endod. 2005;31(10):759-63.

Shafer WG, Hine MK, Levy BM, Tomich CE. Tratado de patología bucal. 3.a ed. México: Interamericana; 1985.

Signoretti FG, Endo MS, Gomes BP, et al. Persistent extraradicular infection in root-filled asymptomatic human tooth: scanning electron microscopic analysis and microbial investigation after apical microsurgery. J Endod. 2011;37(12):1696-700.

Vieira AR, Siqueira JF Jr, Ricucci D, Lopes WS. Dentinal tubule infection as the cause of recurrent disease and late endodontic treatment failure: a case report. J Endod. 2012;38(2):250-4.

CAPÍTULO 13

Concepto general de los traumatismos

Manejo integral

Gustavo Malagón Londoño – Gustavo Malagón Baquero

El traumatismo

Cuando se habla de manejo integral del trauma se entiende que el esfuerzo del equipo de salud se va a dirigir a la atención del individuo, víctima del problema, como un todo, partiendo de la base de su estado general. Para ello, el examen clínico minucioso, que se inicia con una consciente y ágil anamnesis y continúa con la revisión de los signos y síntomas generales, se constituye en factor definitivo. Por ningún motivo sería explicable concentrar toda la atención en el miembro o región sangrante, deformada o especialmente dolorosa, y omitir el exhaustivo examen del individuo víctima del accidente, quien fácilmente puede estar presentando por la misma causa un desequilibrio orgánico, que de repente va en camino hacia un estado de *shock*. Como consecuencia de un trauma de moderada o gran intensidad, cuya expresión externa es la fractura o lesión de partes blandas, puede fácilmente producirse el trastorno de la homeostasia o definitivamente el *shock* traumático.

El paciente traumatizado, dentro del concepto de atención integral, debe someterse no solo a la rigurosa revisión general, sino también a la corrección de los trastornos inherentes a la emergencia misma, como dificultad respiratoria, pérdida de sangre, dolor intenso, etc., con criterios bien definidos y la suficiente destreza para no perder innecesariamente tiempo en detrimento de la vida.

Para el efecto que nos ocupa, la atención integral significa no solamente atender dentro de un orden de prioridades las condiciones orgánicas generales, los órganos, miembros o partes afectadas, sino utilizar en forma coordinada los recursos disponibles que sobre todo garanticen la vida del paciente. Igualmente, significa utilizar el personal de salud en forma adecuada, como un equipo organizado, donde cada cual conoce su papel y sabe desempeñarlo.

Conlleva la atención integral la necesidad de un líder que ordene, actúe, coordine, decida dentro del corto período disponible. *Atención integral* quiere decir, igualmente, hacer partícipes a la familia o a los miembros de la comunidad en las acciones positivas que favorecen la vida del paciente.

Entre los estadios de la atención del trauma, no se sabe si los llamados primeros auxilios revisten mayor trascendencia que la atención especializada. No es exagerado afirmar que de la primera atención depende en un 80 %, como mínimo, la buena función o la vida del paciente. Sería ideal que las escuelas de formación de profesionales de la salud lograran, con buena coordinación de los gobiernos, programas permanentes de preparación de la comunidad en primeros auxilios en todo tipo de eventualidades. Y que los gobiernos exigieran que los funcionarios públicos de vigilancia de las ciudades y carreteras, lo mismo que los de espectáculos masivos, comprobaran su idoneidad para la primera atención en caso de emergencia. Seguramente con esto, que cuesta poco, se salvarían muchas vidas.

En la atención integral del trauma se consideran tres elementos fundamentales: 1) el lugar del accidente; 2) el organismo de salud, y 3) el hogar o el sitio de trabajo.

En el lugar del accidente, con el liderazgo de uno de los presentes, los miembros de la comunidad, obligados moralmente a este tipo de acciones, deben:

▶ **Movilizar al traumatizado dentro de estrictos cuidados al lugar adecuado, donde se le brindará la máxima protección.** Estos cuidados estrictos incluyen tomar todas las precauciones, para no convertir una subluxación en una luxación de consecuencias irreparables en casos como los de la columna; o no volver abierta una fractura cerrada; o por manipulación de un miembro, favorecer que una espícula ósea rompa un vaso sanguíneo, o por suministro de líquidos a un inconsciente o subconsciente, propiciar una mortal broncoaspiración.

▶ **Aflojarle las ropas apretadas para favorecer la circulación y la respiración.** Esto debe hacerse cuidadosamente y no producir inadecuados movimientos del cuerpo o aumentar el dolor o la hemorragia del paciente.

▶ **Preservar la adecuada ventilación.** Para esto, se colocará la cabeza en la posición que garantice buena permeabilidad de las vías respiratorias y asegure así un buen tránsito de aire a los pulmones. Luego deben removerse obstáculos para el paso del aire: flemas, trozos de elementos, sangre y, si es necesario, inducir o garantizar la respiración, mediante maniobras bien ejecutadas de los brazos y tórax, y en caso de necesidad efectuar respiración boca a boca.

▶ **Tranquilizar al paciente.** Hay casos en los que el traumatizado está extraordinariamente angustiado, lo cual es factor coadyuvante para el *shock* neurogénico, además de que dificulta las maniobras de primeros auxilios. Para esto, sin minimizar la gravedad de su estado, debe infundírsele confianza respecto a la ayuda que se le está prestando y la esperanza de una buena recuperación si existe colaboración de su parte. Tan importante como tranquilizar al paciente traumatizado puede ser, en ocasiones, hacerlo con sus familiares, los cuales se pueden encontrar en alto grado de excitación por el problema, y en tal caso, además de que van a obstaculizar las actividades y el plan que un buen líder pretende desarrollar, van a aumentar más la angustia del paciente, lo cual genera un verdadero círculo vicioso, difícil de romper.

▶ **Contener la hemorragia.** Esta actividad es muy importante y debe ser realizada por alguien bien entrenado que sepa aplicar un vendaje compresivo a la presión adecuada y, en el caso de los miembros, si la hemorragia es intensa por lesión de vaso grande, que esté en capacidad de aplicar

un torniquete que debe aflojar cada 15 minutos por treinta segundos y volver a aplicar en forma correcta. En caso de hemorragia dental por heridas o después de exodoncias, debe estar en capacidad de aplicar un tapón de gasa estéril que el paciente puede ayudar a comprimir con la arcada dental opuesta. En caso de hemorragia de vasos de cara o cuello, los apósitos compresivos bien limpios, no contaminados, y estériles si es posible, son de gran ayuda. Cuando la hemorragia es intensa, quien preste el primer auxilio debe ser consciente de la necesidad de reponer el volumen sanguíneo, para lo cual deberá en lo posible aplicar sin pérdida de tiempo un goteo endovenoso a base de electrolitos y proceder al transporte cuidadoso y rápido a la institución de salud más cercana.

▶ **Proteger las heridas.** Este es un paso fundamental e inmediato para evitar mayor contaminación. Para esto, si no se dispone de gasa estéril, se utilizará un paño limpio. No debe permitirse la aplicación de sustancias que empíricamente recomiendan uno u otro de los presentes. Dejar la herida expuesta es peligroso por el contacto con polvo, moscas o elementos sucios que pueden llevar a infecciones. En las heridas de la boca, además de enjuagar con agua que haya sido hervida o sea potable, aplicar tapón de gasa estéril o de tela limpia.

▶ **Inmovilizar provisionalmente.** En caso de trauma en las extremidades, aplicar férulas de cartón o de madera acolchonados convenientemente, buscando en lo posible el eje anatómico. Para los miembros superiores, un cabestrillo para suspender el antebrazo al cuello con el codo en 90 grados es una buena ayuda. Para los miembros inferiores resulta muy útil unir con venda elástica a moderada presión un miembro al otro. Para las lesiones de cara o boca, el vendaje compresivo que tome desde el cuero cabelludo, pase por orejas, debajo de maxilar inferior y remate en el cuero cabelludo, es de inmensa utilidad. Esta inmovilización, además de disminuir el dolor por cuanto suprime la movilidad de fragmentos, evita la hemorragia. El vendaje aplicado sin presión permite al paciente transportarse cómodamente hasta el sitio donde se le va a practicar el tratamiento definitivo.

▶ **Suministrar transporte adecuado y rápido a una entidad de salud.** De la buena y oportuna movilización del paciente depende en gran parte su futuro. Así, en el caso de traumatismos maxilofaciales, si se sospecha lesión cervical concomitante, debe asegurarse la buena posición de la cabeza y el cuello durante el transporte, de manera que se elimine el riesgo de desplazamiento grave de una vértebra que conduzca a cuadriplejia del paciente. En lesiones de las extremidades se debe asegurar su cómoda posición. De ninguna manera el paciente traumatizado se debe transportar sentado; idealmente, se debe llevar en decúbito supino. Si el paciente vomita durante el viaje, se debe procurar que lo haga con el menor movimiento del cuello. Así mismo, durante el transporte se debe vigilar la buena ventilación pulmonar permanente.

▶ **Suministrar analgésicos.** En pacientes conscientes que han sufrido traumatismo leve o moderado, si hay dolor, se podrán suministrar analgésicos por vía oral, preguntándole antes al paciente sobre su tolerancia a ellos. Si se requiere intervención quirúrgica bajo anestesia general o sedación endovenosa para el tratamiento del trauma, no se debe administrar medicación oral. En pacientes graves semiinconscientes o inconscientes, no se deben suministrar analgésicos orales por el peligro de la broncoaspiración. Además de que en inconscientes no se justifica y más bien puede ser contraproducente suministrarlos. En pacientes con grave trauma craneoencefálico, no se debe suministrar ningún tipo de medicamento que pueda confundir el cuadro clínico. En los traumas orales o maxilofaciales, con paciente consciente, se podrán administrar analgésicos parenterales; pero se requiere, en lo posible, la información básica sobre la tolerancia del paciente.

▶ **Tomar la información básica.** Es muy útil tomar la información sobre la forma y tipo de accidente, así como sobre la sintomatología presentada desde el primer momento. Los datos de testigos presenciales son de vital importancia, al igual que los que pueda suministrar el propio lesionado si está consciente. Esta información es la base de la historia clínica.

En el organismo de salud, el personal en labor de equipo, procederá dentro de las normas establecidas para cada tipo de lesión, dando prelación al estado general del paciente, el cual podrá ser intervenido solamente cuando muestre estabilidad de sus signos vitales. En la institución de salud se elaborará la historia clínica, se procederá a los exámenes de laboratorio básicos y medios de diagnóstico necesarios. Cuando el paciente presente hemorragia, esta será contenida en forma inmediata; y sobre la base del examen clínico, luego comprobado por el laboratorio, se considerará la sustitución de los líquidos con soluciones isotónicas o con reemplazo de los componentes sanguíneos perdidos. El profesional que reciba al paciente en el organismo de salud, si sospecha complicaciones que no sean de su competencia, debe solicitar de inmediato el concurso de los especialistas apropiados.

La familia y la comunidad han desempeñado un papel importante desde el momento mismo del trauma, durante el transporte, en el suministro de datos en la institución de salud. Pero será fundamental la colaboración que presten en el posoperatorio y en la casa, para que las prescripciones y cuidados especiales se cumplan estrictamente. Esto es especialmente válido para el caso de niños, de pacientes en situación de discapacidad o con trastornos mentales.

En los traumatismos severos de los maxilares no se puede perder de vista la posibilidad de lesión craneoencefálica, que ocurre en forma concomitante con mucha frecuencia. La lesión dental o la fractura del maxilar tienen una importancia secundaria cuando hay lesión craneoencefálica; en cuyo caso, además de los primeros cuidados de inmovilización provisional, reposo en camilla y control de signos vitales, se debe solicitar el inmediato concurso del especialista en neurocirugía. La otorragia, los trastornos de conciencia y el vómito son signos de alarma que indican posible daño cerebral. Frente a esta posibilidad se debe dar prioridad a las medidas señaladas por el médico especialista y posponer prudentemente cualquier procedimiento maxilar o dental.

Clasificación y características del trauma

El trauma, se define como "cualquier factor violento externo, sobre el organismo, que daña su integridad". El trauma puede ser físico o síquico. El trauma físico corresponde a la definición anterior; el segundo es "cualquier factor o acontecimiento externo que provoca diversos trastornos del ánimo y genera perturbación" (gozo, ira, terror, etc.).

Desde el punto de vista de su intensidad, se clasifica en: leve, moderado y severo.

▶ El *leve*, de diaria ocurrencia, solamente causa dolor, fácilmente controlable, sin incapacidad funcional ni peligro manifiesto para la vida.

▸ El *moderado* provoca mayor sufrimiento de los tejidos, compromiso fácilmente controlable del estado general, incapacidad transitoria y no deja secuelas permanentes.

▸ El *severo* produce ruptura o destrucción de tejidos, incapacidad funcional, compromiso importante del estado general y puede conducir a la muerte en forma inmediata o mediata. Si el paciente sobrevive, generalmente queda con secuelas estéticas o funcionales.

Desde el punto de vista de su forma, se clasifica en abierto o cerrado.

▸ El *abierto* implica solución de continuidad de la piel y los tejidos superficiales o profundos.

▸ El *cerrado*, así comprometa tejidos profundos, solamente produce manifestaciones externas en la piel, como cambio de color, edema, pero no presenta solución de continuidad de esta.

Desde el punto de vista del compromiso del organismo se divide en simple y compuesto.

▸ El *simple* o único solamente afecta una región orgánica.

▸ El *compuesto* afecta dos o más regiones, órganos o sistemas del individuo.

Según las estructuras del organismo comprometidas, se divide en craneoencefálico, torácico, abdominal, de las extremidades, etc.

Así mismo, de acuerdo con el tejido, órgano o aparato, toma el propio nombre de la porción afectada.

El nivel de gravedad del trauma y la porción comprometida determinan la prioridad para la atención de urgencias que se debe suministrar. En este sentido, es fundamental la preparación del recurso humano para la salud, que debe discernir en forma inmediata el tipo de trauma y definir con destreza y conocimiento la forma de atención más conveniente. Nunca será suficiente la insistencia sobre la preparación adecuada del recurso humano para la primera atención del trauma. Sobre esto cabe repetir que el papel de la comunidad es definitivo, de ahí la importancia de adecuarla para los primeros auxilios, con énfasis en lo que debe y no debe hacerse.

Atención del paciente traumatizado

Una vez que ingresa el paciente traumatizado al organismo de salud, en este se definirá su estado de gravedad para proceder de inmediato a aplicar las medidas más convenientes para que recupere su estado normal general. Las medidas preventivas de *shock* deben ser de familiar manejo por parte de cualquier profesional de la salud. No se podrá olvidar que un descuido u omisión puede llevar al *shock* irreversible que conducirá a la muerte del paciente.

Los signos y síntomas de detección precoz deben estar en la mente del profesional de la salud ante cualquier situación de trauma.

El *shock* se puede originar en trastornos del volumen/minuto/cardiaco, del tono vascular o de la volemia. También son factores determinantes las alteraciones primarias del endotelio capilar, de las membranas celulares y de los mecanismos intracelulares generadores de energía. Cualquiera de los anteriores factores puede desencadenar la disminución del flujo sanguíneo de los órganos vitales, con la inadecuada relación entre el aporte de oxígeno y sustratos a los tejidos y la exigencia metabólica del organismo. En un individuo con tensión normal, la baja de la tensión sistólica a 90 mm Hg o menos hace prever el inicio de un estado de *shock*, lo cual se confirma si además existe palidez facial y de las mucosas y sudoración, y en casos ya avanzados, menor tensión sistólica y confusión mental.

Ante cualquiera de las manifestaciones anteriores no se debe escatimar el esfuerzo para lograr el mejor resultado de las medidas terapéuticas. De acuerdo con el factor causante, el *shock* se divide en:

▸ **Hipovolémico,** por pérdida excesiva de sangre.

▸ **Cardiogénico,** causado por falla de la función cardiaca, taponamiento cardiaco o arritmias significativas.

▸ **Séptico,** causado por severa invasión microbiana.

▸ **Neurogénico,** por interrupción grave del tono vasomotor, lo cual lleva a disminución de la volemia. El miedo o el dolor intenso pueden desencadenarlo.

▸ **Anafiláctico,** por liberación de histamina y otros mediadores ante una reacción de hipersensibilidad.

▸ **Insuficiencia suprarrenal aguda,** desencadenado por baja producción de secreción corticosuprarrenal.

▸ **Traumático,** en el que se combinan el intenso dolor y el daño celular con la pérdida de sangre, plasma y otros fluidos.

El paciente en *shock* traumático, hemorrágico o neurogénico se debe acostar en decúbito dorsal, con las piernas moderadamente en alto, con ropas flojas. Si el dolor es intenso, se le debe aplicar por vía venosa un analgésico potente, de preferencia morfina o meperidina. La vena que se ha logrado tomar servirá en gran medida para el paso de coloides o soluciones cristaloides (solución salina normal o lactato) y otros medicamentos, o la sangre o plasma que se puedan requerir. Lo ideal es adecuar un catéter en una vena central (subclavia o yugular) para mantener el volumen intravascular y controlar la presión venosa central o la presión en cuña pulmonar si se sospecha una cardiopatía. La presión arterial da el índice de efectividad de los procedimientos adelantados. Si la presión arterial media no sube de 70 mm Hg, se inicia la aplicación de inotrópicos, de los cuales el más utilizado es la dopamina en dosis de 5 a 20 microgramos por kilogramo de peso, tratando de emplear siempre las dosis más bajas para mantener una buena perfusión renal y periférica.

Tan pronto se logre la estabilización de la función circulatoria y respiratoria, se procederá sin pérdida de tiempo a frenar la hemorragia, que, de continuar, pese a las medidas tomadas, llevará al *shock* grave o irreversible y por consiguiente a la muerte.

Como se han mencionado drogas vasoactivas para el *shock* traumático (hipovolémico o neurogénico), se justifica mencionar algunas características de estas mismas, para una mejor comprensión de su empleo por parte del médico, el odontólogo o la enfermera abocados a esta contingencia.

▶ **Los coloides.** Incluyen plasma, albúmina y sustitutos del plasma como el dextrán. Su papel, un tanto controvertido actualmente, parece ser básico en la hipovolemia por pérdida del plasma como sucede en los quemados. Aun en este caso es recomendable, para recuperar el volumen, el uso de cristaloides hasta compensar el déficit hidroelectrolítico y disminuir el aumento inicial de permeabilidad capilar de las zonas lesionadas. Se tienen dos tipos de dextrán, el 40 y el 70. El dextrán 70 se prepara en solución al 6 % y el dextrán 40, en solución al 10 %. El primero mantiene el volumen intravascular por más de 24 horas, mientras el segundo permanece en la circulación por un máximo de 8 horas, eliminándose muy rápidamente por el riñón. El dextrán disminuye la agregación plaquetaria, por lo cual, aplicado en dosis altas, puede conducir a problemas hemorrágicos; en algunos casos puede generar problemas renales. Recientemente se ha descubierto un polímero sintético: el *hetastarch*, de permanencia intravascular por el doble del tiempo que el dextrán.

▶ **Los cristaloides.** Tienen como principal constituyente el cloruro de sodio; los más empleados son las soluciones isotónicas de cloruro de sodio y el lactato de Ringer. Tienen la ventaja de que disminuyen la viscosidad sanguínea y mejoran las condiciones de microcirculación; también, expanden el intersticio y se distribuyen en todo el espacio del sodio, es decir, llenan todo el espacio extracelular. La aplicación de cristaloides es el procedimiento de elección en *shock* hipovolémico; esta se debe continuar hasta la evaluación y decisión de hacer transfusión de sangre.

Muchas veces, si la pérdida sanguínea no excede de 1.000 o 1.500 cm^3, con el buen uso de los cristaloides se evita hacer transfusión sanguínea.

▶ **Los inotrópicos.** Se utilizan cuando no se logra estabilizar la tensión arterial sistólica por encima de 70 mm Hg; la droga se usa teniendo en cuenta las condiciones fisiopatológicas del *shock* y la respuesta del organismo a los otros procedimientos empleados.

La dopamina es el precursor natural de la noradrenalina y la adrenalina; aun aplicada en dosis por debajo de 20 mg/kg, es mucho menos vasoconstrictora que la noradrenalina o el metaraminol, y menos taquicardizante que el isoproterenol. Se debe aplicar por infusión endovenosa comenzando por dosis muy bajas de 2 a 4 mg/kg. La dopamina viene en ampollas de 5 mL que contienen 40 mg. El contenido se debe disolver en solución glucosada o salina de acuerdo con la concentración deseada. La sobredosis produce náuseas, vómito, taquicardia, arritmias, cefalea e hipertensión. Lo ideal es que su uso sea controlado por médicos experimentados en la materia. Pero bajo los parámetros descritos, se puede iniciar su aplicación por el profesional de la salud, médico, enfermera, odontólogo, para mejorar las condiciones del paciente en *shock*, mientras se pone bajo control del medio hospitalario.

En términos generales, ante *shock* hipovolémico, los objetivos fundamentales, básicos e impostergables son: recuperar el volumen sanguíneo y tratar la causa, deteniendo la pérdida de líquidos. En el *shock* neurogénico, además, debe restituirse el tono vasogénico (a-adrenérgico), para lo cual son buenos coadyuvantes la etilfenilefrina y la fentetramina.

Frente al trauma, se puede decir que el objetivo primordial es salvar la vida del paciente. Las lesiones esqueléticas, orgánicas o de cualquier orden pueden solucionarse con el paciente estabiliza-do. Sin lograr esto, jamás deben intentarse pro-cedimientos quirúrgicos durante los cuales, de no estar estabilizado el paciente, puede ocurrir la muerte.

Resumen

El trauma, se define como "cualquier factor violento externo, sobre el organismo, que daña su integridad". El trauma puede ser físico o síquico. Desde el punto de vista de su intensidad, se clasifica en: leve, moderado y severo. El leve de diaria ocurrencia, solamente causa dolor, fácilmente controlable, sin incapacidad funcional ni peligro manifiesto para la vida. El moderado provoca mayor sufrimiento de los tejidos, com-promiso fácilmente controlable del estado general, incapacidad transitoria y no deja secuelas permanentes. El severo produce ruptura o destrucción de tejidos, incapa-cidad funcional, compromiso importante del estado general y puede conducir a la muerte en forma inmediata o mediata. Si el paciente sobrevive, generalmente queda con secuelas estéticas o funcionales. Desde el punto de vista de su forma, se clasifica en abierto o cerrado. El abierto implica solución de continuidad de la piel y los tejidos superficiales o profundos; el cerrado, así comprometa tejidos profundos, solamente produce manifestaciones externas en la piel, como cambio de color, edema, pero no presenta solución de continuidad de la piel. Desde el punto de vista del compromiso del organismo se divide en simple y compuesto. El simple o único solamente afecta una región orgánica. El compuesto afecta dos o más regiones, órganos o sistemas del individuo. Según las estructuras del organismo comprometidas, se divide en cra-neoencefálico, torácico, abdominal, de las extremidades, etc., de acuerdo con el teji-do, órgano o aparato, toma el propio nombre de la porción afectada.

Trauma cervical asociado a trauma facial

Carlos Enrique Amador Preciado - Diego Andrés Chaves Acevedo

En la atención del paciente politraumatizado, que en ocasiones le corresponde al odontólogo valorar en el servicio de urgencias o en casos en los cuales debe prestar los primeros auxilios en el sitio de accidente, se encuentran, junto con el trauma maxilofacial, el trauma craneoencefálico y el cervical. En este capí-tulo se hace un resumen, ya que en los textos odon-tológicos, por lo general, no se menciona.

Examen físico primario

Está encaminado a la identificación y tratamien-to de las lesiones que afectan la vida del paciente.

Examen físico secundario

Este examen se hace una vez se logra asegurar una vía aérea y se determina que el paciente no está en riesgo de fallecer. Dentro del examen físico se deben buscar hemorragias, lesiones penetrantes, fracturas dentales, cuerpos extraños y fracturas del esqueleto facial. En ocasiones, el edema facial en los pacientes impide el examen ocular adecuado; sin embargo, estas dificultades no deben impedir la valoración de la agudeza visual, el tamaño y simetría de las pupilas, uso de lentes de contacto (que se deben retirar), la movilidad de los músculos extraoculares y la presencia o ausencia de diplopía, luxación del cristalino o compresión ocular.

El tratamiento del trauma maxilofacial que no está asociado a la obstrucción de la vía aérea se puede diferir hasta cuando el paciente se encuen-tre estable y se hayan controlado las lesiones que pongan en peligro su vida.

Imágenes diagnósticas

La siguiente es una descripción de las imágenes solicitadas como ayudas diagnósticas para la eva-luación del trauma cervical.

▶ **Radiografías simples de columna cer-vical.** En proyecciones anteroposterior, lateral y oblicua. Este grupo de radiografías simples deben solicitarse rutinariamente siempre que se sospeche trauma cervical. El propósito es visualizar la base del cráneo, las siete vértebras cervicales y la primera vértebra torácica. Se debe observar en una radiografía normal: la alineación de los cuerpos vertebrales, la alineación de las apófisis espinosas y transversas, así como la conservación de los espacios intervertebrales. En caso de que se sospeche fractura de la apófisis odontoides, se debe confirmar con una radiografía anteroposterior con la boca abierta. Cuando existe sospecha de lesión de columna cervical, este tipo de exámenes radiográficos lo debe realizar personal entrenado.

▶ **Tomografía axial computarizada (TAC) y resonancia magnética (RM).** Toda duda en una radiografía simple se debe aclarar con una tomografía computarizada y a todo paciente con patología neurológica se le debe practicar una resonancia magnética nuclear.

▶ **Angiografía o ultrasonografía.** Ante la posibilidad de trauma vascular se puede requerir el uso de angiografía o de ultrasonografía (Doppler).

Evaluación primaria, ABCD del trauma

El adecuado manejo del paciente traumatizado durante la primera hora después de ocurrido el accidente mejora el pronóstico de sobrevida del individuo. Se ha demostrado que la ausencia de vía aérea permeable es fatal, incluso mucho más letal que la incapacidad para ventilar o la hipovolemia aguda. El segundo problema asociado a alta mortalidad y complicaciones es la presencia de una masa expansiva intracraneal, como un hematoma epidural o subdural agudo. El manejo inicial se conoce como el ABCD del trauma, por lo tanto, la prioridad de atención tiene el siguiente orden:

▶ A: Vía aérea permeable con control de la columna cervical.
▶ B: Ventilación y respiración.
▶ C: Circulación con control de la hemorragia.
▶ D: Valoración del déficit neurológico.
▶ E: Exposición y control del entorno.

Siguiendo esta norma, lo primero es verificar la permeabilidad de la vía aérea superior, se deben retirar cuerpos extraños, dientes fracturados y prótesis dentales. Por otra parte, es preciso detectar fracturas del esqueleto facial, la tráquea o la laringe. La elevación de la mandíbula hacia arriba y adelante, apoyándose detrás de los ángulos goníacos de la mandíbula, ayuda a mejorar la ventilación de la vía aérea superior. Los pacientes con déficit de conciencia, con una escala de Glasgow menor de 8, generalmente requieren intubación endotraqueal y ventilación mecánica (figura 13.1).

Figura 13.1 Algoritmo de la vía aérea y reanimación cardiopulmonar

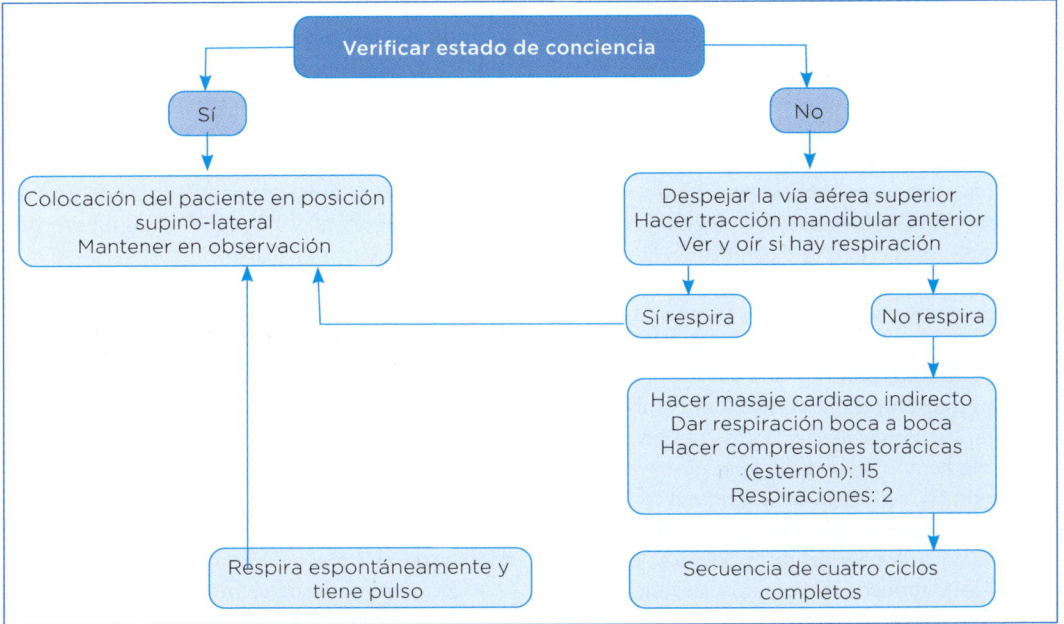

Todo paciente politraumatizado por encima de la clavícula o con pérdida de conciencia se debe manejar como si tuviera trauma de columna y médula espinal hasta que se demuestre lo contrario. Al restablecer la vía aérea, se debe evitar hiperextender, flexionar o rotar la cabeza y el cuello del paciente. La obtención de una vía aérea superior permeable no garantiza que el paciente pueda respirar bien, por lo que se debe estar atento a la presencia de neumotórax, hemotórax o contusión pulmonar. La palpación, la inspección y la auscultación pueden mostrar lesiones de la pared torácica. La radiografía de tórax se debe practicar tan pronto como sea posible.

Trauma cervical

En cualquier paciente con trauma craneofacial se debe considerar la posibilidad de lesión inestable de la columna cervical (fractura o rotura de ligamentos); en estos casos se debe practicar inmovilización cervical hasta estar seguro de la inexistencia de la misma. La ausencia de sintomatología neurológica no descarta este tipo de lesiones. Así mismo, se debe considerar que el cuello es una región anatómica de suma importancia, donde se alojan estructuras vitales para el individuo; de hecho, por él trascurren las arterias carótidas comunes y sus posteriores divisiones que suministran el flujo sanguíneo al cerebro mediante la carótida interna, además de las arterias vertebrales y la irrigación de las estructuras anatómicas del cuello y la cara a través de las ramas de la carótida externa. También se encuentra la circulación de retorno venoso, dada por las venas yugulares interna y externa. La disección u oclusión de estas arterias se puede dar en forma tardía, sin haberse presentado signos o síntomas previos. Además, en la región cervical se encuentran estructuras que conforman la vía aérea superior como la faringe, la laringe y la tráquea. De la misma forma, se encuentran la médula espinal, los nervios raquídeos y algunos de los pares craneanos. Por último, pero no de menor importancia, están las estructuras que conforman el tubo digestivo alto. En consecuencia, la obstrucción de la vía aérea y la hemorragia constituyen el mayor riesgo para la vida. Un examen cuidadoso del cuello debe incluir la detección de dolor cervical, enfisema subcutáneo o desviación de la tráquea, presencia de pulsos carotídeos bilaterales y auscultación en busca de soplos.

Mecanismos de lesión

Trauma penetrante

Este tipo de trauma es ocasionado por armas cortopunzantes, como cuchillos, vidrios, etc., y por armas de fuego. Estas últimas se dividen de acuerdo con la velocidad del proyectil:

- Baja velocidad, con proyectiles que viajan a menos de 330 m/s.
- Media velocidad, entre 330 y 660 m/s.
- Alta velocidad, más de 1.000 m/s.
- Ultra alta velocidad, proyectiles que viajan a más de 1.485 m/seg.

Las armas de fragmentación, como bombas o granadas, corresponden a proyectiles de baja velocidad, pero por la cantidad de fragmentos sólidos que desprenden —metal, piedra, pólvora y aun estiércol— causan daños graves en los tejidos.

Las lesiones vasculares se pueden clasificar así:

▶ **Compresión externa.** Cuando el proyectil comprime el vaso sin dañar sus paredes, pero impide la normal perfusión sanguínea.

▶ **Contusión mural.** En ocasiones puede causar la rotura del vaso o formar aneurismas que se pueden romper aun pasados varios días de ocurrido el trauma. Así mismo, se han encontrado fístulas arteriovenosas como resultado de este tipo de lesión vascular.

▶ **Trombosis.** En este caso, la perfusión sanguínea se ve afectada por completo y una de las principales complicaciones es la isquemia cerebral, cuando el compromiso corresponde a las carótidas primitivas o a su rama carótida externa.

El trauma penetrante en cuello tiene una incidencia del 25 al 40 %, con la siguiente distribución:

- Yugular interna: 9 %.
- Carótida: 7 %.
- Faringe o esófago: 5-15 %.
- Laringe o tráquea: 4-12 %.

El trauma de cuello se puede clasificar en tres zonas:

- Zona 1: va desde la escotadura esternal y las clavículas hasta el cartílago cricoides
- Zona 2: Va desde el cartílago cricoides hasta el ángulo de la mandíbula
- Zona 3: va desde el ángulo de la mandíbula hasta la mastoides

La atención de pacientes con trauma penetrante en las zonas I y III del cuello es el siguiente: angiografía ante la sospecha de lesión vascular, además de la posible exploración quirúrgica, dependiendo del tipo de lesión. En casos de trauma en la zona II, aun cuando hay controversia, el consenso recomienda la exploración quirúrgica, con el fin de reducir la morbilidad, e identificar y reparar las estructuras lesionadas.

Trauma cerrado

Entre las causas de este tipo de trauma están las siguientes:

- Accidentes automovilísticos.
- Deportes.
- Peleas.
- Maltrato infantil.
- Accidentes ocupacionales.

El trauma cervical cerrado tiene una frecuencia del 5 al 10 % de las lesiones corporales; el compromiso respiratorio es de un 10 %, con una mortalidad del 33 %, y los traumas de la zona I del cuello son los que presentan mayor morbilidad y mortalidad. Solo el 10 % de los casos con trauma vascular en el cuello desarrolla síntomas en la primera hora.

Para detectar en forma temprana este tipo de lesión se debe establecer el mecanismo del trauma, el tiempo transcurrido entre su ocurrencia y la asistencia médica, la cantidad de sangrado, el tiempo de pérdida de conciencia, la hora de la última ingesta de alimentos y la posible ingesta de alcohol o drogas.

Obstrucción de la vía aérea

La obstrucción de la vía aérea puede ser el resultado de la estenosis de la tráquea o de la laringe. Puede presentarse cambio de la voz por parálisis parcial o total de las cuerdas vocales luego del trauma laríngeo.

Fractura de la laringe

La fractura de la laringe se produce como resultado del trauma cervical, ya sea penetrante o contuso, que afecte la región anterior de cuello, zonas I y II. De hecho, muchos accidentes automovilísticos producen lesión de la zona anterior del cuello y de la laringe como consecuencia de no utilizar el cinturón de seguridad.

Clasificación

La lesión del esqueleto cartilaginoso que compone la laringe puede mostrar desplazamiento o aplastamiento de las estructuras comprometidas y puede afectar el cartílago tiroides, el cricoides o los anillos traqueales. Cuando hay avulsión de estos anillos de la laringe, la posibilidad de sobrevida del paciente disminuye drásticamente.

Diagnóstico

En caso de fractura de la laringe, se pueden observar los siguientes signos:

- Contusión o laceración de cuello.
- Aplastamiento de cuello.
- Enfisema subcutáneo.
- Edema laríngeo.

Tratamiento

Se divide en conservador (cerrado) y quirúrgico (abierto). El *manejo conservador* se instaura ante los siguientes hallazgos:

- No hay dificultad respiratoria.
- Existe motilidad de las cuerdas vocales.

El *manejo abierto* se instaura cuando se presenta alguna de las siguientes situaciones:

- Fractura o luxación de estructuras cartilaginosas.
- Laceración o disrupción de la mucosa laríngea.
- Hemorragia que puede causar hematoma compresivo o disecante.
- Enfisema en progresión.

Valoración neurológica (escala de Glasgow)

Esta escala se ha establecido para definir el grado de afección neurológica de un paciente luego de un trauma. La escala tiene un límite máximo de 15 puntos en pacientes neurológicamente normales y un límite mínimo de 3, el cual es prácticamente incompatible con la vida. Entre más cerca se encuentre de los límites inferiores, peor será el pronóstico para el paciente. Se toman como parámetros la respuesta ocular, la respuesta motora y la respuesta al dolor. Valores menores o iguales a 7 se consideran traumas craneoencefálicos severos (tabla 13.1).

Tabla 13.1. Escala de Glasgow

Área evaluada	Puntaje
Apertura ocular	
Espontáneo	4
Orden verbal	3
Al dolor	2
Sin respuesta	1
Respuesta motora	
Obedece orden verbal	6
Localiza el dolor	5
Flexión normal (retiro)	4
Flexión anormal (decorticación)	3
Postura de extensión	2
Sin respuesta (flacidez)	1
Respuesta verbal	
Orientado - conversa	5
Conversación confusa	4
Palabras inapropiadas	3
Sonidos incomprensibles	2
Sin respuesta	1

🖥 Caso clínico

Paciente masculino de 28 años de edad, ingresó 24 horas después de sufrir trauma facial por caída de su propia altura contra un elemento contundente (piedra) en actividad laboral; recibió atención inicial en un centro médico y fue trasladado al hospital para valoración y manejo. No refiere antecedentes médicos, quirúrgicos, hospitalizaciones, farmacológicos o alérgicos (figura 13.2).

Figura 13.2

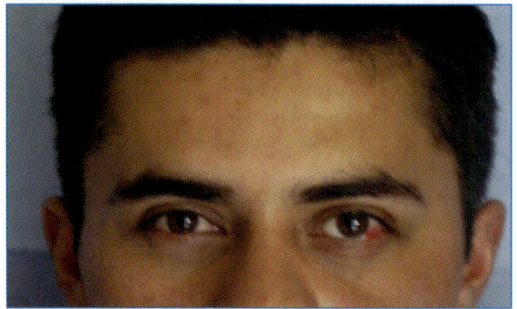

Paciente en buen estado general, afebril, eupneico, hidratado, orientado, con signos vitales dentro de los parámetros normales, Glasgow 15/15.

▶ Examen extraoral

- ‣ Tercio superior de la cara: Sin alteraciones.
- ‣ Tercio medio: Hemorragia subconjuntival OI, pupilas isocóricas, normocrómicas, normorreactivas, movimiento MOE conservados (figuras 13.3, 13.4 y 13.5), proptosis de globo

Figura 13.3

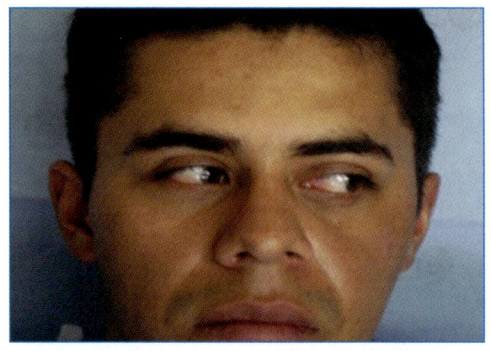

Figura 13.4

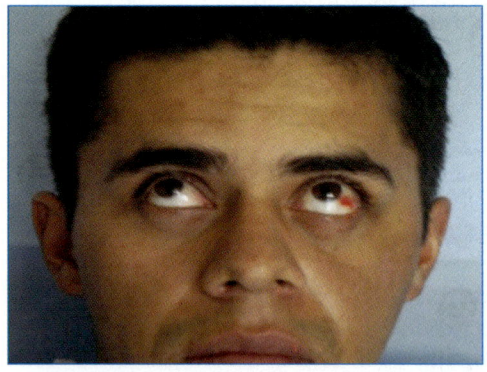

Figura 13.5

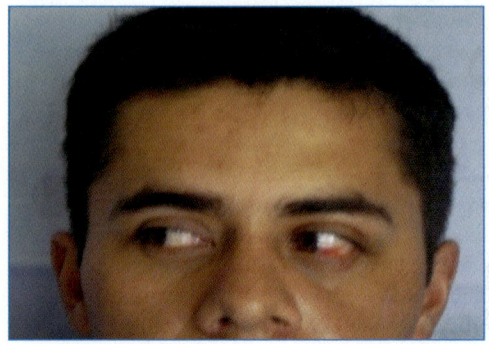

ocular izquierdo (figura 13.6), dolor a la palpación en reborde orbitario inferior y reborde lateral de órbita izquierda, leve edema en la región malar izquierda, depresión de la prominencia malar izquierda y arco cigomático ipsilateral, herida de aproximadamente 1 cm en la región del cuerpo malar, escalón óseo en reborde orbitario inferior izquierdo, escalón óseo en pilar frontomalar, escalón óseo en pilar maxilomalar izquierdo e hipoestesia de nervio infraorbitario.

‣ Tercio inferior: Sin alteraciones.

‣ En la tomografía cervical se observa fractura de la apófisis espinosa de C_2.

▶ **Examen intraoral**

‣ Limitación a la apertura oral: 10 mm, oclusión estable, estructuras dentales y mucosas sin alteraciones (figura 13.7).

▶ **Diagnóstico**

‣ Trauma facial

‣ Trauma de tejido blando

‣ Fractura de la pared anterior de seno maxilar izquierdo (figuras 13.8 y 13.9)

‣ Fractura malar tipos II y IV, Knight y North

‣ Fractura de la apófisis espinosa de C_2

Figura 13.6

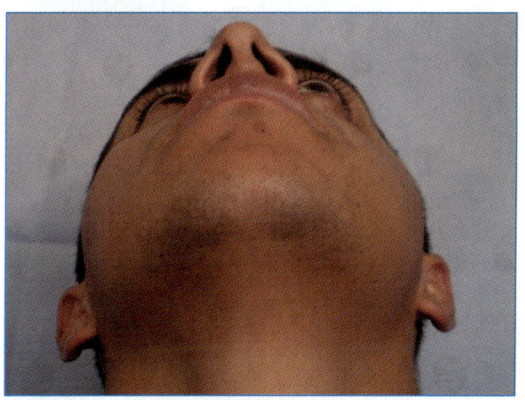

Figura 13.7

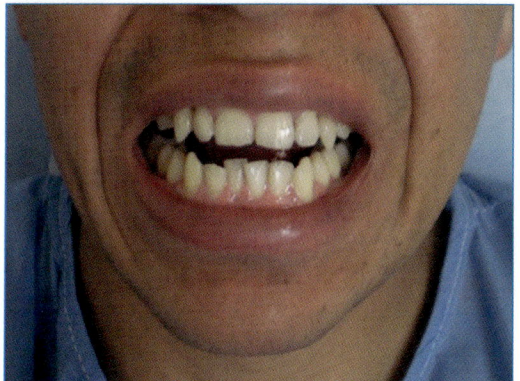

Figura 13.8

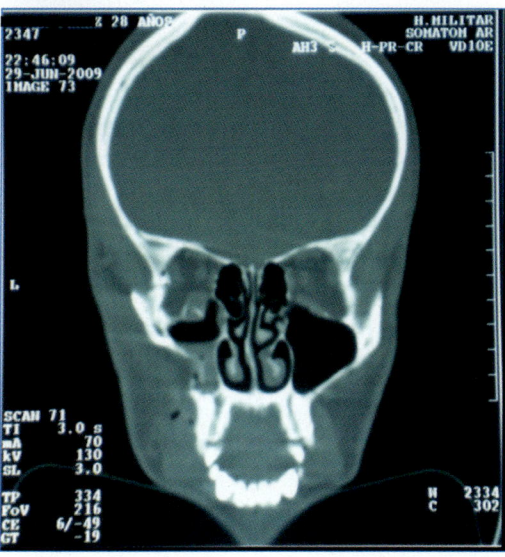

Figura 13.9

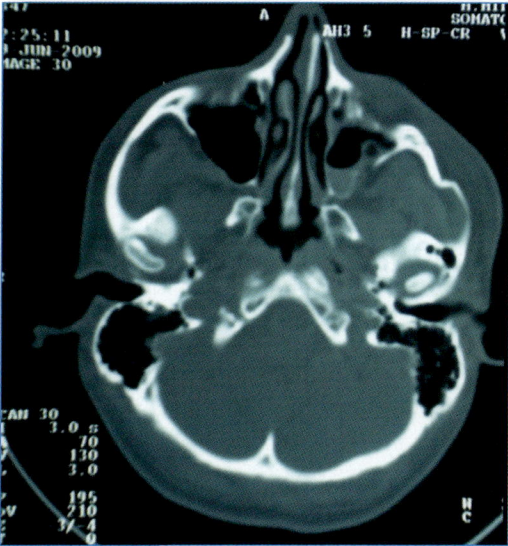

▶ **Tratamiento**

‣ Reducción abierta de fractura malar.
‣ Placa de 4 orificios, sistema 1.5: Pilar fronto-malar (figura 13.10).
‣ Placa en L con puente corto, 5 orificios, sistema 2.0 maxilar. Pilar maxilomalar (figura 13.11).
‣ Placa de 6 orificios, sistema 1.5: Reborde infraorbitario izquierdo (figura 13.12).
‣ Reducción abierta de arco cigomático.

‣ Inmovilización cervical.

▶ **Tratamiento farmacológico:** Diclofenaco 75 mg cada 12 horas I. V. Cefalotina 1 g cada 8 horas I.V

Es importante en traumatismo maxilofacial siempre descartar el compromiso de trauma cervical, ya que una lesión a este nivel puede comprometer la movilidad del paciente.

Figura 13.10

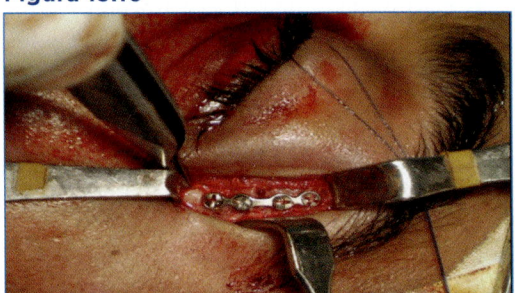

Figura 13.11

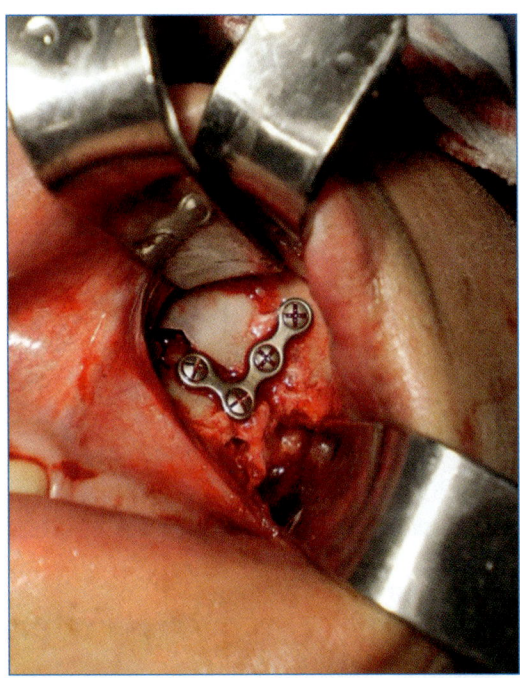

Figura 13.12

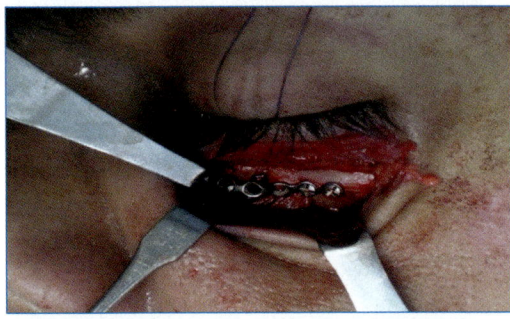

Resumen

Dentro del examen físico se deben buscar hemorragias, lesiones penetrantes, fracturas dentales, cuerpos extraños y fracturas del esqueleto facial. En ocasiones, el edema facial en los pacientes impide el examen ocular adecuado; sin embargo, estas dificultades no deben impedir la valoración de la agudeza visual, el tamaño y simetría de las pupilas, uso de lentes de contacto (que deben retirarse), la movilidad de los músculos extraoculares y la presencia o ausencia de diplopía, luxación del cristalino o compresión ocular. El tratamiento del trauma maxilofacial que no está asociado a la obstrucción de la vía aérea se puede diferir hasta cuando el paciente se encuentre estable y se hayan controlado las lesiones que pongan en peligro su vida. Es importante en traumatismo maxilofacial siempre descartar el compromiso de trauma cervical, ya que una lesión a este nivel puede comprometer la movilidad del paciente.

Autoevaluación

1. De acuerdo con el factor causante, ¿cuáles son los tipos de *shock*?

   Relaciónelos con las descripciones de la columna derecha.

Shock hipovolémico	Por infección
Shock cardiogénico	Pérdida de sangre
Shock séptico	Falta de función cardiaca
Shock neurogénico	Interrupción del tono vasomotor
Shock anafiláctico	Por dolor + daño celular + pérdida de sangre
Shock por insuficiencia suprarrenal aguda	Liberación de histamina ante reacción de hipersensibilidad
Shock traumático	Baja secreción corticosuprarrenal

2. ¿Por qué no se deben suministrar analgésicos orales en pacientes graves semiinconscientes o inconscientes?

3. En caso de trauma en el consultorio, ¿cuáles son las medidas prioritarias?

4. ¿De cuáles elementos debe disponer el odontólogo en el consultorio para atender una situación de emergencia?

5. ¿Mantendría la inmovilización cervical, a pesar de tener un nivel en la escala de Glasgow de 15/15?

6. ¿Por qué solicitar un TAC de cuello, aunque se tengan radiografías cervicales?

7. Con el cuadro clínico descrito, ¿qué conducta recomendaría?

Bibliografía

Alao T, Waseem M. Neck trauma. 2021 Jul 8. En: StatPearls [Internet]. Treasure Island (FL): StatPearls Publishing; 2021 Jan. Disponible en: https://www.ncbi.nlm.nih.gov/books/NBK470422/

Anjum A, Yazid MD, Fauzi Daud M, Idris J, Ng AMH, Selvi Naicker A, et al. Spinal cord injury: Pathophysiology, multimolecular interactions, and underlying recovery mechanisms. Int J Mol Sci. 2020;21(20):7533. doi: 10.3390/ijms21207533.

Bäckman PB, Riddez L, Adamsson L, Wahlgren CM. Epidemiology of firearm injuries in a Scandinavian trauma center. Eur J Trauma Emerg Surg. 2020;46(3):641-7. doi: 10.1007/s00068-018-1045-1.

Bernath MM, Mathew S, Kovoor J. Craniofacial trauma and vascular injury. Semin Intervent Radiol. 2021;38(1):45-52. doi: 10.1055/s-0041-1724012.

Brimacombe J, Keller C, Kunzel KH. Cervical spine motion during airway management: a cinefluoroscopic study of the posteriorly destabilized third cervical vertebrae in human cadavers. Anesth Analg. 2000;91(5):1274-8.

DeBehnke DJ. Intubation of patients with cervical spine injuries. Am J Emerg Med. 1992;10(5):506.

Eggen JT, Jorden RC. Airway management, penetrating neck trauma. J Emerg Med. 1993;11(4):381-5.

Flanagan CD, Childs BR, Moore TA, Vallier HA. Early tracheostomy in patients with traumatic cervical spinal cord injury appears safe and may improve outcomes. Spine (Phila Pa 1976). 2018;43(16):1110-6. doi: 10.1097/BRS.0000000000002537.

Feller R, Furin M, Alloush A, Reynolds C. EMS immobilization techniques. 2021 Oct 9. En: StatPearls [Internet]. Treasure Island (FL): StatPearls Publishing; 2021 Jan. Disponible en: https://www.ncbi.nlm.nih.gov/books/NBK459341/#:~:text=The%20traditional%20ATLS%20teaching%20for,scoop%20stretcher%20and%20vacuum%20splint.

Huang LK, Wang HH, Tu HF, Fu CY. Simultaneous head and facial computed tomography scans for assessing facial fractures in patients with traumatic brain injury. Injury. 2017;48(7):1417-22. doi: 10.1016/j.injury.2017.04.046.

Hunter C, Januszyk M, Wan DC, Momeni A. Systematic reviews in craniofacial trauma-strengths and weaknesses. Ann Plast Surg. 2016;77(3):363-8. doi: 10.1097/SAP.0000000000000633.

Karsy M, Hawryluk G. Modern medical management of spinal cord injury. Curr Neurol Neurosci Rep. 2019;19(9):65. doi: 10.1007/s11910-019-0984-1.

Nolte PC, Uzun DD, Häske D, Weerts J, Münzberg M, Rittmann A, et al. Analysis of cervical spine immobilization during patient transport in emergency medical services. Eur J Trauma Emerg Surg. 2021;47(3):719-26. doi: 10.1007/s00068-019-01143-z.

O'Connor J, Hicks S. Penetrating neck trauma: awake tracheostomy, intubation, or both? Can J Anaesth. 2020;67(10):1484-5. doi: 10.1007/s12630-020-01723-3.

Oxford RG, Chesnut RM. Neurosurgical consider-ations in craniofacial trauma. Facial Plast Surg Clin North Am. 2017;25(4):479-91. doi: 10.1016/j.fsc.2017.06.002.

Petrone P, Velaz-Pardo L, Gendy A, Velcu L, Brathwaite CEM, Joseph DK. Diagnosis, management and treatment of neck trauma. Cir Esp (Engl Ed). 2019;97(9):489-500. English, Spanish. doi: 10.1016/j.ciresp.2019.06.001.

Pullinger AC, Seligman DA. Multifactorial analysis of differences in temporomandibular joint hard tissue anatomic relations between disk displacement with and without reduction in women. J Prosthet Dent. 2001;86(4):407-19.

Reece GP, Shatney CH. Blunt injuries of the cervi-cal trachea: review of 51 patients. South Med J. 1988;81(12):1542-6.

Santiago-Rosado LM, Sigmon DF, Lewison CS. Tra-cheal trauma. 2021 Jul 10. En: StatPearls [Internet]. Treasure Island (FL): StatPearls Publishing; 2021 Jan. Disponible en: https://www.ncbi.nlm.nih.gov/books/NBK500015/

Shank CD, Walters BC, Hadley MN. Current topics in the management of acute traumatic spinal cord injury. Neurocrit Care. 2019;30(2):261-71. doi: 10.1007/s12028-018-0537-5.

Swartz EE, Tucker WS, Nowak M, Roberto J, Holling-worth A, Decoster LC, et al. Prehospital cervical spine motion: Immobilization versus spine motion restriction. Prehosp Emerg Care. 2018;22(5):630-6. doi: 10.1080/10903127.2018.1431341.

Uzun DD, Jung MK, Weerts J, Münzberg M, Grützner PA, Häske D, Kreinest M. Remaining cervical spine movement under different immobilization techniques. Prehosp Disaster Med. 2020;35(4):382-7. doi: 10.1017/S1049023X2000059X.

You N, Choi MS, Roh TH, Jeong D, Kim SH. Severe facial fracture is related to severe traumatic brain injury. World Neurosurg. 2018;111:e47-e52. doi: 10.1016/j.wneu.2017.11.166.

CAPÍTULO 14

Situaciones específicas de traumatismos

Trastornos articulares

Adriana Marcela Ocampo Páez

Introducción

La articulación temporomandibular (ATM), es una articulación sinovial bilateral, de tipo ginglimo-artroidal, que anatómicamente está formada por el hueso temporal del cráneo y por la mandíbula (en el cóndilo), constituida por ligamentos, músculos, vasos sanguíneos y nervios; debido a su configuración actúa como bisagra, y también permite movimientos de apertura, cierre, protrusión, retrusión y lateralidad de la mandíbula. Debido a la complejidad de los movimientos que realiza, se pueden presentar algunas patologías.

En algunos casos el funcionamiento normal de la ATM, de los músculos de la cabeza y el cuello (cuarto superior) y de los masticatorios se puede ver afectado por eventos como el macrotrauma y el microtrauma, y estos a su vez pueden originar procesos inflamatorios como sinovitis-capsulitis o retrodiscitis y también podrían generar alteraciones o disfunciones discales como desplazamientos. Por último, los protocolos de manejo terapéutico siempre están directamente relacionados con el factor etiológico.

Macrotrauma

Se define en términos de frecuencia y tiempo como un único evento, usualmente súbito, con una magnitud de fuerza y/o intensidad que puede ocasionar alteraciones en la ATM y en los músculos. El macrotrauma puede ser directo e indirecto.

▶ **Indirecto:** Evento que no impacta directamente la ATM o el maxilar inferior, pero que puede afectar secundariamente los músculos. Por ejemplo, bostezos excesivamente amplios, bocados muy grandes, sesiones odontológicas prolongadas, procedimientos quirúrgicos donde se intenta ampliar el rango de apertura mandibular (cirugía de cordales, intubaciones, entre otros) (figura 14.1).

▶ **Directo:** Evento que impacta directamente la ATM o el maxilar inferior y los músculos. Por ejemplo, accidentes de tránsito (automóvil, motocicleta, bicicleta, etc.), deportes de contacto (boxeo, fútbol, *kickboxing,* etc.), deportes extremos (parapente, rapel, motocross, etc.) (figura 14.2).

Figura 14.1. Macrotrauma indirecto. Entubación endotraqueal

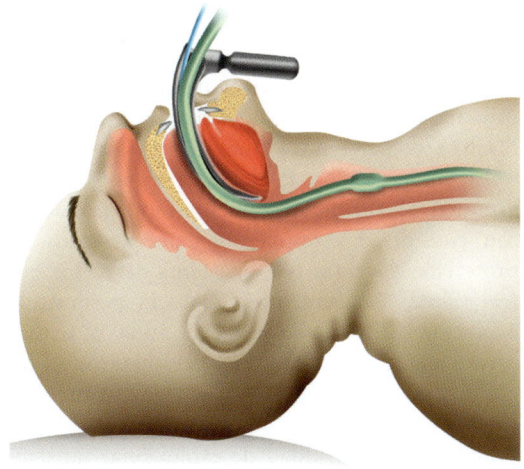

Figura 14.2. Macrotrauma directo (*kickboxing*)

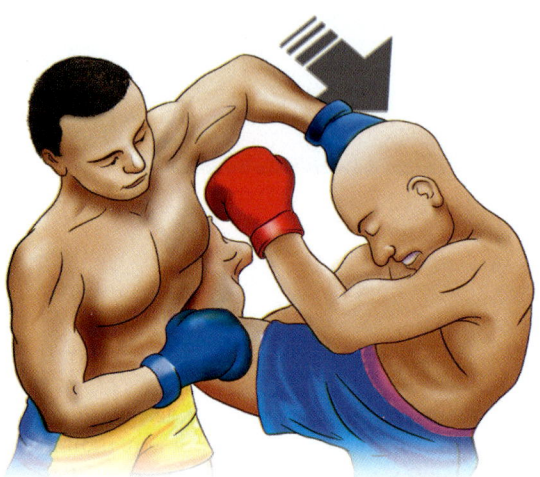

El macrotrauma directo e indirecto afecta tanto los ligamentos de la ATM (capsular, temporomandibular y discales) como la membrana sinovial, el tejido retrodiscal y los músculos masticatorios. En los ligamentos, la inflamación, el dolor y la elongación suelen ser la respuesta ante esos eventos. La elongación de la cápsula y del ligamento temporomandibular compromete su función primaria (limitar los movimientos extremos) desencadenando alteraciones por hipermovilidad (subluxación y luxación o dislocación espontánea). La elongación de los ligamentos discales predisponen a cambios en la relación cóndilo-disco (alteraciones o disfunciones discales). En la membrana sinovial y en el tejido retrodiscal la inflamación y el dolor (sinovitis-capsulitis y retrodiscitis) son los signos y síntomas representativos.

En los músculos, el dolor, la inmovilización eventual y la debilidad (mioespasmo, entre otros) son considerados respuestas y mecanismos de protección ejercidos por el sistema nervioso central (SNC). Su función no solo es permitir la evolución y recuperación de la zona muscular directamente afectada, sino garantizar que las estructuras que componen la ATM (ligamentos, membrana sinovial, tejido retrodiscal) tengan también la oportunidad de evolucionar satisfactoriamente.

Microtrauma

Se define en términos de frecuencia y tiempo como un evento repetitivo a lo largo de un periodo, con una magnitud de fuerza y/o intensidad que puede ocasionar alteraciones en la ATM (membrana sinovial, tejido retrodiscal, disco articular y músculos). Por ejemplo, bruxismo, hábitos como masticar chicle, onicofagia, interferencias oclusales (figura 14.3).

Figura 14.3. Microtrauma (bruxismo)

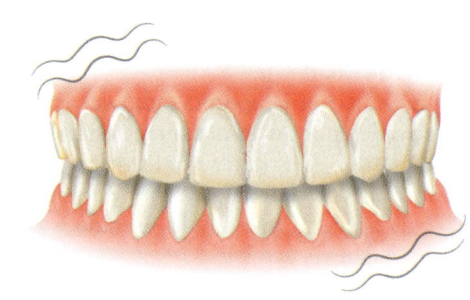

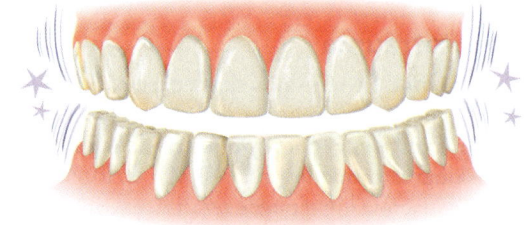

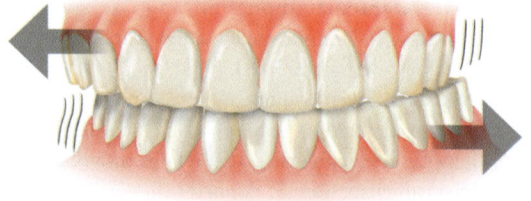

Mientras que en la membrana sinovial y en el tejido retrodiscal la respuesta al microtrauma es inflamación y dolor (sinovitis-capsulitis y retrodiscitis), en el disco articular esta carga repetitiva se manifiesta con cambios en su morfología, debido a la alteración de la matriz del fibrocartílago que lo compone, situación que puede afectar la relación cóndilo-disco (alteraciones o disfunciones discales). En el músculo, el microtrauma se evidencia como una sobrecarga que induce a un aumento en la actividad del mismo, con respuestas de propioceptores musculares y del sistema nervioso autónomo, entre otras.

La adquisición del ATP requerido para la contracción muscular se realiza a través de la glicólisis anaeróbica debido a la contracción sostenida de las fibras musculares, lo cual causa una vasoconstricción de vasos y arterias nutrientes y disminución sustancial del aporte de oxígeno. El producto final es el ácido láctico como la sustancia responsable del dolor muscular.

Alteraciones articulares

Como se mencionó, el macrotrauma y el microtrauma pueden originar tanto alteraciones o disfunciones inflamatorias (sinovitis-capsulitis, retrodiscitis) como alteraciones o disfunciones discales (desplazamientos discales). En el caso de la hipermovilidad condilar, el macrotrauma puede ser uno de los determinantes en el desarrollo de sus dos variantes: subluxación y luxación articular.

Sinovitis-capsulitis

Es la inflamación del ligamento capsular y de la membrana sinovial. Tienen la misma estructura, externa (cápsula) e interna (membrana sinovial), por lo que son vascularizadas e inervadas. Con características histológicas diferentes, la inflamación de la una puede afectar a la otra.

▶ **Etiología:** Macrotrauma directo o indirecto y microtrauma.
▶ **Características clínicas:** De acuerdo con la severidad de la inflamación, las características clínicas (signos y síntomas) pueden aparecer de manera variable:
  ‣ Dolor en la ATM (polo externo del cóndilo y/o zona posterior articular), que usualmente aumenta al estirar la cápsula cuando se realizan movimientos.
  ‣ Puede limitar el movimiento mandibular.

‣ Al realizar la prueba de End Feel es blando (se introducen en la cavidad oral los dedos pulgar e índice, los cuales se apoyan en los dientes anteriores superiores e inferiores con el fin de ejercer una fuerza pasiva y progresiva para tratar de incrementar la apertura). Si la apertura se incrementa, se denomina blando o suave (figura 14.4).
‣ Se puede observar desviación mandibular hacia el lado afectado (el maxilar inferior durante el movimiento sale de la línea media facial y al terminar el movimiento retorna a esta) (figura 14.5).
‣ Se puede presentar maloclusión aguda (cambio súbito o repentino de la mordida).
‣ Si la inflamación es unilateral, el paciente puede manifestar durante la consulta una sensación de inoclusión del lado afectado y oclusión fuerte del lado contralateral.

Tenga en cuenta que la maloclusión aguda es transitoria y se resolverá con el tratamiento que instaure. Por tal razón, no realice ningún ajuste oclusal por tallado selectivo hasta verificar la etiología y la evolución del paciente a través de la terapia seleccionada.

Figura 14.4. End Feel blando

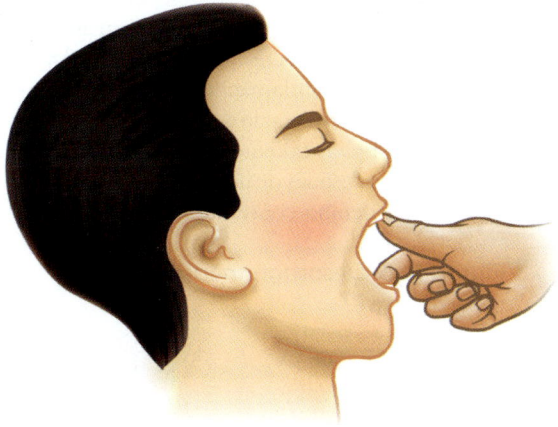

Figura 14.5. Desviación mandibular

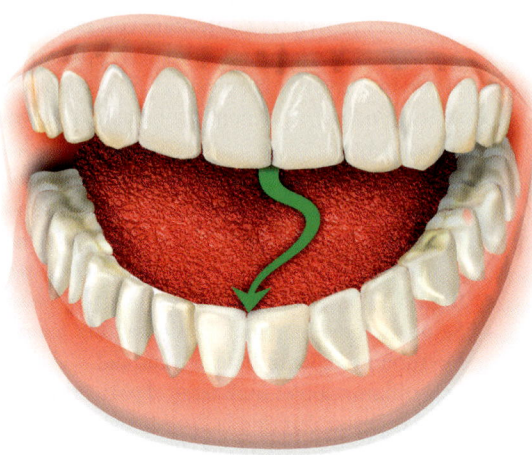

▶ **Manejo o protocolo:** El protocolo está directamente relacionado con el factor etiológico.

‣ **Cuando la etiología es por macrotrauma:** No se realiza tratamiento definitivo. El manejo de los síntomas dolorosos (tratamiento de apoyo) se convierte en la prioridad por medio de terapia física con frío (bolsas con hielo o *spray* frío entre otros), indicada en las primeras 24 horas de sucedido el evento, por un tiempo no mayor a 15 minutos, su mecanismo de acción está relacionado con analgesia y control de la inflamación; o con calor (calor superficial a través de compresas con agua caliente y bolsas calientes, entre otras), indicada 24 horas después de haber sucedido el evento, por un tiempo constante mayor a 20 minu-

tos, su mecanismo de acción está relacionado con el aumento del flujo sanguíneo, facilita la resolución del dolor a través de la eliminación y salida de mediadores de la inflamación y de sustancias algogénicas, como el ácido láctico en los músculos. La elección de una o más terapias dependerá de factores como el tiempo trascurrido entre el momento en el que sucedió el evento (macrotrauma) y la cita de atención, así como el mecanismo de acción de las terapias físicas. Este tipo de terapias se pueden realizar fácilmente durante la consulta como parte del tratamiento de urgencia y, así mismo, se puede extender fuera de la consulta para ser efectuadas por el paciente en su casa o bien por un profesional en fisioterapia quien podrá complementar con otro tipo de terapias físicas (TENS, ultrasonido, láser terapéutico, acupuntura, ejercicios y masajes, entre otras). Se debe limitar o disminuir el rango de movimiento mandibular beneficia la recuperación del ligamento capsular y ayuda a la resolución de síntomas dolorosos. Dieta blanda para controlar la sobrecarga en la membrana sinovial. Uso de aparato interoclusal.

‣ **Desprogramador anterior:** Aparato de recubrimiento parcial. El criterio de selección está sujeto a la etiología, a los signos y síntomas que presente el paciente durante la consulta de urgencia y a las condiciones de los dientes centrales superiores e inferiores en los cuales se elabora y se ejerce su función. Ideal para pacientes con limitación del movimiento relacionado con dolor. Indicado como tratamiento de apoyo en la disminución o eliminación de síntomas dolorosos y el control de cargas articulares y musculares, entre otros (figura 14.6).

Figura 14.6. Desprogramador anterior

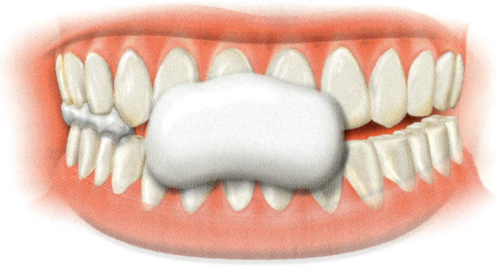

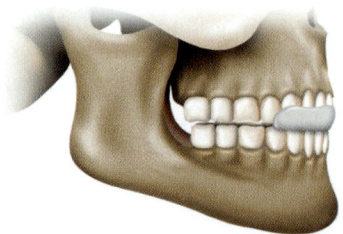

Figura 14.7. Placa estabilizadora

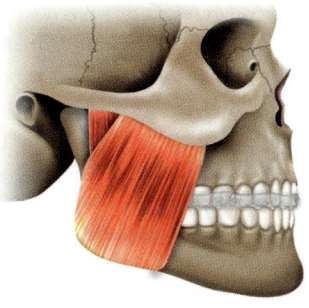
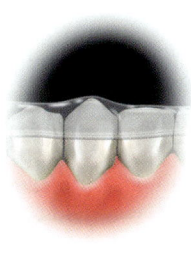
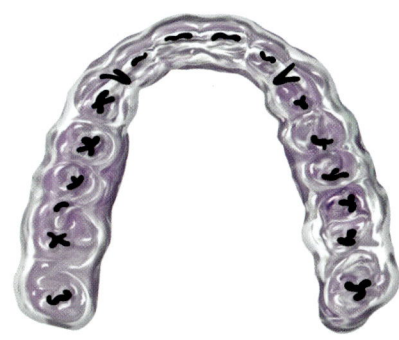

‣ **Placa estabilizadora:** Aparato de recubrimiento total. El criterio de selección está relacionado tanto por la etiología como por los signos y síntomas que presente el paciente durante la consulta de urgencia; puede ser elaborado tanto en el maxilar superior como en maxilar inferior, de acuerdo con las características dentales o las necesidades particulares del paciente. Está indicado como tratamiento de apoyo en la disminución o eliminación de síntomas dolorosos y el control de cargas articulares, entre otros (figura 14.7).

‣ **Farmacoterapia:** Según la necesidad (antiinflamatorios, analgésicos). El criterio de selección del medicamento es exclusivo del clínico y de las condiciones sistémicas del paciente.

🖥 Caso clínico 1

Paciente que hace 6 horas asistió a una consulta odontológica en la que estuvo con la boca abierta por más de 2 horas. Al tratar de abrir la boca siente dolor en zona de ATM bilateral. Al examen clínico presenta una apertura de 32 mm (rango normal 40 mm), dolor en la zona de ATM bilateral con intensidad de 9 sobre 10 al hacer movimiento de apertura, dolor en los músculos temporales al estirar y contraer con intensidad 8 sobre 10. Al realizar la prueba de End Feel, a pesar del dolor, se incrementa la apertura a 38 mm.

▶ **Manejo o protocolo**

‣ Terapia de apoyo con frío las primeras 24 horas de sucedido el evento, por un tiempo no mayor a 15 minutos, descansando 10 minutos, idealmente más de 4 veces al día.

‣ Posteriormente, terapia con calor, por un tiempo mayor a 20 minutos, idealmente más de 4 veces al día.

‣ Aparato oclusal: Desprogramador anterior.

‣ Dieta blanda

‣ Bocados y bostezos moderados.

‣ Farmacoterapia según la necesidad (antiinflamatorios, analgésicos). El criterio de selección del medicamento es exclusivo del clínico y de las condiciones sistémicas del paciente.

▶ **Cuando la etiología es por microtrauma**

‣ Se debe eliminar y/o controlar el factor etiológico.

‣ La dieta blanda evita la sobrecarga en la membrana sinovial.

‣ Limitar o disminuir el rango de movimiento.

‣ Terapia de apoyo frío/calor. (Véase la descripción detallada en el apartado de etiología por macrotrauma)

‣ Aparato interoclusal. (Véase la descripción detallada en el apartado de etiología por macrotrauma)

‣ Desprogramador anterior.

‣ Placa estabilizadora.

‣ Farmacoterapia, si es necesario. El criterio de selección del medicamento es exclusivo del clínico y de las condiciones sistémicas del paciente.

💬 Caso clínico 2

Paciente que tiene como hábitos la succión labial y onicofagia, consulta por dolor de la ATM desde hace 5 días, especialmente cuando trata de comerse la uñas. Al examen clínico presenta una apertura de 45 mm (rango normal 40 mm), dolor en la zona de ATM con intensidad de 6 sobre 10. Presenta dolor en los músculos maseteros con intensidad 4 sobre 10 al estiramiento.

▸ **Manejo o protocolo**

- ▸ Terapia con calor, por un tiempo mayor a 20 minutos, idealmente más de 4 veces al día.
- ▸ Aparato oclusal: Placa estabilizadora.
- ▸ Dieta blanda.
- ▸ Bocados y bostezos moderados.
- ▸ Control de hábitos.
- ▸ Farmacoterapia, según la necesidad (antiinflamatorios, analgésicos). El criterio de selección del medicamento es exclusivo del clínico y de las condiciones sistémicas del paciente.

Retrodiscitis o retrodisquitis

Se define como la inflamación del tejido retrodiscal. Se caracteriza por ser un tejido inervado y vascularizado .

▸ **Etiología:** Macrotrauma directo o indirecto y microtrauma.

▸ **Características clínicas:** De acuerdo con la severidad de la inflamación, las características clínicas (signos y síntomas) se pueden presentar de manera variable:

- ▸ Dolor en la zona posterior de la ATM que se aumenta al realizar máxima intercuspidación o apretamiento de los dientes.
- ▸ Puede presentar maloclusión aguda. Si la inflamación del tejido retrodiscal es unilateral, el paciente puede manifestar durante la consulta una sensación de inoclusión del lado afectado y oclusión fuerte del lado contralateral. Si la inflamación es bilateral, puede presentar una oclusión borde a borde.
- ▸ Tenga en cuenta que la maloclusión aguda es transitoria y se resolverá con el tratamiento que instaure. Por tal razón, no realice ningún ajuste oclusal por tallado selectivo hasta verificar la etiología y la evolución del paciente a través de la terapia seleccionada.

- ▸ Cuando la inflamación es severa y bilateral, el paciente llegará a la consulta con mordida borde a borde.

▸ **Manejo o protocolo:** El protocolo está directamente relacionado con el factor etiológico.

- ▸ **Cuando la etiología es por macrotrauma:** Solo se realiza tratamiento de apoyo con frío (bolsas con hielo o *spray* frío, entre otros), indicada en las primeras 24 horas de sucedido el evento, por un tiempo no mayor a 15 minutos, su mecanismo de acción está relacionado con analgesia y control de la inflamación; o calor (calor superficial a través de compresas con agua caliente y bolsas calientes, entre otras), indicada 24 horas después de haber sucedido el evento por un tiempo constante mayor a 20 minutos, su mecanismo de acción está relacionado con el aumento del flujo sanguíneo, que facilita la resolución del dolor por la eliminación y salida de mediadores de la inflamación y de sustancias algogénicas, como el ácido láctico en los músculos. La elección de una o más terapias dependerá de factores como el tiempo trascurrido entre el momento en el que sucedió el evento (macrotrauma) y la cita de atención, así como del mecanismo de acción de las terapias físicas. Este tipo de terapias se pueden realizar fácilmente durante la consulta como parte del tratamiento de urgencia y, así mismo, se pueden extender fuera de la consulta para ser efectuadas por el paciente en su casa o bien por un profesional en fisioterapia quien podrá complementar con otro tipo de terapias físicas (TENS, ultrasonido, láser terapéutico, acupuntura, ejercicios y masajes, entre otras). Uso de aparato interoclusal.
- ▸ **Desprogramador anterior:** Aparato de recubrimiento parcial. El criterio de selección está sujeto a la etiología, a los signos y síntomas que presente el paciente durante la consulta de urgencia y a las condiciones de los dientes centrales superiores e inferiores en los cuales se elabora y se ejerce su función. Ideal para pacientes con limitación del movimiento relacionado con dolor. Indicado como tratamiento de apoyo en la disminu-

ción o eliminación de síntomas dolorosos y el control de cargas articulares y musculares, entre otros.

▸ **Placa estabilizadora:** Aparato de recubrimiento total. El criterio de selección depende tanto de la etiología como de los signos y síntomas que presente el paciente durante la consulta de urgencia. Se puede elaborar tanto en el maxilar superior como en maxilar inferior, de acuerdo con las características dentales o las necesidades particulares del paciente. Está indicado como tratamiento de apoyo en la disminución o eliminación de síntomas dolorosos y el control de cargas articulares, entre otros. Si se evidencia clínicamente un cambio de oclusión o maloclusión aguda tipo borde a borde, se sugiere realizar la placa reposicionadora anterior o protrusiva. Su protocolo de uso está directamente relacionado con la respuesta del paciente (signos y síntomas). Dieta blanda, para disminuir la sobrecarga sobre el tejido retrodiscal.

▸ **Farmacoterapia:** Según la necesidad (antiinflamatorios, analgésicos). El criterio de selección del medicamento es exclusivo del clínico y de las condiciones sistémicas del paciente.

🖥 Caso clínico 3

Paciente que llega manifestando que desde hace dos días y después de una cita odontológica en la cual el profesional trató de llevarle su mandíbula hacia atrás con el fin de verificar la mordida sintió un intenso dolor en las articulaciones de la cara, especialmente cuando trata de morder alimentos. Al examen clínico se evidencia dolor en la ATM de intensidad de 4 sobre 10 al apretar los dientes. No manifiesta dolores musculares.

▶ Manejo o protocolo
▸ Terapia con calor, por un tiempo mayor a 20 minutos, idealmente más de 4 veces al día.
▸ Aparato oclusal. Desprogramador anterior.
▸ Dieta blanda.

▸ Farmacoterapia, según la necesidad (antiinflamatorios, analgésicos). El criterio de selección del medicamento es exclusivo del clínico y de las condiciones sistémicas del paciente.

🖥 Caso clínico 4

Paciente que llega manifestando que hace una hora, el bus donde se movilizaba frenó repentinamente y se pegó en el mentón contra un tubo del asiento delantero. Siente que no muerde bien y tiene menor dolor colocando su mandíbula hacia adelante. Al examen clínico se evidencia mordida borde a borde, que es donde disminuye el dolor al cerrar. A la palpación de las ATM, en especial en la zona preauricular, y al tratar de que muerda normalmente, aqueja dolor con intensidad de 10 sobre 10.

▶ Manejo o protocolo
▸ Terapia de apoyo con frío las primeras 24 horas de sucedido el evento, por un tiempo no mayor a 15 minutos descansando 10 minutos, idealmente más de 4 veces al día.
▸ Posteriormente, terapia con calor, por un tiempo mayor a 20 minutos, idealmente más de 4 veces al día.
▸ Aparato oclusal. Placa reposicionadora anterior o protrusiva y posterior a la resolución de síntomas, finalizar con placa estabilizadora.
▸ Dieta blanda.
▸ Farmacoterapia, según la necesidad (antiinflamatorios, analgésicos). El criterio de selección del medicamento es exclusivo del clínico y de las condiciones sistémicas del paciente.

▶ Cuando la etiología es por microtrauma
▸ Se debe eliminar y/o controlar el factor etiológico.
▸ La dieta blanda evita la sobrecarga el tejido retrodiscal.
▸ Terapia de apoyo frío/calor. (Véase la descripción detallada en el apartado de etiología por macrotrauma)
▸ Aparato interoclusal. (Véase la descripción detallada en el apartado de etiología por macrotrauma).

- ▸ Desprogramador anterior.
- ▸ Placa estabilizadora.
- ▸ Placa reposicionadora anterior o protrusiva.
- ▸ Farmacoterapia, si es necesaria. El criterio de selección del medicamento es exclusivo del clínico y de las condiciones sistémicas del paciente.
- ▸ Tenga en cuenta que si la retrodiscitis es secundaria a una alteración o disfunción discal y persisten los síntomas dolorosos a pesar del tratamiento, se recomienda realizar interconsulta con cirugía maxilofacial.

🖥 Caso clínico 5

Paciente que consulta porque después de comer chicle sintió un dolor agudo y profundo al apretar sus dientes en ATM bilateral desde hace tres días, tiene antecedentes de bruxismo. Al examen clínico se encuentra dolor en ATM de intensidad 7 sobre 10 bilateral al hacer máxima intercuspidación y que aumenta a la palpación preauricular de ATM bilateral a 9 sobre 10, dolor en músculos temporales en reposo y estiramiento grado 7 sobre 10. No presenta limitación del movimiento mandibular.

▶ **Manejo o protocolo**

- ▸ Terapia con calor, por un tiempo mayor a 20 minutos, idealmente más de 4 veces al día.
- ▸ Aparato oclusal. Placa estabilizadora.
- ▸ Dieta blanda.
- ▸ Farmacoterapia, según la necesidad (antiinflamatorios, analgésicos). El criterio de selección del medicamento es exclusivo del clínico y de las condiciones sistémicas del paciente.

Desplazamiento del disco sin reducción con limitación del movimiento (DDSR) bloqueo cerrado

Se define como el cambio en la relación del disco con respecto al cóndilo. El disco se comporta como un obstáculo para que el cóndilo se mueva. No hay recaptura del disco. Puede haber historia de ruido tipo clic o chasquido (figura 14.8).

Figura 14.8. Desplazamiento del disco sin reducción con limitación del movimiento (DDSR) bloqueo cerrado

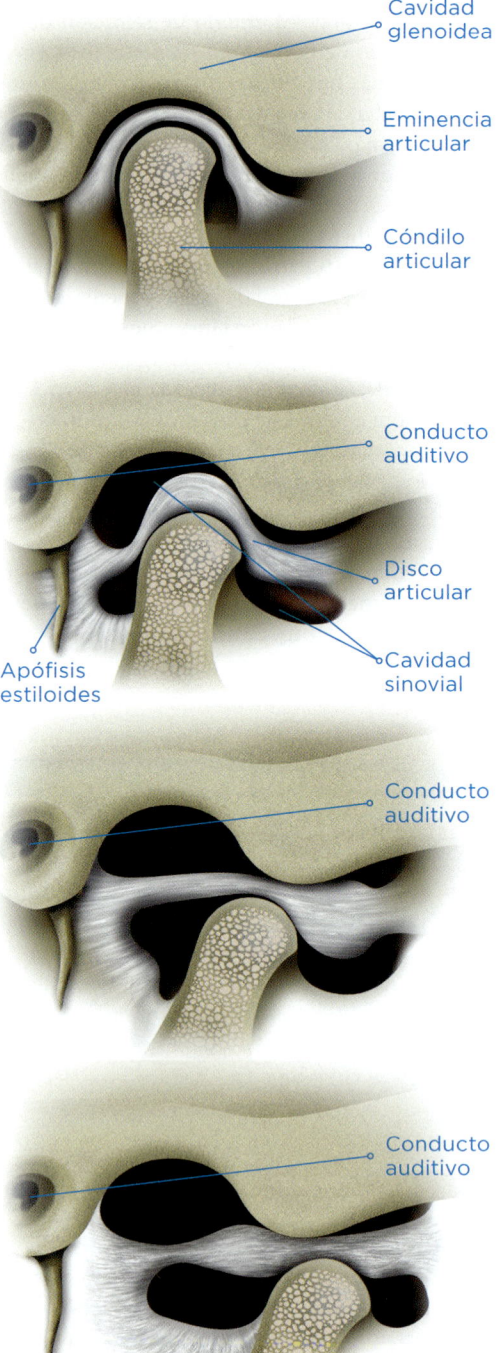

Cavidad glenoidea

Eminencia articular

Cóndilo articular

Conducto auditivo

Disco articular

Apófisis estiloides

Cavidad sinovial

Conducto auditivo

Conducto auditivo

▶ **Características clínicas:** De acuerdo con el factor etiológico, las características clínicas (signos y síntomas) se pueden presentar de manera variable:

‣ Se observa clínicamente un bloqueo cerrado (incapacidad para abrir la boca).
‣ Al realizar la prueba de End Feel es duro (se introducen en cavidad oral los dedos pulgar e índice, los cuales se apoyan en los dientes anteriores superiores e inferiores con el fin de ejercer una fuerza pasiva y progresiva para tratar de incrementar la apertura). Si la apertura no se incrementa, es duro.
‣ Solo realiza movimientos de rotación. 20 a 25 mm de apertura.
‣ Si es unilateral, se observa deflexión hacia el lado afectado (durante el movimiento el maxilar inferior sale de la línea media facial y al terminar el movimiento no retorna a esta) (figura 14.9).
‣ No hay ruidos articulares.
‣ Usualmente se evidencia una retrodiscitis.

Figura 14.9. Deflexión mandibular

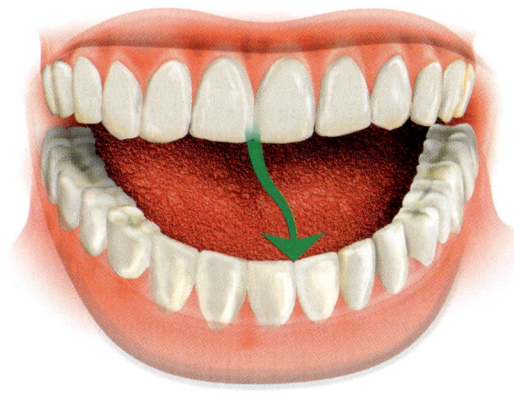

▶ **Manejo o protocolo:** El protocolo está directamente relacionado con el factor etiológico y el momento en el que se presenta el bloqueo en términos de tiempo; a mayor tiempo se disminuye la posibilidad de una manipulación exitosa.

‣ **Cuando la etiología es por macrotrauma:** Debido a la fase aguda dolorosa que se puede presentar como resultado del macrotrauma, es muy útil la terapia física con frío (bolsas con hielo o *spray* frío, entre otros), indicada en las primeras 24 horas de sucedido el evento, por un tiempo no mayor a 15 minutos, su mecanismo de acción está relacionado con analgesia y control de la inflamación; o calor (calor superficial mediante compresas con agua caliente, bolsas calientes, entre otras), indicada 24 horas después de haber sucedido el evento por un tiempo constante mayor a 20 minutos. Su mecanismo de acción está relacionado con el aumento del flujo sanguíneo, facilitando la resolución del dolor a través de la eliminación y salida de mediadores de la inflamación y sustancias algogénicas, como el ácido láctico en los músculos. La elección de una o más terapias dependerá de factores como el tiempo trascurrido entre el momento en el que sucedió el evento (macrotrauma) y la cita de atención, así como del mecanismo de acción de las terapias físicas. Este tipo de terapias se pueden realizar fácilmente durante la consulta como parte del tratamiento de urgencia y, así mismo, se pueden extender fuera de la consulta para ser efectuadas por el paciente en su casa o bien por un profesional en fisioterapia quien podrá complementar con otro tipo de terapias físicas (TENS, láser terapéutico, acupuntura, ejercicios y masajes, entre otras). Se lleva a cabo la manipulación o maniobra con el fin de resolver el bloqueo cerrado.

‣ **Descripción de la manipulación o maniobra**
· Ser diestro o zurdo determinará la ubicación espacial del profesional de la salud que realice esta manipulación. En ambos casos debe ubicarse lateral al paciente, de manera que pueda estabilizar la cabeza con la mano o brazo no dominante.
· Se introduce en la cavidad oral el pulgar de la mano dominante, ubicándolo en la zona del último molar inferior o en su defecto en la zona más posterior de los rebordes edéntulos del lado afectado o bloqueado, el resto de la mano dominante estará en el borde inferior del maxilar inferior ayudando a la estabilización.

· A continuación, se realiza una fuerza hacia abajo de manera que descienda el cóndilo de la articulación afectada, mientras el mentón rota hacia arriba; inmediatamente se realiza un movimiento hacia adelante del maxilar inferior (figura 14.10).

· Si la manipulación es exitosa, el paciente inmediatamente recupera el rango de apertura (≥40 mm), usualmente puede sonar un ruido tipo clic o chasquido que se asocia con el desbloqueo. De manera casi inmediata el dolor en la zona posterior articular también disminuye. Garantice esta posición (borde a borde) mediante una placa protrusiva o reposicionadora anterior. La placa no solo evita que el paciente vuelva a presentar un bloqueo cerrado, sino que también permite resolver el proceso inflamatorio (retrodiscitis) con su posterior cicatrización. El protocolo de uso de este tipo de placa está directamente relacionado con la evolución del paciente (signos y síntomas).

· Dieta blanda. Evita sobrecarga sobre el tejido retrodiscal.

· Farmacoterapia, si es necesaria. El criterio de selección del medicamento es exclusivo del clínico.

Tenga en cuenta que no siempre es efectiva la manipulación, razón por la cual se convierte en el factor determinante para realizar interconsulta con cirugía maxilofacial.

Figura 14.10. Manipulación para el bloqueo cerrado

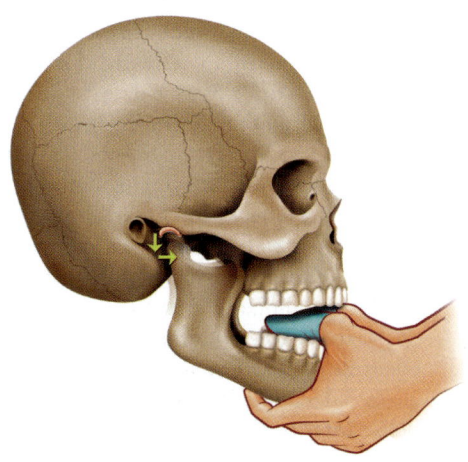

Caso clínico 6

Paciente que hace ocho horas tuvo un accidente automovilístico durante el cual sufrió el síndrome del latigazo, e inmediatamente sintió incapacidad para abrir la boca. Al examen clínico presenta una apertura de 25 mm (rango normal de 40 mm), End Feel duro, bloqueo cerrado, no tiene ruidos articulares, dolor en zona de ATM que aumenta en máxima intercuspidación grado 7 sobre 10.

▶ **Manejo o protocolo:** El protocolo está directamente relacionado con el factor etiológico. (Véase información detallada en el capítulo 13).

‣ Manipulación o maniobra para desbloquear.

‣ Aparato oclusal. Placa reposicionadora anterior o protrusiva. Finalizar con placa estabilizadora.

‣ Terapia de apoyo con frío las primeras 24 horas de sucedido el evento, por un tiempo no mayor a 15 minutos descansando 10 minutos, idealmente más de 4 veces al día.

‣ Posteriormente, terapia con calor, por un tiempo mayor a 20 minutos, idealmente más de 4 veces al día.

‣ Dieta blanda.

‣ Farmacoterapia, según la necesidad (antiinflamatorios, analgésicos). El criterio de selección del medicamento es exclusivo del clínico y de las condiciones sistémicas del paciente.

▶ **Cuando la etiología es por microtrauma**

‣ Realizar la maniobra o manipulación para resolver el bloqueo cerrado se convierte en el tratamiento prioritario (véase la descripción de manipulación o maniobra en el apartado de tratamiento del bloqueo cerrado por macrotrauma).

‣ Aparato interoclusal. Placa reposicionadora anterior o protrusiva (véase la descripción en el apartado de tratamiento del bloqueo cerrado por macrotrauma).

‣ Terapia de apoyo frío/calor (véase la descripción detallada en el apartado de etiología por macrotrauma).

- ▸ Dieta blanda, para evitar cargas adicionales sobre el tejido retrodiscal.
- ▸ Eliminar y/o controlar el factor etiológico.

▶ **Farmacoterapia:** Si es necesaria. El criterio de selección del medicamento es exclusivo del clínico y de las condiciones sistémicas del paciente.

🖥 Caso clínico 7

Paciente que acude a la consulta porque siente que desde hace ocho días, comiendo carne, sintió un ruido en la articulación izquierda y a partir de ese momento no pudo volver a abrir la boca. No siente dolores en los músculos de la cara, pero sí un dolor intenso al apretar sus dientes en la misma articulación. Durante el examen clínico se realiza la prueba de End Feel, sin obtener aumento en el rango del movimiento (bloqueo cerrado). Apertura máxima de 25 mm. No tiene dolores musculares. Dolor en la ATM izquierda que se incrementa al apretar los dientes, con intensidad 10 sobre 10.

▶ **Manejo o protocolo:** El protocolo está directamente relacionado con el factor etiológico (véase información detallada en capítulo 13).
- ▸ Manipulación o maniobra para desbloquear.
- ▸ Aparato oclusal. Placa reposicionadora anterior o protrusiva; finalizar con placa estabilizadora.
- ▸ Terapia con calor, por un tiempo mayor a 20 minutos, idealmente más de 4 veces al día.
- ▸ Dieta blanda.
- ▸ Se debe eliminar y/o controlar el factor etiológico.
- ▸ Farmacoterapia, según la necesidad (antiinflamatorios, analgésicos). El criterio de selección del medicamento es exclusivo del clínico y de las condiciones sistémicas del paciente.

Luxación o dislocación espontánea. Bloqueo abierto

Se define como la incapacidad para cerrar la boca (bloqueo abierto). El cóndilo en movimiento de traslación sobrepasa la eminencia articular y queda por delante de la misma sin poder regresar a la posición de cierre. No solo se relaciona con la elongación del ligamento capsular y del temporomandibular, sino también con factores etiológicos como la hiperlaxitud ligamentosa, la morfología ósea articular y enfermedades degenerativas que contribuyen y predisponen al desarrollo de esta alteración. Puede haber historia de brinco o salto articular (figura 14.11).

Figura 14.11. Luxación o dislocación espontanea

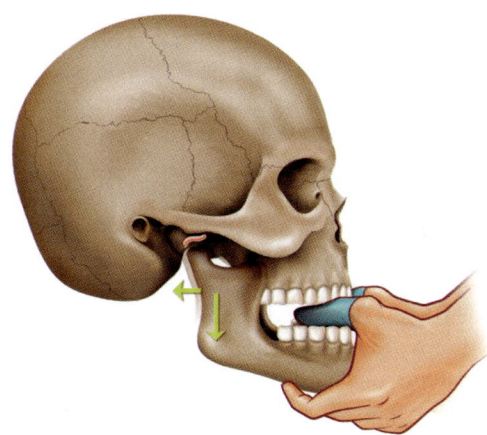

▶ **Características clínicas**
- ▸ Bloqueo abierto (incapacidad para cerrar la boca).
- ▸ Puede presentar una sinovitis-capsulitis, ya que la cápsula es estirada por un tiempo prolongado y constante debido a la imposibilidad de cerrar la boca.
- ▸ Puede presentar dolor en los músculos masticatorios, como consecuencia de una apertura constante y prolongada (temporales y maseteros).

▶ **Protocolo de manejo**
- ▸ El primer paso es tranquilizar al paciente e indicarle que trate por sí solo de abrir más, mientras se realiza una fuerza o presión del maxilar inferior hacia atrás.
- ▸ De no ser exitoso este primer intento, se le explica al paciente que se realizará una manipulación o maniobra que le ayudará a cerrar.

▶ **Descripción de la manipulación o maniobra:** El odontólogo debe ubicarse frente al paciente, a continuación se introducen los pulgares en zona de molares inferiores o en su defecto en la zona más posterior de los rebordes edéntulos (derecho e izquierdo), el resto de la mano será colocada en el borde inferior del maxilar inferior de manera tal que lo estabilice.

Debe indicar al paciente que trate de abrir más la boca mientras con sus manos refuerza este movimiento haciendo una presión hacia abajo y atrás (figura 14.12). Una vez resuelto el bloqueo abierto, se inicia la terapia física de apoyo (frío/calor): Frío (bolsas con hielo o *spray* frío entre otros), indicada en las primeras 24 horas de sucedido el evento, por un tiempo no mayor a 15 minutos, su mecanismo de acción está relacionado con analgesia y control de la inflamación; o calor (calor superficial mediante compresas con agua caliente y bolsas calientes, entre otras). Indicada 24 horas después de haber sucedido el evento por un tiempo constante mayor a 20 minutos. Su mecanismo de acción está relacionado con el aumento del flujo sanguíneo que facilita la resolución del dolor a través de la eliminación y salida de mediadores de la inflamación y sustancias algogénicas como el ácido láctico en los músculos.

La elección de una o más terapias dependerá de factores como el tiempo trascurrido entre el momento en el que sucedió el evento y la cita de atención, así como el mecanismo de acción de las terapias físicas. Este tipo de terapias se pueden realizar fácilmente durante la consulta como parte del tratamiento de urgencia y, así mismo, se pueden extender fuera de la consulta para ser efectuadas por el paciente en su casa o bien por un profesional en fisioterapia quien podrá complementar con otro tipo de terapias físicas (TENS, láser terapéutico, acupuntura, ejercicios y masajes, entre otras). Dieta blanda, para evitar carga en la membrana sinovial y en los músculos masticatorios. Limitar o disminuir el rango de movimiento, para evitar estirar la cápsula.

▶ **Aparato oclusal. Desprogramador anterior:** Aparato de recubrimiento parcial. El criterio de selección está sujeto a la etiología, a los signos y síntomas que presente el paciente durante la consulta de urgencia y a las condiciones de los dientes centrales superiores e inferiores en los cuales se elabora y se ejerce su función. Indicado como tratamiento de apoyo en la disminución o eliminación de síntomas dolorosos y el control de cargas articulares y musculares, entre otros.

▶ **Placa estabilizadora superior:** Aparato de recubrimiento total. El criterio de selección está relacionado tanto por la etiología como por los signos y síntomas que presente el paciente durante la consulta de urgencia, puede ser elaborado tanto en el maxilar superior como en maxilar inferior, de acuerdo con las características dentales o las necesidades particulares del paciente. Está indicado como tratamiento de apoyo en la disminución o eliminación de síntomas dolorosos y el control de cargas articulares, entre otros.

▶ **Farmacoterapia:** Si es necesaria. El criterio de selección del medicamento es exclusivo del clínico.

▶ **Precauciones:** En algunos casos, al realizar la maniobra de manera exitosa, el maxilar inferior puede cerrarse repentina y abruptamente quedando sus pulgares expuestos a un gran trauma por mordida; se recomienda realizar la maniobra primero del lado derecho y luego, del izquierdo, o bien utilizar protectores para los pulgares. Tenga en cuenta que el éxito del tratamiento también dependerá del tiempo que transcurra, entre el episodio del bloqueo abierto y el tiempo en que se tarde en resolver este problema. A mayor tiempo con la boca abierta, la posibilidad de desarrollar una contracción sostenida de los músculos maseteros y temporales se aumenta, razón por la cual será más difícil efectuar una maniobra o manipulación; el odontólogo deberá tomar la decisión de acudir a terapia física (calor), farmacoterapia (relajantes musculares) o bien remitir a urgencias médicas en casos extremos.

Figura 14.12. Resultado de la manipulación

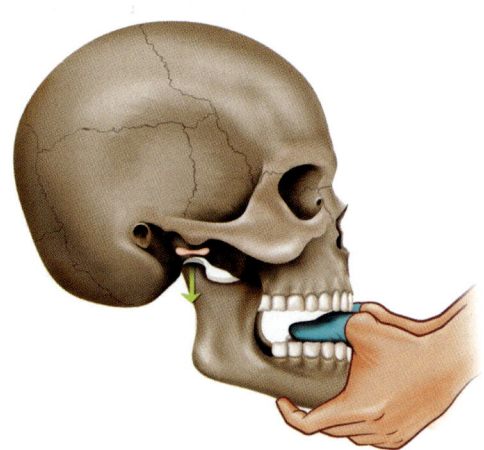

🖥 Caso clínico 8

Paciente que acude a consulta odontológica por dolor en 47, al examen clínico se evidencia caries. Durante la sesión se le pide al paciente abrir un poco más la boca para facilitar la eliminación de la caries con la posterior obturación. Al finalizar el procedimiento se le indica cerrar para corroborar oclusión, pero sorpresivamente el paciente manifiesta mediante un gesto no poder cerrarla (bloqueo abierto).

▶ **Manejo o protocolo:** Se deben seguir rigurosamente los pasos descritos en el apartado "Protocolo de manejo".

Resumen

El *macrotrauma* es un único evento, usualmente súbito, con una magnitud de fuerza y/o intensidad que puede ocasionar alteraciones en la ATM y/o en los músculos. Puede ser directo, como golpes, o indirecto, como bostezos o bocados excesivamente grandes. El microtrauma es un evento repetitivo a lo largo de un periodo de tiempo, con una magnitud de fuerza y/o intensidad que puede ocasionar alteraciones en la ATM, como bruxismo, hábitos como masticar chicle, onicofagia e interferencias oclusales. La *sinovitis capsulitis* es la inflamación del ligamento capsular y de la membrana sinovial, al ser la misma estructura, externa (cápsula) e interna (membrana sinovial), son vascularizadas e inervadas. La inflamación de una puede afectar la otra. De acuerdo con la severidad de la inflamación produce dolor en la ATM que usualmente aumenta al estirar la cápsula cuando se realizan movimientos. Al realizar la prueba de End Feel es blando. La *retrodiscitis o retrodisquitis* es la inflamación del tejido retrodiscal. Se caracteriza por dolor en zona posterior de la ATM que se aumenta al realizar máxima intercuspidación o apretamiento de los dientes. Si la inflamación del tejido retrodiscal es unilateral, el paciente puede manifestar una sensación de inoclusión del lado afectado y oclusión fuerte del lado contralateral. Si la inflamación es bilateral puede presentar una oclusión borde a borde. La maloclusión aguda es transitoria y se resolverá con el tratamiento que se instaure. El *desplazamiento del disco sin reducción con limitación del movimiento (DDSR) bloqueo cerrado* es un cambio en la relación del disco con respecto al cóndilo. El disco se comporta como un obstáculo para que el cóndilo se mueva. No hay recaptura del disco. Al realizar la prueba de End Feel es duro. Solo realiza movimientos de rotación, 20 a 25 mm de apertura. Si es unilateral, se observa deflexión hacia el lado afectado. Usualmente se evidencia una retrodiscitis. La *luxación o dislocación espontánea, bloqueo abierto* es la incapacidad para cerrar la boca. El cóndilo en movimiento de traslación sobrepasa la eminencia articular, quedando por delante de la misma sin poder regresar a posición de cierre. Se relaciona con la elongación del ligamento capsular y temporomandibular, y con factores etiológicos como la hiperlaxitud ligamentosa, la morfología ósea articular y enfermedades degenerativas.

Trastornos musculares

Adriana Marcela Ocampo Páez

El funcionamiento normal de los músculos masticatorios, así como de los músculos de cabeza y cuello (cuarto superior), también puede verse alterado tanto por el macrotrauma (directo o indirecto) como por el microtrauma.

Mioespasmo

Se define como una respuesta protectora del sistema nervioso central. Estructuralmente se caracteriza por una contracción sostenida de las fibras musculares, lo que también genera un acortamiento de dichas fibras. La sustancia responsable del dolor es el ácido láctico, que se produce como resultado de una glucólisis anaeróbica.

▶ **Características clínicas:** De acuerdo con la severidad del mioespasmo, las características clínicas (signos y síntomas) pueden presentarse de manera variable:

▸ Usualmente el músculo afectado se evidencia duro a la palpación.

▸ Puede presentarse limitación del movimiento.

▸ La prueba de End Feel es blanda. (Se introducen en la cavidad oral los dedos pulgar e índice, los cuales se apoyan en los dientes anteriores superiores e inferiores con el fin de ejercer una fuerza pasiva y progresiva para tratar de incrementar la apertura). Si la apertura se incrementa, se denomina blando o suave.

▸ El dolor aumenta con la función o movimiento.

▸ El dolor se describe como tensión o presión en la zona o músculo afectado.

▸ Puede haber maloclusión aguda o cambio súbito de la mordida (solo si los músculos afectados tienen influencia en la posición condilar).

▸ Puede observarse desviación mandibular hacia el lado afectado. (El maxilar inferior durante movimiento sale de línea media facial y al terminar el movimiento retorna a esta).

▶ **Manejo o protocolo:** El protocolo está directamente relacionado con el factor etiológico.

▸ **Cuando la etiología es por macrotrauma:** Se instaura tratamiento de apoyo con frío (bolsas con hielo o *spray* frío, entre otros), indicada en las primeras 24 horas de sucedido el evento, por un tiempo no mayor a 15 minutos, su mecanismo de acción está relacionado con analgesia y control de la inflamación; o calor (calor superficial mediante compresas con agua caliente o bolsas calientes, entre otras), indicada 24 horas después de haber sucedido el evento por un tiempo constante mayor a 20 minutos, su mecanismo de acción está relacionado con el aumento del flujo sanguíneo, que facilita la resolución del dolor por la eliminación y salida de mediadores de la inflamación y sustancias algogénicas, como el ácido láctico en músculos. La elección de una o más terapias dependerá de factores como el tiempo trascurrido entre el momento en el que sucedió el evento (macrotrauma) y la cita de atención, así como del mecanismo de acción de las terapias físicas. Este tipo de terapias se pueden realizar fácilmente durante la consulta como parte del tratamiento de urgencia y, así mismo, se pueden extender fuera de la consulta para ser efectuadas por el paciente en su casa o bien por un profesional en fisioterapia quien podrá complementar con otro tipo de terapias físicas (TENS, laser terapéutico, acupuntura, ejercicios y masajes, entre otras).

· *Aparato oclusal. Desprogramador anterior:* Aparato de recubrimiento parcial. El criterio de selección está sujeto a la etiología, a los signos y síntomas del paciente durante la consulta de urgencia y a las condiciones de los dientes centrales superiores e inferiores en los cuales se elabora y se ejerce su función. Indicado como tratamiento de apoyo en la disminución o eliminación de síntomas dolorosos y el control de cargas articulares y musculares, entre otros.

· *Placa estabilizadora superior. Aparato de recubrimiento total:* El criterio de selección está relacionado tanto por la etiología como por los signos y síntomas del paciente durante la consulta de urgencia, puede ser elaborado tanto en el maxilar superior como en maxilar inferior, de acuerdo con las características dentales o las necesidades particulares del paciente. Está indicado como tratamiento de apoyo en la disminución o eliminación de síntomas dolorosos y el control de cargas articulares, entre otros.

· Dieta blanda para disminuir la sobrecarga del músculo afectado.
· *Farmacoterapia:* Si es necesaria. El criterio de selección del medicamento es exclusivo del clínico.

▸ **Cuando la etiología es por microtrauma**
· Eliminar y/o controlar el factor etiológico.
· Dieta blanda.
· Aplicar terapia física frío/calor. (Véase la descripción en el apartado de etiología por macrotrauma).
· Aparato oclusal.
· Desprogramador anterior. (Véase la descripción en el apartado de etiología por macrotrauma).
· Placa estabilizadora superior. (Véase la descripción en el apartado de etiología por macrotrauma).
· Farmacoterapia, si es necesaria. El criterio de selección del medicamento es exclusivo del clínico, en especial cuando amerita relajantes musculares.

Caso clínico 9

Paciente que refiere tener un alto grado de estrés y por tal razón siente que todas las noches aprieta y rechina los dientes desde hace 8 meses, siente dolor en las mejillas especialmente cuando se despierta. Al examen clínico se evidencia músculo de consistencia dura a la palpación, dolor en reposo, contracción y estiramiento grado 8 y 10 sobre 10, no tiene limitación de movimientos.

▸ **Manejo o protocolo:** Terapia con calor (superficial y/o profundo). Protocolo de uso según su mecanismo de acción ya descrito.
▸ **Aparato oclusal. Placa estabilizadora:** Revisar en detalle el protocolo en macrotrauma.
▸ Dieta blanda y manejo del estrés con terapias alternativas (deporte, yoga, meditación).
▸ **Farmacoterapia:** Según la necesidad (relajantes musculares, analgésicos). El criterio de selección del medicamento es exclusivo del clínico y de las condiciones sistémicas del paciente.

Resumen

El mioespasmo es la contracción sostenida de las fibras musculares, lo que también genera un acortamiento de dichas fibras. La sustancia responsable del dolor es el ácido láctico, que se produce como resultado de una glucólisis anaeróbica. Usualmente, el músculo afectado se evidencia duro a la palpación. La prueba de End Feel es blanda. El dolor aumenta con la función o movimiento. El dolor se describe como tensión o presión en la zona o músculo afectado. Puede presentar maloclusión aguda o cambio súbito de la mordida.

Iatrogenia

Olga Marcela Malagón Baquero

Problema ocasionado por el odontólogo por descuido, falta de precaución, desconocimiento o una mala práctica profesional.

La urgencia por una iatrogenia se presenta por lo general durante la consulta. Aunque también puede manifestarse varios días después por un tratamiento mal hecho.

Hay iatrogenias provocadas por acción o por omisión, las causas pueden ser diversas, por ejemplo, una maniobra operatoria incorrecta, un mal diagnóstico, la elección de un material inadecuado, olvido y desconocimiento. Muchas se ocasionan por no tener un concepto claro sobre la biología de las estructuras dentales. Otras, por no tratar de disminuir los procedimientos operatorios o tratamientos que son inevitables tales como el desgaste dentinal excesivo durante la preparación de un diente que será restaurado; por falta de irrigación suficiente durante la preparación de una cavidad para obturar; por una exposición dentinal prolongada a irritantes físicos, químicos y eléctricos; por un raspado radicular exagerado o a causa de un tratamiento rápido de ortodoncia.

Entre los casos más sencillos está el de retirar bruscamente el rollo de algodón seco que se ha colocado como aislante o separador de lengua y mejilla, provocando un desgarre de la mucosa.

Muchas veces el paciente acude al consultorio quejándose de dolor insoportable en los tejidos blandos, hasta el punto de que no resiste tener en la boca las prótesis totales que le fueron colocadas hace unas semanas. Clínicamente, se observan pequeñas úlceras dolorosas, de forma irregular, cubiertas por una membrana muy delgada, necróticas grises y rodeadas de un halo inflamatorio, lo que comúnmente se llama úlcera protética; hay espículas de hueso en el reborde alveolar. Al analizar las prótesis se observa sobreextensión de los flancos y zonas ásperas en su parte interna.

Otro caso frecuente es el del paciente que llega con dolor en un molar que unos días antes era ocasional, pero de un momento a otro se agudizó. Clínicamente, se observa una obturación en amalgama de elaboración reciente, muy bien tallada. Pero radiográficamente se ve una caries debajo de la obturación. Quien hizo la obturación no reconoció una caries.

Al paciente que recibe tratamiento protético y se encuentra con una terrible sensibilidad dentinal se le expone a una hiperemia pulpar innecesaria cuando se prepara el diente vecino con mucha agua y este se encuentra sin protección. También se puede ocasionar daño al dejar polimerizar una temporal o protección en el diente mismo, se puede causar de esta forma una pulpitis irreversible.

Como ejemplo de las consecuencias del uso incorrecto de los materiales, se puede citar al paciente que se queja de que siente una especie de descargas eléctricas al morder por el lado donde tiene una prótesis colocada hace poco. Al examinar clínicamente, se observa que el paciente tiene unas obturaciones elaboradas en amalgama y sus antagonistas tienen dos restauraciones coladas en oro. Los dos tipos diferentes de metal están creando corriente galvánica. En este caso, se puede decir que se ha ocasionado una iatrogenia por irritantes eléctricos.

Muchas veces, cuando se coloca un anclaje dentinario —pines que se utilizan para dar mayor retención a las obturaciones—, no se tiene la precaución de tomar una radiografía previa al procedimiento operativo y sucede que durante este se produce exposición pulpar, o simplemente el paciente siente mucha sensibilidad y choques a causa de la cercanía a la pulpa y el sobrecalentamiento de la dentina, por más que durante el tallado se haya usado irrigación.

Se presenta también el caso del paciente a quien se le ha preparado el diente en seco, sin llegar a la quemadura de la dentina pero que,

al terminar la consulta, cuando el efecto anestésico ha desaparecido, comienza a quejarse de dolor. Se produce aquí una alteración del tejido dentinario que provoca aspiración de los núcleos de los odontoblastos dentro de los túbulos dentinarios, hay evaporación del contenido líquido de los túbulos y la sensibilidad posoperatoria permanece hasta que el núcleo retorna a su posición original, dos o tres días después; esto, si no es sometido a otro irritante que produzca un mayor daño pulpar.

También se considera iatrogenia el traumatismo oclusal producido por temporales, obturaciones de resina, amalgama, coronas o incrustaciones con interferencias y contactos prematuros.

El paciente puede llegar a la cita para continuar el tratamiento y relatar que desde el día en que se le colocó la obturación no ha podido morder por ese lado porque siente un ligero dolor hacia el interior del diente. Posiblemente se ha ocasionado una periodontitis. Al colocar el papel de articular se observa un contacto muy fuerte (figura 14.13).

Dejar por olvido el hilo retractor utilizado para la toma de impresión definitiva puede ocasionar inflamación, un absceso gingival y, si hay un saco periodontal profundo, se puede formar un absceso periodontal e incluso perder la inserción.

Figura 14.13. Contacto prematuro ocasionado por una obturación

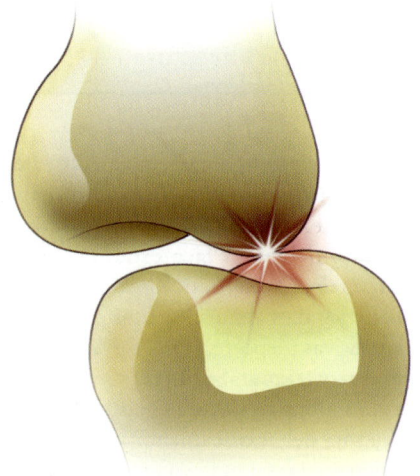

También, como ejemplo de las iatrogenias acci-dentales, puede darse el caso de que durante una extracción de premolar, al hacer fuerza con los fórceps sin utilizar un buen punto de apoyo, se produzca la fractura del canino y el lateral supe-riores del mismo lado (figura 14.14).

Cuando se va a realizar una pulpectomía a un paciente que ha llegado con mucho dolor, si se toma una fresa redonda muy grande, a mucha velocidad y presión, y adicionalmente no se cono-ce bien la morfología dental, se puede perforar el piso de la cámara y llegar a la furca (figura 14.15).

Al extraer las cordales incluidas se puede pre-sentar la fractura del ángulo maxilar inferior por la aplicación de fuerzas inadecuadas con el elevador o por realizar movimientos de torsión y palanca.

Hay otras situaciones más delicadas; por ejem-plo, al intentar el bloqueo del ganglio de Gasser para buscar el dentario se pueden producir heri-das en el globo ocular.

Se han descrito también numerosos casos de perforación del seno maxilar durante procedi-mientos quirúrgicos como extracciones dentales o preparaciones del lecho para implantes cuando el odontólogo aplica fuerzas indebidas o no tiene en cuenta la extensión alveolar del seno y la densidad del mismo. Como medida preventiva importante están el examen radiográfico o topográfico, el em-pleo correcto de elevadores, tener en cuenta que un alvéolo se fractura más rápidamente cuando el hueso se encuentra esclerosado e infectado. Si se produce una exposición accidental durante la extracción de molares y premolares, se debe res-petar la continuidad de la mucosa antral expues-ta y evitar su perforación. Cualquier solución de continuidad en la mucosa introducirá infecciones bucales y complicaciones posteriores. Conservar la mucosa antral intacta facilita el cierre de la heri-da ocasionada durante la extracción. Si el defecto es muy pequeño, se puede mantener un coágulo sanguíneo en el alvéolo, se debe presionar sobre la zona del reborde con gasas esterilizadas o con un agente hemostático absorbible esterilizado de gelfoam humedecido en solución salina estéril y referir a un especialista. Cuando la mucosa del seno maxilar ha sido perforada hay que impedir que el paciente se enjuague la boca, para evitar la presión del líquido hacia el seno sano y su conta-minación, se debe colocar una gasa estéril como tapón y enviar al paciente donde el especialista.

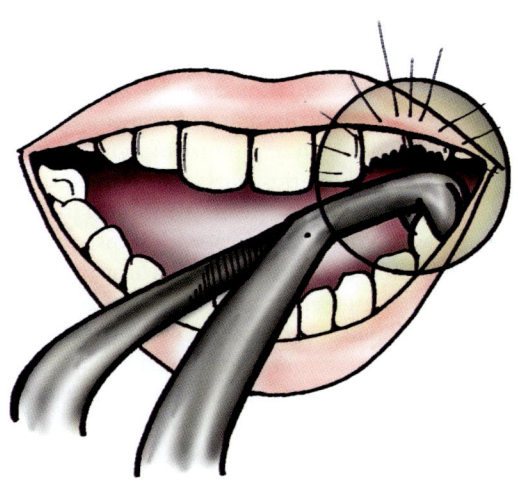

Figura 14.14. Fractura del canino superior durante la extracción entre canino y premolar

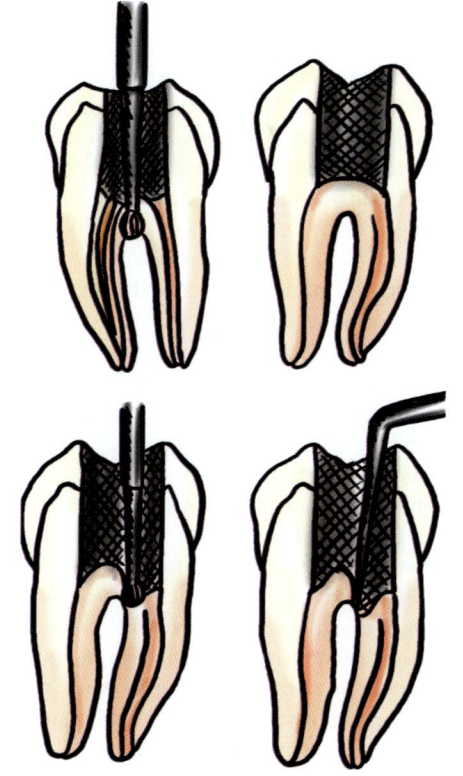

Figura 14.15. Perforación de furca

Las emergencias anestésicas en la práctica, como la ruptura de la aguja, se pueden dar en alguna de las siguientes circunstancias: cambiar su dirección mientras está en los tejidos, forzarla en el hueso, emplear agujas muy finas para inyecciones profundas. En estos casos hay que actuar inmediatamente, sin alarmar al paciente para que no cierre la boca y no se produzcan movimientos musculares involuntarios que la introduzcan más. Por ello, siempre se debe incluir dentro del instrumental básico una pinza hemostática, instrumento que es útil cuando se presentan urgencias en las que se necesita agarrar con firmeza cualquier material que pueda penetrar en los tejidos o ingerirse y provocar una obstrucción de las vías respiratorias. Si la aguja queda en la profundidad de los tejidos, se debe tomar radiografía del área para ubicarla. Solo se debe explorar si se tiene experiencia en eliminar cuerpos extraños y se conoce bien la anatomía de la región; de lo contrario, se debe referir el paciente inmediatamente donde un cirujano maxilofacial.

Si el paciente presenta algún evento adverso inmediato o tardío en los 20 a 30 minutos de la aplicación de anestesia local, con síntomas como excitación leve, ansiedad, náusea y vómito se puede atribuir a una sobredosis tóxica o a una inyección intravascular. Aunque el volumen y el porcentaje de potencia de los anestésicos locales usados en odontología están dentro de los límites de seguridad, es mejor tener en cuenta como prevención:

▸ Evaluar al paciente adecuadamente antes de administrar el anestésico.
▸ Emplear vasoconstrictor con los anestésicos locales, salvo en situaciones en las cuales hay hipertensión arterial no controlada o antecedente de arritmias cardiacas.
▸ Usar la menor cantidad posible.
▸ Emplear la menor concentración.
▸ Inyectar lentamente.
▸ Aspirar siempre antes de inyectar.
▸ Elegir con cuidado el anestésico de acuerdo con el estado general del paciente.
▸ Si se presentan reacciones como taquicardia, palpitaciones, dolor de cabeza, es un caso de toxicidad por vasoconstrictor en el que no se tuvo la precaución de:

· Aspirar antes de inyectar.
· No usar vasoconstrictores en casos de hipertensión, enfermedades cardiovasculares, tirotoxicosis, diabetes.
· No usar más de 0,02 a 0,04 mg, es decir, no más de 4 cm³ de una solución al 1:100.000 en la misma sesión.
· La dosis de epinefrina no debe exceder de 0,2 mg.

En ambos casos de toxicidad, si persiste la reacción, se debe administrar oxígeno y pequeñas dosis de barbitúricos por vía intravenosa. Si la emergencia es mayor, se debe solicitar la ayuda de un médico o un cirujano maxilofacial.

Quizás la iatrogenia de mayor importancia sea la relacionada con la infección causada por falta de cuidado en la preparación de las manos y del instrumental del odontólogo.

Respecto a exposiciones accidentales al VIH y al VHB de profesional a paciente, los odontólogos deben estar convenientemente educados sobre los aspectos relacionados con este riesgo y deben entender que así no sean portadores directos del virus, pueden llegar a transmitirlo por el mal lavado de las manos, el uso de guantes contaminados o la utilización de instrumental con residuos de secreción de otro paciente contaminado. Vale la pena recordar la definición de exposición accidental a VIH o al VHB consignada por el Centro de Control de Enfermedades de Atlanta (CDC, por su sigla en inglés): "contacto de mucosas o de piel no intacta con sangre, tejidos, líquidos orgánicos de precaución universal, secreciones contaminadas con sangre". De acuerdo con recientes informes, se establece que el riesgo de contaminación de paciente a paciente a través del odontólogo es mayor para la hepatitis B que para el sida. La gravedad de una y otra patología obligan a extremar las precauciones de desinfección y esterilización de materiales, así como a la utilización de toda clase de medios de protección.

Por la importancia que tienen, se transcriben las precauciones universales, recomendadas por organismos internacionales y adoptadas por la mayoría de los países del mundo:

▸ Todos los trabajadores de la salud deben utilizar rutinariamente las precauciones de barrera apropiadas, para prevenir la exposición cutánea y mucosa, cuando se prevé el contacto con sangre o líquidos corporales de todo paciente. Se hace énfasis en el uso de guantes, anteojos, blusas, gorros.

▸ Si hay contaminación con sangre u otros líquidos corporales, deben lavarse las manos y otras superficies cutáneas en forma inmediata y completa.

▸ Los trabajadores deben evitar lesiones causadas por agujas, bisturíes y otros elementos cortopunzantes.

A pesar de que se descarta la saliva como transmisor de VIH, se debe evitar su contacto.

Los pacientes con lesiones exudativas o dermatitis deben evitar el contacto con pacientes y equipos, mientras perdure esta situación.

Las trabajadoras y pacientes embarazadas deben extremar el cumplimiento de todas las precauciones.

Durante una cirugía ósea periodontal se puede hacer una osteotomía tan generosa que comprometa el soporte de los dientes adyacentes.

En las manos más expertas se pueden presentar reabsorciones radiculares durante los tratamientos ortodónticos; aún no se ha podido aclarar si estas se producen por causa de fuerzas excesivas empleadas por el odontólogo o por susceptibilidad del paciente.

La luxación temporomandibular en tratamientos prolongados se ha reportado en forma reiterada. Esto constituye una urgencia que requiere solución inmediata debido al dolor intenso y a la angustia que le ocasiona al paciente.

Para evitar o disminuir la iatrogenia es importante tener en cuenta el daño que se puede causar. Con el más sencillo procedimiento se puede dañar la pulpa o cualquier otro tejido superficial de la cavidad oral, hasta producir lesiones tan complejas que puedan comprometer la vida del paciente.

En las preparaciones cavitarias se debe evitar el sobrecalentamiento de las estructuras dentales mediante disminución de la velocidad, disminución de la presión, aumento de la refrigeración y preparación del diente variando el punto donde se está tallando para evitar un daño excesivo y quemadura de la dentina. El estado y tamaño de las fresas también influye; si pierden su filo habrá que hacer mayor presión para el corte. La fresa de acero se debe utilizar a velocidad normal, pues pierde el filo con la fricción y, en ese caso, genera más calor.

Al colocar una prótesis total o removible, es importante aclararle al paciente que va a tener un periodo de adaptación de unos días, durante los cuales experimentará incomodidad en algunas zonas que habrá que aliviar en controles posteriores. Sin embargo, es importante que los bordes de las prótesis queden redondeados, pulidos y suaves, no deben estar sobreextendidos. Además, se deben eliminar interferencias. Cuando el paciente experimente molestias por la prótesis, debe retirarla de inmediato y consultar al odontólogo para evitar males mayores y obtener la solución adecuada del problema.

Cuando se encuentra un molar que ha sido obturado sin eliminar caries, se retira la amalgama y se procede a limpiar la dentina cariada, luego se coloca hidróxido de calcio y un cemento temporal.

El procedimiento de temporalización debe hacerse preferiblemente sobre los modelos en el laboratorio, ya que la polimerización del material causa daño a la pulpa. Para los rebases se recomienda estar colocando y retirando la temporal para evitar su contracción y el sobrecalentamiento en la estructura dentinal.

Es importante tener un conocimiento amplio de los materiales dentales para utilizarlos en la forma adecuada, pues no existe material restaurativo que resulte inocuo para la pulpa. Todos aportan irritantes, ya sean químicos o físicos, e incluso bacterianos, según su composición.

Es fundamental la colocación de un buen protector pulpar con una técnica adecuada, ya que muchos materiales de obturación ocasionan irritación de diferentes tipos. Por ejemplo, una resina acrílica puede sufrir una contracción y permitir la filtración marginal bacteriana; se debe utilizar un material de ionómero de vidrio y tratar de hacer la restauración, el núcleo o la corona máximo en las dos semanas siguientes para evitar la contaminación.

Se aconseja el uso de la pieza de mano de baja velocidad para realizar el corte de tejido óseo o dental y así evitar el riesgo de ocasionar un enfisema subcutáneo, neumomediastino, neumopericardio, neumotórax o neumoperitoneo. El enfisema quirúrgico se puede definir como la introducción de aire en el tejido subcutáneo. Puede suceder por la terapia de un conducto radicular o por una cirugía periodontal. El neumomediastino y el enfisema cervical subcutáneo se han documentado como el resultado del aumento de la presión intraalveolar durante la maniobra de Valsalva, un vómito o un grito prolongado, también por un incremento de la resistencia a la expiración durante un ataque asmático. Como diagnóstico se presenta: disnea, sonido metálico de la voz, dolor en la espalda y el pecho; radiográficamente se observa aire alrededor de la aorta, por lo que inmediatamente después de la cirugía, entre las 12 y las 24 horas, se debe tomar una radiografía para evitar complicaciones. El médico debe realizar el tratamiento y consiste en preservar la vía aérea mediante intubación o traqueostomía e iniciar antibioticoterapia.

Para evitar accidentes iatrogénicos causados por malas maniobras se debe tener en cuenta que todos los procedimientos exigen un tiempo mínimo de dedicación, que permita al profesional actuar con tranquilidad y mente abierta. Actuar con rapidez aumenta la posibilidad de que se produzcan accidentes como el deslizamiento inesperado de los instrumentos, la mala aplicación de las fuerzas y el empleo de falsos puntos de apoyo.

Resumen

La iatrogenia es un problema ocasionado por el odontólogo por descuido, desconocimiento, falta de precaución o mala práctica. Puede ser un problema sencillo, grave o crítico. El tratamiento consiste en dedicar el tiempo necesario para actuar con conceptos claros.

Urgencias en traumatismo maxilofacial

Manuel Torres Mosquera

Las fracturas de los maxilares y otros huesos de la cara han aumentado considerablemente con los accidentes de automóvil y motocicleta, que en la actualidad son las causas más frecuentes.

Cuando se producen fracturas de los maxilares se pierde, principalmente, la función masticatoria, y su restitución se logrará mediante la cicatrización adecuada de los segmentos óseos y la obtención de la oclusión normal del paciente.

▶ **Clasificación**

▸ **Fracturas de la mandíbula**

· *Cerrada:* El tejido que las recubre está intacto; la fractura es completa y no está expuesta al medio externo. Puede ser desplazada o no.

· *En tallo verde:* Una cortical está fracturada y la otra no, esta se encuentra doblada. Es común en los niños.

· *Abierta:* La fractura del hueso está asociada a una herida externa y por esto se considera contaminada. En los maxilares, cuando la fractura se presenta entre dos dientes, se considera abierta. Las fracturas abiertas a la piel son más factibles de infección que las expuestas a la cavidad oral.

· *Conminuta:* El hueso está fracturado en segmentos y puede ser cerrada o abierta.

▸ **Fracturas del tercio medio de la cara**

· *Horizontal del maxilar (Lefort I):* El cuerpo del maxilar se separa de la base del cráneo por debajo de la inserción de la apófisis cigomática. A la palpación bimanual, el maxilar se mueve en su totalidad.

· *Piramidal (Lefort II):* Fractura vertical bilateral de la cara externa del maxilar que se extiende hacia los huesos nasales y el etmoides. Puede estar involucrado el hueso malar.

· *Transversal (Lefort III):* Se extiende a través de las órbitas, pasa por la base de la nariz, la zona etmoidal y los arcos zigomáticos.

🖥 Caso clínico 10

Un paciente sufrió traumatismo directo en la mandíbula durante una riña callejera. Al examen clínico se encontró contusión en la región mentoniana, movilidad a la palpación bimanual por solución de continuidad entre canino lateral inferior derecho, maloclusión dental por desplazamiento del segmento proximal. Se diagnosticó fractura de sínfisis mandibular, la cual se confirmó con radiografía panorámica. Se realizó inmovilización intermaxilar provisional por medio de ligaduras como medida de urgencia (figura 14.16 A) y se remitió al cirujano maxilofacial.

▸ **Valoración y tratamiento:** El paciente con trauma maxilofacial debe ser valorado inicialmente por el médico de urgencias para descartar traumas neurológicos o abdominales que comprometan seriamente su vida.

La vía aérea debe estar totalmente permeable; se deben retirar las prótesis removibles y constatar que no existan cuerpos extraños o fracturas que puedan obstruir la vía aérea. La fractura bilateral de sínfisis puede permitir que la lengua sea un factor de obstrucción de la vía aérea. La sangre y las secreciones se deben aspirar y, si la hemorragia es constante, se debe realizar la hemostasia inmediata.

En estas condiciones se procede a realizar la inmovilización provisional de los dientes por medio de ligaduras, tratando de restablecer su oclusión dental y si hay compromiso del tercio medio de la cara, se agrega un vendaje cráneo-mandibular (figura 14.16 B). Finalizado el tratamiento de urgencia, se remite al cirujano maxilofacial para el tratamiento definitivo.

Traumas dentoalveolares

Manuel Torres Mosquera - María Ángeles Díez Palma

El trauma dentoalveolar es más frecuente durante la niñez y la adolescencia, se presenta con mayor incidencia entre los 6 y los 12 años de edad.

El traumatismo puede ser directo, cuando el diente o los dientes se golpean con un objeto; o indirecto, cuando los dientes inferiores chocan contra los superiores al recibir el golpe en la mandíbula. Los dientes anteriores son los más susceptibles de recibir un trauma directo; los molares y premolares, el trauma indirecto.

Los factores etiológicos más frecuentes son: caídas, tropezones, accidentes de bicicleta, deportes de contacto, accidentes automovilísticos y riñas. Cuando recibimos un paciente para el tratamiento de un trauma agudo, la zona generalmente se encuentra contaminada; por lo tanto, el primer paso debe ser el lavado de la cara del paciente, para poder establecer una impresión diagnóstica de la extensión de la lesión. El diagnóstico adecuado ayuda a establecer un tratamiento correcto, por este motivo la historia, el examen clínico, el examen radiográfico y una historia médica minuciosa son necesarios en estos casos. Preguntas como cuándo, dónde y cómo ocurrió el daño, facilitan la interpretación de la información y llevan a un diagnóstico preciso. Si el paciente tiene historia de amnesia, inconsciencia, vómito o cefalea, se debe acudir inmediatamente al servicio de urgencias hospitalario para que sea valorado por neurología.

Figura 14.16. A) Ligaduras intermaxilares para inmovilización provisional. B) Vendaje cráneo-mandibular

A)

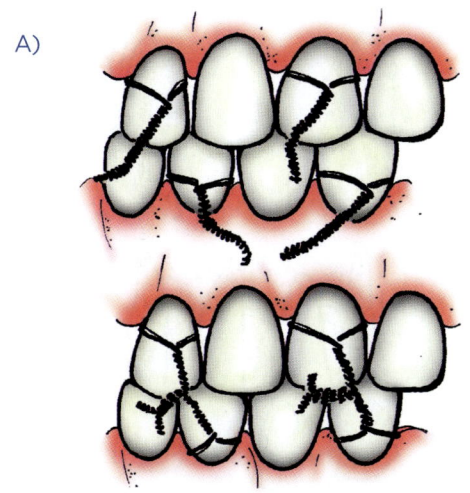

B)

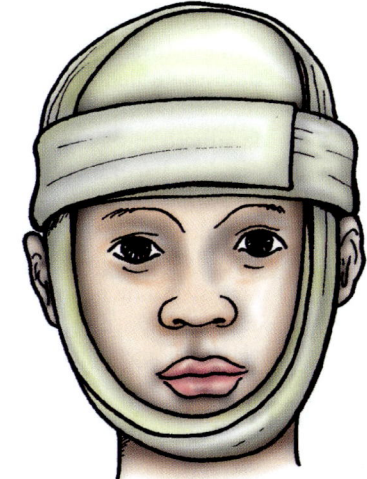

Clasificación de los traumatismos dentoalveolares (tabla 14.1)

Tabla 14.1. Clasificación de los traumatismos dentoalveolares

Traumatismo	Características
Fracturas coronales	1. Infracción del esmalte (sin pérdida de tejido). 2. Fractura del esmalte. 3. Fractura no complicada (esmalte y dentina sin exposición pulpar). 4. Fractura complicada de la corona (esmalte y dentina con exposición pulpar). 5. Fractura no complicada de la corona y la raíz (esmalte, dentina y cemento sin exposición pulpar). 6. Fractura complicada de la corona y la raíz (esmalte, dentina y cemento con compromiso pulpar). 7. Fracturas de la raíz.
Lesiones de luxación	1. Concusión. 2. Subluxación (aflojamiento anormal sin desplazamiento del diente). 3. Luxación intrusiva (desplazamiento del diente hacia el interior del alvéolo). 4. Luxación extrusiva (desplazamiento parcial del diente de su alvéolo). 5. Luxación lateral (desplazamiento del diente hacia lingual o vestibular).
Traumatismos de la estructura ósea	1. Fractura conminuta del alvéolo. 2. Fractura de la pared alveolar (vestibular o lingual). 3. Fractura del reborde alveolar. 4. Fractura de la mandíbula o el maxilar

Fracturas coronales

Dentro de las fracturas del esmalte se encuentran las infracciones —sin pérdida de sustancia dental—, y las fracturas de esmalte —con pérdida de estructura dental— (figura 14.17). Las infracciones no necesitan tratamiento. Cuando hay fracturas del esmalte, si el fragmento se encuentra disponible, se puede adherir al diente o restaurar con resina, y luego se debe hacer un seguimiento de 6 a 8 semanas y al año.

Las fracturas coronales se pueden dividir en fracturas coronales con y sin exposición pulpar (figura 14.18). El tratamiento de urgencia de una fractura coronal sin exposición pulpar, será restaurar la estética y la función, realizando un recubrimiento dentinal con un ionómero de vidrio o con una técnica adhesiva. Se debe hacer un seguimiento radiográfico y clínico de 6 a 8 semanas y al año.

Figura 14.17. Fractura coronal sin exposición pulpar

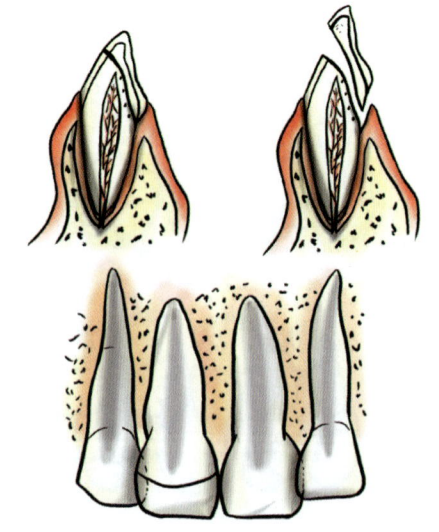

Figura 14.18. Fractura coronal con exposición pulpar

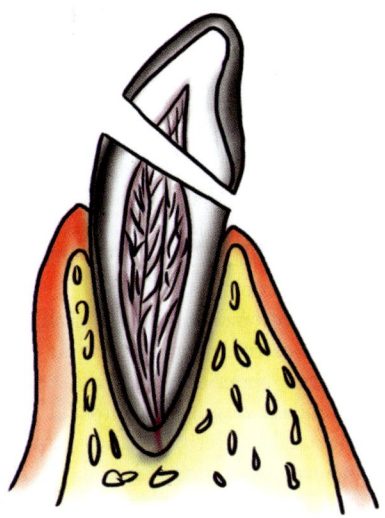

Cuando como consecuencia de una fractura coronal se presenta una exposición del tejido pulpar, está indicado el recubrimiento pulpar directo dentro de las primeras 24 horas posteriores al trauma. Los materiales de elección para esta terapéutica son el hidróxido de calcio y el agregado de trióxido mineral (MTA) blanco. Si la atención se realiza dentro de las 72 horas posteriores al trauma, se sugiere la pulpotomía parcial o técnica de Cvek. Para llevar a cabo esta última se anestesia y se aísla el diente afectado, luego se lava la exposición con hipoclorito de sodio o con solución salina; a continuación, se remueve el tejido pulpar expuesto a una profundidad de 2 mm con una fresa redonda de alta velocidad, estéril, pequeña y con irrigación; se lava con solución salina y se seca con motas de algodón estéril; se coloca, del mismo modo que en un recubrimiento pulpar directo, hidróxido de calcio o MTA blanco. Esta técnica tiene, sobre una pulpotomía cervical tradicional, la ventaja de preservar la pulpa coronal, de poder realizar posteriormente pruebas de sensibilidad y de obtener engrosamiento de las paredes dentinales en la zona cervical.

Las pulpas dentales que han sido expuestas durante un lapso menor a una semana pueden ser tratadas con pulpotomías cervicales. El pronóstico favorable decrece a medida que aumenta el tiempo de la exposición pulpar. Si transcurre mucho tiempo entre el accidente y el tratamiento y la pulpa se encuentra necrótica estará indicada la endodoncia convencional.

Los seguimientos clínicos y radiográficos se deben realizar de 6 a 8 semanas y al año.

Caso clínico 11

Paciente de 15 años que acude a la consulta con una fractura coronal complicada del central superior derecho, de dos horas de evolución y dolor al estímulo. Se procede a tomar radiografía periapical, se anestesia, se aísla y se lava la zona, y se realiza un recubrimiento pulpar directo con MTA blanco.

Fracturas coronorradiculares

Involucran esmalte, dentina y estructura radicular. La pulpa puede o no estar expuesta, son usualmente oblicuas (figura 14.19). En contraste con otras lesiones traumáticas que no se presentan en los dientes posteriores, las fracturas coronorradiculares frecuentemente incluyen premolares y molares. Son comunes las fracturas cuspídeas que se extienden subgingivalmente.

Figura 14.19 Fractura coronorradicular con exposición pulpar

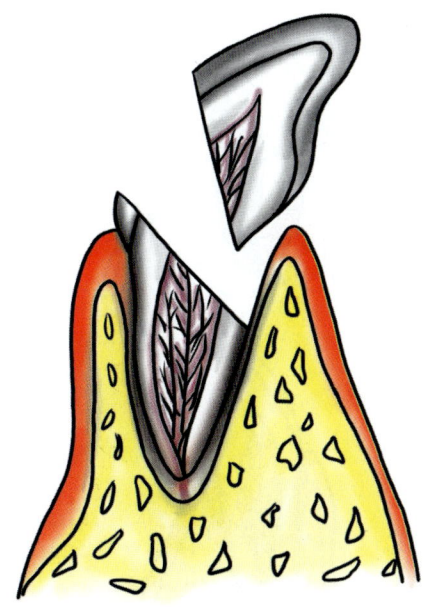

La recomendación de tratamiento es similar a la de las fracturas coronales con o sin exposición pulpar. Como tratamiento de urgencia se puede estabilizar el segmento móvil del diente como medida temporal hasta realizar un plan de tratamiento definitivo en el que serán posibles los siguientes escenarios: remoción del fragmento y restauración el diente, remoción del fragmento y gingivectomía, extrusión ortodóntica, extrusión quirúrgica, decoronación o extracción. Si la fractura sigue el eje longitudinal del diente o se involucra más de un tercio de la raíz clínica, está indicada la exodoncia.

Fracturas radiculares

También conocidas como fracturas radiculares intraalveolares o transversas. Involucran cemento, dentina y tejido pulpar, no ocurren frecuentemente y son difíciles de detectar radiográficamente; por esto, se recomienda una toma oclusal para localizar las fracturas radiculares en tercio medio y apical. Su ubicación puede darse en tercio cervical, medio o apical de la raíz (figura 14.20).

Si el segmento coronal se encuentra desplazado presentará movilidad; la reposición se debe realizar tan pronto como sea posible.

Figura 14.20 Fractura radicular horizontal

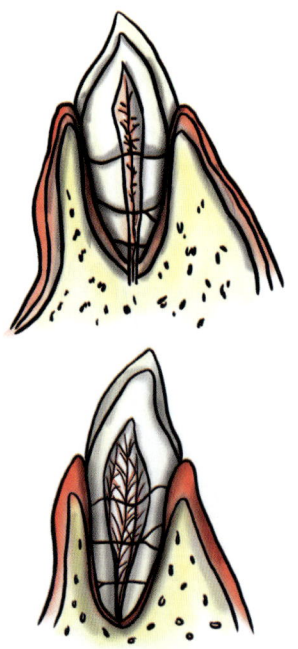

Se recomienda estabilizar con férula semirrígida durante cuatro semanas. Si la fractura se encuentra en el tercio cervical, la ferulización se realiza por un periodo prolongado, hasta de cuatro meses si es necesario. Los controles clínicos y radiográficos se realizan a las 6 a 8 semanas, al año y anualmente durante cinco años. Si se instaura una necrosis pulpar, se debe realizar el tratamiento endodóntico del fragmento coronal para preservar el diente. En este caso, las recomendaciones incluyen: dieta blanda, cepillado tres veces día y enjuagues con clorhexidina.

Si se recibe a un paciente traumatizado, a quien se le diagnostica fractura radicular de tercio medio del central superior izquierdo, con movilidad aumentada y desplazamiento del fragmento coronal, la cual se verifica tanto clínica como radiográficamente, se debe proceder a anestesiar y reposicionar el fragmento; luego, se deben seleccionar las superficies donde se colocarán los puntos de resina para realizar una ferulización semirrígida con nailon, involucrando el lateral y el canino izquierdos, así como el central y el lateral derechos, como mínimo, para dar estabilidad a la férula. Se le recomienda al paciente dieta blanda y realizar cepillado sobre la zona tres veces al día.

Daños de luxación

▶ **Concusión:** Se caracteriza por presentar movilidad normal, sin desplazamiento, con sensibilidad a la percusión, el diente se encuentra en su posición radiográficamente. No requiere tratamiento. Se debe monitorear la condición pulpar durante un año, con el primer control a las 4 semanas después de presentarse la lesión (figura 14.21).

▶ **Subluxación:** Es una alteración de las estructuras de soporte del diente que implica: sensibilidad a la percusión, movilidad incrementada sin desplazamiento, se puede presentar sangrado gingival, lo cual confirma su diagnóstico. Las pruebas de sensibilidad pueden resultar negativas inicialmente, indicando daño pulpar transitorio. Se debe monitorear la respuesta pulpar durante un año, hasta obtener un diagnóstico pulpar definitivo. Usualmente no necesita tratamiento, pero si se considera necesario, dependiendo de la movilidad presente, se estabiliza con férula semirrígida durante dos semanas para proporcionar bienestar al paciente. Se debe controlar la oclusión (figura 14.22).

▶ **Luxación extrusiva:** En este caso, se encuentra desplazamiento parcial del diente fuera del alvéolo. El diente aparece elongado y excesivamente móvil, la prueba de sensibilidad puede resultar negativa. Algunas veces hay revascularización en dientes con formación radicular completa. Cuando la formación radicular es incompleta, la revascularización usualmente ocurre. Al examen radiográfico se encuentra ensanchamiento del espacio del ligamento periodontal (figura 14.23). Para su tratamiento se sugiere limpiar la superficie expuesta con solución salina, reinsertar suavemente el diente en el alvéolo con presión digital suave y ferulizar durante dos semanas con una férula semirrígida. Luego deben hacerse controles periódicos durante un año. Se recomienda dieta blanda por una semana y realizar una higiene oral óptima.

▶ **Luxación lateral:** Implica desplazamiento hacia palatino o lingual, en algunas ocasiones acompañado por fractura del alvéolo. El diente puede estar inmóvil, a la percusión se escucha un sonido metálico y radiográficamente se observa ensanchamiento apical del espacio del ligamento periodontal. Para su tratamiento se recomienda anestesiar la zona y limpiar el área comprometida con solución salina; reposicionar de inmediato, en algunos casos es indispensable el uso de fórceps; verificar radiográficamente y realizar ferulización semirrígida durante cuatro semanas. Se recomienda realizar controles clínicos y radiográficos durante cinco años. Si durante este lapso se presenta necrosis, está indicado el tratamiento endodóntico. Se recomienda dieta blanda durante una semana, cepillado tres veces al día y enjuagues con clorhexidina (figura 14.24).

▶ **Luxación intrusiva:** Implica un desplazamiento apical del diente dentro del alvéolo. Esta lesión se acompaña de fractura del alvéolo, con inmovilidad y compresión tanto sobre el ligamento periodontal como sobre el hueso alveolar, circunstancia que reduce la posibilidad de supervivencia pulpar. A la percusión se escucha un sonido metálico. Las pruebas de sensibilidad

Figura 14.21. Concusión

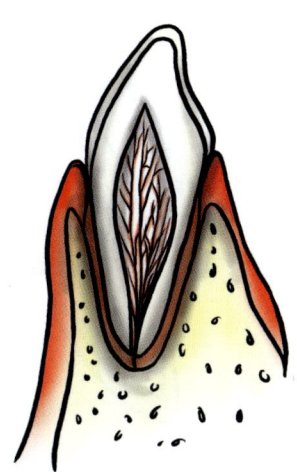

Figura 14.22. Subluxación

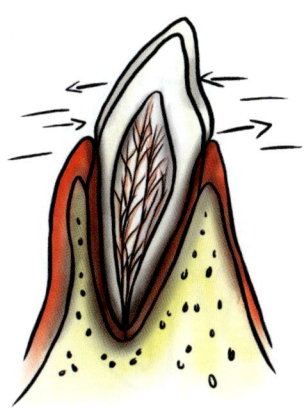

Figura 14.23. Luxación extrusiva

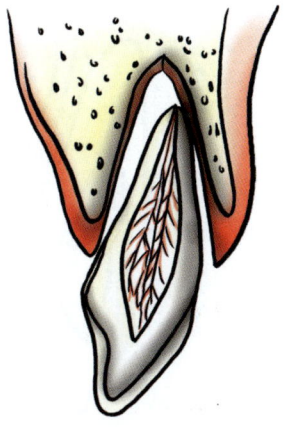

Figura 14.24. Luxación lateral

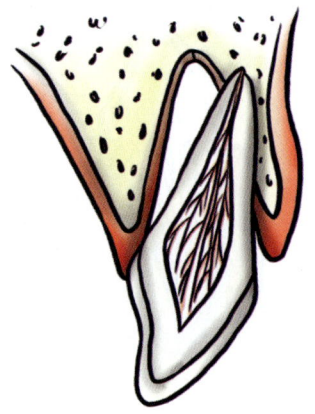

Figura 14.25. Luxación intrusiva

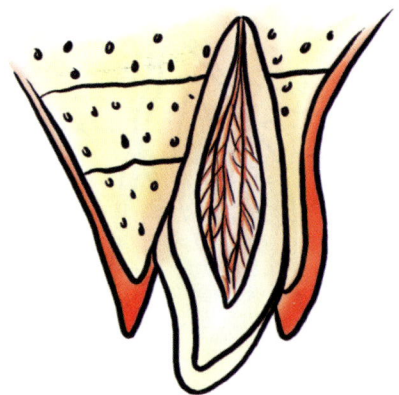

Figura 14.26. Avulsión

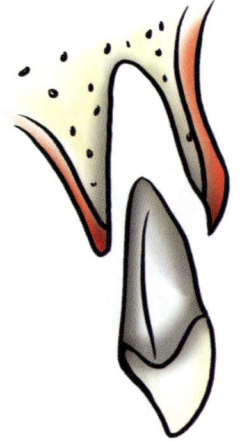

usualmente son negativas. En dientes con ápices abiertos o inmaduros se puede dar una reposición espontánea y puede haber revascularización; pero si el movimiento no está presente dentro de las primeras tres semanas, se debe iniciar la tracción ortodóntica. En dientes con formación radicular completa se sugiere reposicionarlos tan pronto como sea posible (mediante tratamiento ortodóntico o quirúrgico) y realizar la endodoncia entre 1 a 3 semanas después del trauma. Las recomendaciones para el paciente en este caso son: dieta blanda durante una semana, cepillado tres veces al día y enjuagues con clorhexidina (figura 14.25).

▶ **Avulsión:** La avulsión se caracteriza por el desplazamiento total del diente del alvéolo, debe realizarse el examen radiográfico para confirmar la ausencia del diente (figura 14.26). El odontólogo debe estar preparado para atender una verdadera emergencia odontológica y mantener la situación bajo control, el diente debe tomarse por la porción coronal, evitando el contacto con la parte radicular, si el diente está sucio, se debe lavar con agua corriente; luego, se debe reposicionar lo antes posible y verificar su posición radiográficamente. Si no es posible la reimplantación, se coloca el diente en un medio para su transporte, idealmente en un vaso con leche o en la boca del paciente en la zona del vestíbulo, e inmediatamente buscar atención profesional; se recomienda la ferulización semirrígida durante dos semanas y se deben administrar antibióticos, la tetraciclina es la primera elección (doxiciclina, dos veces al día, durante siete días en la dosis apropiada según el peso y la edad), pero debido al cambio de color en la corona de los dientes que produce la ingesta de tetraciclinas no se recomienda su uso en menores de 12 años; en estos casos, se indica la penicilina V en la dosis apropiada para el peso y la edad. Se recomienda también la aplicación de la vacuna antitetánica en estos casos. El tratamiento endodóntico se inicia entre siete a diez días después de la reimplantación y antes de retirar la férula. Los controles clínicos y radiográficos se deben realizar a las 4 semanas, a los 3 meses, a los 6 meses y cada año.

Recomendaciones: dieta blanda, cepillarse los dientes tres veces al día y utilizar clorhexidina como enjuague dos veces al día por una semana. Si el diente permanece una hora o más tiempo en seco, se presentan reabsorciones radiculares progresivas, por lo tanto su pronóstico es menos favorable. Se debe proceder a remover el ligamento periodontal necrótico con una gasa, sumergir el diente en una solución de fluoruro de sodio al 2 % durante 20 minutos e irrigar al alvéolo con solución salina. Se debe examinar muy bien el alvéolo, ya que, si se encuentra fracturado, se deben reposicionar sus paredes y proceder a reimplantar el diente con presión digital suave, verificar la posición del diente radiográficamente y estabilizar con férula semirrígida por cuatro semanas. Se deben administrar antibióticos, tetraciclina como primera opción, y si el paciente es menor de 12 años, se sugiere penicilina V, en la dosis adecuada según el peso y la edad. Debe aplicarse también terapia antitetánica.

Recomendaciones: dieta blanda por dos semanas, lavar los dientes tres veces al día y utilizar clorhexidina como enjuague dos veces al día por una semana. El tratamiento endodóntico se debe realizar siete a diez días después de la reimplantación, el retiro de la férula se realiza a las cuatro semanas y los controles se deben realizar a las 4 semanas, a los 3 meses, a los 6 meses, al año y luego anualmente. Cuando hay ápices abiertos, de igual manera, se debe reimplantar el diente inmediatamente, lavándolo previamente con agua o con solución salina. Se lava y se examina el alvéolo y se procede a reimplantar el diente con presión digital suave, se verifica su posición radiográficamente y se feruliza con férula semirrígida durante dos semanas. Se deben administrar antibióticos, penicilina V, si el paciente es menor de 12 años, en la dosis apropiada para el peso y la edad. Adicionalmente, se debe aplicar la vacuna antitetánica. En niños, la posibilidad de la revascularización es alta, pero si esta no ocurre, se recomienda el tratamiento endodóntico.

Recomendaciones: dieta blanda por dos semanas, cepillado tres veces al día, uso de clorhexidina dos veces al día por una semana. Los controles se realizan a las 4 semanas, a los 3 meses, a los 6 meses, al año y luego anualmente. Cuando transcurre un tiempo extraoral mayor a 60 minutos y el ápice está abierto, el pronóstico del diente es muy pobre. Estos dientes se reimplantan con el fin de mantener el contorno alveolar, debe consultarse el caso con el especialista, ya que presentarán anquilosis y reabsorción radicular.

Para reimplantarlos, se debe retirar el ligamento periodontal necrótico con una gasa, realizar el tratamiento endodóntico en la mano, sumergir el diente en fluoruro de sodio al 2 % durante 20 minutos, irrigar el alvéolo con solución salina, examinar el alvéolo y reposicionarlo si se encuentra fractura, y reimplantar luego el diente con presión digital suave, verificar su posición radiográficamente y ferulizar con férula semirrígida por cuatro semanas. Administrar terapia antibiótica, penicilina V para menores de 12 años, de acuerdo con el peso y la edad, y cubrir con vacuna antitetánica.

Recomendaciones: dieta blanda por dos semanas, cepillado dental tres veces al día y enjuagues con clorhexidina dos veces al día por una semana.

Si el tratamiento endodóntico no se realizó en la sesión inicial, se debe realizar de siete a diez días después de la reimplantación. La férula se retira a las cuatro semanas y se realizan controles clínicos y radiográficos a los 3 meses, a los 6 meses, al año y luego anualmente.

🖥 Caso clínico 12

Paciente de 14 años quien sufre una caída que le genera una avulsión del lateral superior izquierdo y solicita indicaciones telefónicas de manejo. Se le debe sugerir que reimplante inmediatamente el diente luego de lavarlo con agua corriente; así mismo, se le debe indicar que no manipule la porción radicular, que se fije cuál es la parte que debe ir hacia delante y que muerda un pañuelo hasta acudir a la consulta para el manejo adecuado. Si el paciente o su acudiente no se encuentra en disposición de realizar la reimplantación inmediata, se le indicará que sumerja el diente en leche y busque atención profesional lo más pronto posible.

Traumatismos de los tejidos blandos

Manuel Torres Mosquera

Los traumatismos de los tejidos blandos, estén o no asociados con fracturas óseas, se deben tratar adecuadamente para evitar la infección de las heridas, lo cual puede constituirse en una afección más grave que la fractura misma.

En la cavidad oral se pueden presentar: contusiones, abrasiones, laceraciones, heridas incisas, heridas penetrantes y quemaduras.

🖥 Caso clínico 13

Un paciente sufrió traumatismo facial en un accidente de automóvil. En el examen clínico se encontró herida de labio superior con compromiso de piel, borde bermellón y mucosa. No presenta más lesiones y su estado general es satisfactorio. Bajo anestesia general se realiza lavado de la herida con suero fisiológico y jabón antiséptico. Se aplica solución antiséptica y se procede a realizar sutura con puntos separados, con material de monofilamento no reabsorbible, cinco ceros.

Tratamiento

Las contusiones que se presentan en la cavidad oral son generalmente secundarias debido a la protección de los labios y carrillos, los cuales reciben el impacto en forma primaria. La mucosa oral se inflama y se produce hemorragia submucosa lo cual da una coloración purpúrea. La posibilidad de infección es remota y no requiere tratamiento debido a que se resuelve por sí sola a medida que se produce el proceso de cicatrización normal.

Las abrasiones se originan por fricción sobre la mucosa de un objeto áspero (prótesis, coronas, etc.). La herida es superficial, sangra fácilmente y el tratamiento consiste en eliminación de la causa.

Las laceraciones de la mucosa bucal son causadas principalmente por los traumatismos que se producen en la cara, por accidentes con fresas o elevadores dentales en procedimientos protéticos o quirúrgicos. El tratamiento es el control de la hemorragia, la cual generalmente cede por presión o ligadura del vaso si lo requiere y sutura interrumpida con material cuatro ceros no reabsorbible o de reabsorción lenta.

Las heridas punzantes se ocasionan con objetos puntiagudos como lápices o elevadores dentales. Rara vez hay hemorragia y no se requiere sutura.

Las quemaduras de la cavidad oral se deben a sustancias químicas o drogas usadas en procedimientos odontológicos, cuando accidentalmente entran en contacto con la mucosa. Estas quemaduras se pueden considerar de primero o segundo grado y no producen alteraciones en el estado general del paciente.

La mucosa lesionada se desprende fácilmente, dejando una superficie cruenta y dolorosa. El tratamiento consiste en alivio del dolor con sustancias anestésicas y control de la infección con antisépticos.

Cuando se ingieren sustancias cáusticas se pueden ocasionar quemaduras de tercer grado, comprometiendo seriamente el estado general del paciente e incluso pueden requerir traqueostomía. El tratamiento local de la herida se inicia cuando el paciente se encuentra estabilizado y consiste en alivio del dolor y control de la infección.

Clasificación de las lesiones traumáticas de los tejidos blandos

- ▸ Contusión.
- ▸ Abrasión.
- ▸ Laceración (desgarro de la mucosa o la piel).
- ▸ Lesiones traumáticas de los tejidos blandos.
- ▸ Heridas incisas (heridas con bordes nítidos).
- ▸ Heridas penetrantes o punzantes.
- ▸ Heridas por arma de fuego.
- ▸ Quemaduras.

Traumatismos de los tejidos blandos de la cavidad oral

Estén o no asociados con fracturas, se deben tratar adecuadamente para evitar la infección de las heridas. La infección es mucho más grave que cualquier lesión, incluyendo las fracturas. Se pueden presentar lesiones como: contusiones, abrasiones, laceraciones, heridas incisas, heridas penetrantes y quemaduras.

Tratamiento

Las contusiones, abrasiones y laceraciones se tratan con control de la hemorragia y ligadura del vaso, si se requiere, y sutura interrumpida con material no reabsorbible o de reabsorción lenta. Las quemaduras se tratan con analgésicos, anestésicos locales y antisépticos.

Traumatismos en el consultorio que pueden afectar al paciente durante la actividad odontológica

Gustavo Malagón Londoño - Gustavo Malagón Baquero

Son realmente fortuitos los traumatismos que pueden ocurrir dentro del consultorio, a excepción de los descritos en el capítulo sobre iatrogenia que guardan relación con el procedimiento mismo que se está adelantando.

No obstante la rara ocurrencia, estos se pueden presentar en pacientes minusválidos al pasar de la silla odontológica a la silla de ruedas, en personas ancianas al retirarse de la silla, o en cualquier persona por contingencias de un piso resbaloso o por pérdida momentánea del equilibrio.

El traumatismo puede ser leve, moderado o severo, según lo cual el odontólogo y su personal auxiliar deben actuar.

El traumatismo leve, si es cerrado, no requiere un procedimiento especial, salvo en el caso de pacientes con bajo umbral de dolor que experimenten grave molestia, en tal caso será necesario administrar algún analgésico, generalmente oral, según la tolerancia gástrica; habitualmente se utiliza acetaminofén porque implica un riesgo menor de causar malestar estomacal. Si el trauma es de moderada intensidad, con dolor intenso y dificultad funcional de una articulación, es importante proceder a inmovilizarla en posición anatómica. Si se trata de un miembro superior, por ejemplo, además de la inmovilización de los dedos, del puño, del codo, debe proveerse un cabestrillo para suspender el miembro lesionado.

Si el traumatismo es de gran intensidad, con posibilidad de lesiones esqueléticas mayores, es imperiosa la necesidad de aplicar inmovilización dentro de parámetros especiales que más adelante se señalan. En los dos últimos casos se debe referir el paciente a la consulta médica de urgencias para efectos de radiografías y manejo definitivo del problema.

La analgesia es necesaria, se administra acetaminofén oral y, si el dolor es persistente, algún analgésico parenteral a base de dipirona o ketorolaco.

En caso de traumatismos abiertos, por pequeños que sean, deben tomarse todas las precauciones para prevenir la infección y, si por alguna circunstancia se aprecia hemorragia, proveer del vendaje compresivo que la controle, mientras el paciente llega al servicio de urgencias.

Vale la pena enfatizar sobre la importancia de un buen primer auxilio en traumas abiertos o cerrados, para lo cual es básico el buen entrenamiento no solo del profesional responsable, sino de los auxiliares del consultorio.

Se mencionó en líneas anteriores la inmovilización adecuada; vale la pena señalar que esta debe dirigirse a:

‣ Evitar lesiones nerviosas, vasculares o de otros tejidos.
‣ Disminuir el dolor.
‣ Evitar mayor deformidad del miembro lesionado.
‣ Disminuir el riesgo de convertir una fractura cerrada en abierta.
‣ Facilitar el manejo del paciente.
‣ Mantener la orientación de los fragmentos.
‣ Prevenir el riesgo de alteración de la función.
‣ Ayudar a controlar la hemorragia.
‣ Minimizar el riesgo de infección.
‣ Disminuir la incidencia de morbimortalidad.

La inmovilización cumple su función cuando:

‣ Es firme y estable.
‣ Garantiza por el acolchonamiento un buen trato de los tejidos.
‣ Los vendajes que se utilizan no van a producir presiones nocivas.
‣ Mantiene la orientación morfofisiológica de un miembro.
‣ No interfiere funciones orgánicas
‣ Previene otras complicaciones.
‣ Es cómoda para el paciente.
‣ Inmoviliza las articulaciones proximal y distal en relación con la lesión.

No es exagerado pensar que un odontólogo se vea abocado a problemas de manejo del trauma, cuya responsabilidad no puede eludir dentro del consultorio; de ahí la importancia de estar consciente de tal circunstancia y de entrenar también a su equipo auxiliar.

Conclusiones y recomendaciones

Dentro del consultorio, además de los traumatismos inherentes a la actividad profesional misma, se pueden presentar situaciones inesperadas o fortuitas de pacientes que caen accidentalmente al bajarse de la silla o al resbalar en el piso, o por lipotimia originada por el cambio de posición después de un procedimiento prolongado.

Los traumatismos pueden ser leves, moderados o intensos; asimismo, abiertos o cerrados.

En todos los casos, el traumatismo merece atención inmediata del odontólogo y su equipo auxiliar. Dicha atención va desde el suministro de analgésicos de selección hasta la aplicación de una inmovilización adecuada y la remisión inmediata al servicio de urgencias.

En casos de lesión abierta, se deben aplicar las medidas pertinentes para prevenir la infección.

En caso de sospecha de lesión craneana u osteoarticular, se debe referir cuanto antes al especialista indicado.

Traumatismos posturales durante la actividad profesional del odontólogo

Gustavo Malagón Baquero

Este capítulo trata de las enfermedades o lesiones frecuentes en el profesional odontólogo como consecuencia de su ejercicio, durante horas de trabajo, y se relaciona con las posiciones que debe adoptar para la atención del paciente y para evitar el compromiso de su sistema musculoesquelético. Se mencionan las patologías más frecuentes que son motivo de consulta, de tratamiento médico y ocasionalmente de largas incapacidades. Tanto en la columna como en las extremidades, las lesiones que se presentan obedecen a situaciones mecánicas, movimientos repetitivos, malas posiciones durante largas jornadas laborales, fuerzas inadecuadas o desproporcionadas durante una acción derivada de la necesidad de lograr la meta propuesta en la boca del paciente, muchas veces en espacios reducidos e inadecuados, que empeoran aún más la acción del profesional odontólogo. Algunas condiciones biomecánicas en el odontólogo, como el sobrepeso, las posiciones anómalas de columna, brazos, piernas y pies, la mala higiene postural y el sobreesfuerzo repetido que incide en la mecánica de las articulaciones y los tendones excediendo la capacidad de adaptación, llevan al trastorno fisiológico y a la cronicidad evolutiva, a veces de comienzo lento e insidioso hasta llegar a la limitación funcional con dolor intenso y compromiso de la actividad laboral.

En orden de importancia y frecuencia se presentan las siguientes: en la columna (cervical y dorsolumbar) los espasmos musculares y el desbalance derivado de una mala posición forzada en una situación permanente y muchas veces ante una patología preexistente, como algún grado de escoliosis, un canal estrecho central, una discopatía, la discrepancia de longitud de miembros inferiores de vez en cuando inadvertida. En el miembro superior, las bursitis del hombro, la epicondilitis en codo, que es el dolor causado por el efecto mecánico de los tendones y músculos del antebrazo al ser sometidos a movimientos repetitivos, a esfuerzos con mala posición de la extremidad durante largas horas, y en el caso del profesional odontólogo al manejo de herramientas o aparatos con vibración que con el tiempo producen sintomatología que puede incluir la disminución de la fuerza con edema localizado y limitación para realizar la actividad laboral. Las tendinitis de flexores y extensores en manos, especialmente las relacionadas con la acción de pinza, la acción de presión con los dedos sobre la boca muchas veces con las manos en posición inadecuada, la tendinitis de De Quervain, el síndrome del túnel del carpo por una presión excesiva del nervio mediano también relacionado con malas posiciones prolongadas, pero también con menos frecuencia el síndrome del túnel cubital y las lesiones del nervio radial. El desgaste articular o artrosis en manos especialmente y en otras articulaciones hacen parte también de las patologías frecuentes en esta profesión.

Es importante en todos estos trastornos del sistema musculoesquelético hablar fundamentalmente de dos situaciones: la posición del cuerpo durante el trabajo y la actividad física recomendada fuera del mismo para contrarrestar el efecto nocivo del trauma sobre tendones y articulaciones, derivado de una mala posición obligada durante largas jornadas.

Con respecto a la posición del cuerpo, el odontólogo se debe asegurar de que esté en posición correcta con la columna perpendicular al paciente, sin tensión, sin rotaciones o inclinaciones que alteren el balance, lo mismo con sus extremidades, brazos y piernas que deben tener un ángulo adecuado y una distancia que permita a músculos, tendones y articulaciones funcionar cómodamente. Cualquier posición que genere molestia o dolor se debe corregir, en lo posible el peso del cuerpo se distribuye por igual en los miembros inferiores; especial atención hay que tener con la flexión de la columna cervical y la distancia entre las cabezas del que interviene y del paciente.

La actividad física del profesional odontólogo fuera de su labor debe encaminarse a mantener una higiene postural, fortalecer músculos de columna cervical, dorsolumbar y extremidades, mejorar tono y al mismo tiempo lograr la elasticidad suficiente que le permita trabajar con su unidad y herramientas de trabajo sin mayor esfuerzo. La falta de masa muscular, la disminución de la fuerza y del tono hacen más difícil el trabajo, requiriendo más energía para lograr su cometido laboral con el consecuente cansancio y, con el tiempo, seguramente la aparición de una sintomatología de dolor y edema al exceder la capacidad de adaptación. En casi todas las patologías mencionadas derivadas de la práctica profesional, es necesaria la ayuda o colaboración de un profesional que pueda identificar el daño musculoesquelético y corregir con una terapia adecuada la deficiencia.

En las patologías preexistentes como la escoliosis, la discopatía cervical y dorsolumbar, el desbalance muscular, la discrepancia de longitud de miembros inferiores, la artrosis, algunas deformidades congénitas y no congénitas y otras, es necesario el concurso de los especialistas para tratar oportunamente cualquier afección que implique un tropiezo en el ejercicio de la profesión. Puede ser necesario el uso de una plantilla ortopédica compensatoria, el uso de un *brace*, de un corsé, una terapia adecuada y el manejo de un fisiatra para mantener un sistema musculoesquelético funcional.

Casos clínicos

Mediante supuestos casos clínicos que se basan en la experiencia clínica de consultas frecuentes de los odontólogos al ortopedista podemos ilustrar el comportamiento, el curso y el manejo de algunas patologías que se derivan de su actividad profesional.

Epicondilitis aguda de codo derecho

Caso clínico 14

Paciente profesional odontólogo, quien trabaja ocho horas diarias de lunes a viernes para una EPS, atendiendo un paciente cada 20 minutos, con dolor en el codo derecho a la altura del epicóndilo, con edema ocasional y limitación para la pronosupinación del antebrazo, con un cuadro clínico progresivo de varios meses de evolución que en los últimos 14 días lo incapacita para su actividad laboral. Refiere que su rendimiento ha disminuido por dolor y limitación. Manejar herramientas o instrumentos exacerba la sintomatología y los síntomas son cada vez más frecuentes. Después de valoración y examen físico el diagnóstico es *epicondilitis aguda de codo derecho*.

Inicialmente, el tratamiento se encamina a la desinflamación de la articulación, a disminuir el dolor y a rehabilitar lo más pronto posible el codo. Una fisioterapia bien orientada, con estiramiento, masaje, medidas locales como el hielo y la utilización de algunos dispositivos puede acelerar la recuperación. Es importante que el paciente tenga algún conocimiento de lo que causa la patología, para que pueda intervenir activamente en su propia evolución. Se le explica que el uso excesivo del antebrazo con movimientos repetitivos durante largas jornadas puede llevar a la inflamación y a microdesgarro de fibras de tendones extensores que se insertan en el epicóndilo o eminencia ósea lateral y externa de la epífisis inferior del húmero. El reposo es importante, en especial durante la fase inicial para lograr la reparación y la cicatrización de los tejidos. La recuperación o la desaparición de los síntomas puede durar entre 6 y 12 meses, y es necesario aplicar medidas como infiltraciones con corticoides o esteroides, ondas de choque, factores de crecimiento, uso de inmovilizadores de codo y otro tipo de alternativas para evitar en lo posible el manejo quirúrgico. Más del 90 % de los pacientes mejora con manejo ortopédico.

Cervicalgia de tipo mecánico con espasmo muscular, desbalance y dolor en trapecios con contractura

🖥 Caso clínico 15

Paciente de 34 años quien trabaja en rehabilitación oral. Hace varios meses presenta dolor en la columna cervical que se acompaña de contractura muscular, con dolor en la región occipital. Refiere que con el transcurso del día y después de varias horas de trabajo siente peso en la región de trapecios especialmente al lado derecho con formación de nudos que son dolorosos y que desaparecen con masaje, calor y el uso de AINE y relajantes musculares. En la noche el dolor disminuye, pero no encuentra posición para descansar en la forma adecuada, amanece con sintomatología de dolor, contractura en la región de trapecios y cansancio a pesar de haber intentado dormir. Su día laboral se torna cada vez más complejo. Acusa acumulación de cansancio y dolor progresivo, ha sido incapacitada en varias oportunidades.

Radiografías de columna cervical muestran leve disminución de espacios intervertebrales y rectificación de la lordosis cervical, en la proyección anteroposterior hay actitud escoliótica cervical de más o menos 6 grados. Al examen no hay signos de compresión radicular o de lesión neurológica. Motricidad, sensibilidad y reflejos están conservados. Mejora con fisioterapia y suspensión de actividad laboral más de 15 días. Se trata de un diagnóstico de *cervicalgia de tipo mecánico con espasmo muscular, desbalance y dolor en los trapecios con contractura.*

La paciente comenta que ha tenido que hacer ajustes a la unidad de trabajo debido a protocolos ordenados por el Ministerio de Salud para disminuir riesgo de contagio viral entre el profesional y el paciente, lo cual implica posiciones forzadas inadecuadas de cabeza, columna cervicodorsal y miembros superiores, haciendo más largo y complicado el desempeño laboral.

En este caso es importante la higiene postural, cabeza y cuello deben estar en altura e inclinación adecuadas, no permanecer tiempos prolongados en posiciones obligadas. Realizar pausas activas con estiramiento y fortalecimiento de músculos cervicales y trapecios. En la noche se debe pretender la mejor postura posible del cuello con una almohada que ocupe el espacio entre la cara y el hombro en posición decúbito lateral, de manera que se logre un balance entre los músculos cervicales y los trapecios. Las medidas locales, la terapia neural, infiltraciones, el uso de cuellos ortopédicos puede ser de gran valor en el tratamiento de esta patología.

Atrapamiento del nervio mediano en el carpo

🖥 Caso clínico 16

Paciente de 40 años, ortodoncista, consulta por dolor en las manos con adormecimiento especialmente en los tres primeros dedos, con sensación de cansancio en esta zona, refiere que el cuadro clínico se presenta aproximadamente hace seis meses con mayor compromiso de la mano izquierda, que en su caso es la dominante, y que ha perdido la fuerza. Manipular las herramientas de trabajo demanda un gran esfuerzo con dificultad para realizar pinza y para mantener los objetos. Se demora más en hacer su trabajo con cada paciente, la molestia en la mano va aumentando durante el día y en la noche se despierta por hormigueo y dolor que lo obliga a levantarse y a realizar ejercicios de estiramiento con cambios de posición de las extremidades para volver a conciliar el sueño. Clínicamente hay parestesias y los signos semiológicos (Phalen y Tinel) son positivos para *atrapamiento del nervio mediano en el carpo,* que se confirmó con electromiografía de los miembros superiores cuyo resultado es de carácter leve en la mano derecha y moderado en la izquierda.

El tratamiento inicial indicado es antineurítico (pregabalina), terapia física, analgésica antiinflamatoria y ejercicios de estiramiento, flexión y extensión máxima del puño con el codo en extensión, el uso de férula nocturna en ambas manos para mantener la posición adecuada y recomendaciones de corrección postural con pausas activas durante el trabajo cada dos horas. Ocasionalmente se puede manejar la patología con infiltraciones, terapia neural y otras alternativas. Si el atrapamiento del nervio mediano progresa complicando la sintomatología y no hay respuesta al tratamiento ortopédico, se recomienda la cirugía para liberación del nervio mediano.

Tendinitis

🖥 Caso clínico 17

Paciente de 34 años, odontóloga pediatra, consulta por dolor en el pulgar de la mano derecha, de varios meses de evolución, que inició lentamente después de un periodo de intenso trabajo. La acción de pinza con el pulgar para manipular sus herramientas de trabajo se tornó cada vez más compleja con sensación de pérdida de la fuerza en el dedo, dificultad para agarrar los objetos, dolor en la región lateral del puño sobre la estiloides radial, irradiación de la sintomatología al antebrazo y al primer dedo. Al examen hay edema sobre el primer compartimento extensor de la mano por donde pasan los tendones extensores corto y abductor largo del pulgar con limitación para la abducción y la extensión del mismo. La prueba semiológica de Finklestein fue positiva para síndrome, enfermedad o tendinitis de De Quervain. La radiografía del puño y mano descartó lesión ósea o articular, solamente mostró leve edema de tejidos blandos, pero la ecografía y la resonancia magnética confirmaron diagnóstico de *tendinitis*.

El manejo inicial es inmovilización con brace espica del pulgar, antiinflamatorios no esteroideos y fisioterapia. Fue necesario incapacitarla

20 días para obtener el reposo suficiente que le permita su reintegración laboral sin dolor y con la funcionalidad para su desempeño óptimo en el trabajo. Debe seguir recomendaciones para lograr la pinza de la mano sin mayor resistencia y en posiciones adecuadas para trabajar en la boca del paciente disminuyendo la sobrecarga distal de la extremidad. Realizar pausas activas y disponer del instrumental adecuado. Cuando persiste la patología, puede ser útil la infiltración del compartimento con corticoides. La cirugía de liberación o descompresión de estos tendones puede ser necesaria en caso de una respuesta negativa al manejo médico-ortopédico.

Rizartrosis

🖥 Caso clínico 18

Paciente de 54 años, como en el caso anterior, consulta por dolor en el pulgar, pero más localizado en la base, con limitación para la pinza. Su sintomatología empezó hace varios años, ha sido progresiva, compromete la articulación carpometacarpiana del primer dedo con deformidad, disminución del espacio de la comisura entre los dos primeros dedos y actitud en aducción del pulgar que dificulta la oposición y la pinza con los demás dedos. A diferencia de la anterior paciente, la radiografía mostró artrosis de la articulación trapecio-metacarpiana con subluxación y esclerosis subcondral. Su trabajo en implantología se ha complicado por todas estas manifestaciones clínicas. El diagnóstico es *rizartrosis avanzada en ambas manos con mayor compromiso de la derecha que es la dominante.*

El manejo inicial es con antiinflamatorios, se puede utilizar una férula para colocar la articulación en reposo, fisioterapia o rehabilitación y si el dolor es muy intenso la infiltración con corticoides es de gran ayuda. Posiblemente su actividad laboral fomentó el desgate del cartílago en esta articulación. Es importante comentarle al paciente que con alguna frecuencia se puede llegar a la anquilosis, inclusive no dolorosa, que permite seguir ejerciendo la actividad profesional con una rehabilitación bien dirigida sin mayor tratamiento. En otros casos, por dolor y limitación puede ser necesario el tratamiento quirúrgico, en el que hay varias posibilidades que van desde la resección ósea del trapecio especialmente cuando están comprometidas las articulaciones trapecio-metacarpiana y escafotrapezoidea, hasta la artrodesis o el reemplazo de la articulación con una prótesis muy parecida a la que se usa en la cadera en términos de aspecto y funcionalidad, pero lógicamente adecuada en tamaño y forma para la articulación que menciono para preservar la movilidad del pulgar sin dolor.

Bursitis, epicondilitis y tendinitis

🖥 Caso clínico 19

Paciente de 45 años con dolor en hombros, codos y manos de varios años de evolución que limita el ejercicio profesional (odontóloga). Había consultado a varios especialistas por sintomatología aguda que comprometía sus tendones, con inflamación en codos y manos y limitación para la abducción de los brazos después de los 90 grados, sensación de disminución de la fuerza y cansancio. Los antiinflamatorios mejoraban parcialmente el dolor, pero no solucionaban la patología. Tiene resonancia magnética y ecografía que confirman *bursitis en hombros, epicondilitis en codos y tendinitis de flexores y extensores en manos.*

Descartaron enfermedad metabólica con exámenes de laboratorio y perfil inmunológico. Después de valoración por salud ocupacional y medicina laboral, su patología fue calificada como enfermedad profesional. Se hicieron adecuaciones en su unidad de trabajo, se disminuyó la carga laboral; con ayuda de terapia física, principalmente estiramientos, fortalecimiento muscular, corrección de vicios posturales, medidas locales y pausas activas mejoró un 80 %.

La artrosis o desgaste articular y la tendinitis o inflamación de los tendones que se presenta en los casos clínicos expuestos y que se manifiesta como resultado de la sobrecarga laboral o el efecto mecánico de un trauma repetido que sobrepasa la capacidad de recuperación o adaptación de los tejidos, con una mala posición corporal constante y el sobreuso durante la actividad profesional, puede afectar cualquier estructura articular o tendinosa comprometida en la misma.

En resumen, la prevención de estas patologías debe orientarse a trabajar en lugares adecuados, con espacios que permitan al profesional el manejo apropiado de los pacientes, con unidades y herramientas que faciliten el trabajo y la posición corporal conveniente, buscando que las extremidades tengan posición funcional y evitando movimientos repetitivos con cargas inadecuadas durante largas horas de trabajo. Es importante que el profesional odontólogo conozca las patologías más frecuentes que puede padecer derivadas de una actividad laboral impropia.

Resumen

Cuando se hace el diagnóstico de alguna de las patologías descritas, el manejo recomendado en términos generales es: 1. Reposo inicialmente para manejo de inflamación y dolor. 2. Rehabilitación con ejercicios de estiramiento, restablecimiento de la funcionalidad y corrección de vicios posturales. 3. Antiinflamatorios, medidas locales. 4. Acompañamiento de Salud Ocupacional para adecuación del puesto de trabajo y jornada laboral. 5. Pausas activas que permitan la recuperación de los tejidos. 6. Ocasionalmente, el uso de férulas, inmovilizadores. 7. Existe la alternativa de infiltración con corticoides, terapia neural, ondas de choque. 8. En algunos casos puede ser necesaria la intervención quirúrgica (liberación de tendones y/o estructuras nerviosas, la artrodesis en algunas articulaciones lesionadas y/o los reemplazos articulares).

Autoevaluación

1. ¿Qué es macrotrauma?

2. ¿Qué es microtrauma?

3. ¿Cuáles son las características clínicas de la sinovitis-capsulitis?

4. ¿Cuál es la principal característica del tejido retrodiscal?

5. ¿Cuál es el mecanismo de acción del frío en la terapia física?

6. ¿Cuál es el mecanismo de acción del calor en la terapia física?

7. ¿Cuál es la sustancia responsable del dolor en el mioespasmo?

8. ¿Cómo se describe el dolor del mioespasmo?

9. ¿El mioespasmo puede producir maloclusión, sí o no y por qué?

10. ¿Cuáles medicamentos se pueden usar con precaución en la atención odontológica de la paciente embarazada?

11. ¿Cuáles son las pautas para evitar iatrogenia durante la aplicación de anestesia local?

12. ¿En cuáles pacientes no se debe utilizar anestesia con vasoconstrictor?

13. ¿Qué reacciones por toxicidad se pueden presentar con el vasoconstrictor?

14. ¿Qué es una fractura abierta y cuál es su tratamiento de urgencia?

15. ¿Cuál es el beneficio de la inmovilización provisional de los dientes?

16. ¿Cuáles medicamentos se pueden usar con precaución en la atención odontológica de la paciente embarazada?

17. La ventaja de realizar una pulpotomía parcial sobre una total es:

    a. Preservar la vitalidad pulpar coronal

    b. Disminuir el dolor

    c. Reducir el riesgo de infección

    d. Evitar filtraciones coronales

18. La contraindicación para el reimplante de un diente avulsionado es:

    a. Enfermedad periodontal

    b. Hipoplasias

    c. Infracciones del esmalte

    d. Cambio de color coronal

19. ¿Cuáles son los traumatismos de los tejidos blandos que se pueden presentar en la cavidad oral?

20. ¿Cómo se tratan las contusiones, abrasiones y laceraciones?

21. ¿Cuáles son las medidas prioritarias que se deben tomar en caso de presentarse un trauma en el consultorio?

22. ¿Cuáles elementos se deben tener disponibles en el consultorio para atender en forma adecuada una emergencia por trauma?

23. Mencione tres condiciones que puedan alterar la biomecánica del sistema musculoesquelético en el profesional odontólogo como consecuencia de su actividad laboral.

24. ¿Cuánto tiempo puede gastar un paciente en la rehabilitación de una epicondilitis producto de una actividad repetitiva en su desempeño laboral?

25. ¿Cuál es la diferencia de la sintomatología entre el síndrome del túnel del carpo y la tenosinovitis de De Quervain?

26. ¿Cuándo se puede considerar una artrosis, una tendinitis o un desbalance muscular enfermedad profesional?

27. ¿A cuáles especialidades debe generalmente acudir el odontólogo como paciente afectado de su sistema musculoesquelético por su carga laboral?

28. ¿Por qué son importantes las pausas activas en el trabajo?

29. ¿Cuál es el examen recomendado para diagnosticar una artrosis severa en la mano?

Bibliografía

Abramoff B, Caldera FE. Osteoarthritis: Pathology, diagnosis, and treatment options. Med Clin North Am. 2020;104(2):293-311. https://doi.org/10.1016/j.mcna.2019.10.007

Alkhutari, A., et al. Is the therapeutic effect of occlusal stabilization appliances more than just placebo effect in the management of painfultemporomandibular disorders? A network meta-analysis of randomized clinical trials. J Prosthetic Dentistry. 2020:1-9.

Akinbami BO. Evaluation of the mechanism and principles of management of temporomandibular joint dislocation. Systematic review of literature and a proposed new classification of temporomandibular joint dislocation. Review. Head Face Med. 2011;7:10.

Al-Ani Z, Gray RJ, Davies SJ, Sloan P, Glenny AM. Stabilization splint therapy for the treatment of temporomandibular myofascial pain: a systematic review. J Dent Educ. 2005;69(11):1242-50.

González AC, et al. Correlación entre las escalas unidimensionales utilizadas en la medición de dolor postoperatorio. Revista Mexicana de Anestesiología. 2018;41(1):7-14.

Anantharam B, Chahal N, Stephens N, Senior R. Temporomandibular joint dislocation: an unusual complication of transoesophageal echocardiography. Eur J Echocardiogr. 2010;11(2):190-1.

Andreasen JO. Traumatic dental injuries. En: Andreasen FM, Bakland LK, Flores MT, et al. Traumatic dental injuries, a manual, 2.ª ed. Oxford: Blackwell Munksgaard; 2003.

Aydin U, Gormez O, Yildirim D. Cone-beam computed tomography imaging of dentoalveolar and mandibular fractures. Oral Radiol. 2020;36(3):217-24.

Bakland L, Flores M. Mangement of traumatic dental injuries. En: Torabinejad M, Walton R. Endodontics Principles and practice. 4.a ed. Saint Louis: Saunders; 2009. p. 163-84.

Bannuru RR, Osani MC, Vaysbrot EE, et al. OARSI guidelines for the non-surgical management of knee, hip, and polyarticular osteoarthritis. Osteoarthritis Cartilage. 2019;27(11):1578-89. doi: https://doi.org/10.1016/j.joca.2019.06.011.

Byahatti SM, Ramamurthy BR, Mubeen M, Agnihothri PG. Assessment of diagnostic accuracy of high-resolution ultrasonography in determination of temporomandibular joint internal derangement. Indian J Dent Res. 2010;21(2):189-94.

Caldas W., et al. Occlusal changes secondary to temporomandibular joint conditions: a critical review and implications for clinical practice. J Applied Oral Science. 2016;24(4):411-9.

Carraro J, Caffesee RG. Effect of occlusal splints on TMJ symptomatology. J Prosthet Dent. 1978;40(5):563-6.

Cavalcanti do Egito Vasconcelos B, Bessa-Nogueira RV, Rocha NS. Temporomandibular joint arthrocententsis: evaluation of results and review of the literature. Braz J Otorhinolaryngol. 2006;72(5):634-8.

Conti PC, dos Santos CN, Kogawa EM, de Castro Ferreira Conti AC, de Araujo Cdos R. The treatment of painful temporomandibular joint clicking with oral splints: a randomized clinical trial. J Am Dent Assoc. 2006;137(8):1108-14.

Conti PC, Miranda JE, Conti AC, Pegoraro LF, Araújo Cdos R. Partial time use of anterior repositioning splints in the management of TMJ pain and dysfunction: a one-year controlled study. J Appl Oral Sci. 2005;13(4):345-50.

Cuccia AM, Caradonna C, Caradonna D. Manual therapy of the mandibular accessory ligaments for the management of temporomandibular joint disorders. J Am Osteopath Assoc. 2011;111(2):102-12.

Chisnoiu AM, et al. Factors involved in the etiology of temporomandibular disorders a literature review. Clujul Medical. 2015;88(4):473-4.

Christo JE, et al. Discal attachments of the human temporomandibular joint. Aust Dent J. 2005;50(3):152-60.

Manfredini D. Etiopathogenesis of disk displacement of the temporomandibular joint: A review of the mechanisms. Indian J Dent Res. 2009;20(2):212-21.

Dawson P. The evaluation, diagnosis and treatment of occlusal problems. 2.a ed. St. Louis: Mosby; 1989.

De Sousa H, de Alencar AH, Bruno KF, et al. Microscopic evaluation of the effect of different storage media on the periodontal ligamento f surgically extracted human teeth. Dental Traumatol. 2008;24(6):628-32.

Donahoe KW, Fishman FG, Swigart CR. Hand and wrist pain. En: Firestein GS, Budd RC, Gabriel SE, Koretzky GA, McInnes IB, O'Dell JR, eds. Kelly and Firestein's Textbook of Rheumatology. 11th ed. Philadelphia, PA: Elsevier; 2021. Chap 53.

Dontas IA, Tsolakis AI, Khaldi L, Patra E, Lyritis GP. Malocclusion in aging Wistar rats. J Am Assoc Lab Anim Sci. 2010;49(1):22-6.

Emshoff R, Brandlmaier I, Gerhard S, Strobl H, Bertram S, Rudisch A. Magnetic resonance imaging predictors of temporomandibular joint pain. J Am Dent Assoc. 2003;134(6):705-14.

Epstein JB, Klasser GD, Kolbinson DA, Mehta SA. Orofacial injuries due to trauma following motor vehicle collisions: part 2. Temporomandibular disorders. J Can Dent Assoc. 2010;76:a172.

Schiffman E, et al. Diagnostic Criteria for Temporomandibular Disorders (DC/TMD) for Clinical and Research Applications: Recommendations of the International RDC/TMD Consortium Network and Orofacial Pain Special Interest Group. J Oral Facial Pain Headache. 2014 28(1):6-27.

Fink M, Rosted P, Bernateck M, Stiesch-Scholz M, Karst M. Acupuncture in the treatment of painful dysfunction of the temporomandibular joint-a review of the literature. Forsch Komplementmed. 2006;13(2):109-15.

Flores MT, Andersson L, Andreasen JO, et al. Guidelines for the management of traumatic dental injuries I: Fractures and luxations of permanent teeth. Dental Traumatol. 2007;23(2):66-71.

Flores MT, Andersson L, Andreasen JO, et al. Guidelines for the management of traumatic dental injuries. II. Avulsion of permanent teeth. Dental Traumatol. 2007;23(3):130-6.

Furlan RM, et al. The use of superficial heat for treatment of temporomandibular disorders: an integrative review. Codas. 2015 27(2):207-12.

Furlan RM. El uso de crioterapia en el tratamiento de trastornos temporomandibulares. Revista CEFAC. 2015;17(2):648-55.

Garcia AR, Folli S, Zuim PR, de Sousa V. Mandible protrusion and decrease of TMJ sounds: an electrovibratographic examination. Braz Dent J. 2008;19(1):77-82.

Gay-Escoda C, Vieira-Duarte-Pereira DM, et al. Study of the effect of oral health on physical condition of professional soccer players of the Football Club Barcelona. Med. Oral Patol. Oral Cir. Bucal. 2011;16(3):e436-9.

Giannakopoulos HE, Quinn PD, Granquist E, Chou JC. Posttraumatic temporomandibular joint disorders. Craniomaxillofac Trauma Reconstr. 2009;2(2):91-100.

Greene CS, Manfredini D. Transitioning to chronic TMD pain: A combination of patient vulnerabilities and iatrogenesis. J Oral Rehabil. 2021.

Gutiérrez Espinoza HJ, et al. Revisión sistemática sobre el efecto analgésico de la crioterapia en el manejo del dolor de origen músculo esquelético. Revista de la Sociedad Española del Dolor. 2010;17(5):242-52.

Chen HM, et al. Physiological effects of anterior repositioning splint on temporomandibular joint disc displacement: a quantitative analysis. J Oral Rehab. 2017;44:664-72.

Haketa T, Kino K, Sugisaki M, et al. Randomized clinical trial of treatment for TMJ disc displacement. J Dent Res. 2007;86(1):58-63.

Haketa T, Kino K, Sugisaki M, Takaoka M, Ohta T. Randomized clinical trial of treatment for TMJ disc displacement. J Dent Res. 2010;89(11):1259-63.

Holgrem K, Sheikholeslam A, Riise C. Effect of full-arch maxillary occlusal splint on parafunctional activity during sleep in patients with nocturnal bruxism and signs and symptoms of craniomandibular disorders. J Prosthet Dent. 1993;69(3):293-7.

Dos Santos J, et al. Mechanical analysis of the equilibrium of occlusal splints. J of Prosthec Dent. 1988;59:346-52.

Fricton J. Myogenous temporomandibular disorders: diagnostic and management considerations. Dent Clin N Am. 2007;51:61-83.

Okeson JP. Oclusión y afecciones temporomandibulares. Sexta edición. Elsevier Mosby; 2008.

Jerjes W, Upile T, Abbas S, et al. Muscle disorders and dentition-related aspects in temporomandibular disorders: controversies in the most commonly used treatment modalities. Int Arch Med. 2008;1(1):23.

Jones LC. Dental trauma. Oral Maxillofac Surg Clin North Am. 2020;32(4):631-8. doi: https://doi.org/10.1016/j.coms.2020.07.009.

Jones P, Lamdin R, Dalziel SR. Oral non-steroidal anti-inflammatory drugs versus other oral analgesic agents for acute soft tissue injury. Cochrane Database Syst Rev. 2020 Aug 12;8(8):CD007789. doi: https://doi.org/10.1002/14651858.CD007789.pub3.

Kirschner J, Hunter B. In acute soft tissue injuries, NSAIDs do not differ from acetaminophen for pain reduction. Ann Intern Med. 2020;173(12):JC66. doi: https://doi.org/10.7326/ACPJ202012150-066. PMID: 33316182.

Klüppel LE, Olate S, Serena E, et al. Efficacy of eminectomy in the treatment of prolonged mandibular dislocation. Med Oral Patol Oral Cir Bucal. 2010;15(6):e891-4.

Kolasinski SL, Neogi T, Hochberg MC, et al. 2019 American College of Rheumatology/Arthritis Foundation Guideline for the Management of Osteoarthritis of the Hand, Hip, and Knee. Arthritis Care Res (Hoboken). 2020;72(2):149-62. doi: https://doi.org/10.1002/acr.24131.

Pelletier JP, Marte-Pelletier J, Abramson SB. Osteoarthritis, an inflammatory disease: potential implications for the selection of new therapeutic targets. Arthritis Rheum. 2001;44:1237-47.

Kruger BM, Dale BG. Analysis and corrections of condylar displacement of the TMJ. J Prosthet Dent. 1982;47(6):646-53.

Kruger G. Cirugía bucomaxilofacial. 5ª ed. Buenos Aires: Médica Panamericana; 1986.

Kuzmanovic Pficer J, et al. Occlusal stabilization splint for patients with temporomandibular disorders: Meta-analysis of short and long term effects. PloS. 2017;12(2):1-21.

Leong HT, Fu SC, He X, Oh JH, Yamamoto N, Hang S. Risk factors for rotator cuff tendinopathy: A systematic review and meta-analysis. J Rehabil Med. 2019;51(9):627-37. doi: https://doi.org/10.2340/16501977-2598.

Litvak H, Malament K. Prosthodontic management of TM disorders and orofacial pain. J Prosthet Dent. 1993;69(1):77-84.

Long JH. Diagnostic test used in determining the role of the oclussion in TMJ disorders. J Prosthet Dent. 1991;66(4):541-4.

Al-Baghdadi M, et al. TMJ disc displacement without reduction management: A systematic review. JDR Clinical Research Supplement. 2014;93(7):37-51.

Vicente Herrero MT, et al. Valoración del dolor. Revisión comparativa de escalas y cuestionarios. Rev Soc Esp Dolor. 2018;25(4):228-36.

Magdaleno F, Ginestal E. Side effects of stabilization occlusal splints: a report of three cases and literature review. Cranio. 2010;28(2):128-35.

Mahan PE, Wilkinson TM, Gibbs CH, et al. Superior and inferior bellies o the pterygoid muscle EMB activity and basic jaw positions. J Prosthet Dent. 1983;50(5):710-8.

Manfredini D. Etiopathogenesis of disk displacement of the temporomandibular joint: a review of the mechanisms. Indian J Dent Res. 2009;20(2):212-21.

Martin MD, Wilson KJ, Ross BK, Souter K. Intubation risk factors for temporomandibular joint/facial pain. Anesth Prog. 2007;54(3):109-14.

Matheus RA, Ramos-Pérez FM, Menezes AV, Ambrosano GM, Haiter-Neto F, Bóscolo FN, de Almeida SM. The relationship between temporomandibular dysfunction and head and cervical posture. J Appl Oral Sci. 2009;17(3):204-8.

McNeill C, Danzig WM, Farrar WB, et al. Craniomandibular (TMJ) disorders, the state of the art. J Prosthet Dent. 1980;44(4):434-7.

Michelotti et al. Next steps in development of the diagnostic criteriafor temporomandibular disorders (DC/TMD): Recommendations from the International RDC/TMD. Consortium Network workshop. J Oral Rehabilitation. 2016;(43):453-67.

Molinari F, Manicone PF, Raffaelli L, Raffaelli R, Pirronti T, Bonomo L Temporomandibular joint soft-tissue pathology, I: Disc abnormalities. Semin Ultrasound CT MR. 2007;28(3):192-204.

Naeije M, et al. Disc displacement within the human temporomandibular joint: a systematic review of a 'noisy annoyance'. J Oral Rehabil. 2013;(40):139-58.

Naithani M, Jain A. Failed nasal intubation after successful flexible bronchoscopy: Guide wire to the rescue. J Anaesthesiol Clin Pharmacol. 2011;27(3):395-7.

Nandhini J, et al. Is nonsurgical management effective in temporomandibular joint disorders? - A systematic review and meta-analysis. Dental Res J. 2018;15(4):231-41.

Nozawa-Inoue K, et al. Synovial membrane in the temporomandibular joint--its morphology, function and development. Arch Histol Cytol. 2003;66(4):289-306.

Okeson JP, Kemper JT, Moody PM. A study of the use of occlusal splints in the treatment of acute and chronic patients with craniomandibular disorders. J Prosthet Dent. 1982;48(6):708-12.

Okeson JP. Joint intracapsular disorders: diagnostic and nonsurgical management considerations. Dent Clin North Am. 2007;51(1):85-103.

Okeson JP. Management of temporomandibular disorders and occlusion. 2.a ed. St. Louis: Mosby; 1989.

Okeson JP. The long term treatment of disk interferente disorder. J Prosthet Dent. 1988;60(5):611-6.

O'Neill CJ. De Quervain tenosynovitis. En: Frontera, WR, Silver JK, Rizzo TD Jr, eds. Essentials of physical medicine and rehabilitation. 4th ed. Philadelphia, PA: Elsevier; 2019. chap 28.

Oral K, Bal Küçük B, Ebeo-lu B, Dinçer S. Etiology of temporomandibular disorder pain. Agr. 2009;21(3):89-94.

Pesquera-Velasco J, Casares-García G, Jiménez-Pasamontes N, García-Gómez FA. Method of help for the diagnosis of the temporomandibular joint internal derangements. Discriminant nálisis applied to the temporomandibular derangements. Med Oral Patol Oral Cir Bucal. 2005;10(4):294-300.

Prechel U, et al. A Clinical practice guideline: The treatment of temporomandibular joint dislocation—a systematic review. Dtsch Arztebl Int. 2018;(115):59-64.

Pullinger AC, Seligman Donald A. Multifactorial analysis of differences in temporomandibular joint hard tissue anatomic relations between disk displacement with and without reduction in women. J Prosthet Dent. 2001;86(4):407-19.

Ramer E. Controversies in temporomandibular joint disorder. Dent Clin North Am. 1990;34(1):125-33.

Richard R, Ward RS. Splinting strategies and controversies. J Burn Care Rehabil. 2005;26(5):392-6.

Ritenbaugh C, Hammerschlag R, Calabrese C, et al. A pilot whole systems clinical trial of traditional Chinese medicine and naturopathic medicine for the treatment of temporomandibular disorders. J Altern Complement Med. 2008;14(5):475-87.

Robson FC. Practical management of internal derangements of the TMJ in partially and complete edentulous patient. J Prosthet Dent. 1991;65(6):828-32.

Rocabado M. Joint distraction with a functional maxillomandibular orthopedic appliance. J Craniomandibular Pract. 1984;2(4):358-63.

Rosendery E, Torosian J. Periodontal problem solving interrelationship of periodontal therapy and esthetic dentistry. Filadelfia: The Dental Clinics of North America WB Saunders Company; 1989.

Rowe N, Williams J. Maxillofacial injuries. Nueva York: Churchill Livingstone; 1985.

Samiee A, Sabzerou D, Edalatpajouh F, et al. Temporomandibular joint injection with corticosteroid and local anesthetic for limited mouth opening. J Oral Sci. 2011;53(3):321-5.

Scapino RP. Histopathology associated with malposition of the human TMJ disc. Oral Surg Oral Med Oral Pathol. 1983;55(4):382-97.

Scher DL, Wolf JM, Owens BD. Lateral epicondylitis. Orthopedics. 2009;32(4):orthosupersite.com/view.asp?rID=38345. PMID: 19388610.

Schiffman EL, Look JO, Hodges JS, et al. Randomized Effectiveness Study of Four Therapeutic Strategies for TMJ Closed Lock. J Dent Res. 2007;86(1):58-63.

Shafer WG, Hine MK, Levy BM. Tratado de patología bucal. 3ª ed. México: Interamericana; 1985.

Sharma S, et al. Etiological factors of temporomandibular joint disorders. Nat J Maxillofacial Surg. 2011;2(2):116-9.

Shawky EM. Readings in TMJ. Nueva Orleans: LSU Schoold of Dent; 1986.

Singh BP, et al. Occlusal interventions for managing temporomandibular disorders. Cochrane Database of Systematic reviews 2017, issue 11.

Speck JE, Zarb G. Temporomandibular pain dysfunction: A suggested classification and treatment. Dent J. 1976;42(6):305-10.

Stapelmann H, Türp JC. The NTI-tss device for the therapy of bruxism, temporomandibular disorders, and headache - where do we stand? A qualitative systematic review of the literature. BMC Oral Health. 2008;29(8):22.

Suvinen T, Reade P. Prognostic features of value in the management of TMJ pain Dysfunction syndrome by occlusal splint therapy. J Prosthet Dent. 1989;61(3):355-61.

Tallents RH, Katzberg RW, Macher DJ, Roberts CA. Use of protrussive splint therapy in an terior disk displacement of the TMJ: A 1 to 3 year follow up. J Prosthet Dent. 1990;63(3):336-41.

Thoma K. Cirugía bucal. México: Hispanoamericana; 1990.

Trope M. Endodontic considerations in dental trauma. En: Ingle J. Endodontics. 6ª ed. Hamilton: BC Decker; 2008. p. 1330-55.

Pal US, et al. Trends in management of myofacial pain. Nat J Maxillofac Surg. 2014;5(2):109-16.

Iturriaga V, et al Value of synovial fluid in the temporomandibular joint and its implications in articular pathologyint. J Morphol. 2018;36(1):297-302.

Wabeke KB, Spruit RJ. Dental factors associated with TMJ sounds. J Prosthet Dent. 1993;69(4):401-5.

Wadhwa S, Kapila S.TMJ Disorders: future innovations in diagnostics and therapeutics. J Dent Educ. 2008;72(8): 930-47.

Wassel RW. Do occlusal factors play a part in TM dysfunction? J Dent. 1989;17(3):101-10.

Williamson EH, Lundquist DO. Anterior guidance: Its effect on electromiographic activity of the temporal and masseter muscles. J Prosthet Dent. 1983;49(6):816-23.

Wusiman P, Maimaitituerxun B, Guli, Saimaiti A, Moming A. Epidemiology and pattern of oral and maxillofacial trauma. J Craniofac Surg. 2020;31(5):e517-20.

Yates JW, Koen TJ, Semenick DM, Kuftinec MM. Effects of mandibular orthopedic repositioning appliance on muscular strength. J Am Dent Assoc. 1984;108(3):331-3.

Young AL, Khan J, Thomas DC, Quek SY. Use of masseteric and deep temporal nerve blocks for reduction of mandibular dislocation. Anesth Prog. 2009;56(1):9-13.

Zhang S, et al. Efficacy of occlusal splints in the treatment of temporomandibular disorders: a systematic review of randomized controlled trials. Acta Odont Scand. 2020;78(8):580-9.

PARTE VI
Implantes

CAPÍTULO 15
Generalidades sobre implantes

Giovana Lobelo Gómez

Introducción

La pérdida de uno o más dientes ha sido una constante preocupación para los seres humanos, quienes siempre, sin importar su raza o condición, han querido reemplazarlos; por lo tanto, la implantología surge como una alternativa que da solución a los problemas de edentulismo parcial o total.

A pesar de los enormes adelantos en el área de la salud oral, así como las campañas en prevención de las enfermedades orales, un amplio número de personas continúan perdiendo dientes, ya sea por accidentes, causas sistémicas o las condiciones de su entorno, como sucede en los países en desarrollo, donde el cuidado de la cavidad oral no es una prioridad. Pese a todas las causas mencionadas anteriormente y a la prevención que está tomando importancia en la actualidad, el odontólogo se ve enfrentado a solucionar oportunamente dichas situaciones clínicas, que muchas veces constituyen una urgencia odontológica, y a proporcionarle al paciente una solución estable a largo plazo, mediante un tratamiento adecuado, como la colocación de implantes de oseointegración, que remplacen los dientes que se han perdido.

La implantología oral constituye una herramienta fundamental para dar soluciones permanentes a las urgencias presentadas por la pérdida de uno o varios dientes, razón por la que cientos de pacientes acuden a la consulta, solicitando orientación sobre este tipo de elementos que han traído tanta satisfacción y un cambio en la forma de devolver estabilidad a los pacientes en condiciones de edentulismo.

Edad Antigua

Según reseñas históricas, la implantología data del 600 a. C., culturas como la egipcia, utilizaron marfil y piedras para remplazar los dientes perdidos. Existen antecedentes similares en el 400 a. C., en los que los mayas utilizaron fragmentos de conchas en el alvéolo dental.

Edad Media

En el siglo X, a los nobles y militares de alto rango les hacían trasplantes dentales, provenientes de plebeyos, sirvientes y soldados; los dientes trasplantados se mantenían en boca unidos por hilos de oro, pero estas prácticas se abandonaron por la alta tasa de fracasos y por la posibilidad de transmisión de enfermedades.

Edad Moderna

A finales del siglo XIX y principios del XX se empiezan a desarrollar diferentes materiales como iridio, plomo, cerámica, etcétera, para introducirlos en alvéolos de extracciones recientes. En 1809 se llevó a cabo la colocación de los primeros implantes metálicos intraalveolares, por Maggiolo, odontólogo, quien introdujo un implante de oro en el alvéolo de un diente recién extraído.

Edad Contemporánea

En 1887, Harris insertó en un alvéolo creado artificialmente un implante de platino cubierto por plomo. En 1901, R. Payne utilizó un implante de plata; posteriormente, en 1909, Algrave demostró el fracaso de esta técnica, por la toxicidad de este metal en el hueso. En 1915 Greenfield documentó las bases de la implantología moderna, haciendo referencia a las normas de bioseguridad. Utilizó una cesta de iridio y oro de 24 quilates dentro del alvéolo, y habló de conceptos como la importancia de la unión del metal al hueso antes de la rehabilitación; asimismo, del concepto de implante sumergido, curación del tejido bucal y la inmovilidad del implante, y aconsejó un periodo de cicatrización de tres meses, sin ningún tipo de sobrecarga.

Actualidad

Durante la Primera Guerra Mundial se insertaron tornillos, clavos y placas, pero la tasa de fracasos era muy alta.

Hasta ese momento la implantología carecía de protocolos científicos y se basaba en la experimentación, hasta que en los años sesenta, en Suecia, el médico Per-Ingvar Branemark y sus colaboradores descubrieron accidentalmente una adherencia del titanio al hueso; implantaron en conejos una cámara de titanio para evaluar la revascularización de tejidos lesionados y, posteriormente, al retirarla, notaron que la cámara metálica se había incorporado al hueso y el tejido óseo calcificado estaba completamente adherido a las irregularidades de la superficie del titanio. Este descubrimiento originó el desarrollo del concepto de oseointegración, adoptado posteriormente por los odontólogos.

A partir de ese descubrimiento, se iniciaron los estudios para crear estos elementos aloplásticos llamados implantes dentales, y desde entonces se han venido realizando múltiples modificaciones, tanto en su estructura física —creando diferentes formas y diseños— como en el desarrollo de tratamientos de superficie, buscando diferentes alternativas según los tipos de hueso, la severidad de la pérdida ósea y cada caso en particular.

Lo ideal antes de decidir la colocación de implantes en un paciente que los requiera es hacer un adecuado diagnóstico, utilizando todas las herramientas disponibles para este fin, con el objetivo de identificar si el paciente es apto o no para la cirugía; posteriormente, determinar si se deben recuperar los tejidos duros y/o blandos y finalmente proyectar un adecuado diseño de la restauración, según el lugar donde se van a colocar los implantes.

En la actualidad se cuenta con herramientas muy precisas y eficaces para hacer los diseños y los tratamientos de superficie de los implantes; por otro lado, se han desarrollado técnicas quirúrgicas avanzadas, que le permiten al clínico solucionar desde los casos más simples hasta los más complejos.

La evolución de los diseños y de los tratamientos de superficie de los implantes ha permitido que los pronósticos sean muy favorables, pasando por técnicas que en su momento fueron reconocidas y ampliamente utilizadas, como las que se describen a continuación.

▶ **Inserciones intramucosas (*mucoinsert*):** Son retenciones en forma de botón, que se utilizaron para estabilizar las prótesis totales maxilares y mandibulares, especialmente utilizadas en pacientes con compromisos sistémicos, por su naturaleza poco invasiva y su sencillez en la técnica por utilizar; al colocar las prótesis, estos botones entraban en unas preparaciones realizadas previamente en el paladar del paciente, o reborde mandibular según el caso. Se dejaron de usar por la incomodidad y el dolor que refería el paciente al tener que colocar la prótesis posterior a cortos periodos de no ser utilizadas por el cierre de la mucosa al cicatrizar.

▶ **Implantes yuxtaóseos (subperiósticos):** Se utilizaban en pacientes con reabsorción ósea severa, el diseño del implante era personalizado, mediante una impresión del hueso completamente desbridado para obtener una réplica de este. El diseño de este implante incluía los transepiteliales para hacer la carga inmediata de las prótesis. Posterior al diseño de estos implantes se utilizaron otros, que han hecho parte importante en la historia de la implantología, y que deben ser reconocidos dentro de la misma, entre estos se destacan los intradentarios o endodónticos, los cuales atravesaban el conducto dental sobrepasando el ápice y anclándose en el hueso. Este tipo de implantes se utilizaron especialmente en prótesis dentales inestables debido a trauma, para dar una vida útil a las mismas, que en otras circunstancias se hubieran dado por perdidas.

▶ **Implantes transóseos:** Tienen un pilar roscado de 7/64 pulgadas de diámetro unido a una placa base que se adapta al borde inferior de la mandíbula y dos perforaciones biseladas para colocar los tornillos de fijación autorroscados; estos implantes tienen la entrada extraoral y la salida intraoral en el reborde óseo, para que puedan ser rehabilitados, pero por ser un procedimiento invasivo y de alto riesgo, han entrado en desuso.

Otro tipo de implantes ampliamente utilizados han sido las tan controversiales láminas o cuchillas, diseñadas para maxilares con reabsorciones severas y que con la técnica adecuada han logrado que estas permanezcan en boca hasta por 30 años, como se observa en pacientes que actualmente consultan por fracaso en las prótesis (rupturas de los transepiteliales por fuerzas realizadas por el tiempo de uso de estos diseños protésicos), pero que al hacer análisis radiográfico, se evidencia que dichos implantes permanecen con una estabilidad asombrosa (oseointegración). En sus inicios, se diseñaron con las ventanas abiertas tanto en extensión como en profundidad, evidenciando un mayor porcentaje de tejido fibroso (láminas de fibrooseointegración), y en menor escala una integración real ósea a la lámina, por lo que se cambiaron los diseños y se comenzaron a realizar las ventanas cerradas para permitir la conformación ósea a través de ellas. Esto demostró un mayor porcentaje de unión íntima del hueso y la superficie de las láminas (láminas de oseointegración).

▶ **Implantes transicionales:** Se utilizan para soportar prótesis provisionales mientras cicatrizan las zonas injertadas o los implantes que deben quedar sumergidos mientras cumplen sus tiempos convencionales de cicatrización y posteriormente son retirados para la realización de los diseños protésicos establecidos. También se utilizan miniimplantes para este fin; sin embargo, estos sí se oseointegran, de modo que se pueden usar en forma definitiva para sostener prótesis de tipo sobredentaduras, cuando la ubicación y distribución de los mismos puede hacerse de manera adecuada, idealmente utilizando cuatro de ellos.

Finalmente, lo más importante para alcanzar el éxito en implantología es combinar una buena técnica quirúrgica con una buena técnica de rehabilitación, este concepto dual es imprescindible cuando se quieren tratar los pacientes en forma integral.

Disminución del tiempo de cicatrización (primera fase)

La superficie del implante es fundamental en la cicatrización y en la oseointegración. Los primeros implantes tenían una superficie torneada lisa, pero a través del tiempo han pasado por diferentes etapas en cuanto a tratamientos de superficie, como 1) tratamientos mecánicos para generar superficies más lisas o más rugosas; 2) tratamientos químicos que modifican la rugosidad y la composición de la superficie del implante, lo cual se realiza con ácidos, mediante anodización, entre otros, y 3) tratamientos físicos con sustancias como la hidroxiapatita y los diferentes tipos de arenados SBM (*sand blasting media*) y RBM (*removable blasting media*), entre otros.

El material de elección de los implantes dentales es el titanio, gracias a sus características especiales, como la alta resistencia y la biocompatibilidad, así como a su capacidad de formar una capa de óxido de titanio (TiO2) al interactuar con el oxígeno que estabiliza su superficie y permite que se produzca oseointegración. Esto, sumado a las uniones químicas entre las biomoléculas y la capa de óxido del titanio después de la preparación de la superficie, como la unión de Van der Waals, las de hidrógeno y otras uniones locales. Cabe destacar que pese a los estudios, aún no se ha determinado la naturaleza específica de esas relaciones biomoleculares.

El material biológico, como el plasma, rico en plaquetas y proteínas morfogénicas (PRP y PRF), es un coadyuvante extraordinario cuando se requiere optimizar los procesos de cicatrización y la calidad de los mismos alrededor de los implantes o en los procesos propios de la regeneración ósea en los lugares que serán receptores de implantes.

Regeneración ósea

Si el entorno en el que se van a colocar los implantes no recibe un adecuado tratamiento previo, el resultado final de la rehabilitación puede ser indeseable, y se pueden requerir cirugías posteriores para corregir defectos que, por lo general, no tienen pronósticos favorables; por esta razón, los procedimientos de injertos tanto de tejidos óseos como de tejidos blandos son relevantes y de alta importancia en la proyección de los tratamientos integrales con implantes. Las técnicas quirúrgicas con las que se cuenta hoy en día son fundamentales en el tratamiento de pacientes que requieren ganancias óseas en ancho, o en altura, donde los injertos de seno maxilar y otras técnicas como injertos tipo *inlay, onlay*, injertos de mentón, bloques de banco de huesos, técnicas de sándwich y hasta distracciones osteogénicas se hacen relevantes para la preparación del lugar que recibirá implantes, tanto como las técnicas de cirugía plástica periodontal, profundización de vestíbulo, injertos de tejido conjuntivo, entre otras, que permitan que el resultado final, una vez se realice la rehabilitación de los implantes, sea el más adecuado.

En estas técnicas de regeneración, dependiendo del defecto o la ganancia de hueso que se requiera, se usa material particulado de diferentes micras combinado con hueso autólogo, en lo posible, y membranas de colágeno con refuerzos de titanio o dérmicas para lograr un resultado favorable y estético, y que los procesos de osteoinducción y osteoconducción cumplan su función.

En casos más dramáticos de ganancia ósea en sentido vertical los distractores osteogénicos entran a jugar un papel relevante en la regeneración.

Manejo de tejidos blandos

El manejo de los tejidos blandos ha sido y será uno de los mayores retos a los que se ve enfrentado un profesional en el momento de rehabilitar implantes, especialmente en la zona anterior donde la estética juega un papel fundamental. Por esta razón y cada vez más frecuentemente, los clínicos deben recurrir a técnicas que omitan la colocación de un tornillo de cicatrización y en su lugar, una vez se destapen los implantes, se deben colocar elementos de conexión prefabricados o calcinables *(abutments)*, que puedan ser torqueados manualmente, permitan realizar un provisional y conformar los tejidos blandos para que al cabo del tiempo requerido y una vez se tengan estables los tejidos, se pueda tomar la impresión y hacer procesos restaurativos definitivos, en lo posible y si así se proyecta el caso, sin necesidad de retirar el pilar ya colocado para la provisionalización.

En ciertas ocasiones, y observando el comportamiento de los tejidos, se puede recurrir a técnicas adicionales si el paciente lo requiere, las cuales incluyen injertos de tejido conjuntivo con técnicas como la de rollo, para mejorar el biotipo periodontal, ofrecer mayor estabilidad a los tejidos y, por ende, mejor estética.

El uso de implantes con plataforma intercambiable *(platform switch)* es de gran ayuda para la estabilidad de los tejidos, ya que el tejido óseo crece por encima del borde cervical del implante. Para lograr que el implante se vea lo más parecido a un diente, se debe respetar el protocolo de dejarlo 2 mm subcrestal.

Aditamentos protésicos

Los aditamentos protésicos en implantes están diseñados para simular los pilares dentales o, en su defecto, los núcleos; sin embargo, a diferencia de estos, las posibilidades son amplias y la opción que brindan permiten que el clínico mejore la posición de los implantes con aditamentos muy versátiles (Multi-Unit), especialmente para el manejo de prótesis híbridas, y manejo protésico de restauraciones sobre implantes zigomáticos o tipo *all on four (all on 4)*.

En los casos de coronas individuales o prótesis fijas implantosoportadas las opciones se resumen en la utilización de pilares prefabricados, rectos o angulados o los tipo UCLA transepiteliales calcinables que permiten el manejo adecuado del paralelismo de los pilares para la elaboración de coronas que pueden ser cementadas o atornilladas, dependiendo de los criterios establecidos en oclusión en cuanto a los espacios interoclusales, entre otros; o el cuidado que se le quiere dar al tejido blando cuando se cementan las coronas, ya que no siempre se puede controlar la cantidad de material que puede fluir debajo del tejido blando y que puede generar hiperplasias o gingivitis. Otro criterio es el lugar por donde emerjan las chimeneas, ya que si dicha emergencia es por vestibular de dientes anteriores es necesario recurrir a coronas cementadas y así no alterar la estética; de todas maneras, las coronas atornilladas generan mayor tranquilidad por la facilidad que se tiene de acceder a las chimeneas en caso de aflojamiento de los tornillos pasantes, pero la estética puede verse alterada. De cualquier forma, los criterios de elección de unas u otras están ligados también a la expertía del clínico y a las expectativas y necesidades de los pacientes.

En cuanto al torque de los tornillos pasantes, es importante seguir las instrucciones del fabricante, ya que depende del material en el que estén elaborados dichos tornillos (oro o titanio), para evitar deformaciones, aflojamientos o rupturas de los mismos.

Forma

La forma ideal de los implantes es cónica debido a que simula la forma de las raíces de los dientes y facilitan la colocación, especialmente en protocolos posexodoncia; también por la cercanía a raíces de dientes adyacentes.

En rebordes muy reabsorbidos los criterios son diferentes, ya que se debe tener en cuenta la regeneración inicial de los mismos o, en su defecto y cuando se imposibilita este procedimiento, colocar implantes angulados a 30º o 45º, como se hace con los implantes zigomáticos, para evitar estructuras anatómicas aumentando las superficies de contacto; en casos menos dramáticos en cuanto a reabsorción, colocar implantes cortos, pero de plataforma ancha, para evitar injertos de seno maxilar.

Materiales

Hasta el momento, el titanio ha demostrado ser el material más biocompatible, debido a su buena resistencia a la corrosión, ausencia de efectos tóxicos y porque no produce respuesta inflamatoria en los tejidos periimplantares.

También se encuentran implantes dentales de otras aleaciones metálicas, materiales poliméricos y cerámicas de última generación; sin embargo, no ofrecen las mismas propiedades físicas y biológicas del titanio.

Carga inmediata

Teniendo en cuenta que la carga inmediata es temporalizar el implante inmediatamente después de la cirugía, que está ampliamente descrita en la literatura como un procedimiento predecible, es importante que el clínico identifique las características óseas y de tejidos blandos para tomar esta decisión, debido a que cada paciente presenta unas condiciones individuales que deben evaluarse cuidadosamente mediante la historia clínica y las ayudas diagnósticas disponibles para ello.

Debe existir por lo menos una fijación bicortical, ser un implante de buena longitud y ancho y que en el momento de la colocación tenga un buen torque que le permita sostener un provisional; así mismo, que le permita oseointegrarse. Es importante que la carga sea progresiva hasta alcanzar su oclusión final al cabo de dos semanas.

En general y como regla básica convencional se esperan los tiempos de cicatrización entre 4 y 6 meses dependiendo de la densidad ósea; sin embargo, en la colocación de implantes zigomáticos es obligatoria la carga inmediata de una supraestructura. Otros anclajes son los transinusales a la pared del seno maxilar o los transinusales anclados a dos o tres corticales.

🖥️ Caso clínico

Paciente de 55 años de edad quien consultó para colocación de implantes en el maxilar inferior, zona 34-35; el maxilar tenía reabsorción media.

Previo consentimiento informado, el odontólogo realizó una incisión paracrestal con colgajo de espesor total para visualización de la zona extendiéndolo hacia lingual. Con el protocolo indicado, procedió a la colocación de los implantes en la zona de 34-35 sin complicaciones, posteriormente colocó tornillos tapón y suturó con la técnica de colchonero.

Al terminar el procedimiento, la paciente se recuperó en consultorio, se le entregó la farmacoterapia con antibióticos y analgésicos, y se le dieron indicaciones posoperatorias de frío las primeras 24 horas, dieta blanda y reposo durante 5 días.

El día siguiente a la colocación de los implantes la paciente se comunicó reportando una inflamación de la parte inferior de la mandíbula que bajaba hacia el cuello y dificultad al hablar y tragar porque sentía la lengua volteada.

De inmediato se citó a la paciente para valoración y en el examen clínico se observó una inflamación extraoral que se inicio en el borde inferior de la rama mandibular y descendió al cuello; intraoralmente se observó inflamación importante del piso de la boca y revertimento de la lengua hacia el lado opuesto, no se encontró salida de saliva de ese lado.

Tratamiento

Debido a las características del caso clínico, se tomó la decisión de remitir la paciente al servicio de urgencias intrahospitalario, para valoración por cirujano maxilofacial, ya que el cuadro empeoraba con el paso de las horas.

Al examen, el especialista en cirugía maxilofacial sugirió un cuadro clínico denominado *ránula* —obstrucción de la salida de saliva—, ocasionado por una rasgadura de la glándula salival sublingual, posiblemente en el momento de realizar el colgajo para la colocación de los implantes. Mediante radiografía de cuello se descartó que la inflamación hubiera desencadenado *shock* anafiláctico, por la dificultad que tuvo la paciente al tragar.

Una vez descartados los procesos clínicos que pusieran en riesgo la vida de la paciente, se procedió a colocar un drenaje en la glándula salival sublingual para evacuar la saliva y descomprimir el piso de boca, de modo que la lengua pudiera retornar a su posición habitual.

El médico tratante sugirió hospitalizar a la paciente para controlar el proceso y evaluar la evolución; de lo contrario, tendrían que drenarla por vía extraoral. La paciente estuvo hospitalizada dos días, con resolución de los síntomas.

La conclusión de este caso clínico es que el manejo de colgajos en el maxilar inferior debe realizarse en forma tal que el desplazamiento del mismo sea lo menos amplio posible o casi ninguno, para evitar este tipo de complicaciones que lleven al paciente a una posible hospitalización; en caso de que ocurra una complicación como esta, el odontólogo debe remitir inmediatamente al paciente al hospital más cercano para que sea tratado por un equipo multidisciplinario.

Existen otras urgencias odontológicas, derivadas de la colocación de los implantes dentales, por lo tanto, se sugiere que el profesional se actualice de forma permanente, que tenga un amplio conocimiento de la anatomía de cabeza y cuello y que tenga claro el proceso de remisiones a centros hospitalarios.

Resumen

La implantología oral enmarca un sinnúmero de análisis que se deben tener en cuenta al momento de elegir el tratamiento indicado para cada paciente. Es de suma importancia la historia clínica como herramienta fundamental, sumada a todas las ayudas diagnósticas necesarias para realizar un diagnóstico adecuado, que permitan realizar un plan de tratamiento que satisfaga las necesidades del paciente y que sea lo más predecible y de mejor pronóstico en el tiempo. La elección de los materiales para injertar tanto tejidos duros como blandos, así como la elección de los implantes y aditamentos protésicos, depende exclusivamente del conocimiento y la expertica del profesional, basándose en la evidencia científica, pues debe ser esta y no la presión del comercio quien rija la elección de materiales para los tratamientos proyectados sobre implantes.

Autoevaluación

1. ¿Cómo se define implantología oral?
2. ¿Quién es considerado el precursor de la implantología?
3. ¿Por qué se considera importante la regeneración ósea?
4. ¿Por qué se considera que el titanio es el material indicado para la fabricación de implantes?

Bibliografía

Alley BS, Kitchens GG, Alley LW, Eleazer PD. A comparison of survival of teeth following endodontic treatment performed by general dentists or by specialists. Oral Surg Oral Med Oral Pathol Oral Radiol Endod. 2004;(98):115-8.

Beumer J, Lewis S. Sistema de implantes Branemark, procedimientos clínicos y de laboratorio. Barcelona: Espaxs;1991.

Crain N, Klein M, Simons A. Atlas de implantología. Madrid: Ed. Médica Panamericana; 1995.

De Angelis N, Kassim ZH, Baharuddin IH, Parker S, Colombo E, Amaroli A, Signore A. Ten-year results of a prospective cohort study on acid-etched and airborne particle-abraded implant surfaces: A comparative study. Int J Periodontics Restorative Dent. 2020;40(5):e189-96.

Jabero M, Sarment DP. Advanced surgical guidance technology: a review. Implant Dent. 2006;15:135-42.

Jiménez-López V. Rehabilitación oral en prótesis sobre implantes: su relación con la estética, oclusión, ATM, ortodoncia, fonética y laboratorio. Madrid: Quintessence; 1998.

López-Valverde N, Flores-Fraile J, Ramírez JM, Sousa BM, Herrero-Hernández S, López-Valverde A. Bioactive surfaces vs. conventional surfaces in titanium dental implants: A comparative systematic review. J Clin Med. 2020;9(7):2047.

Malchiodi L, Quaranta AD Addona A. Jaw reconstruction with grafted autologous bone: early insertion of osseointegrated implants and early prosthetic loading. J Oral Maxillofac Surg. 2006;64:1190-8.

Misch. Implantología contemporánea. 4.a Edición. Elsevier; 2020.

Rues S, Schmitter M, Kappel S, Sonntag R, Kretzer JP, Nadorf J. Effect of bone quality and quantity on the primary stability of dental implants in a simulated bicortical placement. Clin Oral Investig. 2021;25(3):1265-72.

Situaciones de urgencia relacionadas con implantes convencionales

Introducción

La implantología oral es una herramienta fundamental para realizar rehabilitaciones protésicas en pacientes edéntulos con el fin de devolverles la estabilidad oclusal. Se basa principalmente en la osteointegración, la cual puede afectarse si no hay un tratamiento adecuado en el diagnóstico, la planificación, la esterilización, la escogencia de apropiados aditamentos, una deficiente higiene oral, la infección, mala nutrición, sobrecarga por una mala distribución de fuerzas sobre los implantes o sobre las encías que recubren los implantes, alterándose el proceso de la oseointegración, los tejidos periimplantares, la fonética y la estética. Lo anterior representaría una urgencia, por lo que en este capítulo se verán las posibles situaciones que se pueden presentar en un implante convencional, que deben ser tratadas inmediatamente para evitar mayores complicaciones, completar con éxito el tratamiento implantológico y lograr la rehabilitación.

Exposición posquirúrgica

Jorge Enrique Llano Rodríguez

Es la comunicación temprana entre el implante o las membranas para regeneración ósea y la cavidad oral.

🖥️ Caso clínico 1

Un paciente parcialmente edéntulo fue tratado dos semanas antes con tres implantes de oseointegración en el maxilar inferior: dos al lado izquierdo en zona de premolares y molares y uno al lado derecho en la región del primer molar. En el examen clínico se observa perforación del tejido blando que cubre el implante ubicado en la región premolar izquierda y deja expuesta una porción de la membrana utilizada para regeneración ósea guiada, alrededor de la cual hay una zona de color ligeramente más rojo que el tejido normal de 1,5 a 2,0 mm de ancho. La porción expuesta tiene un material blanquecino que la cubre parcialmente, no hay dolor ni signos de cualquier otra complicación.

Entre las causas de comunicación posoperatoria, durante la fase de cicatrización, se encuentran: la colocación supracrestal del implante, la manipulación inadecuada del colgajo, su perforación durante el procedimiento quirúrgico, su mala adaptación por no liberar la tensión o por defectos de la sutura, y el trauma debido al uso de prótesis transicional desadaptada o causado por los dientes antagonistas. Algunos procedimientos quirúrgicos como la vestibuloplastia con injertos libres, la remoción de implantes subperiósticos, los injertos óseos o la radioterapia, realizados antes de la colocación de los implantes, pueden comprometer el aporte vascular de los colgajos y afectar el proceso de cicatrización.

La exposición temprana del implante permite la colonización bacteriana de la porción expuesta y la migración apical del epitelio sobre el implante. Actualmente se utilizan diversas técnicas para la colocación de implantes que no requieren la elevación de colgajos: la exposición intencional de la porción coronal, implantes de un solo cuerpo o la carga inmediata; todas ellas con resultados exitosos, conceptos que eran inconcebibles al comienzo de la revolución que trajo consigo la oseointegración. La exposición de los tornillos de cierre primario no parece interferir con la cicatrización, en cambio, la exposición de la rosca del cuerpo del implante, generalmente con superficie tratada para facilitar la oseointegración y permitir la carga temprana, favorece el acúmulo de bacterias, hace más difícil su remoción y podría tener un efecto negativo.

Igualmente, para la regeneración ósea guiada —que cuando está indicada ha demostrado ser un procedimiento exitoso y predecible para la regeneración de hueso alrededor de implantes— parece crítico obtener y mantener completo el cierre del tejido blando sobre la membrana, la exposición temprana parece afectar la consolidación del tejido y podría interferir con la oseointegración; los intentos por cubrir las porciones expuestas resultan infructuosos y debe mantenerse la zona limpia y libre de placa. Se recomienda el uso de antimicrobianos o de geles orales que protegen el área descubierta y favorecen la reparación mientras se puede retirar la membrana.

Resumen

La exposición posquirúrgica es la comunicación prematura entre el implante o membrana y la cavidad oral. Hay perforación del tejido blando que cubre el implante, con una zona eritematosa alrededor de la zona expuesta y residuos, fibrina y placa bacteriana sobre la superficie. La zona expuesta debe mantenerse limpia y libre de placa, se recomienda el uso de antimicrobianos. La exposición de la rosca del cuerpo del implante favorece la colonización bacteriana y puede afectar la cicatrización; los tornillos de cierre primario, al exponerse, no interfieren con la oseointegración. Si es una membrana, se recomienda utilizar algún enjuagatorio que contenga antimicrobianos o cubrir con geles orales mientras se retira

Factores de falla

Jorge Enrique Llano Rodríguez

Para determinar si un implante ha fracasado, se deben aplicar criterios de evaluación que permitan establecer las posibles causas o situaciones que ocasionaron fallas.

Caso clínico 2

Un paciente de 46 años de edad, tratado con dos implantes de oseointegración en zona de premolares, sobre los cuales se construyó una prótesis atornillada desde hace cinco años, consulta por la presencia de dolor con la masticación y la presión. En el examen clínico se observa inflamación alrededor del implante ubicado en la región del primer premolar (mucositis), hay movilidad, la sonda penetra en el surco con una profundidad de 9 mm, hay dolor y sangrado escaso, presenta exudado purulento al presionar la zona vestibular y palatina. El implante distal carece de movilidad, no refiere sintomatología y su aspecto es normal. El examen radiográfico evidencia una zona radiolúcida angosta alrededor del implante mesial y pérdida ósea vertical que involucra una tercera parte de su longitud. El implante distal tiene apariencia normal, sin pérdida ósea aparente. Los implantes soportan dos premolares y un cantiléver en la zona del primer molar, su relación oclusal con los dientes antagonistas presenta interferencias oclusales sobre el primer premolar, y el tornillo que fija la prótesis al implante distal se afloja frecuentemente favoreciendo la movilidad de la restauración.

Algunas situaciones como movilidad de las restauraciones sobre los implantes, incomodidad, dolor, halitosis, inflamación gingival o exudado que pueden interpretarse como fracaso, pueden ser consecuencia del aflojamiento de los tornillos de fijación, la pérdida del material cementante, la fractura o el desgaste de algún elemento de conexión entre la restauración y los implantes. Algunas veces, por no corregirse oportunamente estas fallas, se puede alterar la distribución de fuerzas y, por ende, la oseointegración.

En ocasiones, el fracaso del implante ocurre durante o inmediatamente después de su instalación debido a contaminación bacteriana; daños en el tejido al preparar el sitio receptor; falta de estabilidad después de su inserción o por someterlo a una carga que podría ser excesiva, e impide que un implante recién instalado consiga la oseointegración.

Otras veces, la falla ocurre en implantes que han estado funcionando adecuadamente, pero reciben una carga de tal intensidad que altera la oseointegración

El acúmulo de bacterias sobre el implante (biopelícula) genera como respuesta de los tejidos un proceso inflamatorio conocido como *mucositis* que afecta la mucosa adyacente, y, de manera similar a como ocurre en la dentición natural, puede progresar y causar destrucción del tejido óseo que lo rodea, produce periimplantitis y esta puede llevar a la pérdida del implante

La evaluación de los implantes se debe hacer individualmente, un implante exitoso no debe tener movilidad, no debe haber evidencia de radiolucidez perimplantar; la pérdida ósea vertical debe estar por debajo de 0,2 mm anualmente, después del primer año de uso; debe haber ausencia de dolor persistente, incomodidad o infección que se le pueda atribuir al implante y debe estar en condiciones de recibir una corona o prótesis satisfactoria.

Los implantes no oseointegrados se deben remover en algunas ocasiones; cuando se ha perdido parte de la oseointegración, como consecuencia de infección o trauma, es posible realizar terapia antibiótica según sea el caso, o el desbridamiento quirúrgico del implante con detoxificación química o sin ella, mediante aplicación de ácido cítrico, clorhexidina u otros agentes según el tipo de implante. El tratamiento mecánico se puede hacer con aparatos de ultrasonido, cuyas puntas se deben cubrir con silicona o algún material similar, o con instrumental rotatorio, para eliminar las irregularidades o roscas expuestas y conseguir una superficie lisa y pulida que facilite el mantenimiento y el control de placa por parte del paciente. También es posible utilizar sustancias de relleno o técnicas de regeneración tisular guiada con resultados muy limitados.

Resumen

Criterios que se aplican para establecer el éxito o el fracaso de un implante de oseointegración:

- Un implante puede presentar las siguientes fallas: movilidad, radiolucidez periimplantar, pérdida ósea importante, dolor persistente, incomodidad o infección.

- Se considera que ha fracasado un implante cuando no es posible hacer una restauración satisfactoria.

- Los implantes no oseointegrados deben removerse.

- La pérdida parcial de oseointegración puede tratarse, según sea el caso, con medios como antibioticoterapia, desbridamiento quirúrgico con detoxificación o no del implante, y el establecimiento de medidas estrictas para el control de placa

- La utilidad de injertos o técnicas de regeneración tisular guiada es muy limitada.

Infección en implantes

Olga Marcela Malagón Baquero

La infección posoperatoria en los implantes ocurre ocasionalmente, ya que en la técnica quirúrgica hay estándares muy altos de asepsia y antisepsia.

Se deben utilizar los antibióticos profilácticos prudentemente para evitar indeseables complicaciones posoperatorias de infección; cuando aparece infección por no utilizar una terapia antiinfecciosa adecuada, se deben extremar las medidas hasta lograr su inmediato control.

Una vez controlada la infección se debe tener especial cuidado con los tejidos blandos, los cuales quedan muy lábiles como resultado de la inflamación, aunque no existan informes de que esta afecta en alguna forma la oseointegración del implante.

En el caso de un tornillo de cicatrización o un pilar de oro que no se encuentre bien asentado, se puede producir en esta zona la proliferación de un tejido de granulación que permite la penetración de microorganismos y su colonización, de lo cual puede resultar una fístula. En estos casos, se aconseja retirar los aditamentos, esterilizar de nuevo, practicar una escisión del tejido de granulación, lavar con solución fisiológica y colocar de nuevo los aditamentos bien fijos.

Cuando la infección es mayor y se presenta movilidad en el implante, hay dos protocolos que se pueden seguir:

1. Retirar el implante, tomar cultivo antibiograma, lavar, extirpar el tejido de granulación y según los resultados que se obtengan un mes después, implantar de nuevo.
2. Retirar el implante, y si hay confianza por el buen estado de los tejidos, no se encuentra pus o áreas necróticas, colocarlo nuevamente de forma inmediata.

En pacientes sistémicamente comprometidos: diabéticos, con antecedentes de patologías coronarias o inmunosuprimidos se debe formular una terapia antibiótica que puede ser con 2 gr de amoxicilina una hora antes del procedimiento y terminado el procedimiento continuar con dosis de 500 mg cada 8 horas por siete días. Si el paciente es alérgico a la penicilina, se puede formular clindamicina 600 mg una hora antes del procedimiento y continuar con 300 mg cada 6 horas por cinco días después del procedimiento.

Varias pruebas indican que administrar la terapia vía oral una hora antes de la cirugía reduce significativamente los fracasos de los implantes dentales colocados en condiciones habituales.

Resumen

La infección en implantes se origina por las siguientes razones:

- Inadecuada preparación general del paciente y del personal asistente.
- Esterilización inadecuada de los instrumentos utilizados.
- Falta de sepsis en las manos del odontólogo.
- Foco séptico primario en las vías respiratorias del paciente.
- Algunas enfermedades que generan inmunosupresión o inmunodeficiencia.

Fractura del implante

Olga Marcela Malagón Baquero - Freiman Álvarez Hurtado

La fractura en los implantes dentales ocurre muy rara vez, por lo general, a causa de malposición, sobrecarga, parafunción o trauma facial.

El paciente puede llegar a la consulta, sin ni siquiera sospecharlo, para un control o mantenimiento. Al observar las radiografías y compararlas con las tomadas meses anteriores en su última cita se observa una pérdida ósea marginal progresiva. Cuando la fractura es muy reciente se dificulta detectarla en radiografía, ya que la pérdida ósea no se produce tan rápidamente.

Algunas veces, el paciente consulta porque siente movilidad e inseguridad al masticar con su prótesis e inestabilidad; es entonces cuando se sospecha la fractura de algún implante y se toma una radiografía, la cual debe hacerse en varias angulaciones, puesto que la fractura se puede hallar en una cara lingual y la superposición del metal de la cara vestibular no permite que se vea con claridad la línea de fractura contralateral. Se desatornilla la prótesis y se revisa individualmente la estabilidad, se recomienda secar muy bien la zona con gasas y realizar una primera inspección con exploradores nuevos afilados. La fractura de los implantes puede estar relacionada directamente con un diseño inadecuado de la prótesis.

Los implantes individuales tienen la ventaja de que al fracturarse y removerlos no dejan defectos óseos sustanciales. Cuando la fractura del implante ocurre apicalmente se remueven los fragmentos coronal y apical usando una fresa trepanadora o trefina.

En el mismo sitio se puede poner el nuevo implante si se tiene a la mano y es necesario; se recomienda retirar el implante y cubrir la zona con una membrana de politetrafluoretileno (PTFE) que asegure la osteogénesis o permitir que se regenere a expensas de un coágulo, entre cuatro y seis semanas, según el compromiso sistémico del paciente. Si la fractura es transversal y ocurrió coronalmente de la parte apical, el fragmento apical del implante puede utilizarse como soporte de la prótesis.

Si el problema se diagnostica, debe procederse de inmediato al tratamiento. Se recomienda remover la prótesis, el cilindro transepitelial y el fragmento coronal del implante (figura 16.1).

Figura 16.1. Cuando hay fractura del tornillo se recomienda remover la prótesis, el cilindro transepitelial y el fragmento coronal del implante

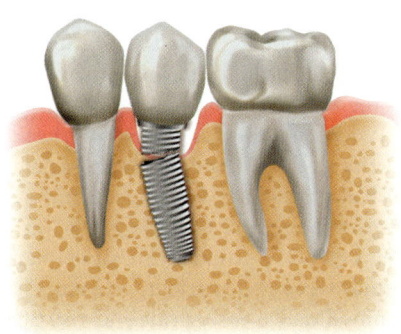

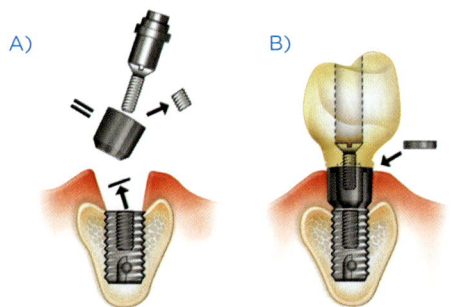

A)   B)

Cuando hay fractura del tornillo se recomienda: A) Remover la prótesis, el cilindro transepitelial y el fragmento coronal del implante. B) El nuevo cilindro se aprieta al fragmento de fijación.

Se retira el fragmento con una fresa de tungsteno o carburo con muy buena irrigación. Algunas veces es necesario hacer un colgajo para obtener mayor visibilidad del área. Se debe retirar todo el tejido de granulación que se encuentre en la periferia del implante y colocar un cilindro nuevo más largo que no interfiera con el puente.

Es necesario cortar el tornillo de fijación con una fresa de tungsteno o carburo y probar su longitud remanente para atornillarla al fragmento apical del implante. El nuevo cilindro se aprieta al fragmento de fijación, el cual necesitará una cabeza hexagonal. El cilindro debe quedar sin ningún tipo de rotación.

Para asegurarse de que la unión entre el pilar y el ajuste coronal es correcta, se debe tomar una radiografía para observar el asentamiento entre el transepitelial y la plataforma del implante (figura 16.2).

Figura 16.2. Fractura del implante supracrestal

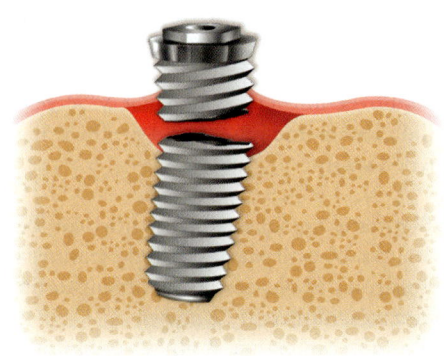

Según el número de implantes fracturados y la localización de la fractura se puede pensar en cambiar la rehabilitación o hacerle una reparación, así que la distancia entre la prótesis original y la nueva se puede corregir temporalmente con resina acrílica.

Para crear acceso al implante es necesaria la cirugía, ya sea abriendo un canal a través de la encía o haciendo un colgajo con los procedimientos adecuados.

Resumen

La fractura en los implantes de tipo raíz ocurre rara vez. Generalmente se presenta por sobrecarga, parafunción o impactos fuertes recibidos en la cara. Los implantes cilíndricos tienen la ventaja de que al fracturarse y ser removidos, no dejan defectos sustanciales. Si el problema se diagnostica inmediatamente después del tratamiento, se recomienda remover la prótesis, el cilindro y el fragmento coronal del implante. Dependiendo del número de implantes fracturados y la localización de la fractura, se puede pensar en cambiar la prótesis o hacerle una reparación, así que la distancia entre la prótesis original y la nueva se puede corregir temporalmente con resina acrílica. Cuando hay fractura de la prótesis se aconseja solucionar inmediatamente una vez se ha removido el cilindro y no esperar a que los tejidos gingivales proliferen y cubran completamente la entrada del implante.

Fractura de la plataforma del implante

Olga Marcela Malagón Baquero, Freiman Álvarez Hurtado

La fractura de la plataforma de los implantes dentales se relaciona con varias etiologías de origen primordialmente biomecánico, como malposición de los implantes a la hora de la cirugía, no usar el torque recomendado por la casa comercial entre el implante y sus componentes, cantiléver en cualquiera de sus direcciones, relación corona-implante desproporcionada, parafunciones del paciente, dieta desfavorable, usar aditamentos no compatibles con los implantes, entre otros.

🖥 Caso clínico 3

Llega a la consulta una paciente de 56 años de edad, relata que hace varios días siente movilidad leve en una corona instalada sobre un implante. Al examinar clínicamente se observa que presenta una corona cemento-atornillada en la zona del diente 36, la paciente relata que en una cita meses antes ya le había ocurrido el mismo fenómeno y que en dicha consulta le fue ajustado todo torqueando de nuevo la corona mediante el tornillo pasante y que nunca se le tomó radiografía. Al tomar una radiografía se observa que presenta "estallido" de la plataforma del implante, no hay fractura del tornillo pasante. Se procede entonces a retirar la resina, el teflón y retirar el tornillo pasante, se lava profusamente porque hay acúmulo de alimentos, se seca bien con gasas para mejorar la visibilidad, se usa un explorador nuevo afilado para verificar la zona de retención o de fractura de la plataforma, se evidencia que es en la cara lingual con dirección vertical.

La forma de recuperar estos implantes de conexión interna en los que fracasa la plataforma es sencilla: se regulariza la plataforma retirando lo que queda de ella mediante una fresa en forma de lenteja, cuya superficie plana se encarga de emparejar la superficie del implante dejándolo sin plataforma, procurando una superficie totalmente plana, sin aristas y respetando la entrada a la rosca del tornillo pasante. El paso que sigue es fabricar un pilar en forma de cilindro que incluye la porción de plataforma recortada, una pestaña que ingresa alrededor del implante en su zona más coronal provocando una abrazadera, más un tornillo pasante más largo, todo esto se recorta y talla, se torquea a 25nW, se toma radiografía para verificar el asentamiento entre ambas superficies planas, se sella y se rehabilita de nuevo (figuras 16.3, 16.4 y 16.5).

Figura 16.3. Estallido de la plataforma del implante

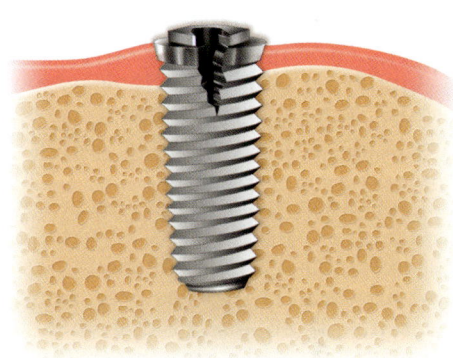

Figura 16.4. Regularización de la plataforma del implante con fresa en forma de lenteja

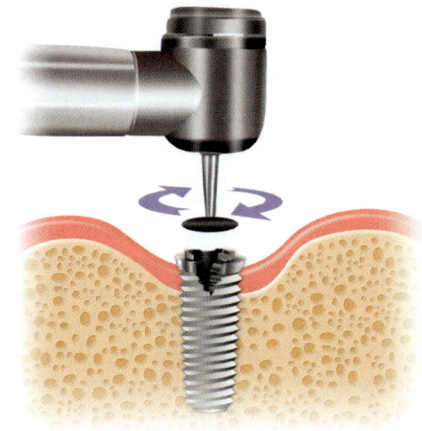

Figura 16.5. Superficie totalmente plana, sin aristas

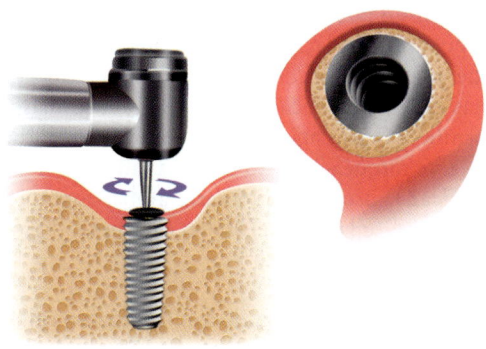

Resumen

Cuando el paciente ya ha tenido en repetidas ocasiones aflojamiento de tornillo se retira el aditamento y se sondea la plataforma del implante para verificar si la plataforma aún se encuentra lisa y continua. Si se encuentra irregular, se verifica con una radiografía periapical y si se observan los bordes irregulares y estallados, se aplana la plataforma con una fresa en forma de lenteja. Posteriormente se elabora un pilar en forma de cilindro que abrace el implante, se hace el colado y se atornilla con un tornillo más largo.

Complicaciones protésicas de los implantes oseointegrados

Olga Marcela Malagón, Juan Manuel Arango Gaviria, Freiman Álvarez Hurtado

En los pacientes tratados con implantes son más frecuentes las complicaciones por la parte protésica que por la parte quirúrgica, ya que son varios los factores que pueden influir en la distribución de fuerzas sobre la prótesis: el tipo de oclusión, la relación entre los dos maxilares, la inclinación cuspídea, las cargas horizontales, el tipo de hueso, el tipo de prótesis, la combinación del tipo de pilares que sostienen la prótesis, si son implanto-dentosoportada o implanto-soportada, la inclinación de los implantes, las fuerzas musculares y los deslizamientos, que ocasionan complicaciones como aflojamiento del tornillo de fijación, fractura del tornillo de fijación, fractura de la resina acrílica que sella la chimenea, desgarro o desgaste de los gominos o de los ajustes para la sobredentadura, pérdida de los gominos, fractura de la barra de la sobredentadura, fractura de la estructura metálica, malposición de los implantes, etc.

En el fracaso de la prótesis, la movilidad o fractura de la misma se comprometen la parte funcional y la estética del paciente, por lo que es una situación urgente de resolver, no solo por la apariencia, sino por el desbalance que se puede acentuar y hacer que fracasen también los mismos implantes con fractura, avulsión o ruptura de la plataforma.

Entre las complicaciones protésicas más frecuentes están las siguientes.

Tornillos de fijación

Están disponibles tornillos de oro en los cuales la fuerza que se aplica al apretarlos es de 20 y 30 Nw o según la casa comercial. En cabezas activas hexagonales y estriadas se les transmite más efectivamente dicha fuerza, evitando en la mayoría de los casos este aflojamiento (figura 16.6). Sin embargo, hay que revisar las recomendaciones de la casa fabricante.

Figura 16.6. Tornillo de fijación de oro a 32 N apretado con el torcómetro.

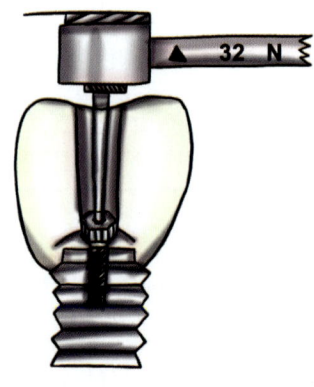

Si se pierde el tornillo, es necesario remplazarlo pronto para evitar alguna de las complicaciones mencionadas, y se debe sellar el agujero roscado de acceso con una resina de fotocurado, bloqueando el tornillo con algún material para evitar que, cuando sea necesario retirar la prótesis, se dañe la parte activa del tornillo.

Fractura y aflojamiento del tornillo de fijación o tornillo pasante de la prótesis

Las fracturas y aflojamientos de los tornillos pasantes están relacionadas principalmente con falta de torque en el apretamiento final antes del selle de chimeneas, o por un excesivo torque de este; también se tiene evidencia de fallas provocadas por la biomecánica, en la rehabilitación, caras oclusales muy amplias en las coronas, suciedad dentro de las roscas, desproporción de las coronas con relación a los implantes, parafunciones del paciente. Los tornillos pasantes flojos se deben recuperar, se deben limpiar muy bien fuera de la boca, con una lima envuelta en algodón impregnado de alcohol antiséptico, torquear según las indicaciones de la casa comercial, revisar el esquema oclusal para evitar aflojamientos futuros y verificar si el paciente debe usar una placa estabilizadora para contrarrestar las fuerzas excesivas que pueden dañar el implante o alguno de sus componentes.

Los tornillos fracturados se deben recuperar de manera sutil, es decir, sin dañar la rosca interna del implante. Para esto es indispensable revisar radiográficamente la dirección en la que fue colocado el implante para desatornillar con la misma inclinación y no rodar la cabeza del tornillo. Si se tiene una foto del transepitelial y su chimenea antes de rehabilitar, es más fácil la localización; se recomienda usar minitrefinas estriadas que se acoplan a las líneas de fractura de los tornillos pasantes y extraerlos lentamente aplicando un torque reverso. También se puede ayudar con exploradores de punta muy fina, los cuales, pueden sacar el fragmento de tornillo pasante girándolos con presión leve en sentido contrario a las manecillas del reloj. Después, se usa un tornillo nuevo, se verifica la oclusión del paciente y se fabrica una placa estabilizadora oclusal para contrarrestar las fuerzas excesivas y parafunciones que presente.

Si se fractura por encima del roscado interno, se puede retirar fácilmente; pero si la fractura está por debajo del cuello del implante, se utiliza un explorador de hoz y haciendo presión contra el fragmento fracturado se le dan vueltas en sentido opuesto a las manecillas del reloj (figura 16.7). Este procedimiento se debe hacer con calma, en la gran mayoría de los casos es posible retirarlo. Una vez retirado, se remplaza por uno nuevo. Si la fractura es más profunda, no es posible retirarlo y se debe descartar la posibilidad de utilizarlo como pilar, puesto que al tratar de retirar el tornillo se van a dañar las roscas internas del implante y por lo tanto no será posible atornillar la prótesis. El problema en estos casos se origina en la falta de aplic<ación de torsión al fijar la prótesis o también en la falta de adaptación pasiva del pilar al implante.

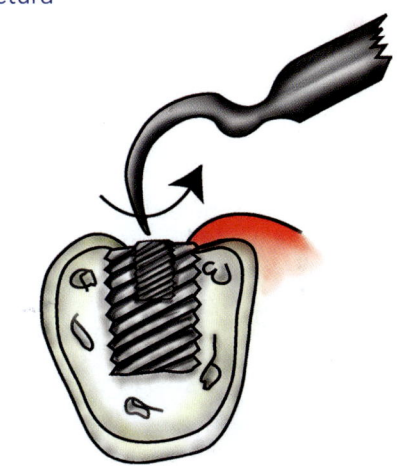

Figura 16.7. Retiro del tornillo de fijación por fractura

Descementación de coronas sobre pilares colados o prefabricados

El uso de restauraciones cementadas sobre pilares atornillados crea el dilema sobre cuál tipo de cemento utilizar. En este caso, se recomienda la cementación con un cemento temporal, para tener control sobre el apretamiento del tornillo que fija el pilar.

Cuando hay descementación se debe utilizar cemento temporal a base de óxido de zinc como primera alternativa, o un cemento reforzado, teniendo la precaución de aislar el pilar con un poco de vaselina, para que en el momento en el que haya necesidad de retirarlo por razones de control del implante y el tornillo protésico, no genere fuerzas inadecuadas sobre el implante o los componentes protésicos.

Deformación mandibular

Al abrir la boca la mandíbula se deforma produciendo una interferencia en la interfase hueso-implante y también en los componentes de la supraestructura. Se ha apreciado que la deformación es mayor en los movimientos de apertura activa y de protrusión, por esto se debe hacer cualquier tipo de rompefuerzas en la línea media de las prótesis oseointegradas inferiores.

Implantes malposicionados

Obligan a modificar el diseño de la supraestructura, comprometiendo así la estética y la distribución de las fuerzas; también crean problemas con el acceso de los tornillos, lo cual va a dificultar el control de la higiene oral. En la actualidad están disponibles pilares angulados que ayudan a solucionar este inconveniente (figura 16.8), o se hacen colados de pilares UCLA plásticos ya modificados.

Figura 16.8. Pilares angulados o colados para implantes mal posicionados

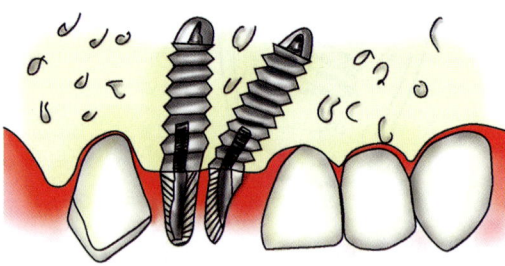

Fractura de la supraestructura

Se origina por un espesor inadecuado del metal y fallas en la soldadura, si las hubiera. La fractura de la supraestructura produce inestabilidad de la prótesis que se traduce en desajuste, el cual, a su vez, causa fuerzas deletéreas sobre los retenedores (llamados en algunos pilares intermedios o multi-unit). Las fallas en la soldadura, aunque no son frecuentes sí se han reportado. Se debe tomar una llave de soldadura, hacer la soldadura (*post-solder*) y recolocar.

Complicaciones estéticas

Están relacionadas con la inadecuada angulación de los implantes y tienen que ver en gran medida la orientación y relación de los maxilares entre sí, en los cuales queda el acceso del tornillo en la cara vestibular, por lo cual se requiere cubrir esta zona con resina de fotocurado, material que por regla general no logra nunca su objetivo estético en estos y, en consecuencia, se aconseja utilizar pilares angulados personalizados o colados modificados.

Complicaciones en el lenguaje

El hecho de ajustar una supraestructura unida a los implantes, además de los espacios creados para la adecuada higiene oral, le crea al paciente complicaciones en su lenguaje por exceso en el flujo de aire y de la saliva al pronunciar algunas vocales y consonantes; también, por alteración de la función lingual, lo que causa cambios generalmente relacionados con una avanzada reabsorción del reborde. Estos problemas son muy difíciles de solucionar, en ellos desempeña un papel muy importante el diseño de los pónticos y la minimización de la distancia interimplantar. Cuando se presentan, se deben corregir las prótesis en su intaglio para llevarla hacia el reborde de forma ceñida para evitar la complicación.

Resumen

Las complicaciones protésicas en implantes oseointegrados, fractura y aflojamiento del tornillo de fijación o tornillo pasante son problemas frecuentes de compleja solución. Se requiere experiencia para su evaluación y manejo. Las más concurrentes son: aflojamiento, fractura del tornillo de fijación y la fractura de la supraestructura. Las causas obedecen a un inadecuado planteamiento del caso que generalmente lleva a una mala posición de los implantes. En la actualidad todas las casas fabricantes de estos implantes han diseñado diferentes opciones para solucionar estos problemas.

Autoevaluación

1. ¿Cómo puede afectar al implante la exposición prematura?

2. ¿Qué desventaja ve en el tratamiento de superficie de los implantes?

3. ¿Cómo puede manejarse la exposición de una membrana para regeneración ósea?

4. ¿Qué se debe considerar para calificar un implante como exitoso?

5. ¿Qué significado puede tener la movilidad de un implante?

6. ¿Cómo se maneja un implante no oseointegrado?

7. ¿Qué es la profilaxis antibiótica?

8. ¿Por qué puede ocurrir una infección posquirúrgica en la terapia de implantes?

9. ¿Cómo se detecta una infección posquirúrgica en la terapia de implantes?

10. ¿Qué se busca con la radiografía en el diagnóstico y tratamiento de urgencia?

11. ¿Por qué es tan importante cubrir la entrada del implante?

12. ¿Por qué se puede fracturar la plataforma de un implante?

13. ¿Para qué se utiliza la radiografía en las urgencias relacionadas con implantes?

14. ¿Qué se debe hacer cuando el paciente ya ha tenido en repetidas ocasiones aflojamiento de tornillo?

15. ¿Cuál es la forma de recuperar los implantes de conexión interna?

16. ¿Cuáles cuidados se deben tener cuando se retira un fragmento de tornillo fracturado dentro del implante?

17. ¿Cuál es el procedimiento para recementar una corona o prótesis sobre implantes que se ha descementado?

18. ¿Qué conducta se sigue cuando hay movilidad de un implante que soporta una prótesis?

19. ¿Qué consecuencias puede traer la fractura de la supraestructura?

20. ¿Cuáles son los pasos para recuperar un implante al que se le ha roto su plataforma interna?

21. ¿Para qué sirve la fresa en forma de lenteja?

22. ¿En qué sentido se deben girar los instrumentos cuando se intenta extraer un fragmento de tornillo pasante en un implante?

Bibliografía

Adler L, Buhlin K, Jansson L. Survival and complications: A 9- to 15-year retrospective follow-up of dental implant therapy. J Oral Rehabil. 2020;47(1):67-77. doi: 10.1111/joor.12866.

Almutairi AS, Walid MA, Alkhodary MA. The effect of osseodensification and different thread designs on the dental implant primary stability. F1000Res. 2018;7:1898. doi: 10.12688/f1000research.17292.1.

Anitua E, Murias-Freijo A, Alkhraisat MH. Conservative implant removal for the analysis of the cause, removal torque, and surface treatment of failed nonmobile dental implants. J Oral Implantol. 2016;42(1):69-77. doi: 10.1563/aa-id-joi-D-14-00207.

Blaya-Tárraga JA, Cervera-Ballester J, Peñarrocha-Oltra D, Peñarrocha-Diago M. Periapical implant lesion: A systematic review. Med Oral Patol Oral Cir Bucal. 2017;22(6):e737-49. doi: 10.4317/medoral.21698.

Block MS. Dental implants: The last 100 years. J Oral Maxillofac Surg. 2018;76(1):11-26. doi: 10.1016/j.joms.2017.08.045.

Braun RS, Chambrone L, Khouly I. Prophylactic antibiotic regimens in dental implant failure: A systematic review and meta-analysis. J Am Dent Assoc. 2019;150(6):e61-e91. doi: 10.1016/j.adaj.2018.10.015.

Brånemark PI. Osseointegration and its experimental background. J Prosthet Dent. 1983;50(3):399-410.

Brånemark PI, Zarb G, Albrektsson T. Tissue-Integrated prostheses. Osseointegration in clinical dentistry. Chicago: Quintessence publishing; 1985.

Brånemark PI, Engstrand P, Ohrnell LO, et al. Branemark novum: A new treatment concept for rehabilitation of the edentulous mandible. Preliminary results from a prospective clinical follow-up study. Clin Implant Dent Relat Res. 1999;1(1):2-16.

Castellanos-Cosano L, Rodríguez-Pérez A, Spinato S, Wainwright M, Machuca-Portillo G, Serrera-Figallo MA, Torres-Lagares D. Descriptive retrospective study analyzing relevant factors related to dental implant failure. Med Oral Patol Oral Cir Bucal. 2019;24(6):e726-38. doi: 10.4317/medoral.23082.

Chen J, Cai M, Yang J, Aldhohrah T, Wang Y. Immediate versus early or conventional loading dental implants with fixed prostheses: A systematic review and meta-analysis of randomized controlled clinical trials. J Prosthet Dent. 2019;122(6):516-36. doi: 10.1016/j.prosdent.2019.05.013.

Coray R, Zeltner M, Özcan M. Fracture strength of implant abutments after fatigue testing: A systematic review and a meta-analysis. J Mech Behav Biomed Mater. 2016;62:333-46. doi: 10.1016/j.jmbbm.2016.05.011.

Coyac BR, Sun Q, Leahy B, Salvi G, Yuan X, Brunski JB, Helms JA. Optimizing autologous bone contribution to implant osseointegration. J Periodontol. 2020;91(12):1632-44. doi: 10.1002/JPER.19-0524.

De Kok IJ, Duqum IS, Katz LH, Cooper LF. Management of implant/prosthodontic complications. Dent Clin North Am. 2019;63(2):217-31. doi: 10.1016/j.cden.2018.11.004.

Esposito M, Grusovin MG, Talati M, et al. Interventions for replacing missing teeth: antibiotics at dental implant placement to prevent complications. Cochrane Database Syst Rev. 2008;(3):CD004152. Actualizado en: Cochrane Database Syst Rev. 2010;(7):CD004152.

Gaddale R, Mishra SK, Chowdhary R. Complications of screw- and cement-retained implant-supported full-arch restorations: a systematic review and meta-analysis. Int J Oral Implantol (Berl). 2020;13(1):11-40.

Higuchi K, Rosenberg R, Davó R, Albanese M, Liddelow G. A prospective single-cohort multicenter study of an innovative prefabricated three-implant-supported full-arch prosthesis for treatment of edentulous mandible: 1-year report. Int J Oral Maxillofac Implants. 2020;35(1):150-9. doi: 10.11607/jomi.7650.

Kandasamy B, Samson EP, Yaqoob A, Pandey P, Deenadayalan S, Das I. Evaluation of clinical parameters in implant maintenance phase for prevention of peri-implantitis. J Int Soc Prev Community Dent. 2018;8(4):361-4. doi: 10.4103/jispcd.JISPCD_64_18.

Kwon T, Wang CW, Salem DM, Levin L. Non-surgical and surgical management of biologic complications around dental implants: peri-implant mucositis and peri-implantitis. Quintessence Int. 2020;51(10):810-20. doi: 10.3290/j.qi.a44813.

Lang LA, Hansen SE, Olvera N, Teich S. A comparison of implant complications and failures between the maxilla and the mandible. J Prosthet Dent. 2019;121(4):611-7. doi: 10.1016/j.prosdent.2018.08.002.

Maló P, de Araújo Nobre M, Lopes A, Ferro A, Botto J. The All-on-4 treatment concept for the rehabilitation of the completely edentulous mandible: A longitudinal study with 10 to 18 years of follow-up. Clin Implant Dent Relat Res. 2019;21(4):565-77. doi: 10.1111/cid.12769.

Manea A, Baciut G, Baciut M, Pop D, Comsa DS, Buiga O, et al. New dental implant with 3d shock absorbers and tooth-like mobility-prototype development, finite element analysis (FEA), and mechanical testing. Materials (Basel). 2019;12(20):3444. doi: 10.3390/ma12203444.

Omori Y, Lang NP, Botticelli D, Papageorgiou SN, Baba S. Biological and mechanical complications of angulated abutments connected to fixed dental prostheses: A systematic review with meta-analysis. J Oral Rehabil. 2020;47(1):101-11. doi: 10.1111/joor.12877.

Pal US, Dhiman NK, Singh G, Singh RK, Mohammad S, Malkunje LR. Evaluation of implants placed immediately or delayed into extraction sites. Natl J Maxillofac Surg. 2011;2(1):54-62. doi: 10.4103/0975-5950.85855.

Parell S, Branemark PI, Ohrnell Lars-Olog, Svensson B. Remote implant anchorage for the rehabilitation of maxillary defects. J Ptosthet Dent. 2001;86(4):377-81.

Pigozzo MN, Rebelo da Costa T, Sesma N, Laganá DC. Immediate versus early loading of single dental implants: A systematic review and meta-analysis. J Prosthet Dent. 2018;120(1):25-34. doi: 10.1016/j.prosdent.2017.12.006.

Roccuzzo M, Layton DM, Roccuzzo A, Heitz-Mayfield LJ. Clinical outcomes of peri-implantitis treatment and supportive care: A systematic review. Clin Oral Implants Res. 2018;29(Suppl 16):331-50. doi: 10.1111/clr.13287.

Romanos GE, Delgado-Ruiz R, Sculean A. Concepts for prevention of complications in implant therapy. Periodontol 2000. 2019;81(1):7-17. doi: 10.1111/prd.12278.

Rupp F, Liang L, Geis-Gerstorfer J, Scheideler L, Hüttig F. Surface characteristics of dental implants: A review. Dent Mater. 2018;34(1):40-57. doi: 10.1016/j.dental.2017.09.007.

Sonoyama W, Kuboki T, Okamoto S, et al. Quality of life assestment in patients with implant-supported and resin-bonded fixed prosthesis for bounded edentulous spaces. Clin Oral Implants Res. 2002;13(4):359-64.

Vetromilla BM, Brondani LP, Pereira-Cenci T, Bergoli CD. Influence of different implant-abutment connection designs on the mechanical and biological behavior of single-tooth implants in the maxillary esthetic zone: A systematic review. J Prosthet Dent. 2019;121(3):398-403.e3. doi: 10.1016/j.prosdent.2018.05.007.

Yang BC, Zhou XD, Yu HY, Wu Y, Bao CY, Man Y, et al. [Advances in titanium dental implant surface modification]. Hua Xi Kou Qiang Yi Xue Za Zhi. 2019;37(2):124-9. Chinese. doi: 10.7518/hxkq.2019.02.002.

Yu HC, Kim YK. Fractures of implant fixtures: a retrosccccpective clinical study. Maxillofac Plast Reconstr Surg. 2020;42(1):13. doi: 10.1186/s40902-020-00258-3.

Zffarb G. The promise of osseointegration two decades later. Clin Impl Dent and Rel Res. 2002;4(2):57-9.

CAPÍTULO 17

Situaciones de urgencia relacionadas con implantes cigomáticos

Introducción

Olga Marcela Malagón Baquero

Hasta el momento, mientras el hombre logra la posibilidad de reemplazar los dientes perdidos —a causa de traumatismos, enfermedad periodontal y enfermedades del metabolismo óseo— con células madre, los implantes son una muy buena alternativa para sustituir los dientes naturales. No obstante, en algunos pacientes que tienen grandes reabsorciones óseas, cantidad y calidad de hueso insuficientes, no es posible hacer una elevación de seno o injertos óseos que permitan colocar implantes osteointegrados convencionales con buenos resultados para sostener adecuadamente una prótesis total. Para tales casos, existen los implantes cigomáticos, cuya longitud es de 30 a 55 mm, y pterigoideos, de 15 a 20 mm, que se insertan en dos huesos que no se reabsorben en el maxilar superior: el cigoma (figura 17.1) o la apófisis pterigoidea del hueso esfenoides. Con ellos se logra una solución para brindarle al paciente mejor calidad de vida con funcionalidad y buena estética.

Los implantes cigomáticos, por ser de carga inmediata, se convierten en una solución rápida para la urgencia que implica devolverle al paciente su autoestima. Con esta técnica no hay necesidad de hacer elevaciones de seno maxilar, se reduce el tiempo de tratamiento y se consigue un anclaje promedio de 14 mm. Cuando el hueso está muy disminuido y hay que extraer las piezas dentales, es posible darle solución en cuestión de unas horas.

Los implantes originalmente se desarrollaron para la rehabilitación de pacientes oncológicos operados de maxilectomías, con el fin de evitar los injertos óseos, que son técnicas más cruentas y con mayor tasa de morbilidad. Actualmente se consideran una técnica alternativa confiable y

Figura 17.1. Hueso cigomático

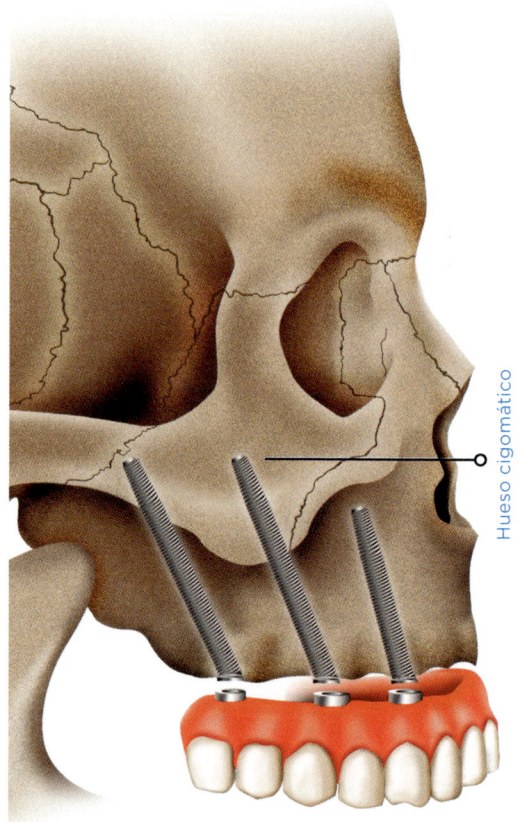

Hueso cigomático

predecible, indicada para la rehabilitación de pacientes con atrofia maxilar severa.

El tratamiento restaurador mediante esta técnica conlleva ciertos riesgos, debido a las estructuras anatómicas implicadas en la cirugía (fosa temporal, órbita, fosa pterigopalatina, senos esfenoidales, base del cráneo). Por ello, es imprescindible tener experiencia previa en cirugía maxilofacial, así como un exhaustivo conocimiento de la anatomía. En consecuencia, se debe saber cuándo remitir al paciente que requiere esta técnica con urgencia, para ser atendido por un especialista que le pueda recuperar pronto su apariencia personal y su función.

Se han documentado dos técnicas quirúrgicas clásicas: intrasinusal y extrasinusal (figura 17.2). La técnica intrasinusal, descrita por Branemark, consiste en hacer una ventana en la zona del antro maxilar, despegar la membrana del seno y colocar la fijación desde la cresta alveolar hasta el hueso malar, a través del seno maxilar, asegurando en lo posible la integridad de la membrana.

Figura 17.2. Técnicas quirúrgicas para la fijación de implantes cigomáticos

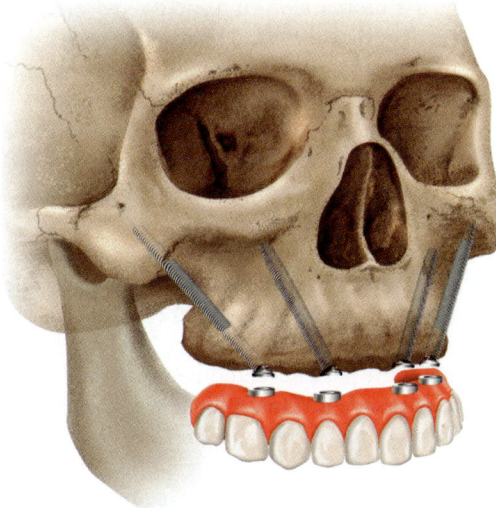

La segunda técnica se basa en la colocación extrasinusal del implante cigomático, anclado en los huesos alveolar y malar, manteniendo el cuerpo del implante en todo su recorrido fuera del seno maxilar. Esta técnica es preferible porque supone una mejor emergencia de la plataforma del implante para su rehabilitación. El uso de una o de otra técnica está determinado por la anatomía propia del paciente.

Sin embargo, la técnica extrasinusal no está exenta de complicaciones. Por una parte, se ha observado que la emergencia en la zona vestibular de la cabeza del implante no siempre queda rodeada por suficiente cantidad de hueso y esto favorece la aparición de dehiscencias. Por otra parte, también hay un mayor riesgo de exposición del implante, debido a que la cobertura de tejido blando no siempre es suficiente, lo que supone un factor crítico a largo plazo.

Complicaciones posquirúrgicas en implantes

Hugo Carlos Samacá Calderón

La rehabilitación con implantes cigomáticos no está exenta de complicaciones, entre ellas, la sinusitis maxilar es una de las más frecuentes. En general, las complicaciones derivadas de los procedimientos de implantes dentales se han categorizado de muchas maneras. Aquí se describen las posibles categorías según su grado y nivel de complejidad:

▶ **Grado 1:** Cualquier alteración del curso posoperatorio normal que no requiere intervención farmacológica (dolor, hinchazón).

▶ **Grado 2:** Cualquier alteración del curso posoperatorio normal que requiere intervención farmacológica (infección).

▶ **Grado 3:** Una alteración que requiere intervención quirúrgica (incisión y drenaje).

▶ **Grado 4:** Complicación potencialmente mortal que requiere hospitalización (por ejemplo, hematoma, pérdida de la agudeza visual, etc.).

Complicaciones menores y mayores

Una complicación menor es autolimitada y, por lo general, de corta duración, sin déficits permanentes o duraderos (hinchazón y moretones).

Una complicación mayor es más grave y duradera, e incluso puede llegar a ser permanente, y con posibles morbilidades asociadas (por ejemplo, infección, insuficiencia nerviosa).

Complicaciones evitables e inevitables

Una complicación evitable es aquella que se puede prevenir, como la alteración de un nervio causada por la colocación de un implante sin el uso de una tomografía computarizada de haz cónico (CBCT, por sus siglas en inglés) que le brinde al profesional una representación precisa de la ubicación correcta del nervio.

Una complicación inevitable es aquella imposible prevenir en la mayoría de los casos y que no es el resultado directo de la negligencia del cirujano especialista en implantes. Si bien este tipo de complicaciones no está exento de consecuencias legales, sí favorece al especialista, ya que se consideran complicaciones que probablemente no podrían haberse evitado (por ejemplo, el daño nervioso secundario a la administración de un bloqueo anestésico).

Sinusitis maxilar

La prevalencia de sinusitis maxilar asociada a la colocación de los implantes cigomáticos es de 4,93 casos por cada 100 implantes colocados. Esta se debe, en parte, al diseño del implante, que favorece la comunicación entre el seno maxilar y la cavidad oral, y también a la dificultad para mantener una higiene adecuada en la plataforma del implante.

La colocación del implante a través del seno maxilar puede desencadenar una reacción inflamatoria de la membrana sinusal, sobre todo en aquellos senos que han tenido procesos inflamatorios previos a la colocación del implante. Sin embargo, varios estudios han demostrado que el titanio de los implantes no actúa como cuerpo extraño cuando se encuentra dentro del seno maxilar

La sinusitis en el seno maxilar es una afección patológica no odontogénica que produce inflamación e infección denominada rinosinusitis aguda. Los signos y síntomas de la rinosinusitis aguda son bastante inespecíficos, lo que dificulta diferenciarla del resfriado común, la gripe y la rinitis alérgica. Por lo general, los pacientes presentarán síntomas como secreción nasal purulenta, dolor y sensibilidad facial y congestión nasal. También puede haber fiebre.

Con frecuencia, la sinusitis maxilar se expresa de forma subclínica. Este hecho es importante, pues en muchos casos los síntomas comienzan cuando hay una alteración considerable y, por ende, el tratamiento requerido será más agresivo. Por esta razón, deben hacerse exámenes radiológicos periódicos en el posoperatorio para poder aplicar un tratamiento conservador precoz y mejorar así el pronóstico a largo plazo de las fijaciones cigomáticas.

Tratamiento

Cuando se diagnostica sinusitis secundaria a la colocación de implantes cigomáticos, el paciente debe remitirse, preferiblemente, al cirujano tratante; si no es posible, al cirujano maxilofacial para que evalúe el caso.

El cirujano lo evaluará y propondrá la terapia antibiótica pertinente, acompañada de tratamiento sintomático, en función del tipo de sinusitis (aguda o crónica). También se pueden administrar analgésicos, antiinflamatorios, antipiréticos en caso de fiebre, antihistamínicos y aerosoles nasales. El antibiótico utilizado suele ser la amoxicilina, en dosis de 2 g/día durante 10 a 15 días en sinusitis agudas, y de 4 a 6 semanas en sinusitis crónicas.

Como complemento de este tratamiento se recomienda una higiene exhaustiva y el uso de enjuagues de clorhexidina al 0,12 %, una vez al día durante 10 días.

El siguiente paso del tratamiento sería realizar una antrostomía intranasal para crear un drenaje y favorecer la ventilación. En caso de que con estos dos tratamientos la infección persista y nos encontremos ante una sinusitis recurrente, estará indicado el retiro del implante cigomático y su reemplazo posterior.

Resumen

La sinusitis maxilar es de las complicaciones más frecuentes en implantes cigomáticos, se presentan síntomas de secreción nasal purulenta, dolor, sensibilidad facial y congestión nasal. En este caso se debe remitir el paciente al cirujano tratante o a un maxilofacial, quien evaluará y procederá a formular adecuadamente.

Complicaciones protésicas en implantes cigomáticos

Marcela Malagón Baquero

Aunque las complicaciones de los implantes cigomáticos son poco frecuentes, ante una urgencia generada por el uso de esta técnica —sea en el procedimiento quirúrgico o en el protésico—, deben ser tratadas por especialistas que manejen muy bien los aspectos quirúrgicos cuando se trata de complicaciones intraoperatorias; cuando la urgencia se da en la fase de rehabilitación, debe ser tratada por un odontólogo especialista en rehabilitación oral que domine el esquema oclusal, ya que la supervivencia de los implantes está ligada a un buen equilibrio en la restauración.

Complicaciones en el tejido periodontal por dificultad para la higiene oral

El paciente consulta porque siente dolor. Clínicamente se observa inflamación, supuración y sangrado al sondaje de las encías debajo de la prótesis. La prótesis tiene los flancos muy largos y no hay el suficiente espacio para meter ninguna herramienta para la higiene oral. El paciente afirma que no recibió instrucciones de higiene oral.

Los implantes cigomáticos son rehabilitados con prótesis híbridas atornilladas, lo que le dificulta al paciente realizar una higiene adecuada. Se ha descrito que la mucositis es la segunda complicación después de la sinusitis en esta clase de implantes. El tratamiento de la superficie de conexión, el tipo de transepitelial y el diseño de la prótesis influyen en la salud del tejido periimplantario. Cuando el diseño es defectuoso, puede afectar los resultados del tratamiento y la satisfacción del paciente. La prótesis debe tener una terminación convexa en la parte inferior, y el faldón debe ser corto para permitir una correcta higiene (figura 17.3). La inflamación de los tejidos periimplantarios se debe al mal diseño de la prótesis, que permite la acumulación de placa.

En la prótesis híbrida se debe dejar un espacio protésico, de la encía a la base de la prótesis, de 11 a 15 mm, pues para la higiene y el mantenimiento se deben introducir los cepillos interproximales a través de las troneras amplias de la prótesis, con el fin de eliminar la placa y evitar la acumulación de comida. También se utilizan irrigadores, aparatos

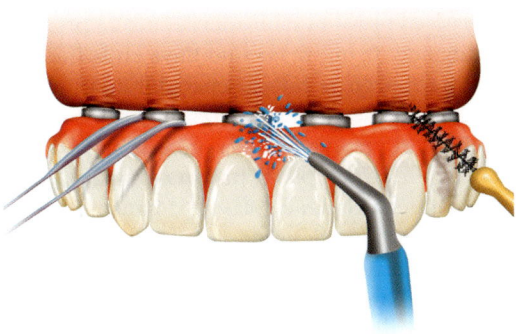

Figura 17.3. Prótesis híbrida de faldón corto y superficie convexa para mejorar la higiene

de agua a presión que eliminan los residuos de las superficies de la prótesis acrílica y del implante mediante un efecto mecánico (físico), de tal manera que completan la limpieza realizada con el cepillo. Esto ayuda a reducir la gingivitis, siempre y cuando la irrigación no sea excesiva para evitar que los microorganismos penetren en las bolsas periodontales. El paciente debe asistir por lo menos una vez cada seis meses a consulta de mantenimiento, en la cual el odontólogo revisa el grado de movilidad de los implantes, la limpieza de la superficie del implante y el estado de los tornillos.

Fractura de la estructura de la prótesis híbrida y aflojamiento de tornillos

El paciente se queja de que la prótesis se fracturó. Se observa un agrietamiento en el acrílico y la prótesis está floja, lo que hace pensar que algún tornillo está desajustado o fracturado.

La fractura de la estructura de la prótesis, se debe por lo general a una sobrecarga ocasionada por el bruxismo, que puede afectar el material acrílico, los dientes, parte de la base de la prótesis, la estructura metálica, los tornillos y los implantes, e incluso puede ocasionar reabsorción ósea. Es importante revisar si la dimensión vertical es la correcta, si la prótesis está desbalanceada, si hay una oclusión inadecuada o si hace falta un ajuste pasivo de la estructura metálica.

Para el manejo de las urgencias protésicas se debe empezar por retirar la prótesis, como cuando se hace el mantenimiento.

Fractura de la estructura acrílica

Se prepara el acrílico en el sitio que se fracturó y se deja la superficie rugosa para facilitar la unión del material. Se afrontan los bordes, usando para ello palillos de madera con cera pegajosa y cuidando de que la cera no fluya en la línea de fractura. Luego se coloca separador a la prótesis y se vacía el yeso dentro de la prótesis. Una vez fraguado el yeso, se retira la prótesis del modelo, con una fresa se amplía la fractura unos 2 a 3 mm, se hacen retenciones o colas de milano, se vuelve a colocar la prótesis en posición sobre el modelo y se sella la grieta con acrílico autopolimerizante. Finalmente, se pule con una piedra montada, puntas de silicona y felpas; se corrigen las interferencias con un papel de articular y se revisa radiográficamente que los transepiteliales queden bien atornillados, sin tensiones.

Fractura de un diente

En el lugar donde se perdió el diente o se fracturó, se prepara el acrílico adyacente con un pimpollo, se abocarda, se humedece con monómero, se le hace una retención, se coloca un diente en la posición original, se rebasa con acrílico rosado y se fija con cera pegajosa. Luego se revisa con papel de articular para ver si hay interferencias y, si las hay, se eliminan.

Fractura y aflojamiento de tornillos

El aflojamiento de tornillos se puede dar porque al colocarlos no se aplicó el torque adecuado o por interferencias que producen sobrecargas. Todos los tornillos deben asentar bien y con el mismo torque; si por algún motivo se afloja alguno, se debe solucionar lo más pronto posible para evitar desbalanceo en la prótesis y correr el riesgo de que se fracturen. Se debe revisar si las roscas de los tornillos se encuentran en buen estado, que no estén rodadas (véase el apartado "Fractura y aflojamiento del tornillo de fijación o tornillo pasante de la prótesis", en el capítulo 16).

Factura de la estructura metálica o de la barra

Ante la fractura de la barra o de la estructura, hay varias alternativas de solución. Una de ellas es la sinterización selectiva por láser, mediante la cual se puede hacer la subestructura en una pieza en cromo cobalto, con mayor dureza y en menor tiempo que con la técnica de colado. Además, con esta técnica se obtienen ajustes más precisos que con un colado corriente.

Mantenimiento de la prótesis híbrida para evitar urgencias

Este tipo de urgencias se pueden prevenir con un adecuado mantenimiento, tal como se describe a continuación:

- Ubicar las chimeneas de acuerdo con el sitio donde están localizados los implantes.
- Introducir seda dental con el enhebrador por debajo de la prótesis, contra la encía, para calcular por dónde emergen los implantes y la ubicación aproximada de los transepiteliales.
- Retirar los tornillos pasantes, con mucho cuidado porque son muy pequeños, y colocarlos en un recipiente con clorhexidina.
- Desmontar la prótesis y hacerle un lavado exhaustivo con jabón, agua caliente y clorhexidina de máxima concentración.
- Pulir y brillar la prótesis.
- Limpiar los implantes con gasa o algodón humedecidos con clorhexidina.
- Revisar la higiene del paciente y darle instrucciones acerca de cómo debe hacerla. El paciente debe ser consciente de la importancia de un buen hábito de higiene oral.
- Sondear para evaluar bolsas periodontales.
- Evaluar los tejidos periimplantarios: explorar el tono y la apariencia de los tejidos blandos, determinar el índice de placa y cálculo.
- Revisar que la plataforma del implante se encuentre en buenas condiciones. Verificar que las roscas de los tornillos estén en buen estado y que estos no estén rodados.
- Revisar que la prótesis no esté balanceándose.
- Valorar radiográficamente la cantidad y calidad ósea alrededor del implante.
- Revisar la oclusión con papel de articular y hacer los ajustes necesarios.
- Ajustar los tornillos, aplicar el torque recomendado, sellar las chimeneas con teflón y colocar resina de fotocurado.

Estos procedimientos deben hacerse por lo menos una vez al año como mantenimiento.

Resumen

La sobrecarga ocasionada por el bruxismo es la causa principal de las complicaciones en las prótesis híbridas, entre ellas, las fracturas de la estructura acrílica, la estructura metálica, los tornillos y los implantes. La mucositis es una complicación del tejido periodontal que se presenta por la dificultad para llevar a cabo una higiene adecuada de la prótesis híbrida. La solución para estas complicaciones radica en un buen diseño de la prótesis, en corregir la oclusión, la relación intermaxilar, la inclinación cuspídea, los deslizamientos, las fuerzas musculares, las cargas horizontales y en dejar un buen espacio de 11 a 15 mm para facilitarle al paciente el acceso para la higiene oral. Es importante indicarle al paciente que debe asistir cada seis meses, como mínimo, a consulta con el odontólogo, para realizar mantenimiento.

Autoevaluación

1. ¿Cuáles son los factores que inciden en la aparición de sinusitis maxilar?

2. Según los criterios para clasificar las complicaciones, ¿qué grado le corresponde a la sinusitis asociada a los implantes cigomáticos?

3. ¿Cuál es el profesional que debe encargarse de manejar la urgencia derivada de la infección de los implantes cigomáticos?

4. En teoría, ¿qué tipo de técnica de implante cigomático evitaría la sinusitis? ¿Cuándo está indicado el retiro de un implante cigomático?

5. ¿Cuál es el diagnóstico clínico cuando el paciente que tiene una prótesis híbrida tiene la encía inflamada, adolorida y con supuración?

6. ¿Cómo se corrige el aflojamiento de una prótesis híbrida?

7. ¿Cómo se hace el mantenimiento de una prótesis híbrida?

Bibliografía

Aparicio C, Ouazzani W, García R, et al. A prospective clinical study on titanium implants in thezygomatic arch for prosthetic rehabilitation of the atrophicedentulous maxilla with a follow-up of 6 months to 5 years. Clin Implant Dent Relat Res. 2006;8(3):114-22.

Aparicio C, Ouazzani O, Hatano N. The use of zygomaticimplants for prosthetic rehabilitation of the severely resorbedmaxilla. Periodontol. 2008;47:162-71.

Bedrossian E. Rehabilitation of the edentulous maxilla withthe zygoma concept: a7-year prospective study. Int J Oral Maxillofac Implants. 2010;25(6):1213-21.

Brånemark PI. Surgery and fixture installation: Zygomaticus fixture clinical procedures. Goteborg: Nobel Biocare; 1998.

D'Agostino A, Trevisiol L, Favero V, et al. Are zygomatic implants associated with maxillarysinusitis? J Oral Maxillofac Surg. 2016;74(8):1562-73.

Davó R, Malevez C, López-Orellana C, et al. Sinus reactions to immediately loaded zygomatic implants: a clinical and radiological study. Eur J Oral Implantol. 2008;1(1):53-60.

Davó R, Malevez C, Rojas J, et al. Clinicaloutcome of 42 patients treated with immediately loadedzygomatic implants: a 12- to 42-month retrospective study. Eur J Oral Implantol. 2008;1(2):1-10.

Fernández Olarte H, Gómez Delgado A, Trujillo Saldarriaga S, Castro Núñez J. Inferior meatal antrostomy as a prophylacticmaneuver to prevent sinusitis after zygomatic implantplacement using intrasinusal technique. Int J Oral MaxillofacImplants. 2015;30(4):862-7.

Hernández Alfaro F, Méndez Manjón I. Complicaciones en el tratamiento con implantes cigomáticos: análisis retrospectivo de 179 implantes tras 9 años de experiencia. Periodoncia Clín. 2018;6(10).

Jiménez-Castellanos Ballesteros E. Fracturas en prótesis híbrida implantosoportada: estudio retrospectivo [tesis doctoral]. Sevilla (España): Universidad de Sevilla; 2014.

López López CE, Quintana del Solar M. Rehabilitación de paciente fumador con prótesis híbrida sobre seis implantes: reporte caso. Rev Estomatol Herediana. 2016;26(1):37-46.

Mallat-Callís E. Aspectos de interés en el diseño de sobredentaduras sobre implantes. RCOE. 2006;11(3):329-43.

Maló P, Araujo M, Lopes I. A new approach to rehabilitate theseverely atrophic maxilla using extramaxillary anchoredimplants in immediate function: a pilot study. J Prosthet Dent. 2008;100(5):354-66.

Maravi Escurria D, Balerezo Razzeto A, Zamudio EV. Rehabilitación del paciente edéntulo con la técnica all on four mediante prótesis implanto soportada. Rev Estomatol Herediana. 2014;24(1):36-41.

Marcus Vaccarezza N, Marchesani Carrasco F, Grandón Villegas F, et al. Rehabilitación de rebordes severamente atróficos mediante prótesis híbridas confeccionadas con tecnología de sinterización láser cromo-cobalto: reporte de caso. Rev Clin Periodoncia Rehabil Oral. 2016;9(1):13-8.

Molinero-Mourelle P, Baca-González L, Gao B, et al. Surgical complications inzygomatic implants: a systematic review. Med Oral Patol Oral Cir Bucal. 2016;21(6):751-7.

Osuna Real J, Nieves Almendros M, Gay-Escoda C. Prevalencia de complicaciones tras la rehabilitación bucodental con prótesis híbridas implantosoportadas. Med Oral Patol Oral Cir Bucal. 2012;17(2):112-7.

Pi-Urgell J, Revilla-Gutiérrez V, Gay Escoda C. Rehabilitation of atrophic maxilla: a review of 101 zygomatic implants. Med Oral Patol Oral Cir Bucal. 2008;13(6):E363-70.

San Martín J, Juarros Muiño F, Diéguez Markel, Prótesis híbrida en pacientes con edentulismo total maxilar o mandibular. Gaceta Dental. 2012;232:104-17.

Shetty PP, Gangaiah M, Chowdhary R. Bar in fixed implant-retained hybrid prosthesis: Report of a novel hidden overdenture technique. J Contemp Dent Pract. 2016;17(9):780-2.

Stella JP, Warner MR. Sinus slot technique for simplificationand improved orientation of zygomaticus dental implants: a technical note. Int J Oral Maxillofac Implants. 2000;15(6):889-93

Vidalón Hoyle W A. Prótesis híbrida adhesiva para la rehabilitación del sector antero-superior [Trabajo académico de especialización en Rehabilitación Oral, internet]. Lima: Universidad Peruana de Ciencias Aplicadas (UPC); 2019.

White GS. Treatment of the edentulous patient. Oral Maxillofac Surg Clin North Am. 2015;27(2):265-72.

CAPÍTULO 18

Aspectos psicológicos de la emergencia estética

María del Socorro Galvis Arbeláez

Introducción

La relación profesional-paciente es una parte fundamental del quehacer diario en la atención en salud y determina, en gran parte, aspectos como la cooperación del paciente y la adherencia al tratamiento. Esta relación es especialmente significativa en la atención de las urgencias y el odontólogo estético no está exento de la gran responsabilidad de constituirla adecuadamente luego de alguna situación que ha producido un trauma o alteración dental en un paciente. La labor se debe orientar a establecer un clima de respeto, empatía, comunicación y confianza para emprender las acciones que buscan el restablecimiento de la salud oral que se ha visto truncada desde un punto de vista estético.

En estas circunstancias, se ponen en evidencia no solamente las expectativas del paciente y sus condiciones emocionales alteradas que se acompañan, la mayor parte de las veces, de gran ansiedad, miedos, angustia y enojo al sentirse amenazado en su integridad personal, en su autoestima y en su corporalidad, sino que también, al instaurarse una relación interpersonal, el odontólogo es parte activa con sus competencias profesionales, psicológicas, personales y éticas centradas en la responsabilidad de tomar decisiones frente a dilemas o problemas, y el respeto por la dignidad y la autonomía de su paciente.

El respeto por la autonomía se evidencia en la importancia del *consentimiento informado*, que debe entenderse no solamente como un documento escrito, obligatorio y firmado por el paciente, que podría tener efectos legales, sino que urge entenderlo como un *proceso* de diálogo ético definitivo para cimentar la relación con el paciente.

¿Cuáles aspectos deben tenerse en cuenta y cómo enfrentar entonces estas circunstancias?

La relación odontólogo-paciente

La relación que el paciente establece con el odontólogo frecuentemente está llena de contradicciones pues, especialmente en las situaciones de urgencia, el profesional es percibido como un posible salvador que le puede ayudar a recuperar lo que siente como perdido, y también como una figura amenazante por el temor que le producen al paciente los procedimientos y el dolor con el cual asocia la atención, muchas veces condicionado por sus experiencias previas o de acuerdo con la lesión que ha generado la emergencia. Por otra parte, se debe tener en cuenta que en el trato odontólogo-paciente se establece una relación de autoridad, en la cual el paciente percibe al profesional como una figura protectora o autoritaria que puede generar miedo y temor. Esta interacción implica comunicación y comportamientos determinados, cuyo fin es la satisfacción del paciente y el bienestar del odontólogo.

Lo anterior llevará a que el paciente se muestre muy ansioso y es aquí donde el profesional deberá evaluar cuál es el estado psicológico con que se presenta la persona para disminuir o neutralizar dicho estado promoviendo un ambiente psicológico de empatía, seguridad y confianza.

La ansiedad

Se sabe que la ansiedad afecta la calidad de la atención odontológica, por lo que se proponen estrategias que pueden ser útiles para controlarla, como actividades de relajación y de distracción.

De igual manera, pueden ser útiles las técnicas de adaptación.

La ansiedad consiste en el miedo anticipado a padecer un daño o desgracia futuros, acompañada de un sentimiento de temor o de síntomas somáticos de tensión. Así, la angustia se describe como un estado emocional aprehensivo de reacción ante un peligro desconocido.

El odontólogo se verá, entonces, enfrentado tanto al componente psicológico definido por incomodidad, tensión e inseguridad como a un componente fisiológico y vegetativo, reflejado en temblor, sudoración, dificultad para respirar, entre otros, y tendrá que estar preparado para su manejo. Asimismo, el odontólogo debe saber que la situación que está viviendo el paciente está basada en su realidad emocional, que prevalece sobre la realidad objetiva; la crisis afecta la intervención, así como también el bienestar y la recuperación del paciente.

Aunque el paciente se muestre ansioso o angustiado, la manera como se comunique el odontólogo, tanto verbal como no verbalmente, jugará un papel preponderante en la disminución de los niveles de tensión en la atención de urgencia. La empatía, es decir, la identificación mental y afectiva de un sujeto con el estado de ánimo de otro, indudablemente favorece el establecimiento de un vínculo que proporciona un clima de seguridad y confianza. Esta se demuestra básicamente con una actitud amable, en la cual el profesional es capaz de ponerse en la situación del paciente, haciendo las preguntas que sean pertinentes y escuchando comprensivamente y con atención las respuestas, con interés genuino, respetuosamente; sin juzgar, descalificar o culpabilizar al paciente que ya tiene suficiente con la razón de la urgencia e inclusive con las recriminaciones que los familiares o allegados acostumbran hacer en esas circunstancias.

El odontólogo deberá tener en cuenta, como bien lo anota Azuero, que el paciente tendrá concentrada su energía en el manejo de la ansiedad y que este dependerá, en algunos casos, de ciertos rasgos de personalidad los cuales el profesional podrá identificar y que pueden resumirse como se muestra en la tabla 18.1.

Tabla 18.1. Rasgos de la personalidad

Rasgos psicológicos de la personalidad	Características y/o tendencias del comportamiento	Respuesta del odontólogo
Rasgos depresivos	Abatimiento emocional. Experimentar dolor más intensamente. Reducción de la capacidad para controlarse. Establecer relación de dependencia del odontólogo. Puede volverse manipulador. Expresar insatisfacción por el tratamiento.	Dar apoyo. Permitir al paciente que se exprese. Motivar y/o animar al paciente.
Rasgos histéricos	Decididos por el tratamiento, pero ansiosos por el resultado. Tendencia a exagerar los síntomas. Se muestran exigentes y manipuladores. Baja tolerancia al dolor. Pueden ocasionar conflictos dentro del equipo tratante.	Detectar intentos de manipulación. Centrar al paciente cuando se manifiestan exageraciones.

Rasgos obsesivos	Preocupación por los más pequeños detalles. Necesidad de conocer hasta el último detalle. Buscan la perfección. Altas expectativas frente al tratamiento. Exigencia de garantía en el tratamiento. Se tornan muy ansiosos frente a situaciones novedosas.	Enfatizar en expectativas realistas frente al tratamiento y sus resultados. Mantener un ambiente calmado y tranquilo, sin sobresaltos.
Rasgos paranoicos	Tendencia a atacar y ser atacado. Muy susceptibles a cualquier comentario.	Mostrarse siempre neutral. No garantizar los resultados. Enfatizar los resultados realistas del tratamiento.

La odontología estética

La odontología estética ha hecho avances muy importantes en los últimos años al desarrollar materiales dentales biocompatibles y sistemas adhesivos que le han permitido mejorar los procedimientos y que apuntan a la perfección y la armonía orales, pero no ha estado ajena a los cánones culturales y sociales actuales, impuestos principalmente por los medios de comunicación, que promueven determinados estándares de belleza general. En este contexto, la estética oral ha tomado un lugar preponderante en nuestra sociedad, puesto que la apariencia física y en especial la sonrisa constituyen una auténtica preocupación cuando los dientes han sufrido alguna alteración. Cuando esto sucede, se produce una perturbación que afecta la imagen corporal y puede entenderse que el paciente que está viviendo un momento difícil por un cambio en su aspecto físico, por lo que espera que el profesional le ayude a resolverlo.

La urgencia estética puede cubrir desde la ocurrencia de eventos dramáticos derivados de traumatismos muy serios producidos por accidentes automovilísticos, caídas o golpes fuertes que fracturan o causan la pérdida de piezas dentarias permanentes o protéticas, así como extracciones, hasta cambios en la coloración o pigmentaciones en los dientes. En todo caso, cualquier evento que sea sentido por el paciente como una amenaza inmediata o inminente para su imagen corporal, debería ser tratado como una urgencia por el odontólogo.

La imagen corporal y el esquema corporal

Como lo expone Raich: "Hay varias definiciones de qué es la imagen corporal, la más clásica se la debemos a Schilder que la describe como la representación mental del cuerpo que cada individuo construye en su mente". Por otro lado, se sabe que la imagen corporal es la forma como uno percibe, imagina, siente y actúa respecto a su propio cuerpo.

Cuando el odontólogo se enfrenta a una urgencia estética, tiene entonces que poner en evidencia tanto su habilidad profesional como sus destrezas personales y emocionales para enfrentar a un sujeto ansioso o angustiado, que siente amenazada su imagen corporal frente a sí mismo y por lo tanto siente que se afecta su entorno familiar, laboral y social, pues "el cuerpo es el primer punto de referencia de un individuo, en él está representado su mundo entero, sus relaciones con los demás y consigo mismo, especialmente cuando se trata de lo estético: defender su imagen ante el exterior".

Las consecuencias de una imagen corporal que se ve disminuida, a partir de alteraciones en su estética dental, se reflejan con fuerza en una baja autoestima y una baja autovaloración con sentimientos de inadecuación que se evidencian en los temores que habitualmente se expresan. Según Raich, "Los estudios confirman que por lo menos un tercio de la propia autoestima se refiere a lo positiva o negativa que resulta la autoimagen. Si a uno no le gusta su cuerpo es difícil que le guste la persona que vive en él". Puede causarse, así, una "ansiedad interpersonal" en la cual el sujeto "que no es capaz de aceptarse, creerá que los demás tampoco podrán hacerlo" lo cual lo llevará a sentirse incómodo e inseguro en sus relaciones interpersonales.

La *imagen corporal* es, entonces, lo que percibimos de nosotros mismos, por ejemplo, cuando nos miramos a un espejo o cuando alguien en nuestro entorno nos expresa su opinión, mientras que nuestro *esquema corporal* corresponde, según Bañuelos, a "la idea que tenemos del cuerpo, lo que, por el contrario, es algo subjetivo, sujeto a posibles modificaciones, a pesar de que el cuerpo no varíe entre sí". El odontólogo que atiende una urgencia estética tiene, por tanto, una gran responsabilidad en la reconstrucción que el sujeto lleva a cabo de su imagen y esquema corporal a partir del mejoramiento y la armonización de una parte fundamental de su corporalidad, que es el rostro y específicamente la boca con la cual sonríe, habla y se comunica; esta es con frecuencia la primera carta de presentación social, pues hace parte neurálgica de una adecuada presentación personal.

El estrés postraumático

Pensar que el paciente que acude con una urgencia estética puede estar afectado por estrés postraumático pareciera una exageración si tenemos en cuenta que habitualmente se asocia este trastorno con eventos trágicos y violentos, como catástrofes y guerras, por ejemplo. Sin embargo, encontramos que, con frecuencia, la urgencia estética está asociada a un trauma físico que puede significar una auténtica tragedia, con contenido emocional más o menos intenso según sea el caso y que reviste una alta prioridad para el sujeto.

Como bien lo expone Carbonell: "El trastorno por estrés postraumático (TEPT) se configura como una reacción emocional intensa ante un suceso experimentado como traumático" y es claro que este suceso, cualquiera que sea, cuando involucra la parte estética del rostro, supone un brusco desajuste en la vida del individuo que ocasiona alteraciones emocionales a partir de sentimientos de dolor psicológico, sufrimiento, sentimientos de pérdida, culpa y autorrecriminación que deben ser procesados por el paciente y que tendrían que ser considerados por el odontólogo. Según Lipton,

"Como profesional sanitario que asume la atención dental de los pacientes que han sufrido traumatismo dentario, es importante que el dentista reconozca el estado emocional de estos pacientes y proporcione el apoyo necesario".

La magnitud de estas emociones detectada por el profesional a partir de su observación inicial determinará si el paciente necesitará ser remitido a un especialista, psicólogo o psiquiatra, o si él mismo puede ayudarlo a modular esa angustia como ya se ha establecido anteriormente: con una actitud comprensiva y tranquilizadora, estimulando y permitiendo que las emociones sean expresadas.

En el trastorno de estrés postraumático los efectos podrían durar unas pocas horas o varios meses, así que no se trata de que el odontólogo solucione todos los problemas psicológicos de los pacientes cuando sufren un traumatismo dental que implica consecuencias estéticas ni que usurpe el lugar de los especialistas en salud mental, pero una actitud solidaria que transmita algún grado de identificación y que valide los sentimientos del otro puede ayudar mucho al paciente alterado que necesita urgentemente recuperar el control de sí mismo y reconstruir su *yo,* representado en las estructuras bucales que lo conectan con el mundo para sobrevivir (comer), para comunicarse (hablar) y para relacionarse (sonreír).

En general, para enfrentar los efectos psicológicamente traumáticos en las urgencias estéticas podrá ser suficiente que el profesional esté consciente de que ese otro *yo* es, en ese momento, un individuo que sufre inmerso en una experiencia totalmente subjetiva que puede no corresponder a los parámetros fríamente técnicos o científicos y que, a su vez, pueden estar muy apartados de las expectativas o supuestos que *a priori* tiene el odontólogo. Por esto, siempre debe recordarse que el acontecimiento traumático solo lo es para el paciente.

La toma de decisiones éticas en la emergencia estética

Cada vez es menos ajeno el término *bioética* para los odontólogos, dada la difusión que durante los últimos años se le ha dado a esta nueva disciplina en muchas universidades. Sin embargo, cuando hablamos de bioética es frecuente que se establezca cierta confusión entre este término y otros como *ética general* y *ética profesional*, que tiene que ver con los códigos deontológicos que establecen aquellos aspectos permitidos éticamente o no en el ejercicio profesional.

Podríamos referirnos a definiciones básicas de estos términos cuando el *Diccionario* de la Real Academia Española afirma que la *deontología* es la ciencia o tratado de los deberes, la *bioética* es la aplicación de la ética a las ciencias de la vida y la *ética* es la parte de la filosofía que trata de la moral y de las obligaciones del hombre, refiriéndose a lo que es recto o conforme a la moral, así como al conjunto de normas morales que rigen la conducta humana.

El término *bioética* se atribuye generalmente al bioquímico Van Rensselaer Potter, quien en los años setenta del siglo XX, en Estados Unidos, partió de dos vocablos: *bios* (vida) y *ethos* (ética). Potter propuso esta nueva disciplina como un puente entre la cultura científica alrededor de la vida y el medio ambiente, y la humanística centrada en la ética "dada su preocupación por la creciente tecnificación de la medicina, las técnicas biológicas y la necesidad de no perder de vista la tarea humanitaria de la medicina y de pensar en las personas por sobre todas las cosas". Actualmente, algunos expertos han descubierto que ya en 1927 el teólogo alemán Fritz Jahr había utilizado este término cuando propuso el "imperativo bioético" inspirado en los imperativos éticos de Kant, aunque posiblemente Potter nunca lo supo.

Si bien en sus inicios se conectó la bioética principalmente con la medicina dados los dramáticos avances tecnocientíficos que se sucedieron en el siglo XX en esa área y como reacción a las investigaciones realizadas en humanos sin respetar a los sujetos, poco a poco se fue ampliando a todas las ciencias de la salud, al medio ambiente e inclusive a otros ámbitos. Hoy, esta disciplina es entendida como una ciencia de frontera que cubre muchos campos del conocimiento, pues su quehacer es de carácter inter y transdisciplinario, ya que no solamente tiene que ver con la ética y la medicina, sino que acoge otros saberes, por ejemplo, la psicología, la antropología y el derecho, entre otras. La bioética es, así mismo, un espacio de debate ético frente a los dilemas que se plantean en un mundo mercantilista, deshumanizado y tecnificado que avanza rápidamente, proporcionando opciones de conducta moral que ponen en juego los valores de pacientes, odontólogos y clínicas odontológicas, que no están apartados de un sistema de salud condicionado por factores mediáticos, sociales, políticos, mercantilistas y económicos.

La odontología estética y, específicamente, la atención de urgencias en este campo, plantean al profesional un sinnúmero de dilemas o conflictos éticos frente a los cuales es necesario tomar decisiones con la premura que exija el caso. Algunos de los temas que podría enfrentar el odontólogo estético desde el punto de vista ético y que plantean dilemas en la atención de urgencias podrían ser, entre otros:

- La calidad de su competencia profesional en el área.
- El conocimiento o la utilización de los diferentes materiales novedosos que se ofrecen en el mercado y su costo para el paciente.
- El sometimiento a las directrices de las clínicas odontológicas si se depende de alguna.
- El sometimiento a las casas comerciales para la utilización de materiales e insumos.
- Los tiempos de atención al paciente.
- El respeto por la autonomía del paciente para decidir con respecto a las acciones del especialista.
- La proposición de las diferentes opciones de tratamiento especializado, luego de ser atendida la urgencia: restablecimiento de la función vs. la estética.
- El cumplimiento de las expectativas ideales del paciente frente a las expectativas realistas del profesional.
- La atención de pacientes con VIH y otras enfermedades infectocontagiosas.
- El manejo de la confidencialidad y el secreto profesional.
- La adecuada aplicación del consentimiento informado.
- El manejo del alto costo de los tratamientos para el paciente.

Cada una de las situaciones problemáticas enunciadas y otras muchas derivadas de la experiencia práctica deberían servir de punto de partida para la reflexión de los profesionales en la búsqueda del camino para lograr que sus actos sean éticamente buenos. Echar mano de principios éticos universales, como el respeto por la dignidad humana, así como de los principios clásicos de la bioética y otros que resulten propios de la situación, como el de responsabilidad o el de solidaridad, puede proveer al odontólogo herramientas de análisis útiles para la toma de decisiones que plantean problemas éticos y ayudarle en la argumentación que necesita para fundamentar sus actuaciones. Estos principios son:

- ▸ Autonomía del paciente (respeto por la auto-determinación y capacidad de decisión).
- ▸ Beneficencia (hacer siempre el bien).
- ▸ No maleficencia (nunca hacer daño).
- ▸ Justicia (ser equitativos y justos).

El consentimiento informado y la emergencia estética

Uno de los mayores aportes de la bioética ha sido posicionar el consentimiento informado (CI), como un proceso indispensable en la construcción de la relación del profesional de la salud con su paciente, en el cual se enfatiza el principio de autonomía, entendido como el derecho del paciente a ser reconocido como persona libre y dueña de tomar sus decisiones.

La atención de urgencias en medicina está excluida de la obligación de obtener el CI cuando el deber primordial es el de salvar la vida de una persona, situación que rara vez se observa en las urgencias odontológicas. En la urgencia estética, una vez solucionado el problema del dolor cuando está presente, es necesaria la comunicación con el paciente con el fin de informarle en forma clara y comprensible el diagnóstico, el pronóstico y las posibles alternativas de tratamiento, así como los costos que este implica. A su vez, el paciente estará en su derecho de comunicar y aclarar sus dudas, así como de expresar su acuerdo para someterse o de rechazar tal o cual tratamiento, asumiendo el éxito o fracaso del mismo, haciéndose responsable junto con el odontólogo de todas las implicaciones que este conlleva. Es necesario tener en cuenta siempre que si la patología produce dolor, el paciente puede estar dispuesto a aceptar un tratamiento sin tener real entendimiento de lo que le ofrecen. El profesional debe tomar el tiempo suficiente para explicar cuál es el problema, las opciones de tratamiento, sus costos y los riesgos que implica.

Es importante también que el profesional asuma el CI como la mejor forma de establecer una adecuada relación odontólogo-paciente, en la cual se establece un proceso comunicativo, respetuoso, que redundará en un mejor pronóstico y en la adhesión del paciente al tratamiento a que haya lugar porque así se respeta su autonomía. No debe considerarse el CI como un documento frío que es urgente firmar y que se asume solamente como el requisito que debe llenarse para protegerse legalmente en caso de demandas. Si bien el CI cumple, en parte, esta función, el odontólogo debe tener claro que además de ser un documento legal es, por encima de todo, un documento que refleja un proceso ético que reconoce los derechos de su paciente, protege su autonomía, lo hace partícipe de las decisiones tomadas y le reconoce, como decía Kant, su "mayoría de edad" como sujeto moral.

Palomer, en una búsqueda de información que realizó sobre el tema, concluyó que la tendencia es a considerar el CI como herramienta para evitar problemas legales, más que como un proceso de toma de decisiones conjuntas. Además, el CI se percibe necesario solo en caso de intervenciones riesgosas, no como parte de la toma de decisiones en todos los procedimientos.

Por tanto, es importante reiterar que si no se da el proceso comunicativo al que hemos hecho referencia —manejado éticamente—, un formato escrito de consentimiento informado en sí mismo, aunque esté firmado por el paciente, no protege al profesional frente a una posible demanda legal.

A su vez, Jorge Triana, en México, afirma que las mayores quejas de los pacientes con respecto a los odontólogos se refieren a la falta de comunicación, a la utilización de lenguaje técnico incomprensible y a la creación de falsas expectativas, entre otras. Concluye en su artículo que muchos de los problemas que se suceden en la relación odontólogo-paciente parten de la falta de información y de fallas en la comunicación.

Para Palomer, el derecho del paciente a recibir información y su consecuencia, el consentimiento informado, no deben basarse exclusivamente en el cumplimiento de la ley, sino en su fundamento ético irrenunciable: el respeto por la dignidad y la libertad de las personas. No debe convertirse en un instrumento de desconfianza que separe al profesional del paciente; su objetivo último no es ser exclusivamente un respaldo jurídico para el profesional.

El CI en la urgencia estética debe ser una prioridad ética para establecer una relación clínica que, además, favorecerá los procesos psicológicos inherentes a la situación, a partir de un genuino interés del profesional por el bienestar y el beneficio de su paciente, que le permitirá proporcionar confianza y apoyo, y llegar a acuerdos realistas en una especialidad que, por el manejo publicitario de que es objeto, es susceptible de crear falsas expectativas en los pacientes.

Resumen

El odontólogo requiere tener destrezas personales y emocionales, teniendo en cuenta que las emergencias estéticas involucran en los pacientes sentimientos de angustia y preocupación por la imagen corporal. Un vínculo basado en la seguridad y la confianza puede nutrirse de la actitud solidaria con el sufrimiento subjetivo del paciente, de la comunicación amable, sin juicios, basada en preguntas pertinentes y de la escucha. La respuesta del odontólogo puede adecuarse según los rasgos de personalidad del paciente (depresivos, histéricos, obsesivos, paranoides). Los principios fundamentales de la bioética orientan la reflexión frente a los dilemas éticos y conflictos que se puedan presentar. El consentimiento informado debe tener un lenguaje comprensible y veraz, puesto que permite reconocer al paciente como un sujeto moral con autonomía, libertad y derechos; a su vez, es un documento legal que protege al profesional de la salud frente a una posible demanda.

Autoevaluación

1. ¿Qué es la ansiedad y por qué es importante la actitud empática del odontólogo frente a esta durante una emergencia estética?

2. ¿Cuál es la respuesta adecuada del odontólogo con base en los rasgos de personalidad del paciente?

3. ¿Cuáles principios éticos universales deben tenerse en cuenta a la hora de afrontar dilemas en la atención de urgencias?

4. ¿Cuál es la importancia del consentimiento informado en la relación del profesional de la salud con su paciente, desde el punto de vista de la bioética?

Bibliografía

Arhakis A, Athanasiadou E, Vlachou C. Social and psychological aspects of dental trauma, behavior management of young patients who have suffered dental trauma. Open Dent J. 2017;11:41-47. doi: 10.2174/1874210601711010041.

Asnariz T. ¿De qué hablamos cuando hablamos de Bioética? Rev. Selecciones de Bioética. 2010;16:21-41.

Azuero MP. Aspectos psicológicos de la emergencia estética. En: Malagón Londoño G, Malagón Baquero OM. Urgencias odontológicas. 3.ª ed. Bogotá: Médica Panamericana; 2003. p. 189-93.

Bañuelos Madera C. Los valores estéticos en los albores del siglo XXI, hacia una revisión de los estudios en torno a este tema. Revista Española de Investigaciones Sociológicas. 1994;(68):119-40. Disponible en: http://dialnet.unirioja.es/servlet/articulo? codigo=768118

Carbonell C. (2002). Trastorno por estrés postraumático: clínica y psicoterapia. Revista chilena de neuro-psiquiatría, 40(Supl. 2), 69-75. https://dx.doi.org/10.4067/S0717-92272002000600006

Cardozo C, Rodríguez E, Lolas F, Quezada A. Ética y odontología. Una introducción. Chile: Escritos de Bioética n.° 2; 2007.

Diccionario de la Lengua Española [internet]. 22.°ed. Real Academia Española. Disponible en: http://buscon.ae.es//drael/

Lipton H. Impacto psicológico de las lesiones dentarias. En: Berman LH, Blanco L, Cohen S. Manual Clínico de traumatología dental. Elsevier; 2008. pp. 191-95

Militi A, Sicari F, Portelli M, Merlo EM, Terranova A, Frisone F, et al. Psychological and social effects of oral health and dental aesthetic in adolescence and early adulthood: An observational study. Int J Environ Res Public Health. 2021;18(17):9022. doi: 10.3390/ijerph18179022.

Okeson JP. Dolor orofacial según Bell. Barcelona: Quintessence S.L; 1999.

Padullés Roig E. Urgencias médicas en el gabinete dental. Rev. Esp. Odontostomatológica de Implantes [internet].1996 [citado: 17 de septiembre de 2023]; 4(1): 9-26. Disponible en: http://www.padulles.eu/publicaciones/Urgencias.pdf

Palomer L. Consentimiento informado en odontología. Un análisis teórico-práctico. Acta Bioethica [internet]. 2009 [citado: 23 de septiembre de 2023];15(1):100-105. Disponible en: http://www.scielo.cl/pdf/abioeth/v15n1/art13.pdf

Psicología 2000. Diccionario de psicología [Internet]. [citado: 5 de octubre de 2023]. Disponible en: http://www.psicología2000.com/es/diccionario-psicología.html

Raich RM. Una perspectiva desde la psicología de la salud de la imagen corporal. Avances en Psicología Latinoamericana. 2004;22(1):15-27. Disponible en: https://revistas.urosario.edu.co/index.php/apl/article/view/1261.

Rojas Alcayaga G, Misrachi Launert C. La interacción paciente-dentista a partir del significado psicológico de la boca. Avances en Odontoestomatología [internet]. 2004 [citado: 10 de septiembre de 2023]; 20(5):239-45. Disponible en: http://scielo.isciii.es/pdf/odonto/v20n5/original3.pdf.

Triana J. La ética: un problema para el odontólogo. Acta Bioethica [internet]. 2006 [citado: 22 de septiembre de 2023];12(1):75-80. Disponible en: http://www.scielo.cl/pdf/abioeth/v12n1/art11.pdf

CAPÍTULO 19

Situaciones específicas relacionadas con la estética

Introducción

Se considera urgencia odontológica cuando hay dolor, trauma, hemorragia e infección, pero la estética también es una urgencia desde el momento en que el paciente se siente incómodo con su apariencia. Ser consciente de que el aspecto de su boca afecta la armonía de su sonrisa, perjudica su autoestima y pierde la seguridad en sí mismo, por lo que el paciente siente la necesidad de ser atendido con el fin de mostrar un rostro agradable y poder desenvolverse en la sociedad. Algunas situaciones específicas de urgencia que se relacionan en este capítulo son: cambio de color, fractura de un aparato protésico, fractura dental, pigmentación, descementación de una prótesis, fractura de prótesis dental, caída de alguna obturación que se hace visible al sonreír o la secuela que ha dejado alguna enfermedad periodontal.

Cambio de color

Olga Marcela Malagón Baquero

La apariencia dice mucho de una persona. Un rostro limpio, sano y ordenado da buena impresión y, muchas veces, es el factor más importante para el éxito en cualquier campo. El rostro es la puerta de las relaciones interpersonales y no hay nada más agradable que tratar con gente estéticamente armoniosa.

Para ejercer algunas actividades se exige una muy buena apariencia, en la que los dientes juegan un papel fundamental. Por ello, el cambio de color de un diente se considera una urgencia estética, ya que puede arruinar la apariencia total y hacer cambiar la actitud, la expresión y la facilidad de comunicación. Cuando la persona comienza a notar la variación o terceros se la hacen notar, ya puede considerarse una urgencia.

El cambio de color de un diente se refiere a una pigmentación intrínseca que se ha incorporado directamente en su estructura física, y puede producirse por varias razones: enfermedades metabólicas, consumo de medicamentos por parte de la madre embarazada o del recién nacido, consumo excesivo de antibióticos, el tipo de alimentación, tomar café o fumar tabaco, malos hábitos de higiene, exceso de fluoruro en el agua o consumo de este en los enjuagues.

 Caso clínico 1

Una hermosa joven se presenta al consultorio y dice que viene notando de tiempo atrás que su diente central superior derecho, donde recibió un golpe hace un año mientras esquiaba, se está volviendo de color gris. Se trata de una mancha traumática por necrosis pulpar. El cambio de color opaca indiscutiblemente la expresión de la paciente.

 Caso clínico 2

El político que se lanza como candidato y previamente ha sido tratado por problemas de conductos experimenta repentinamente que el canino se ha vuelto de color rosado. Su asesor de imagen le aconseja visitar al odontólogo, lo cual es fundamental, antes de suscitar la atención del público que detalla todas sus facciones. Tal cambio en la coloración se debe a que se utilizó gutapercha en la zona cameral.

🖥 Caso clínico 3

Un joven que quiere ingresar como cadete naval puede perder puntaje y seguramente la posibilidad de acceso porque tiene manchas blancas en los dientes. Es posible que la madre durante el embarazo utilizara tetraciclinas o que cuando niño se le haya suministrado una cantidad alta de flúor.

🖥 Caso clínico 4

La recepcionista candidata a entrevista, que observa que al reír da la impresión de carencia del primer premolar superior porque tiene un color negruzco. Al examinarla se aprecia que fue obturado con amalgama y que las paredes de la cavidad son muy delgadas, por lo tanto, permiten apreciar la imagen y el color de la obturación.

Los cambios intrínsecos del color de los dientes no vitales se pueden presentar cuando por alguna obturación se pigmenta el diente. En los dientes vitales, los cambios de color pueden ser congénitos o adquiridos. El cambio de color congénito es una alteración que ocurre en la etapa de formación por dentinogénesis imperfecta o por fluorosis.

La dentinogénesis imperfecta, también llamada *dentina opalescente hereditaria*, es una característica que posiblemente no está ligada al sexo. Clínicamente, el color varía del gris al violeta o al amarillento con translucidez poco común. El esmalte tiende a fracturarse por anomalías en la unión amelocementaria, especialmente en las superficies incisales u oclusales. Radiológicamente, es notable la obliteración de la cámara pulpar y del conducto radicular por la formación continua de dentina. En estos casos, las raíces suelen ser romas y cortas.

Los cambios de color congénitos que afectan a la dentina son difíciles de modificar, al igual que los ocasionados por tetraciclinas, eritroblastosis fetal y algunas necrosis pulpares. Por lo general, cuando la mancha es muy profunda, se elaboran carillas estéticas y coronas. Tratar de eliminar las manchas conlleva un desgaste excesivo, lo que conduce a un procedimiento restaurativo (figura 19.1).

Figura 19.1 Técnica para solucionar el cambio de color utilizando carillas de porcelana

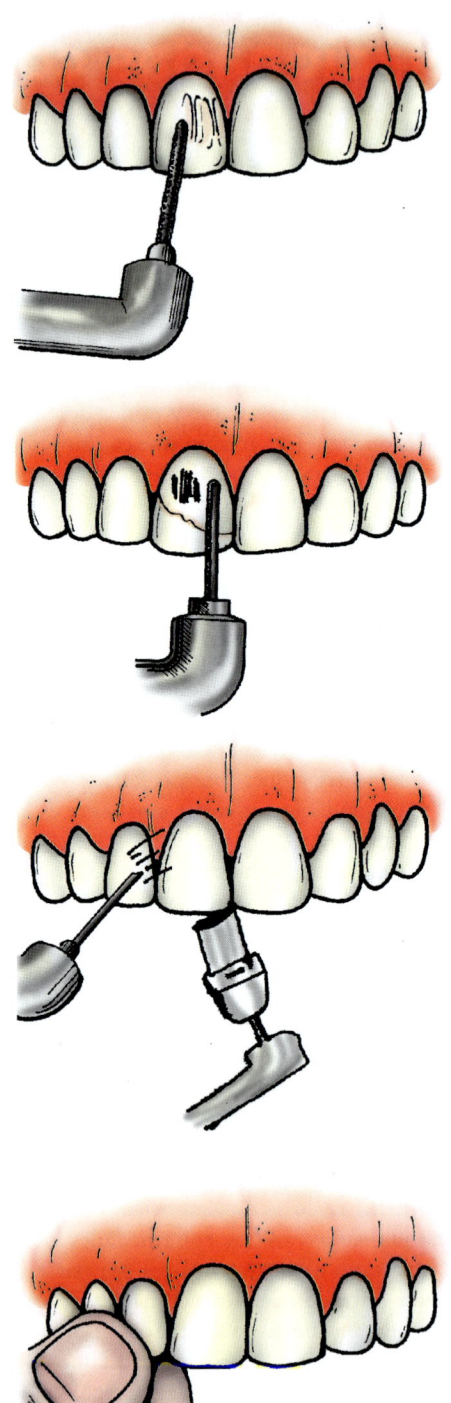

Técnicas de aclaramiento en dientes no vitales

Cuando la mancha o cambio de color es el resultado de una obturación con gutapercha o amalgama, se debe retirar este material, limpiar hasta donde sea posible, de 1 a 1,5 mm por debajo de la cresta gingival y aislar la cámara pulpar, colocando un cemento sobre la gutapercha que debe quedar sellada. Luego, deben aislarse los dientes con un dique de goma y lavar la cámara pulpar con una mezcla de cloroformo y alcohol, con el fin de eliminar los residuos orgánicos. Si las paredes de la cámara están muy pigmentadas, se deben grabar con ácido durante 60 segundos y lavar enseguida con agua durante igual tiempo; de esta forma, se refuerza la eficacia del agente blanqueador al abrir los túbulos dentinales. Se prepara una solución de superoxol y éter etílico, se introduce en la cámara pulpar y, si es posible, sobre la superficie vestibular del diente. Se aplica calor durante 10 a 30 minutos con un instrumento caliente, como un bruñidor. A continuación, se lava y se seca el diente.

Para mayor aclaramiento, se debe dejar una mezcla espesa de perborato sódico y superoxol en la zona cameral y se cementará temporalmente durante 7 días. Si se desea, se puede repetir para mayor aclaramiento, pero esto puede implicar un riesgo de reabsorción radicular.

Esta técnica también se puede utilizar con peróxido de hidrógeno (al 35 a 38 %), aplicado directamente en la cámara pulpar, en la dentina, técnica que se denomina *inmediata*. Existe también la técnica *mediata*, que consiste en aplicar una mezcla de perborato de sodio, peróxido de hidrógeno al 35 % y peróxido de carbamida al 35 % en la cámara y se deja por siete días, aproximadamente. El conducto radicular debe estar sellado con hidróxido de calcio y ionómero de vidrio para evitar la difusión del agente blanqueador y evitar reabsorción radicular externa.

Técnicas de aclaramiento en dientes vitales

Cuando el diente es vital y el cambio de coloración es causado por fluorosis o se ha producido superficialmente, los procedimientos de aclaramiento se deben hacer solo sobre la superficie esmaltada. No se aplica anestesia, con el fin de que el paciente reaccione ante cualquier lesión del tejido dental. A continuación, se aplica vaselina sobre los tejidos blandos, como precaución, para evitar la sensación de quemazón en los labios, comisuras y encías. Se debe aislar muy bien con dique de goma. El diente debe limpiarse con piedra pómez y, para eliminar el material orgánico, se puede limpiar con cloroformo al 50/50 y alcohol de 95°.

Si las manchas son fuertes, se graba con ácido durante 15 a 60 segundos y luego se lava con agua por igual tiempo. Las zonas más oscuras se someten a un mayor grabado ácido. Se debe cubrir muy bien al paciente con un protector plástico para evitar que los líquidos le caigan en la piel o en la ropa.

Se prepara una solución de peroxol y éter etílico en una jeringa de 5 o 10 cm, se humedece una torunda de algodón con esta mezcla y se aplica sobre la superficie del esmalte; se coloca un instrumento a unos 60 °C, a intervalos de 30 a 60 segundos, hasta lograr resultados, los cuales se apreciarán al cabo de 30 minutos. Al terminar el procedimiento anterior, se lavan los dientes con agua caliente durante 2 minutos, se aplica un gel neutro de flúor sobre las superficies grabadas con ácido y se deja 2 minutos. Transcurridas dos semanas, se apreciarán plenamente los resultados del tratamiento. Durante este tiempo, el paciente tendrá sensibilidad al frío, que disminuirá paulatinamente.

Para el tratamiento de estas pigmentaciones intrínsecas, actualmente existen equipos en los cuales una lámpara de luz remplaza al instrumento caliente.

El tratamiento de manchas causadas por fluorosis o por hipoplasia del esmalte se hace con la técnica de microabrasión, que consiste en la remoción mecánica de las manchas del esmalte por medio de sustancias ácidas abrasivas. Dentro de estas sustancias se encuentran combinaciones como ácido clorhídrico al 18 % (agente blanqueador) con piedra pómez o ácido clorhídrico al 12 % con carburo de silicio como agente abrasivo.

Se protegen los tejidos blandos, se aíslan los dientes por blanquear y se aplica la pasta abrasiva sobre la superficie del diente, máximo 12 veces por intervalos de 10 segundos. Luego, se pule con pasta abrasiva y lija de grano fino o puntas de goma, y se aplica flúor.

Después de someterse el paciente a cualquiera de estas técnicas de aclaramiento, se le debe aconsejar que evite ingerir sustancias colorantes como vino tinto, café, té y chocolate.

Resumen

El cambio de color es una pigmentación intrínseca que se incorpora directamente a la estructura dental, ocasionado por trauma, necrosis pulpar, obturación de conductos por encima del tercio gingival, fluorosis, dentinogénesis imperfecta, dosis altas de tetraciclina o eritroblastosis fetal. El tratamiento se puede realizar tanto en dientes vitales como en dientes no vitales.

Fractura de aparatos protésicos

Olga Marcela Malagón Baquero

Las urgencias relacionadas con prótesis pueden ser de dos tipos: las que se presentan por lesiones en los tejidos y las que comprometen la estética del paciente.

Con frecuencia, el paciente llega al consultorio con mucha sensibilidad en el diente que sujeta el gancho retenedor. Clínicamente, se observa pérdida de esmalte y exposición de la dentina. Las prótesis removibles tienen el gran inconveniente de que, debido a las fuerzas de palanca producidas durante la masticación, el movimiento de vaivén desgasta la superficie del tejido que se encuentra en contacto con los ganchos de la prótesis.

También se presentan lesiones de tejidos blandos. Tal es el caso del paciente que se queja de dolor intenso en la zona de los flancos de la prótesis. Clínicamente, se pueden observar ulceraciones en los rebordes residuales. A la vez, hay fractura del diente donde se apoya el retenedor y, por lo tanto, sobrecarga de un lado de la prótesis al perder el apoyo oclusal, lo que ocasiona una lesión en el área donde se asienta la prótesis.

A veces, en la consulta se debe extraer un diente, con la consecuente urgencia estética de remplazar el diente y unirlo a la removible.

De urgencia, llega el paciente que ha sufrido una caída durante la cual, su prótesis total superior fue sido expulsada y se partió en dos. Esta es una urgencia tanto estética como funcional que se debe solucionar de inmediato (figura 19.2).

Figura 19.2 Fractura de prótesis total superior por golpe contra el piso

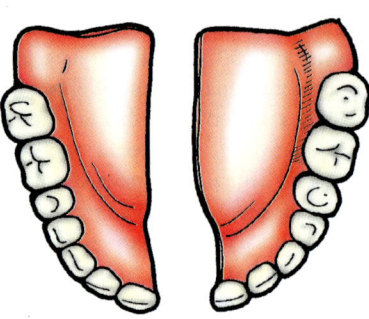

También se pueden presentar fracturas coronales de algunos dientes de la prótesis por diferentes causas: la expulsión de la prótesis de la boca por náuseas, comer algún alimento duro, caídas, entre otras. Estas fracturas afectan la estética (figura 19.3).

Figura 19.3 Fracturas coronales de una prótesis superior

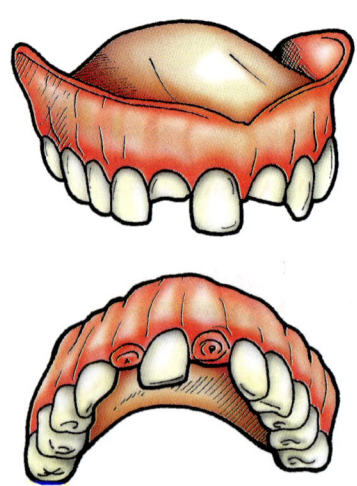

La aplicación de fuerzas excesivas o guardar una prótesis parcial removible en un bolsillo o un bolso con algún objeto que ejerza presión sobre ella puede ocasionar variaciones en los ganchos, hecho que altera su estabilidad al colocarla en boca. Además, al tratar de enderezar los ganchos con una fuerza excesiva mal aplicada se puede partir un gancho.

Los problemas de los tejidos blandos se pueden presentar durante las primeras 24 horas después de la inserción de la prótesis, persistir durante 2 semanas y luego volverse un problema crónico si el paciente ha continuado colocándosela durante un mes seguido. Se debe aconsejar al paciente que tan pronto presente dolor e incomodidad al morder, evite utilizarla hasta que el odontólogo la repare, porque los tejidos pueden lesionarse cada vez más. Estas heridas se pueden evitar utilizando ceras o pastas indicadoras del sitio donde hay presión o sobreextensión de la prótesis. También, es importante, en el momento de la remonta, verificar que los contactos oclusales estén en armonía y luego repetir este procedimiento en la boca.

Las úlceras generalizadas de la cresta de los rebordes alveolares residuales están relacionadas con la presión, la sobreextensión de los flancos, la desarmonía entre relación céntrica y oclusión céntrica, y el incremento de la dimensión vertical. Es importante analizar cuidadosamente las prótesis para eliminar la causa.

Ciertos errores durante la fabricación del esqueleto en las prótesis removibles pueden causar la formación de llagas y ulceraciones en la boca, como resultado de los choques del metal contra tejidos blandos. Los relieves excesivos de metal hacen que se fatigue y fracture (figura 19.4).

Figura 19.4 Prótesis removible con conector mayor roto

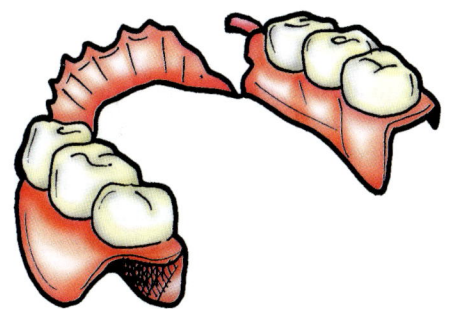

Se debe tener en cuenta que el paciente puede sufrir reacciones alérgicas, problemas sistémicos o encontrarse en etapa menopáusica, lo que variará el diagnóstico.

La pérdida de estabilidad y retención de una prótesis parcial removible con ajustes de semi-precisión se debe a componentes retentivos o al mal asentamiento de los apoyos, a un diseño inapropiado, a trauma de oclusión o a maltrato del paciente.

Los brazos retentivos son importantes en el diseño de la prótesis, ya que ellos proveen la retención y la guía para su buena inserción, además de prevenir fuerzas rotacionales. Cuando hay flexiones repetidas para entrar o salir de un área retentiva demasiado profunda, se presenta la fractura del brazo retenedor por fatiga o, si las condiciones periodontales no son buenas, se afloja primero el diente pilar debido a la tensión permanente que se ejerce sobre él; por ello, es importante buscar el paralelismo en el modelo maestro para minimizar la retención.

Un brazo retenedor también se puede romper cuando no ha sido bien formado o se ha sometido a procedimientos de pulido poco cuidadosos. Los brazos de retenedor de alambre labrado se rompen muchas veces en su punto de origen por recristalización del metal; por este motivo, se debe escoger bien el alambre labrado y evitar temperaturas superiores a los 704 °C durante la eliminación del patrón de cera y temperaturas de colado muy altas al fijar los ganchos. La técnica de soldadura de fijación del gancho debe ser eléctrica para evitar la recristalización del alambre y su sobrecalentamiento. La soldadura debe ser en oro, de espesor triple y bajo punto de fusión (de 771 °C a 815 °C) y del color adecuado.

Son factores importantes el diseño de la prótesis y la resistencia del metal utilizado en la fabricación de los ajustes, puesto que es más fácil remplazar o reparar el componente removible hecho en un metal más suave que el componente fijo. Si el componente de asentamiento es colado en una aleación metal-cerámica, el resto se puede colar en oro tipo IV. Si ambos son colados en oro tipo IV, el apoyo se puede tratar con calor o con algo de fuerza; de esta manera, se pueden controlar los posibles grados de desgaste.

Para remplazar o reparar un ajuste, se debe hacer una evaluación de la prótesis parcial y determinar la causa del excesivo desgaste o de la fractura. Cuando se remplaza un ajuste de semiprecisión desgastado, es más fácil remplazar el componente de la removible que el de la prótesis fija: se corta con un disco, se une el ajuste nuevo al esqueleto de la prótesis removible con resina tipo Duralay® y se suelda.

Los apoyos oclusales también se suelen fracturar en el reborde marginal por no proveer el espacio suficiente para este en el momento de preparar en boca. En estos casos, se pueden reparar mediante soldadura: se retira la prótesis del modelo y se adapta una hoja de platino en el lecho para el apoyo, se aplica fundente en el área, se utiliza soldadura eléctrica, se prueba sobre el paciente, se realizan los ajustes necesarios y se pule.

A veces, por fracturas dentales o por enfermedad periodontal, es necesario remplazar los dientes naturales por dientes artificiales. Cuando se trata de unir un diente a una base de metal, es más complicado porque se requieren elementos retentivos para la fijación de una resina acrílica. Se debe colar un nuevo conjunto retenedor para este diente, por lo que se debe montar la prótesis con el agregado del diente de remplazo. Otra solución es remplazar el componente fijo del ajuste de semiprecisión cuando es necesario reemplazar la corona por desadaptación, caries recurrente, complicación endodóntica o fractura del material estético. En estos casos, se retira la corona, se repara el diente y se realiza el tratamiento de conductos si es necesario. Luego, se toma la impresión, se lubrica el troquel y se elabora el patrón en resina tipo Duralay®. Se transfiere la cofia al diente, y se une el ajuste plástico al esqueleto de la prótesis con Duralay®; se colocan en posición la corona y la prótesis removible para copiar en la resina Duralay® de la corona el ajuste plástico, previo aislamiento para que este no se adhiera a la corona. Finalmente, se procede a colar la corona y el ajuste en una aleación de metal más dura que la del resto de la prótesis removible o en la misma aleación.

Cuando se ha roto una barra lingual se toma una impresión, se vacía un modelo en yeso para soldar, se coloca la prótesis en posición y se determina el patrón de inserción, aproximadamente a la altura y contorno de las superficies linguales. Se observa si es necesario modificarlas y se suelda con una punta de carbón y electrodos que se aplican en la zona donde se encuentra la fractura.

Para la reparación de las fracturas en prótesis totales, se unen los fragmentos con cera pegajosa o con resina tipo Duralay®; con la prótesis en la boca, se toma una impresión en hidrocoloide no reversible para sacarla de la boca. Se vacía en yeso, se retira la cera y se unen los fragmentos con resina acrílica de autocurado para reparaciones o de curado con luz, si se tiene. Se pueden crear retenciones en ambos fragmentos, abrir varios canales paralelos, perpendiculares a la línea de fractura, de profundidad del grosor del tallo de una fresa sin llegar al fondo. También se pueden introducir alambres con alguna retención o una malla, y pegar con un punto de cera en los extremos (figura 19.5). Luego, se humedece la prótesis con monómero, se prepara acrílico de autocurado como para rebase. Se sumerge repetidamente en una taza llena de agua mientras se cumple la copia de los tejidos y la autopolimerización del material. Por último, se debe pulir con piedra montada y lija de agua para que la preparación dure más.

Figura 19.5 Retenciones para reparar una prótesis total fracturada

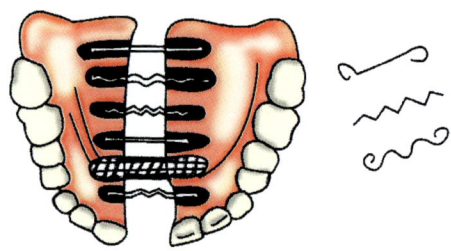

Cuando se necesita remplazar un diente con urgencia, se crea un área retentiva con una fresa para acrílico en el lugar donde se localizará el diente. Si es una prótesis parcial removible, se realizan múltiples cortes sobre el metal para mayor retención y se elabora el diente en resina acrílica de autocurado o de fotopolimerización.

Si se fractura la removible en el lugar donde hay que reemplazar un diente, se debe crear la retención adecuada en el metal y hacer a la vez una cajuela en el diente contiguo de la removible para sostener mejor el diente acrílico de remplazo (figura 19.6).

Figura 19.6 Diente remplazado en el lugar de la fractura de una prótesis removible

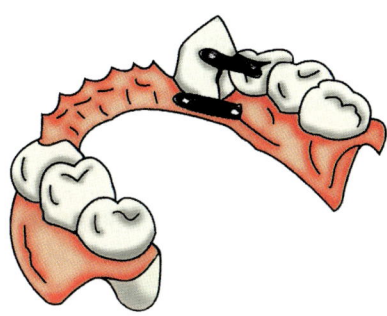

Cuando se fractura un ajuste de semiprecisión, hay que rebasar la prótesis con acrílico de autocurado sobre un modelo en yeso untado de vaselina y repararla como si se tratara de una parcialita. Luego, se debe pasar el modelo por el paralelímetro para observar el paralelismo y corregirlo. Si no es correcto, puede ser por falla en el asentamiento del ajuste o de la removible. En este caso, se debe repetir el ajuste y tomar impresión definitiva de las coronas para elaborar nuevos ajustes. Si el ajuste asienta bien, se hace una nueva llave de transferencia y se envía al laboratorio para soldadura. Cuando hay mucha urgencia, se puede crear un canal en los dientes de la parcial sobre la superficie oclusal, se introduce el ajuste, haciéndole retenciones al mismo y se acrila.

En ocasiones hay que extraer el diente pilar de una prótesis fija extensa y, para dar soporte a la prótesis, es necesario hacer un orificio o perforación en la superficie distal de la corona donde estaba localizado, introducir un pin largo con retención y crear una cajuela en el diente vecino, de manera que allí se aloje el pin. Este procedimiento se lleva a cabo siempre y cuando el diente vecino sea una corona o una prótesis fija, porque en caso contrario, es decir, si se trata de un diente natural, se debe temporalizar, con el fin de unir el resto de la prótesis y hacer un solo segmento (figura 19.7).

Figura 19.7 Remplazo de diente extraído de urgencia

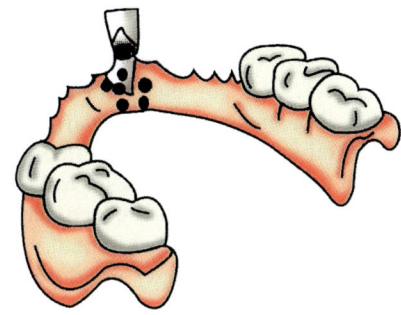

En la tabla 19.1 se resumen las posibles soluciones.

Tabla 19.1 Fractura de elementos protésicos

Prótesis totales	Prótesis parciales removibles (PPR)
Fractura de fragmentos •Unir los fragmentos con cera pegajosa o resina tipo Duralay®. •Tomar impresión. •Vaciar el yeso. •Colar y soldar. •Retirar la cera.	**Fractura de un apoyo** •Tomar impresión. •Colocar la PPR en posición. •Laborar el apoyo en resina tipo Duralay®. •Colar y soldar.
Fractura de un diente •Crear retención. •Elaborar el diente con resina de autocurado o fotopolimerizable.	**Cambio de un ajuste desgastado** •Cortar con un disco. •Unir el ajuste al esqueleto de la prótesis con resina tipo Duralay®. •Soldar.

Resumen

La fractura de prótesis totales y removibles es una urgencia que además de lesionar tejidos compromete la estética. Las lesiones en los tejidos se pueden producir por presión, sobreextensión de los flancos, falta de armonía entre relación céntrica y oclusión céntrica, e incremento de la dimensión vertical. La fractura de la prótesis se puede presentar por diseño inadecuado, falta de estabilidad, retención, mal asentamiento de los apoyos o maltrato del paciente. Si la fractura se ha producido por defectos estructurales y ya ha sido reparada por segunda vez, se debe cambiar el diseño original.

Fractura dental

Olga Marcela Malagón Baquero

La fractura dental es una urgencia frecuente, ocasionada por un accidente traumático. Según Basrani, las fracturas se clasifican en: fracturas coronales del esmalte —horizontales, oblicuas o verticales—, fracturas del esmalte y la dentina con exposición pulpar, fracturas radiculares y fracturas coronorradiculares.

El grado de fractura depende del impacto recibido. Las fracturas coronales pueden suceder al masticar alimentos muy duros o al recibir un choque frontal en un accidente automovilístico, una caída o un golpe que exceda la resistencia al corte del esmalte y la dentina. Pueden ocurrir en el tercio medio, el gingival o el incisal, y se dan con mayor frecuencia en dientes anteriores (figura 19.8).

Figura 19.8 Fracturas coronales. a) Incisal. b) Tercio medio. c) Gingival

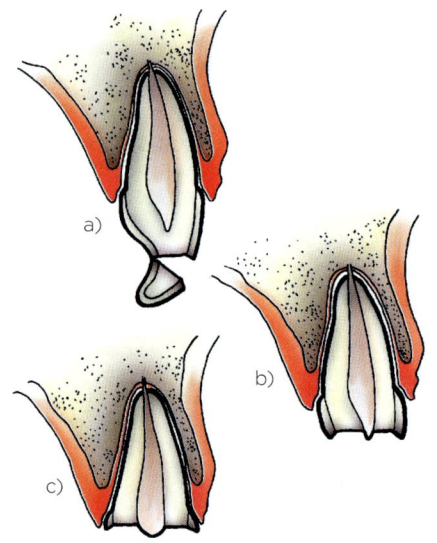

Las fracturas verticales u oblicuas por lo general se presentan en premolares y molares debilitados. Por ejemplo, en un paciente al que se le ha cementado una incrustación sobre paredes delgadas o cúspides sin soporte que ceden bajo la fuerza de la masticación.

También, suele acudir al consultorio el paciente a quien se le ha caído una obturación temporal colocada al inicio de un tratamiento de conductos

varios meses antes, y que se encuentra sin obturar por descuido del paciente. En estos casos, por la ausencia de pulpa y el resecamiento de las paredes de la cámara pulpar y del conducto radicular, el diente ha perdido su resistencia a las fuerzas de la masticación, y al comer un alimento, aunque sea blando, se ha presentado fractura coronal completa de las paredes remanentes del diente.

Muchas veces, la fractura es parcial y compromete únicamente el esmalte, como es el caso del paciente que por destapar una botella de gaseosa con los dientes pierde parte del borde incisal (figura 19.9).

Figura 19.9 Fractura pequeña de esmalte

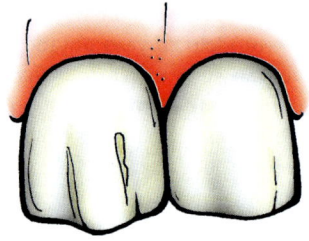

En dientes posteriores se puede fracturar una pared, una cúspide o una porción dentaria mayor debido a la mala preparación de cavidades que deja zonas de esmalte socavado, a una mala utilización del material de obturación, a bruxismo o a fuerzas excesivas durante la masticación.

La fractura coronal completa horizontal suele presentarse como consecuencia de un traumatismo fuerte. El paciente en este caso se queja de dolor, pues hay exposición pulpar.

También puede haber líneas de fractura en el esmalte, como consecuencia de un golpe directo sobre este, que se observan con una fuente de luz paralela al eje vertical del diente.

Las fracturas verticales, por la dirección en la que se produce el impacto, pueden involucrar tanto la corona como la raíz del diente. También puede haber fractura coronorradicular en dientes con caries extensas, especialmente al masticar alimentos duros, correosos o fibrosos. El paciente acude al consultorio más que todo por el dolor que se produce cuando los fragmentos fracturados, al moverse, presionan la pulpa o el tejido periodontal. En este caso, existe el riesgo de que penetren en la pulpa bacterias o toxinas bacterianas.

También hay riesgo de penetración bacteriana cuando la fractura compromete únicamente la dentina y no se trata pronto, pues la placa bacteriana invade los túbulos dentinarios. El estado pulpar dependerá de la etapa de desarrollo radicular, de la exposición dentinaria, del tiempo de exposición al medio sin colocar recubrimiento dentario y de si hay o no luxación concomitante.

Cuando el paciente ha sufrido un traumatismo dentario es importante evaluar el caso tanto clínica como radiográficamente para establecer la profundidad, la extensión de la lesión, la presencia de dolor, si hay movilidad, heridas de tejidos blandos, infección, etc.

La fractura dental puede ocurrir a cualquier edad, pero es más frecuente en niños porque ellos se exponen con frecuencia a traumatismos.

El tratamiento y el pronóstico de un diente fracturado dependen de si la pulpa fue lesionada por la fractura y de si están afectadas la corona y la raíz.

En determinados casos, se puede presentar fractura coronal con exposición pulpar sin que haya lesión, y el diente puede conservar su vitalidad, o puede haber hiperemia pulpar leve, aun cuando quede una capa remanente de dentina gruesa. Si esta capa es delgada y no se coloca un recubrimiento, pronto las bacterias penetran en los túbulos dentinales e infectan la pulpa, ocasionando pulpitis y necrosis pulpar. También puede haber sensibilidad y sensación de aflojamiento (figura 19.10).

Figura 19.10 Recubrimiento directo. Tratamiento de una fractura coronaria mediante pulpotomía parcial

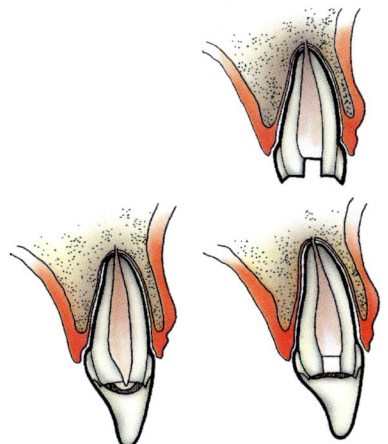

El primer paso, cuando el paciente llega a la consulta, es hacer un examen detallado con el explorador para ver hasta dónde llega la línea de fractura; qué tanto remanente dentario ha quedado; qué dirección tiene la fractura, ya que si es vertical puede estar comprometida la raíz; si está comprometida la pulpa y hasta qué punto. Por supuesto, también se debe tomar una radiografía periapical para observar el tamaño de la cámara pulpar, el grado de desarrollo de la raíz y si hay fractura radicular o luxación.

Cuando la fractura de la corona se limita únicamente al esmalte —ya sea en el ángulo mesial, distal o en el lóbulo central de la corona— y el fragmento perdido es muy pequeño, muchas veces con solo pulir con discos de lija y puntas de silicona para acabado de resinas se obtiene una superficie lisa y tersa que permite prevenir laceraciones en la lengua o los labios y problemas posteriores de sensibilidad (figura 19.11).

Figura 19.11 Pulido con discos de grano fino

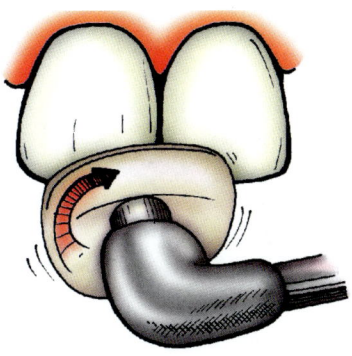

En caso de que la fractura del esmalte sea un poco más grande, está indicada la restauración con resina de fotocurado y técnica de grabado ácido (figura 19.12).

Figura 19.12 Prueba de matriz de acetato para restauración de resina de fotocurado

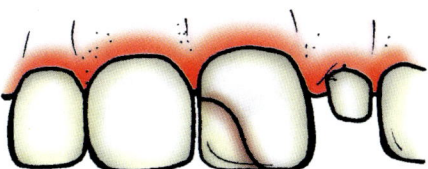

Si hay exposición dentinal, se debe colocar inmediatamente un recubrimiento dentinal para evitar la penetración de bacterias e irritantes térmicos y químicos a través de los canalículos dentinales que pueden provocar la inflamación pulpar. Después, se desmineraliza y se coloca encima una resina compuesta. En algunos casos, cuando el fragmento coronario está intacto, se guarda en suero fisiológico o en agua corriente para evitar su decoloración y deshidratación, y luego se fija a la corona remanente con una resina de fotocurado, para conservar la anatomía original (figura 19.13).

Figura 19.13 Fractura horizontal con tratamiento del cabo de fractura

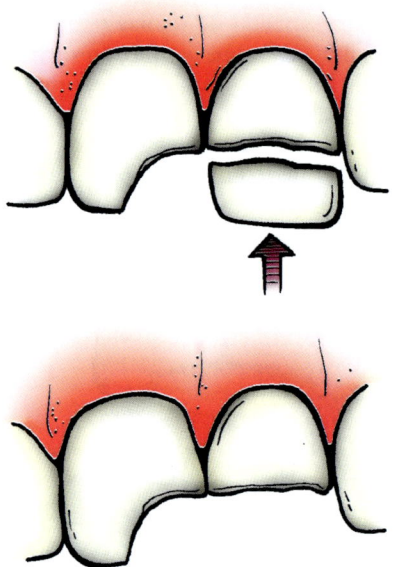

Cuando hay fractura coronal completa se presenta exposición pulpar. En tales casos, se anestesia, se realiza la pulpectomía, se instrumenta el conducto, se lava el conducto radicular y se aplica una torunda de algodón con antiséptico. Se aplica vaselina dentro del conducto con una lima, se fabrica un pin temporal pincelado con acrílico autocurado y se introduce en el conducto para que copie la forma de este. Luego, se forma una bolita con el acrílico en estado plástico y se moldea la corona clínica. Si se tiene una corona preformada de policarbonato, se rellena con resina acrílica y se

coloca en posición, previamente recortada y adaptada a la raíz y al espacio que ocupará. Se debe perforar por la superficie palatina para permitir el escape de aire y evitar burbujas en el acrílico. Por último, se eliminan los excesos y se pule con fresas y discos de papel (figura 19.14).

Figura 19.14 Restauración provisional de una fractura total

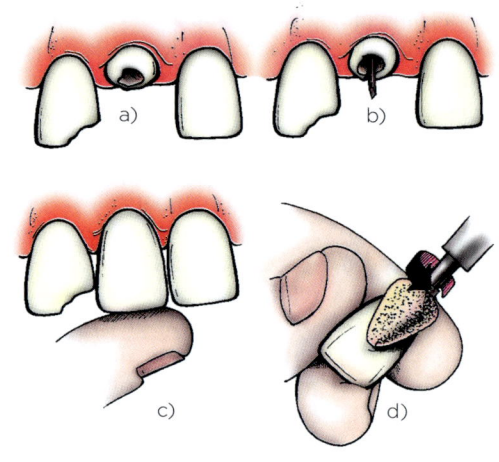

a) Conducto instrumentado.
b) Elaboración de un pin temporal.
c) Adaptación de una corona provisional.
d) Pulido

En un diente posterior, si ofrece la suficiente resistencia para ser obturado con un material temporal, se puede utilizar cemento de policarboxilato o ionómero de vidrio. Si la fractura es horizontal de esmalte y dentina, de la mitad de la corona, se pueden utilizar pines de retención (figura 19.15) para sustituir cada cúspide faltante. Estos se colocan directamente en la cavidad y pueden doblarse para conservar el contorno de la corona y para que permanezcan siempre dentro de la estructura interna de la restauración. Otro método consiste en utilizar pernos parapulpares en el núcleo de la amalgama, la resina compuesta o el cemento de ionómero de vidrio. Cuando hay destrucción coronal completa, tanto si la fractura es horizontal como si es vertical, se deberá temporalizar para proteger el remanente dentario radicular.

Figura 19.15 a) Pines de retención. b) Pines intrarradiculares

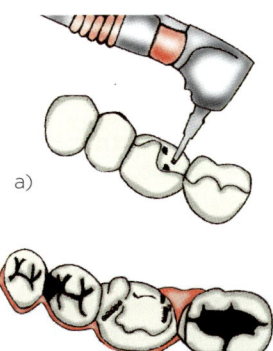
a)

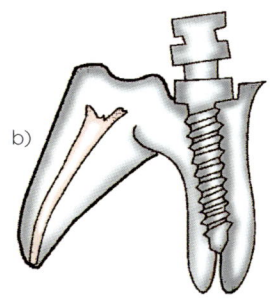
b)

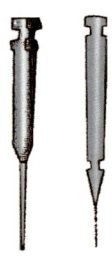

Resumen

Los traumatismos en la corona del diente pueden ocasionar fracturas del esmalte o del esmalte y la dentina. Las fracturas del esmalte pueden ser horizontales o verticales. El tratamiento consiste en pulir con discos de papel y puntas de silicona, sin son superficiales. Si no son superficiales, se restauran con resina de fotocurado. Las fracturas del esmalte y la dentina pueden ser horizontales (con o sin exposición pulpar) o verticales. El tratamiento consiste en reconstruir con cementos de policarboxilato, resina compuesta o ionómero de vidrio y pines de retención.

Pigmentaciones

Olga Marcela Malagón Baquero

Pigmentaciones extrínsecas

Son manchas superficiales provocadas por diferentes sustancias exógenas o endógenas, frecuentes, porque la flora bucal contiene microorganismos cromógenos que contribuyen a su formación. Las pigmentaciones constituyen una urgencia cuando el paciente quiere recuperar su apariencia, que por descuido, falta de tiempo y dedicación se ha desmejorado.

Caso clínico 5

Llega un paciente fumador que quiere un examen clínico, pues hace mucho tiempo no visita al odontólogo. Cuando se le acerca un espejo y se le muestran las antiestéticas manchas de color negro denso depositadas en las superficies linguales y palatinas de algunos dientes y se le explica que pueden originar cálculos e irritar la encía, este problema se convierte para él en una urgencia, y quiere que se le eliminen inmediatamente.

El odontólogo le aconseja al paciente asistir a la consulta con mayor frecuencia, así sea para mantenimiento, más aún si este dice no ser capaz de dejar el cigarrillo (figura 19.16).

Figura 19.16 Superficies linguales pigmentadas por tabaco

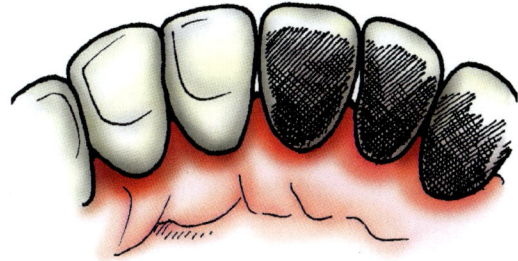

A veces, el paciente consulta muy preocupado porque cree que tiene caries en los molares superiores, en su cara externa. Al hacer el examen clínico, se observa una placa de puntos pardos o negros que forman una línea delgada y oscura sobre el esmalte en la zona cervical vestibular. Esta pigmentación se presenta en dientes muy cercanos a los conductos salivales y es fácil de retirar.

Caso clínico 6

Un padre lleva a su hijo a la consulta, muy preocupado porque los dientes anteriores superiores en la parte que da contra la encía la están poniendo de coloración verdosa intensa. El niño se está acomplejando y sus compañeritos lo molestan. El señor ha tratado de retirar las manchas con el cepillo, pero es muy difícil. Se cree que estas pigmentaciones verdes son ocasionadas por microorganismos cromógenos, aunque también es posible que sean causadas por pigmentos sanguíneos.

Caso clínico 7

También se presenta el caso del periodista que acude al consultorio para hacerse una limpieza porque en las pruebas no registró bien, pues se veían los dientes como anaranjados. Estas pigmentaciones suelen presentarse en personas bebedoras de café y bebidas colas, y son más frecuentes en los bordes de las resinas o materiales de obturación, en cuyo caso, la indicación es cambiarlas.

Para tratar estas pigmentaciones extrínsecas que causan cambios de coloración en los dientes, se aconseja realizar inicialmente una buena profilaxis con copa de caucho y con una pasta para dientes que reúna las siguientes características: que tenga alto poder de limpieza, es decir, que elimine depósitos bacterianos y no bacterianos; que ofrezca una superficie dentaria pulida y brillante; que tenga un mínimo efecto abrasivo, capaz de eliminar los depósitos no calcificados sin dañar el esmalte; que contenga sustancias tensoactivas, que por sus propiedades humidificadoras y por su efecto de desprendimiento potencializan la limpieza; que contenga flúor para disminuir la incidencia de la caries. Si no se logra eliminar las manchas de esta manera, se deben utilizar aparatos ultrasónicos (figura 19.17).

En el comercio se encuentran geles que el mismo paciente puede aplicar sobre la superficie dental, los cuales blanquean el diente en un periodo de 15 a 30 días.

Figura 19.17 Pigmentaciones extrínsecas. Profilaxis con copa de caucho

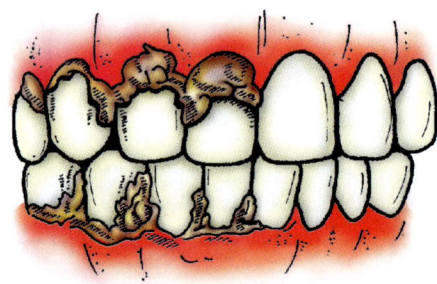

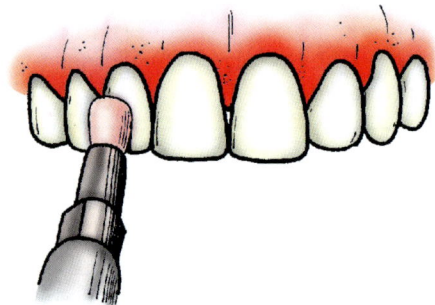

Pigmentaciones intrínsecas

La coloración rosada o grisácea en el diente corresponde a pigmentaciones intrínsecas debidas a iatrogenia por parte del odontólogo, generalmente por obturación inadecuada del diente, o a un traumatismo. El paciente manifiesta incomodidad por su apariencia un tiempo después de que le hicieron un tratamiento endodóntico en el diente central. No se ríe porque el diente ha tomado una coloración rosada. Esto sucede cuando no ha habido una completa limpieza de los cementos endodónticos en la cámara pulpar.

A veces, la pigmentación intrínseca es de color grisáceo y al observar, la superficie palatina está obturada con amalgama, con algún cemento con contenido de yodoformo, o simplemente el paciente recibió hace algún tiempo un golpe que ocasionó sección del paquete vascular y daño pulpar, con lo cual se produjo extravasación sanguínea y no se eliminaron completamente los restos orgánicos de la cámara pulpar.

En estos casos de pigmentación intrínseca se debe realizar una apertura para eliminar las paredes retentivas que puedan alojar restos orgánicos o de material de obturación. Si ha sido ocasionada por una endodoncia, se limpia hasta 2 mm apicalmente del epitelio de unión periodontal, y sobre la gutapercha se coloca algún cemento de ionómero de vidrio o de fosfato. Luego, se coloca el gel blanqueador, peróxido de carbamida al 35 %, que se puede mezclar con perborato de sodio. Este se encarga de oxidar los componentes orgánicos dentro de la cámara pulpar. A continuación, se sella herméticamente y se aplica calor sobre las superficies vestibular y palatina del diente durante 20 y 30 minutos, ya sea con gutapercha blanca caliente o con una lámpara. El procedimiento se debe repetir varias veces hasta lograr buenos resultados.

En el comercio se encuentran agentes blanqueadores para usar en el consultorio, como el peróxido de hidrógeno al 35 % o al 38 %, y el peróxido de carbamida al 35 % o al 37 %.

En cuanto a los agentes blanqueadores de uso doméstico con cubeta, que se utilizan con muy buenos resultados, para acelerar aún más el proceso de aclaramiento al combinar la técnica del consultorio con la técnica en la casa, se encuentran en el comercio en las siguientes concentraciones: peróxido de carbamida al 10 %, al 16 % y al 22 %; y peróxido de hidrógeno al 3 %, al 7,5 %, al 6 % y al 9,5 %. Para aplicación sin cubeta, se encuentra el peróxido de carbamida al 6 %, al 9 %, al 5,3 %, al 6,5 %, al 18 % y al 8,78 %.

Estos aclaramientos de uso doméstico, sin embargo, pueden causar problemas de sensibilidad. En este orden de ideas, para minimizar la sensibilidad dentinaria, se recomienda utilizar materiales que contengan nitrato de potasio y flúor, cuya prescripción y seguimiento deben ser realizados por el odontólogo. Antes de indicar el uso de agentes blanqueadores en casa se debe verificar que no haya cuellos descubiertos ni restauraciones defectuosas. En caso de que exista alguno de ellos, está indicada la técnica aplicada en el consultorio, con el fin de evitar experiencias de hipersensibilidad desagradables para el paciente.

Resumen

Las pigmentaciones extrínsecas son manchas superficiales causadas por sustancias endógenas y exógenas. Para el tratamiento (en dientes vitales) se siguen los siguientes pasos: hacer una profilaxis profunda; tomar el color inicial; colocar una barrera gingival; aplicar gel blanqueador en la superficie vestibular durante 15 minutos; lavar con agua tibia y aplicar flúor. Se puede complementar el aclaramiento realizado en el consultorio con la técnica de cubeta en la casa, es decir, aclaramiento con geles por un periodo de 15 a 30 días. Las pigmentaciones intrínsecas son manchas internas relacionadas con daño pulpar, ya sea por trauma o por iatrogenia. El tratamiento consiste en: abrir, eliminar restos orgánicos o material cementante, colocar gel peróxido en la cámara, cerrar herméticamente y aplicar calor durante 20-30 minutos.

Fracasos en prótesis fijas

Juan Manuel Arango Gaviria

Descementación

La descementación de una corona representa el 7 % de los fracasos protésicos, y la disolución del cemento produce el 15,1 % de los márgenes defectuosos. Cuando se descementa una restauración se debe realizar un análisis minucioso sobre las posibles causas de este incidente, pero hay que tener en cuenta la gran diferencia que existe entre una corona definitiva cementada con un cemento definitivo o con un cemento temporal y un provisional acrílico, puesto que en cada caso el enfoque es diferente.

Los diferentes materiales y técnicas utilizadas en la fabricación de sistemas de coronas tienen efectos significativos sobre la resistencia de la restauración final, así como en el ajuste marginal. Todas las restauraciones de cerámica deberán cumplir los requisitos clínicos en estos aspectos para ser exitosas, maximizando la adaptación marginal, porque la desadaptación del margen provoca la disolución del cemento, aumentando así la posibilidad de microfiltración.

La habilidad y la resistencia de los cementos a diferentes fuerzas son también factores importantes que influyen en la extensión de la filtración, y es bien sabido que los cementos de ionómero de vidrio y de resina cada vez se utilizan más, principalmente debido a su capacidad para adherirse a la estructura dental y, en algunos casos, a las restauraciones también, siempre y cuando estas sean tratadas en su cara interna para lograr la adhesión de dichos materiales.

La microfiltración o percolación es el resultado de la unión deficiente que se logra entre la cara interna de la restauración y la superficie dental con el medio cementante. El fosfato de zinc en su fraguado inicial es más fluido y, por lo tanto, permite una cementación más fácil y mejor adaptación marginal. Los cementos de fosfato están entre los materiales más populares para cementar restauraciones metálicas y postes, mientras que los cementos de resina están más indicados para aplicaciones estéticas, por ejemplo, en la cementación exitosa de carillas o coronas cerámicas. Los cementos dentales están diseñados para retener restauraciones, aparatología, postes y núcleos de forma estable.

Restauraciones definitivas

La descementación de una restauración puede motivar una urgencia, dependiendo del diente que se vea afectado, de si este es vital o no lo es, o de si es un pilar de una prótesis fija. Puede ser el caso, por ejemplo, de la niña que va a celebrar sus quince años y se le ha caído una corona de cerámica de un incisivo central superior. Cuando se descementa alguno de los dientes anteriores, se compromete la estética, por lo cual el paciente consulta con cierta urgencia. En tales casos, se debe investigar la causa.

Caries

Se puede producir por la disolución del cemento, que abre una brecha por la que se filtran saliva y residuos alimenticios (especialmente carbohidratos), los cuales se descomponen y, en unión con la placa bacteriana (biopelícula), en un medio húmedo, producen las toxinas que atacan el tejido dentario remanente (hidrólisis de la dentina), originando mal sabor y halitosis, y algunas veces sensibilidad.

▶ **Tratamiento:** Se limpia la caries y, para solucionar la urgencia, se puede rellenar el espacio en el diente con algún cemento (ionómero de vidrio) y en la restauración se eliminan los residuos de alimentos y de cemento, se le hacen luego retenciones en su cara interna con una fresa de carburo redonda número 1/2 o 1 (se puede preparar la superficie con microarenado), se rebasa con resina acrílica de temporales y se cementa con un cemento temporal. Se le recomienda al paciente consultar posteriormente con el especialista para el cambio de la restauración. En algunos casos, puede suceder que la caries haya llegado a la pulpa, por lo cual se requiere hacer la endodoncia y más tarde una restauración nueva definitiva, pero para solucionar la urgencia se hace la pulpectomía y se utiliza el procedimiento descrito, para utilizar la corona existente en forma temporal.

▶ **Restauración cementada en forma definitiva:** Se debe averiguar cuánto tiempo llevaba cementada y con qué tipo de cemento. Si es ionómero de vidrio tipo 1 sobre un núcleo, se sabe que no hay buena adherencia del ionómero al metal y se descementa fácilmente, a menos que se hayan preparado las superficies con microarenado. También, es preciso revisar la oclusión, pues una interferencia o un contacto prematuro pueden estar aumentando la carga, con lo cual se ve afectada la retención. Se le debe preguntar al paciente si la restauración ya se ha descementado antes, y verificar la preparación del diente y su asentamiento. La falta de asentamiento o una preparación dentaria de tipo cónico comprometen la retención y pueden dar lugar a que se descemente fácilmente.

Después de haber comprobado que no existe ningún problema, se procede a recementar. El material de elección es el cemento de oxifosfato de zinc. Es importante el aislamiento adecuado del campo operatorio, una preparación rigurosa del material y permitir que el cemento fragüe por un tiempo mínimo de 10 minutos. Si se utiliza cemento de ionómero de vidrio o cualquier cemento de resina, es necesario preparar las superficies: el diente con grabado ácido y la cara interna de la restauración con arenado; a su vez, se debe usar un imprimidor *(primer)* y un adhesivo adecuados y compatibles con el cemento que se va a utilizar.

Si surge algún problema durante la atención de la urgencia, se procede a temporalizar y cementar con cemento temporal para solucionar el problema estético, y posteriormente se solucionará el inconveniente en forma definitiva.

▶ **Restauración cementada temporalmente:** En la práctica diaria actual es muy frecuente la cementación temporal de restauraciones definitivas, con el propósito de ir ajustando la oclusión y controlar por un tiempo el comportamiento de la restauración en boca. Por ejemplo, para evaluar el estado de los contactos interproximales —pues si son muy amplios facilitan el empaquetamiento, monitorear la higiene y técnicas de fisioterapia oral, y el factor más importante, verificar si hay filtración marginal—, se cementa la restauración por una semana y al cabo de este tiempo se retira y se comprueba la integridad del cemento: si hay evidencia de disolución, se está ante una percolación marginal y se debe solucionar este problema, mejorando el asentamiento o haciendo de nuevo la restauración si fuera necesario.

Si la restauración se descementa repetidamente, se deben verificar todos los puntos anotados en el apartado anterior para el caso de descementación en restauraciones con cemento definitivo, pero hay que revisar la integridad del cemento en la parte interna de la restauración, punto que marca la pauta como prueba de la adecuada adaptación de esta.

▶ **Descementación en dientes posteriores:** Aunque la mayoría de las veces no compromete la estética, la descementación de la restauración de un diente posterior puede dar lugar a la extrusión de este o a movimientos de inclinación. Además, si el diente es vital, puede haber sensibilidad a los cambios térmicos. Por lo

tanto, es necesario solucionar esta urgencia con prontitud, lógicamente, luego de haber estudiado y analizado las posibles causas y recordando que si existen otros problemas, se prefiere temporalizar el diente y dar luego solución a dichos problemas.

Retenedores de prótesis fijas

🖥️ Caso clínico 8

La señora que llega a consulta porque, al cabo de tres meses de tener una prótesis fija, empezó a sentir mal sabor y mal olor en la cavidad oral.

Se puede verificar si se trata de la descementación de uno de los pilares de la prótesis fija, de la siguiente forma: se utiliza seda dental con un enhebrador y se pasa por debajo del póntico, se tensiona y se tira de ella en sentido opuesto a la vía de inserción de la prótesis; si algún retenedor está descementado, se apreciará fácilmente su desplazamiento (figura 19.18). Algunas veces, se ven burbujas de aire en la saliva que entra y sale de la corona a medida que se mueve.

Figura 19.18 Forma de probar descementación de un pilar de una prótesis fija

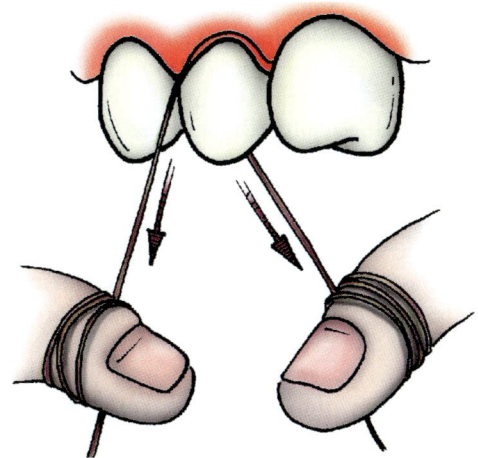

Si la descementación de la prótesis fija es completa, se llevan a cabo los procedimientos descritos en los apartados anteriores.

Cuando es un solo pilar el que está suelto, esto sí genera un problema (hablando de cementación definitiva). En tales casos, se procede de la siguiente manera:

▶ **Tratar de retirar la prótesis con un martillo quitapuentes:** Esto se debe hacer con precaución, porque la fuerza ejercida puede provocar la fractura del pilar, fractura de las tablas óseas o la descementación de la prótesis.

▶ **Sesiones con instrumento de ultrasonido:** En la superficie oclusal de la restauración se aplica ultrasonido con la punta de un *scaler* o un cavitrón, en sesiones diarias por periodos de 5 a 10 minutos, lo cual produce fractura del cemento. De esta forma, se puede utilizar un martillo quitapuentes con menos riesgo. La aplicación de ultrasonido intermitente mejora la remoción de restauraciones cementadas con fosfato de zinc. Con una mayor intensidad y duración, también facilita la remoción de restauraciones cementadas con cemento de ionómero o cementos de resina.

▶ **Hacer una ranura en la prótesis fija:** Con fresa redonda de carburo número 1 o 2, o transmetálica, se hace una ranura de la cara lingual o palatina hacia oclusal, sobre el metal (figura 19.19). Si el material estético es cerámica, se trabaja en esta con una fresa de diamante hasta visualizar el metal o la estructura cerámica; se resquebraja el cemento con algún instrumento, haciendo presión en los bordes de la ranura, y luego se utiliza el martillo quitapuentes para retirar la prótesis. Lógicamente, después de este procedimiento, se debe rehacer la restauración.

▶ **Analizar las causas de la descementación y temporalizar:** Se puede utilizar la misma prótesis, sellando la ranura y rebasándola con resina acrílica para temporales, o confeccionar otra temporal. Antes de cementar, se debe revisar el estado del diente pilar en el que se encontraba descementado el retenedor, y limpiar caries, si la hubiere; luego, sí se procede a cementar con un cemento temporal.

Figura 19.19 Técnica para retirar una corona cementada definitivamente

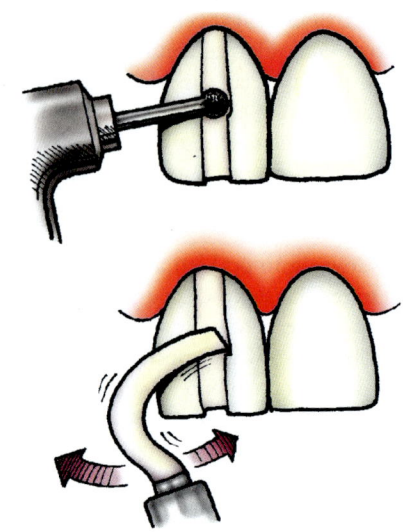

Se recorta el metal con una fresa y se hace palanca en los bordes del canal que se ha abierto

Provisionales o temporales

Al igual que sucede con las restauraciones definitivas, la descementación de una provisional puede tener muchos factores que la favorezcan, por lo tanto, deben analizarse todas esas posibles causas; pero en las restauraciones provisionales existen otros dos factores que generalmente originan su descementación:

▸ El uso incorrecto de la seda dental.
▸ El consumo de alimentos pegajosos o chicludos, los productos de panadería y las frutas como el banano, por ejemplo, tienden a producir una masa que crea vacío y puede desalojar el provisional.

Para solucionar la urgencia, se procede a recementar con un cemento temporal, se le dan al paciente recomendaciones sobre la utilización adecuada de la seda dental y se le advierte que debe evitar el consumo de alimentos pegajosos, especialmente el pan, pues es común escuchar el relato de que al comer pan o alimentos de ese tipo es cuando se desalojan las provisionales. La regla de oro es que cuando se tiene una o más provisionales en boca, la alimentación debe restringirse a aquellos alimentos que se puedan partir con el tenedor.

Retenedores intrarradiculares

La restauración de dientes tratados endodónticamente sigue siendo parte del portafolio de tratamientos odontológicos. La selección y uso adecuado de materiales restaurativos todavía deja un "mal sabor" a muchos odontólogos. La elección del material restaurador más adecuado y del método de fijación de un poste o núcleo es aún controversial y siempre se espera que el elegido brinde el éxito en el tratamiento.

Se debe tener en cuenta que la descementación de un retenedor intrarradicular lleva consigo la caída de la restauración que soporta y, cuando sucede, debe analizarse la causa:

- Núcleo (tipo, forma, material, longitud).
- Conducto de morfología circular.
- Disolución del cemento.
- Caries recurrente.
- Sin razón aparente.
- Estallido radicular.

El tratamiento de urgencia en estos casos es el siguiente:

▶ **Confeccionar una temporal con pin intrarradicular:** Es importante no usar ganchos o clips de escritorio, sino alambre inoxidable para aparatología removible de ortodoncia, el cual se puede arenar. Previamente, se debe mejorar la desobturación y la morfología del conducto, dándole una forma triangular u oval que sea antirrotacional para mejorar la retención.

▶ **Recementar, previa remoción del cemento antiguo:** Se debe utilizar, preferiblemente, cemento de oxifosfato de zinc, el cual brinda la película más delgada. Si son postes prefabricados, se deben seguir las instrucciones de los fabricantes, para utilizar el cemento y el adhesivo que sean compatibles, y el protocolo de cementación. Es importante no utilizar cementos de resina cuando se han utilizado cementos con eugenol en el tratamiento de conductos, pues este inhibe la polimerización.

▶ **Limpiar caries y tejido reblandecido:** Si es necesario, debe hacerse antes de temporalizar con pin intrarradicular.

▶ **Exodoncia:** Cuando hay estallido se pierde el diente y, en consecuencia, debe extraerse.

Dientes desvitalizados con núcleo o poste que tienen sintomatología

Es el caso, por ejemplo, del paciente que localiza al odontólogo durante el fin de semana porque, aunque tiene tratamiento de conductos en una "muela", le ha dolido toda la semana y ahora siente que tiene un "absceso".

Esto sucede cuando ha fracasado el tratamiento de conductos de algún diente, y se complica por la presencia de un núcleo o poste. La solución es el retratamiento, pero el endodoncista requiere retirar el núcleo. En estos casos, la aplicación de ultrasonido con aerosol de agua en los postes cementados con ionómero de vidrio reduce la fuerza de tracción necesaria para extraerlos. Esto también puede ser útil para remover núcleos cementados con fosfato de zinc. Cuando el medio cementante es resina, se debe aplicar el ultrasonido sin aerosol de agua, pues el calor generado tiende a ablandar la resina; sin embargo, hay que tener cuidado con la temperatura, porque se podría afectar el periodonto. Por este motivo, la aplicación debe ser intermitente, en intervalos cortos, aunque no hay literatura que mencione la cantidad adecuada de agua y de ultrasonido que se debe aplicar. En cuanto al uso de núcleos colados o postes prefabricados, no se han encontrado diferencias en la contaminación de los conductos con el uso de unos o de otros.

Hay básicamente tres tipos de cemento para fijar los postes y núcleos: cemento de fosfato de zinc, cemento de ionómero de vidrio y cemento de resina. Estos últimos son los que proporcionan mayor retención, pero es preciso tener en cuenta que si hubiera necesidad de retirarlos, esto haría muy difícil el procedimiento.

Cuando se presenta infección secundaria, la bacteria predominante suele ser *Enterococcus faecalis*. Casi todos los microorganismos que se han encontrado en los estudios son muy sensibles a la ampicilina, a la penicilina G y a la amoxicilina. Se ha descrito una susceptibilidad a la clindamicina y a la eritromicina de 73,8 % y 54,7 %, respectivamente, y solo el 40 % de las cepas son resistentes a la tetraciclina, y algo más del 50 % de los anaerobios son resistentes al metronidazol. Por otra parte, todos los *E. faecalis* son resistentes a la clindamicina. Con base en los resultados de diversos estudios, la penicilina y la amoxicilina son antibióticos adecuados para el tratamiento de la infección cuando la endodoncia convencional no es suficiente.

Como en estos casos un núcleo o un poste se encuentra tapando la entrada del conducto, y las técnicas convencionales pueden suponer el riesgo de fractura o perforación radicular, la terapia recomendada es la aplicación intermitente de ultrasonido en las diferentes caras del diente afectado. Se requieren varias sesiones y, en algunos casos, se deben formular antibiótico y AINE, mientras se logra retirar el núcleo y se procede al retratamiento, lo cual es preferible y más predecible que la cirugía periapical.

Fractura de material cosmético

Es un accidente frecuente, y cuando afecta dientes anteriores es una de las urgencias más comunes en lo que se refiere a la estética. La fractura es la causante del 16 % de los fracasos protésicos en las carillas estéticas de cerámica, y la segunda causa de falla protésica después de la caries recurrente. Estas carillas tienen una longevidad de 5,7 años, mientras que las carillas de resina tienen un promedio de vida de 13,9 años.

⌨ Caso clínico 9

La señora que tiene el matrimonio de su hija y durante el desayuno siente que algo le ha pasado a su prótesis. Se mira al espejo y encuentra que tiene un diente brillante.

Este tipo de accidentes puede suceder por distintas causas, pero generalmente la solución es la misma. Se debe averiguar qué lo produjo:

▸ Fractura por trauma.
▸ Desprendimiento en la interfase material cosmético/metal.
▸ Iatrogenia (intubación anestésica, endoscopia, etc.).
▸ Trauma oclusal.
▸ Defectos del diseño de la estructura metálica.
▸ Procedimientos inadecuados de laboratorio.
▸ Hábitos alimenticios anormales.

▸ Preparaciones dentales retentivas (al colocar la restauración hay flexión del metal con la consiguiente fractura de la cerámica).
▸ Sobrepaso de material cerámico, más allá de la línea terminal.

Cuando se trata de una carilla estética a base de resina, se debe verificar el estado de las retenciones mecánicas (si quedó expuesto el metal). Si son buenas, se coloca algún silanizador; luego, se requiere un opacador y, por último, una resina de fotocurado.

Si el material cosmético es cerámica, es necesario grabar la superficie con microarenado o ácido fluorhídrico, con los cuidados respectivos, siempre y cuando no esté expuesto el metal. Luego, se coloca un imprimidor (primer), silano, adhesivo y, por último, algún tipo de resina de fotocurado. Es importante verificar la oclusión, puesto que muchas veces una interferencia en una excursión excéntrica o el deslizamiento entre oclusión habitual y oclusión en relación céntrica, pueden afectar la estabilidad del material estético, tornándose así repetitiva la fractura, hasta cuando se elimine el problema oclusal.

Aunque esta es la solución cuando enfrentamos ese tipo de problemas, no pasa de ser un simple arreglo temporal, puesto que no se puede garantizar su duración. Por lo tanto, lo aconsejable es elaborar una nueva prótesis.

Cuando se trata de otras alternativas en cerámica, como las restauraciones tipo In Ceram®, Empress®, Zirconia, y los sistemas CAD/CAM, no existen soluciones temporales en caso de que se fracturen, pues generalmente se destruye la corona o la incrustación y se requiere confeccionar una nueva. Para manejar la urgencia, se retiran los fragmentos que quedan adheridos al diente y se hace una corona temporal acrílica, la cual se fija con un cemento temporal que no contenga eugenol, pues, por regla, estas restauraciones se fijan con técnicas de operatoria adhesiva, la mayoría de las veces con cementos duales, previo grabado interno. La selección de materiales tiene un efecto significativo sobre el riesgo de fractura de onlays CAD/CAM durante la precementación. Las incrustaciones onlay de resina compuesta muestran un mínimo riesgo en comparación con las cerámicas, pues estas últimas son más frágiles y delicadas.

Fracturas radiculares

Cuando sospechamos que hay una fractura radicular (por antecedentes de traumatismo) debemos seguir los siguientes pasos:

▸ Examen clínico y radiológico.
▸ Localización y evaluación de la fractura.
▸ Tratamiento.

🖥 Caso clínico 10

Paciente de dieciséis años que consulta porque en un accidente de bicicleta, cayó y recibió el golpe en los dientes. Tiene dolor al palparse la mucosa vestibular y también al tocar el diente. Se siente un absceso.

Cuando hay fractura radicular, al examen clínico, el diente duele a la percusión y se aprecia un absceso periodontal. Este tipo de fracturas muchas veces no se visualiza en el examen radiológico, sobre todo si se trata de una fractura vertical.

Vale la pena anotar que es muy raro que se produzca una fractura radicular en edades entre 7 y 10 años, porque aún no está completamente desarrollada la raíz, ni se ha logrado la apexificación

Manejo de la urgencia

Fractura del tercio medio o del tercio apical

Si la fractura es en el tercio medio o en el tercio apical, en la mayoría de los casos, el diente permanece vital (figura 19.20). Puede haber respuesta negativa a las pruebas de vitalidad, pero más adelante esta se restablece. Dependerá del tipo de daño que haya recibido la pulpa, de si resultó o no lesionada y de si hubo, o no, invasión bacteriana en la línea de fractura. Si la pulpa no resultó afectada, se forma un callo de dentina y la parte externa que la cubre se reduce por aposición de cemento al cabo del tiempo. Cuando se ha lesionado, puede darse la revascularización de la porción coronal, que se logra por dos mecanismos: por migración de células de la pulpa apical o por invasión de células de ligamento periodontal. Si se llega a presentar la invasión bacteriana cuando aún no se ha revascularizado la pulpa, la curación de esta es imposible, dando lugar a la formación de un tejido de granulación como respuesta a la infección.

Cuando la fractura involucra el tercio medio o el tercio apical, se reposiciona el fragmento y se feruliza con nailon y resina (figura 19.21).

Si hay movilidad, se requiere ferulización después de recolocar el fragmento, con ayuda de un hilo de nailon calibre 0,40 y resina de fotocurado. Esta se deja de 6 semanas a 3 meses. Se debe revisar la oclusión para evitar el traumatismo sobre el diente afectado. Se recomienda hacer pruebas de vitalidad y exámenes radiológicos a las 3 y a las 6 semanas, y luego a los 3 meses de haber sufrido el traumatismo.

Figura 19.20 Mecanismos de la fractura radicular

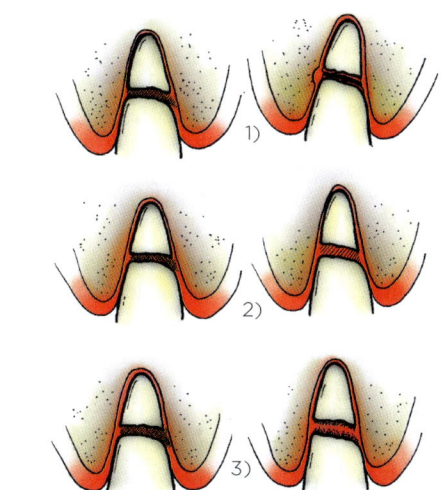

1) Curación con tejido duro después del daño pulpar.
2) Curación con tejido conjuntivo después del daño pulpar.
3) Falta de curación debida a infección en la línea de fractura.

Figura 19.21 Tratamiento de las fracturas radiculares

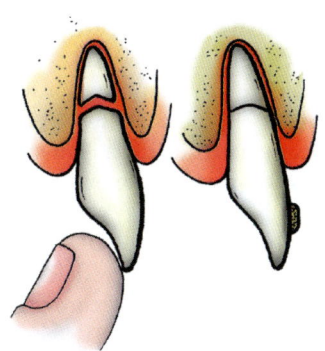

Tercio medio y tercio apical. Se reposiciona el fragmento y se feruliza con nylon y resina.

Fractura del tercio coronal

Si la fractura es en el tercio coronal, generalmente se pierde este tercio, por lo cual se hace la pulpectomía y se temporaliza. En la mayoría de los casos, se encuentran unidos el segmento coronal y la corona.

Fractura vertical

Cuando la fractura es vertical, se debe eliminar la raíz. Este tipo de fractura es de difícil diagnóstico, pues los signos y síntomas son de aparición tardía. Su pronóstico es deficiente, y entre sus causas pueden estar las siguientes:

▸ Fuerzas excesivas en la condensación lateral en tratamientos endodónticos.
▸ Preparación y colocación de postes y núcleos:
  · Los núcleos cortos tienden a producir fracturas en el tercio cervical (si la fractura es de 2 a 3 mm subgingival, se pensará en extruir el diente o en hacer osteoplastia y gingivoplastia asegurando un adecuado remanente radicular).
  · Los núcleos muy gruesos con excesiva eliminación de dentina pueden debilitar las paredes del conducto. Se puede producir la fractura en el tercio medio o en el tercio apical, ambas de muy mal pronóstico.

La solución en estos casos es la exodoncia. Si es un diente anterior, se puede colocar un diente acrílico de prótesis, adherido con resina de fotocurado a los dientes vecinos, en forma similar a un puente de Maryland, y posteriormente se decide qué opción protésica se utilizará.

Si se trata de un diente posterior, se hace la exodoncia y se espera la cicatrización para hacer la reconstrucción protésica. También se puede optar por una amputación si resultó afectada solo una de las raíces. La técnica más reciente para solucionar el problema de la fractura vertical es la colocación posexodoncia de un implante osteointegrado. Para solucionar el problema estético cuando solo se hace la exodoncia, se utiliza el mismo procedimiento descrito para dientes anteriores.

Fractura coronorradicular

Cuando esta se presenta, hay dolor a la presión. Se debe extraer el fragmento coronal y hacer la evaluación para proceder, si así se requiere, con el tratamiento endodóntico (pulpectomía) y con la exposición de la porción radicular, si la fractura fue subgingival, para poder temporalizar el diente.

Fracturas de retenedores intrarradiculares

Constituyen siempre una urgencia de difícil solución, pero la situación empeora cuando se trata de un diente anterior, porque se compromete la estética. Aun así, puede ser de mayor o menor gravedad, dependiendo de la zona donde se haya fracturado (figura 19.22).

Figura 19.22 Fractura de retenedores intrarradiculares por tercio

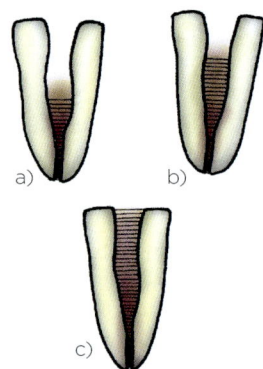

a) Tercio apical. b) Tercio medio. c) Tercio gingival.

Tercio apical

Se puede solucionar dejando el fragmento fracturado en el sitio. Se prefiere esto a tomar el riesgo de intentar retirarlo por la posibilidad de perforar o fracturar la raíz. Aunque hoy, si se tienen los recursos, se aplica ultrasonido guiándose por la magnificación del microscopio endodóntico para retirar el fragmento. Si no es posible, entonces se toma un nuevo patrón, sacrificando parcialmente la retención, y se cementa. Para atender la urgencia se puede temporalizar convencionalmente.

Tercio medio

En este caso se ve seriamente afectada la retención, por lo tanto, es necesario desobturar por lo menos la mitad del poste intrarradicular para manejarlo como si fuera una fractura del tercio apical. En la urgencia se puede utilizar el conducto, pero se puede mejorar la retención uniendo el diente temporal a los adyacentes con resina de fotocurado.

Tercio gingival

Se debe desobturar por lo menos la mitad del poste y a continuación se maneja como si se tratara de una fractura del tercio medio. Si no se logra retirar el metal, se puede recurrir a confeccionar una sobrecofia con cuatro pines (figura 19.23).

Otra posibilidad es utilizar el extractor de postes, que consta de unos brazos que agarran el poste y un destornillador con un tornillo que va girando y al rotar lo extrae.

Figura 19.23 Técnica para reconstruir un diente con fractura del retenedor intrarradicular en el tercio gingival

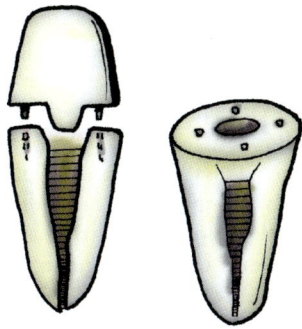

Fractura de soldaduras

Es frustrante para el odontólogo cuando después de lograr resultados óptimos en cuanto a oclusión, adaptación marginal y estética, se encuentra una soldadura fracturada, situación en la cual, generalmente, se requiere la repetición de la prótesis.

Aun cuando existen técnicas, algunas de ellas muy buenas alternativas, para reparar este accidente directamente en la boca —como las barras ferulizadoras, los sistemas *splint lock* y los pines—, estos materiales a veces son difíciles de conseguir y requieren características específicas como el espesor del metal para poder preparar las colas de milano y los pozos de los pines.

Cuando se fractura la unión soldada entre un pilar (35) y el póntico (36) se preparan colas de milano, de por lo menos 2 mm de profundidad (figuras 19.24 y 19.25) y se perforan pines en mesial y distal. Luego, se toma el patrón en resina tipo Duralay®, se hace el colado y se cementa como una incrustación.

La única posibilidad de reparar la prótesis en el laboratorio es cuando esta se encuentra cementada con un cemento temporal, pues en este caso la prótesis se puede retirar y es posible soldarla de nuevo y recolocarla. De lo contrario, debe hacerse otra vez la prótesis.

Figura 19.24 Preparación en la restauración colada

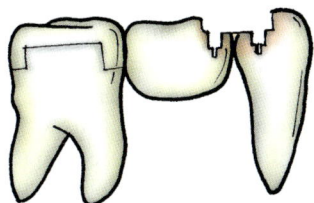

Técnica de pines para reparar fracturas en una unión soldada de PPF.

Figura 19.25 Soldaduras fracturadas, técnica de pines

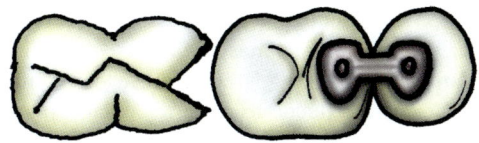

Colado con pines en posición, vista oclusal.

Fractura de pilares de prótesis fija

Cuando hay pérdida de los pilares de una prótesis en la parte anterior de la arcada, como los caninos o los laterales —debido a caries o a traumatismo— y es necesaria la exodoncia como tratamiento de urgencia, hay que diseñar una prótesis parcial de inmediato. Si ya existe una removible, se crea una base con resina acrílica de autocurado, se une al conector mayor con pequeñas perforaciones y alambre, y sobre esta, se agregan dientes protésicos. También, se puede tomar una impresión en alginato antes de extraer los pilares y se vacía la impresión en acrílico de los colores adecuados. Luego, se aíslan los dientes remanentes con vaselina y se coloca la removible en posición con los agujeros hechos y los alambres previamente contorneados y se reposiciona la cubeta. Así, se soluciona el problema estético generado por esta urgencia.

Desadaptación marginal

Puede tener dos causas: falta de sellado inicial en el momento de la cementación o recurrencia de caries. Ambas situaciones comprometen la longevidad de la prótesis. Es necesario solucionar el problema de acúmulo de placa antes de iniciar la reparación o sustitución de la prótesis.

Además, se debe revisar si el problema es producido por exceso (escalón positivo) o por defecto (escalón negativo). Si es por exceso, utilizando una fresa de punta delgada y grano fino, se puede lograr la adaptación tanto de la parte metálica como de la parte cosmética (en la cual se aprecia muy frecuentemente este problema). Si es por defecto, la línea terminal de la preparación se encuentra expuesta. Lo importante es que no exista un espacio entre el metal y el diente. Este problema se origina en defectos en la impresión o en el despeje del troquel.

Cuando el margen es supragingival y no hay compromiso estético, se puede hacer el sellado con un cemento de ionómero; pero si es subgingival, se dificulta más lograrlo. Aunque en la mayoría de los casos lo más prudente es repetir la restauración, a veces, para favorecer los intereses del paciente, se puede hacer la reparación marginal con el fin de aumentar la longevidad de las prótesis fijas, sobre todo en pacientes adultos mayores.

Para tal efecto, se puede utilizar resina compuesta o un cemento de ionómero de vidrio, o una combinación de los dos en la técnica de sándwich. Con alguna frecuencia, también es necesario exponer la línea terminal por medios quirúrgicos para tener el acceso adecuado. Es importante hacer énfasis en que este tipo de reparación está indicado en casos ya cementados y, como se dijo, en pacientes adultos mayores con dificultad de atención en consultorio; pero no se debe utilizar si en el momento de la prueba, la adaptación marginal es deficiente.

El problema se agrava cuando se detecta una caries marginal recurrente en las zonas proximales, pues la visualización y el acceso se tornan imposibles, de modo que es necesario repetir la prótesis.

Cabe recalcar la importancia de un manejo adecuado del control de placa bacteriana alrededor de los márgenes de las restauraciones, y con mayor interés en aquellas personas que tienen alta predisposición a la caries o xerostomía. Se deben utilizar para ello enjuagatorios y dentífricos que contengan flúor.

Las únicas ayudas diagnósticas para verificar la adaptación marginal son las radiografías periapicales y el explorador. Christensen encontró que los márgenes de 119 μm eran considerados aceptables, mientras que aquellos que estaban en un rango de 26 μm eran catalogados como inadecuados. Según parece, la forma más apropiada de verificar los márgenes es mediante materiales de impresión. Las restauraciones elaboradas con la técnica CAD/CAM cumplen mejor los requisitos de adaptación marginal que las CAM, debido a que estas últimas requieren elaboración de troquel, espaciador y encerado.

Resumen

La descementación es un problema frecuente en restauraciones coladas o cerámicas, en las elaboradas con CAD/CAM temporales, lo cual dará lugar a la extrusión o inclinación del diente preparado. Posibles causas: falta de sellado marginal, problemas oclusales, caries recurrentes, hábitos alimenticios inadecuados. Ningún cemento cumple los requisitos para todos los casos clínicos, por lo cual es importante conocer las propiedades físicas y químicas de cada material para seleccionar el adecuado. La manipulación de los cementos juega un papel determinante en el tiempo de trabajo y de fraguado. El tiempo de fraguado del cemento de fosfato de zinc aumenta cuando se aplica con espátula en una loseta fría o refrigerada, lo que permite una mayor incorporación del polvo al líquido, mejorando así la resistencia. Además, se debe colocar primero el cemento en la restauración y después en la preparación, porque la temperatura de la boca puede acelerar el fraguado. Modificar la proporción polvo/líquido puede influir en la disolución del cemento y en su resistencia. Tratamiento: Si todo está correcto, recementar la restauración. Si hay filtración, temporalizar y hacer de nuevo la restauración. Cuando se descementa un retenedor intrarradicular se compromete la restauración que soporta. Es necesario verificar longitud y morfología del conducto o la cámara. Solución: recementar o hacer de nuevo la restauración y cementarla. Los postes y muñones cementados con cemento de fosfato de zinc y los postes de fibra de carbono reforzado y de fibra de vidrio reforzado, con muñones de resinas compuestas, con agentes de unión multipropósito Scotch Bond y cemento de resina adhesiva RelyX evitan la caries recurrente en el margen de la corona, fractura de la restauración, fractura de la raíz y patología periodontal y periapical.

La fractura del material cosmético es un problema frecuente que altera la integridad de la prótesis; peor, cuando es de cerámica. Causas: diseño inadecuado de la estructura; traumatismo oclusal; contaminación del metal o de la estructura cerámica; retenciones deficientes. Para la solución *en cerámica*: Se debe intentar el uso de un *primer* y luego reconstruir con resina de fotocurado. Sin embargo, esta reparación no es garantizable y, por tanto, lo indicado es repetir la prótesis. *En resina o cerómeros:* Si las retenciones son adecuadas, se debe reconstruir con resina de fotocurado.

Las fracturas radiculares pueden ser verticales u horizontales. La vertical tiene mal pronóstico y se pierde la raíz. En las horizontales, si son en el tercio medio o en el tercio apical, se recupera fácilmente la vitalidad y no ofrecen mayor problema. Cuando afectan el tercio gingival, se recomienda extraer el fragmento. Causas: condensación lateral durante el tratamiento endodóntico y por núcleos mal diseñados. La solución en *fracturas del tercio medio y el tercio apical* es ferulizar y esperar respuesta pulpar. Si se pierde la vitalidad, se debe hacer tratamiento endodóntico convencional. En *fracturas del tercio gingival y coronorradiculares,* se extrae el fragmento, se hace la endodoncia y se restaura con un núcleo y una corona.

La fractura de retenedores intrarradiculares es de difícil solución. Según el tercio fracturado, esta será de mayor o menor complejidad. Causas: uso de colados porosos o inadecuados y postes muy delgados, o la preparación superficial del poste, que puede adelgazarlo y provocar su fractura. La solución *en tercio medio y tercio apical* es retirar una porción metálica con fresa o mediante ultrasonido. *En el tercio gingival,* hacer una cofia con pines. Sin embargo, lo ideal es retirar todo el fragmento fracturado con ultrasonido y tomar un nuevo patrón, o utilizar un poste prefabricado.

Cuando ocurre fractura de soldaduras afecta la longevidad de la prótesis. Causas: técnicas inadecuadas en el laboratorio, poros en la soldadura, sobrecarga en la estructura y uso de una soldadura incompatible con la aleación. Solución: repetir la prótesis con soldadura colada. La desadaptación marginal se puede originar por falta de sellado inicial en el momento de la cementación o por recurrencia de caries. Ambas situaciones comprometen la longevidad de la prótesis. Solución: revisar si el problema es producido por exceso o por defecto. Si es por exceso, se adapta mediante fresa de punta delgada y grano fino. Si es por defecto, se encuentra expuesta la línea terminal de la preparación. Si el margen es supragingival, sin compromiso estético, se puede hacer el sellado con un cemento de ionómero, pero si es subgingival, es difícil lograrlo.

Caída de obturaciones

Juan Manuel Arango Gaviria

La caída de las obturaciones es una urgencia muy común, que generalmente produce dolor, pues queda expuesta la dentina, y, a su vez, los canalículos dentinales, a través de los cuales se irrita la pulpa. Puede tratarse de la caída de una obturación de resina o de una amalgama antigua.

Resinas

> #### 🖳 Caso clínico 11
>
> Una secretaria ejecutiva, que tiene una entrevista para lograr el ascenso en su trabajo, consulta porque se le cayó medio diente anterior que le habían reconstruido en resina, y relata que se dio cuenta al masticar un pan blandito.

Se considera una urgencia, pues afecta la estética. La principal causa de la caída de obturaciones en resina es una técnica inadecuada de grabado del esmalte, pero también pueden serlo el uso de una resina y un agente de unión que no sean compatibles o la contaminación de la zona de grabado ácido del esmalte por la presencia de agua o aceite en el aire del compresor; aunque muchas veces la causa es el uso inadecuado del diente por parte del paciente. También, juega un papel muy importante la oclusión y, en algunos casos, el fracaso se debe a traumatismo oclusal.

Solución

En estos casos se debe obturar de nuevo, con una mejor técnica: se desmineraliza durante 20 segundos, se lava profusamente durante 1 minuto y se seca, sin resecar (para este propósito, se puede utilizar una porción de servilleta de papel de 3 × 3 mm). Se verifica que el compresor no esté arrojando aceite ni agua, disparando la jeringa triple contra un espejo para así apreciar si hay algo de grasa o humedad en el aire (figura 19.26). Luego, se coloca el adhesivo, se airea y se cura. Por último, se coloca la resina, preferiblemente con técnica incremental.

Figura 19.26 Verificación sobre un espejo si el aire es seco

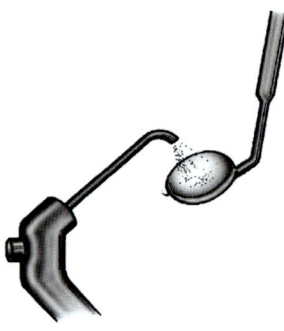

Amalgamas

En la actualidad, la amalgama es un material en desuso, aunque en pediatría todavía se emplea.

Solución

Cuando se ha caído la obturación, se debe revisar la preparación para verificar que tenga un buen bisel. Luego, se hace el grabado ácido, se seca, se aplica el adhesivo, se airea y se obtura con resina de fotocurado, preferiblemente con técnica incremental. Si es para solucionar la urgencia, se puede colocar algún tipo de cemento provisional libre de eugenol, hasta que el paciente regrese a una cita regular en la que se cuente con el tiempo suficiente para realizar el procedimiento.

El fracaso de la unión adhesivo/dentina implica la existencia de una grieta que permite que enzimas bacterianas, fluidos orales y bacterias infiltren los espacios entre el diente y la resina, lo cual lleva a la degradación del material y a la recurrencia de caries e hipersensibilidad por pulpitis.

Resumen

En la mayoría de los casos, la caída de las obturaciones se debe a una mala técnica de colocación, aunque pueden influir la oclusión o el uso inadecuado. Para solucionarla, *si el diente estaba obturado con resina,* se rehace la obturación; *si estaba obturado con amalgama,* se mejora la preparación y se obtura con resina. Es importante revisar que el aire del compresor esté libre de aceite. Se le deben explicar al paciente las limitaciones de la restauración.

Secuela estética de la enfermedad periodontal

Jorge Enrique Llano Rodríguez

La enfermedad periodontal, es decir, la gingivitis y la periodontitis, son dos de las patologías bucodentales con mayor incidencia entre la población, más de 750 millones de personas en el mundo se ven afectadas por esta. La gingivitis es el primer estadio de las patologías periodontales, se presenta con inflamación, enrojecimiento e incluso el sangrado de los tejidos gingivales. Si esta afección no se trata a tiempo, puede evolucionar a periodontitis y comprometer la estética de los pacientes; puede llegar a ser avanzada ocasionando una pérdida precoz de las piezas dentales afectadas. También pueden presentarse anomalías estéticas en las encías sin haber enfermedad periodontal, como la exposición excesiva de tejidos, la sonrisa gingival y la melanosis gingival.

🖥 Caso clínico 12

Una paciente de 52 años de edad, quien recibió tratamiento periodontal quirúrgico, consulta porque no se encuentra satisfecha con el resultado estético de su tratamiento.

En el examen clínico se encuentra que los dientes premolares, caninos y anteriores, en ambos maxilares, tienen recesión gingival severa, como consecuencia de los procedimientos para eliminación de bolsas periodontales; hay grandes espacios en las zonas interdentales del maxilar superior que alteran de manera importante la fonación, esta situación es menos marcada en el maxilar inferior. Otras situaciones que comprometen la estética periodontal son, por ejemplo: pérdida de los dientes, atrofia de papilas interdentales, migración y malposición dentaria, pérdida de la dimensión vertical, colapso posterior, defectos en el reborde alveolar.

El tratamiento de tales situaciones debe hacerse en forma multidisciplinaria, remitirlo al periodoncista para que controle la inflamación, luego se eliminan caries, estableciendo así un estado de salud que favorezca la realización de los diversos procedimientos con injertos libres o pediculados, gingivales, óseos o de tejido conjuntivo, movimientos ortodónticos y luego con unas provisionales muy bien elaboradas crear perfiles de emergencia para que se tengan buenas papilas para las restauraciones definitivas, en caso de no ser posible recuperar la encía que ha perdido varios dientes, con prótesis que simulen la encía en material acrílico o porcelana.

Resumen

La secuela estética de la enfermedad periodontal debe tratarse controlando la inflamación, la placa bacteriana, con la eliminación de caries y luego, con los tejidos ya sanos, definir el procedimiento por seguir para mejorar la estética, como injertos, movimientos ortodónticos, realizar provisionales con las que se creen perfiles de emergencia, papilas interproximales para luego poder colocar las restauraciones definitivas o, en caso de no ser posible la creación de la papila, restaurar la encía con prótesis en acrílico.

Autoevaluación

1. ¿Qué es una pigmentación intrínseca?
2. ¿Cuáles son las causas de una pigmentación intrínseca?
3. Describa el protocolo de aclaramiento en dientes no vitales.
4. Describa el protocolo de aclaramiento en dientes vitales.
5. ¿Se pueden modificar las manchas causadas por fluorosis o por hipoplasia del esmalte? En caso afirmativo, indique el protocolo.

6. ¿Cuáles son los tipos de urgencias más comunes, relacionadas con los aparatos protésicos?

7. ¿Cuáles son las causas más frecuentes de fractura de un aparato protésico?

8. ¿Qué conducta se debe seguir cuando se fractura un brazo retenedor?

9. ¿Cómo se repara un ajuste de semiprecisión?

10. ¿Cuáles son los tipos de fracturas dentales?

11. ¿Cuál es el tratamiento de una fractura dental con exposición dentinal?

12. ¿Cómo se atiende la urgencia de una fractura coronal completa?

13. ¿Cuál fractura tiene mejor pronóstico, la horizontal o la vertical?

14. ¿Qué es una pigmentación?

15. ¿Qué tipos de pigmentación hay?

16. ¿Cuál es la diferencia entre una pigmentación intrínseca y una extrínseca?

17. ¿Cuál es el procedimiento para una despigmentación intrínseca?

18. ¿Cuáles son las consecuencias de la descementación?

19. ¿Cuáles son las diferencias entre cementación temporal y cementación definitiva?

20. ¿Cómo se sabe que un pilar de una restauración se ha descementado?

21. ¿Cómo se maneja la fractura de un retenedor intrarradicular en el tercio medio?

22. ¿Cuál es el procedimiento para restaurar una fractura de la cerámica y qué tan confiable es?

23. ¿Por qué la caída de una obturación genera dolor?

24. ¿Qué material se puede utilizar en caso de urgencia para sellar temporalmente una cavidad, en caso de caída de una obturación?

25. ¿Cuáles son las causas más comunes de caída de una restauración?

26. ¿Cuál es la técnica recomendada para hacer una resina?

27. Enumere 5 situaciones que comprometan la estética periodontal.

28. ¿Cómo se pueden manejar las secuelas estéticas del paciente periodontal?

Bibliografía

Abbott P, Leow N. Predictable management of cracked teeth with reversible pulpitis. Aust Dent J. 2009;54(4):306-15.

Adarsha M, Lata D. Influence of vidrioultrasound, with and without water spray cooling, on removal of posts cemented with resin or glass ionomer cements: an in-vitro study. J Conserv Dent. 2010;13(3):119-23.

Albers HF. Odontología estética: selección y colocación de materiales. Calabria (España): Labor; 1988.

Andreasen JO, Andreasen FM. Lesiones dentarias traumáticas. Madrid: Médica Panamericana; 1990.

Arango JM, Shambo JE, Sierra JP. ¿Núcleos largos o cortos? Univ Odontol. 1990;17:55-61.

Armitage CG. Development of a classification system for periodontal diseases and conditions. Ann Periodontol. 1999;4(1):1-6.

Athanassiadis B, Abbott PV, George N, Walsh LJ. An in vitro study of the antimicrobial activity of some endodontic medicaments against Enterococcus faecalis biofilms. Aust Dent J. 2010;55(2):150-5.

Attia A. Influence of surface treatment and cyclic loading on the durability of repaired all-ceramic crowns. J Appl Oral Sci. 2010;18(2):194-200.

Baeza AL, Maximo FB, Terrones GE. Cambios estructurales en el esmalte dental humano con 2 sistemas de blanqueamiento: Whithe Strips (Crest) vs. Simply White (Colgate-Palmolive). Estudio in vitro. Med Oral. 2006;6(1):4-8.

Barrancos J. Operatoria dental. 3.a ed. Bogotá: Médica Panamericana; 2000.

Barreto MT, Bottaro BF. A practical approach to porcelain repair. J Prosthet Dent. 1982;48(3):349-51.

Barzilay I, Myers ML, Cooper LB, Graser GN. Mechanical and chemical retention of laboratory cured composite to metal surfaces. J Prosthet Dent. 1988;59(2):131-7.

Basrani E. Endodoncia Integrada. Caracas: Editorial Amolda; 1999.

Basrani E. Endodoncia y Traumatología. Buenos Aires: Editorial Interamericana; 1994

Basting R, Campos M. Occlusal caries: diagnosis and non invasive treatments. Quintessence Int. 1999;30(3):174-8.

Bermudo AL. Atlas de cirugía. Barcelona: Instituto Lacer de Salud Bucodental; 2001.

Bex RT, Parker MW, Judkins JT, Pelleu GB Jr. Effect of dentinal bonded resin post-core preparations on resistance to vertical root fracture. J Prosthet Dent. 1992;67(6):768-72.

Breschi L, Mazzoni A, Ruggeri A, et al. Dental adhesion review: aging and stability of the bonded interface. Dent Mater. 2008;24(1):90-101.

Clavijo VG, Reis JM, Kabbach W, et al. Fracture strength of flared bovine roots restored with different intraradicular posts. J Appl Oral Sci. 2009;17(6):574-8.

Curtis AR, Shortall AC, Marquis PM, Palin WM. Water uptake and strength characteristics of a nanofilled resin-based composite. J Dent. 2008;36(3):186-93.

Chandrasekhar V. Post cementation sensitivity evaluation of glass Ionomer, zinc phosphate and resin modified glass Ionomer luting cements under class II inlays: an in vivo comparative study. J Conserv Dent. 2010;13(1):23-27.

Chang J, Scherer W, Tauk A, Martini R. Shear bond strength of a 4-Meta adhesive system. J Prosthet Dent. 1992;67(1):42-5.

Chen F, Wang D. Novel technologies for the prevention and treatment of dental caries: a patent survey. Expert Opin Ther Pat. 2010;20(5):681-94.

Cheung G. Reducing marginal leakage of posterior composite resin restorations: a review of clinical techniques. J Prosthet Dent. 1990;63(3):286-8.

Christensen GJ. Marginal fit of gold inlay castings. J Prosthet Dent. 1966 Mar-Abr;16(2):297-305.

Chu FC, Yim TM, Wei SH. Clinical considerations for reattachment of tooth fragments. Quintessence Int. 2000;31(6):385-91.

Dias LL, Giovani AR, Silva Sousa YT, et al. Effect of eugenol-based endodontic sealer on the adhesion of intraradicular posts cemented after different periods. J Appl Oral Sci. 2009;17(6):579-83.

Diaz-Arnold AM, Schneider RL, Aquilino SA. Bond strengtbs of intraoral porcelain repair materials. J Prosthet Dent. 1989;61(3):305-9.

Dykema RW, Goodacre CJ, Phillips RW. Enfoque moderno en prótesis fija según Johnston. 4.a ed. Buenos Aires: Mundi; 1990.

Ellison SJ. The role of phenoxymethylpenicillin, amoxicillin, metronidazole and clindamycin in the management of acute dentoalveolar abscesses--a review. Br Dent J. 2009;206(7):357-62.

Epstein B, Chong S, Le ND. A survey of antibiotic use in dentistry. J Am Dent Assoc. 2000;131(11):1600-9.

Felton DA, Webb EL, Kanoy BE, Dugoni J. Treaded endodontic dowels: effect of post design on incidence of root fracture. J Prosthet Dent. 1991;65(2):179-87.

Ferro Camargo MB. Fundamentos de la odontología: periodoncia. Bogotá: Pontificia Universidad Javeriana; 2000.

Finger IM. Salvaging the restoration. Dent Clin North Am. 1987;31(3):487-503.

Finger IM. Symposium on semiprecision attachments in removable partial dentures: trouble-shooting, repairs, and relining. Dent Clin North Am. 1985;29(1):199-214.

FranklinW. Terapéutica en endodoncia. 2.a ed. Barcelona: Salvat; 1991.

Genco RJ, Goldman HM, Cohen W. Periodoncia. México: Interamericana McGraw-Hill; 1993.

Gómez-Polo M, Llidó B, Rivero A, Del Río J, Celemín A. A 10-year retrospective study of the survival rate of teeth restored with metal prefabricated posts versus cast metal posts and cores. J Dent. 2010;38(11):916-20.

Gordon S, Lloyd P. Fixed prosthodontics in the elderly population. Dent Clin North Am. 1992;36(3):783-95.

Gresnigt MM, Ozcan M, Kalk W, Galhano G. Effect of static and cyclic loading on ceramic laminate veneers adhered to teeth with and without aged composite restorations. J Adhes Dent. 2011;13(6):569-77.

Hansen CA, DeBoer J, Woolsey GD. Esthetic and biomechanical considerations in reconstruction using dental implants. Dent Clin North Am. 1992;36(3):713-41.

Hargrave JW, Becker IM, Morris DR. Prosthodontics: urgent care. Dent Clin North Am. 1986;30(3):519-31.

Ingle J, Beveridge E. Endodontics. 2.a ed. Filadelfia: Lea and Febiger; 1976.

Jokstad A. A split-mouth randomized clinical trial of single crowns retained with resin-modified glass-ionomer and zinc phosphate luting cements. Int J Prosthodont. 2004;17(4):411-6.

Jones DW. Dental cements: an update. J Can Dent Assoc. 1998;64(8):569-70.

Keshvad A, Hooshmand T, Asefzadeh F, et al. Marginal gap, internal fit, and fracture load of leucite-reinforced ceramic inlays fabricated by CEREC inLab and hot-pressed techniques. J Prosthodont. 2011;20(7):535-40.

Komine F, Blatz MB, Matsumura H. Current status of zirconia-based fixed restorations. J Oral Sci. 2010;52(4):531-9.

Lee KH, Rhee SH, The mechanical properties and bioactivity of poly(methylmethacrylate)/SiO2-CaO nanocomposite Biomaterials Biomaterials. 2009;30(20):3444-9.

Leknius C, Moser N. Inmediate repair for fractured anterior tooth in removable prosthesis. J Prosthet Dent. 2000;83(5):590.

Linaburg RG, Marshall FJ. The diagnosis and treatment of vertical root fractures report of a case. J Am Dent Assoc. 1973;86(3):679-83.

Magne P, Knezevic A. Simulated fatigue resistance of composite resin versus porcelain CAD/CAM overlay restorations on endodontically treated molars. Quintessence Int. 2009;40(2):125-33.

Magne P, Schlichting LH, Paranhos MP. Risk of onlay fracture during pre-cementation functional occlusal tapping. Dent Mater. 2011;27(9):942-7.

Mai S, Kim YK, Kim J, et al. In vitro remineralization of severely compromised bonded dentin. J Dent Res. 2010;89(4):405-10.

Malacarne J, Carvalho RM, de Goes MF. Water sorption/solubility of dental adhesive resins. Dent Mater. 2006;22(10):973-80.

Martignoni M, Schonemberger A. Precision fixed prosthodontics: clinical and laboratories aspects. Chicago: Quintessence Publishing; 1990.

Mc Cracken. Prótesis parcial removible. 10.a ed. Buenos Aires: Médica Panamericana; 2004.

McLean JW. The clinical use of glass-ionomer cements. Dent Clin North Am. 1992;36(3):693-711.

Mendoza DB, Eakle WS, Kahl EA, Ho R. Root reinforcement with a resin-bonded preformed post. J Prosthet Dent. 1997;78(1):10-4.

Morris HF. Department of Veterans Affairs Cooperative Studies Project No. 242: Quantitative evaluation on the mar-ginal fit of cast ceramic, porcelain shoulder and cast metalic full crown margins. J Prosthet Dent. 1992;67(2):198-204.

Mou SH, Chai T. The pontic-splinted procedure for tooth and denture base additions in denture repair. J Prosthet Dent. 2001;85(2):126-8.

Naylor WP, Beatty, MW. Materials and techniques in fixed prosthodontics. Dent Clin North Am. 1992;36(3):665-92.

Nico HJ y col. An experimental porcelain repair system evaluated under controlled clinical conditions. J Prosthet Dent. 1992;68(5):724-7.

Nocchi C. Odontología restauradora: salud y estética. 2.a ed. Buenos Aires: Médica Panamericana; 2008.

Nowlin TP, Barghi N, Norling BK. Evaluation of the bonding of three porcelain repair system. J Prosthet Dent. 1981;46(5):516-8.

Obermayr G, Walton RE, Leary JM, Krell KV. Vertical root fracture and relative deformation during obturation and post cementation. J Prosthet Dent. 1991;66(2):181-7.

Olin PS. Effect of prolonged ultrasonic instrumentation on cemented cast crowns. J Prosthet Dent. 1990;64(5):563-5.

Ozel E, Korkmaz Y, Attar N. Influence of location of the gingival margin on the microleakage and internal voids. J Contemp Dent Pract. 2008;9(7):65-72.

Padilla MT, Bailey JH. Margin configuration, die spacers fitting of retainers crowns and soldering. Dent Clin North Am. 1992;36(3):743-64.

Paulette Spencer, Qiang Ye, Jonggu Park et al. Adhesive/dentin interface: the weak link in the composite restoration. Ann Biomed Eng. 2010;38(6):1989-2003.

Peumans M, Kanumilli P, De Munck J, et al. Clinical effectiveness of contemporary adhesives: a systematic review of current clinical trials. Dent Mater. 2005;21(9):864-81.

Preethi G, Kala M. Clinical evaluation of carbon fiber reinforced carbon endodontic post, glass fiber reinforced post with cast post and core: A one year comparative clinical study. J Conserv Dent. 2008;11(4):162-7.

Prince J, Donovan TE, Presswood RG. The all-porcelain labial margin for ceramomental restorations: a new concept. J Prosthet Dent. 1983;50(6):793-6.

Rada RE. Intraoral repair of metal ceramic restorations. J Prosthet Dent. 1991;65(3):348-50.

Roesch RL, Peñaflor EF, Navarro MR, et al. Tipos y técnicas de blanqueamiento dental. Oral. 2007;8(25):392-5.

Rosenstiel SF, Land MF, Fujimoto, J. Prótesis fija contemporánea. España: Elsevier; 2008.

Saltzberg DS, Ceravolo FJ, Holstein F, et al. Scanning microscope study of the junction between restorations and gingival cavosurface margins. J Prosthet Dent. 1976;36(5):517-22.

Samani SI, Harris WT. A procedure for repairing fractured post-core restorations. J Prosthet Dent. 1978;39(6):627-31.

Schilder P. Imagen y apariencia del cuerpo humano. Barcelona: Paidós; 1983.

Sivers JE, Johnson WT. Restoration of endodontically treated teeth. Dent Clin North Am. 1992;36(3):631-50.

Skucaite N, Peciuliene V, Vitkauskiene A, Machiulskiene V. Susceptibility of endodontic patho-gens to antibiotics in patients with symptomatic apical periodontitis. J Endod. 2010;36(10):1611-6.

Skucaite N, Peciuliene V, Vitkauskiene A, Machiulskiene V. Susceptibility of endodontic pathogens to antibiotics in patients with symptomatic apical periodontitis. J Endod. 2010;36(10):1611-6.

Smith B. Planificación y confección de coronas y puentes. Barcelona: Salvat; 1991.

Sorensen JA, Martinoff JT. Intracoronal reinforcement and coronal coverage: a study of endodontically treated teeth. J Prosthet Dent. 1984;51(6):780-4.

Tam L. Effect of potassium nitrate and fluoride on carbamide peroxide bleaching. Quintessence Int. 2001;32(10):766-70.

Theodosopoulou JN, Chochlidakis KM. A systematic review of dowel (post) and core materials and systems. J Prosthodont. 2009;18(6):464-72.

Thomas JG, Nakaishi LA. Managing the complexity of a dynamic biofilm. J Am Dent Assoc. 2006;137 Suppl:10S-15S.

Williamson RT, Breeding LC. Removing a cemented fixed prostheses using a crown remover. J Prosthet Dent. 1993;69(6):634-5.

Wortbington P, Branemark PI. Advanced osseointegration surgery. Illinois: Quintessence Books; 1992.

Xia Y, Zhang F, Xie H, Gu N Nanoparticle-reinforced resin-based dental composites. J Dent. 2008;36(6):450-5.

Ye Q, Spencer P, Wang Y, Misra A. Relationship of solvent to the photopolymerization process, properties, and structure in model dentin adhesives. J Biomed Mater Res A. 2007;80(2):342-50.

Yüksel E, Zaimoğlu A. Influence of marginal fit and cement types on microleakage of all-ceramic crown systems. Braz Oral Res. 2011;25(3):261-6.

Zadik Y, Levin L. Clinical decision making in restorative dentistry, endodontics, and antibiotic prescription. J Dent Educ. 2008;72(1):81-6.

CAPÍTULO 20

Aspectos psicológicos de la atención de urgencias odontológicas en tiempos de pandemia

Sonia Juliana Pérez Pérez

La vida en tiempos de pandemia conlleva demandas y desafíos sobre el individuo que pueden comprometer su salud mental. En el contexto actual, como en el caso de la emergencia sanitaria causada por la COVID-19, donde se evidencian efectos psicosociales entre los que se destacan el aumento del estrés, la ansiedad y la depresión en todo tipo de poblaciones, sin importar edad, sexo, nivel económico o educativo, son comunes las preocupaciones sobre los ajustes necesarios al estilo de vida, el sentimiento de vulnerabilidad, la angustia por las dificultades económicas emergentes y el duelo frente a la pérdida de seres queridos, así como el temor a la enfermedad y a la muerte.

Las urgencias odontológicas que se presentan en medio de una pandemia agregan un nuevo ingrediente al coctel de emociones y pensamientos negativos de los individuos. Como todo profesional de la salud, el odontólogo busca el bienestar de sus pacientes, por lo cual está llamado a ejercer su labor con sensibilidad social, solidaridad y respeto de sus necesidades psicológicas.

🖥 Caso clínico

Tomemos, por ejemplo, una mujer de 67 años de edad con inflamación en la parte izquierda de la cara y dolor en los dientes. Desconoce el origen de los síntomas y evita acudir a un especialista debido al riesgo de contagio en plena emergencia sanitaria. Entre sus antecedentes se encuentran varios tratamientos de conductos e implantes, además de rinitis alérgica y sinusitis crónica. Durante dos semanas toma analgésicos y antiinflamatorios, pero su salud empeora; así que decide llamar a su odontólogo, quien le solicita la toma de radiografías y le asigna una cita de urgencias. Se prepara para salir de su casa por primera vez en meses, con todas las medidas de bioseguridad que recomiendan los organismos de salud. Siente frustración por su situación y piensa: *Ojalá no tenga nada grave, que la solución a mi problema sea fácil, que el tratamiento no sea doloroso*. Además, le surgen pensamientos relacionados con la pandemia: *¿Es el consultorio un lugar seguro? ¿Y si me contagio? ¿Y si mi familia se enferma por mi culpa? ¿Será preferible aguantar el dolor y posponer la cita?*

Resulta claro que el odontólogo, además de tener los conocimientos científicos y técnicos propios de su profesión, requiere tener un acercamiento a esta paciente que redunde en su bienestar y que promueva un espacio óptimo de trabajo.

Las habilidades blandas se entienden como los "rasgos de carácter y actitudes que afectan la capacidad de las personas para trabajar o interactuar con otros", y determinan un desempeño laboral idóneo, por lo cual son fundamentales en cualquier profesional de la salud. Cabe mencionar que la empatía es la habilidad fundamental que le permitirá al odontólogo ponerse en los zapatos de sus pacientes y, entonces, tratarlos con dignidad.

Diversos estudios permiten vislumbrar lo que esperan quienes asisten a una consulta odontológica, además de la solución de su problema dental: un trato gentil, respeto por los tiempos, que el profesional se muestre interesado en el caso y, en general, una actitud comprensiva. Algunos de los aspectos que se valoran positivamente son el tono de voz pausado y suave, el ánimo sereno que proyecta confianza en sí mismo, la apertura a conversar sobre el diagnóstico, las causas de los síntomas y la propuesta de tratamiento, con capacidad de escucha y explicaciones claras.

Ahora bien, durante una emergencia sanitaria es necesario tener en cuenta aspectos psicológicos adicionales. Es importante que la relación esté basada en la compasión hacia la situación del paciente, que sea solidaria con sus miedos, que los tiempos para la recuperación sean esperanzadores y que la actitud ofrezca tranquilidad. Se debe evitar generar sentimientos de culpa por las conductas que hayan desencadenado la sintomatología actual (por ejemplo, la mala higiene bucal, no usar la placa miorrelajante, haberse automedicado o tardarse demasiado en buscar ayuda). El estrés, la ansiedad o la depresión derivada de la situación sanitaria pueden ser las razones de la conducta inadecuada. Es necesario llamar la atención sobre los hábitos que se deben corregir, manteniendo un trato amable y optimista, con el ánimo pedagógico de generar reflexiones para prevenir daños futuros.

Es probable que una de las inquietudes más frecuentes del paciente esté relacionada con el riesgo de contagio durante su consulta. El odontólogo tiene la obligación de tomar todas las medidas de autocuidado y cuidado para todos, incluso tratando a sus pacientes como casos sospechosos o probables. Dar a conocer dichas disposiciones a todo visitante del consultorio generará tranquilidad y confianza. Generalmente, nos sentiremos más seguros si sabemos que el personal no minimiza esfuerzos para evitar contagios, que cumplen todos los protocolos de asepsia previos y posteriores a nuestra cita.

A su vez, el paciente necesita ser informado sobre el comportamiento que se espera de él durante la consulta. Por ejemplo, se debe explicar si necesita cumplir reglas de distanciamiento social, uso de mascarilla y desinfección de manos, entre otras. Cuando el paciente sabe cómo debe comportarse, se sentirá más a gusto, menos temeroso y tendrá un mayor autocontrol. Invitarlo a conservar la calma en todo momento y manifestar el interés por ayudarlo suele ser de utilidad. Asimismo, explicar claramente las precauciones después del procedimiento, así como resolver las dudas que emerjan, redundará en su bienestar psicológico a futuro.

Por último, cabe añadir que los profesionales de la salud se encuentran en una posición protagónica en tiempos de pandemia, lo cual puede generar estrés, una mayor complejidad laboral debido a los protocolos de bioseguridad, dificultades financieras, temor a enfermar o a contagiar a familiares y pacientes. Los odontólogos y su equipo de trabajo también están sometidos a nuevos desafíos, nuevas formas de organización, limitaciones de tiempo, problemas para acceder a algunos recursos necesarios, y afectaciones de todo tipo generadas por la crisis. Es pertinente que cuenten con estrategias de ayuda y acompañamiento que les permitan conservar su estabilidad emocional, reconociendo sus necesidades psicológicas y buscando apoyo profesional cuando así lo requieran.

Resumen

Una pandemia puede generar ansiedad, estrés y depresión, preocupaciones de contagio y temor en pacientes que acuden a consulta por urgencias odontológicas, ante lo cual el odontólogo requiere tener habilidades blandas como la empatía y la solidaridad. Debe ser sensible a los sentimientos de culpa que pueda tener el paciente, orientándolo con comprensión y respeto. Es importante que transmita calma y seguridad al explicar las estrategias de prevención del contagio que mantiene en su consultorio, que aclare el comportamiento que espera del paciente para reducir dicho riesgo y que despeje sus dudas frente a los procedimientos y cuidados futuros.

Autoevaluación

1. ¿Qué son las habilidades blandas?

2. ¿Cuál es el trato que espera recibir un paciente de parte del odontólogo durante una consulta?

3. ¿Qué conductas del odontólogo transmiten calma y confianza al paciente en tiempos de pandemia?

4. ¿Por qué es importante que el odontólogo sepa escuchar al paciente, aclarar sus dudas y explicar sus protocolos de bioseguridad?

Bibliografía

Amaíz AJ, Flores MA. Estrategias de intervención psicológica de acuerdo a las condiciones clínicas y las variables biopsicosociales del adolescente en la consulta odontológica: Revisión de la literatura. Odovtos-Int J Dent Sc [internet]. 2019 [citado: 2021 jun. 5];21(3):53-63.

Castro-Rodríguez Y, Valenzuela-Torres O. Implications of COVID-19 pandemic for dental care: a perspective for clinical dentists. Rev haban cienc méd [internet]. 2020 [citado: 2021 jun. 4];19(4): e3410.

Huarcaya-Victoria J. Consideraciones sobre la salud mental en la pandemia de COVID-19. Rev Peru Med Exp Salud Publica [internet]. 2020 [citado: 2021 jun. 5]; 37(2):327-34

Urbina-Soto M. Habilidades blandas en las Ciencias de la Salud. RHCS [internet]. 2019 [citado: 2021 jun. 5];5(4):125-6.

Velásquez-González A, Sepúlveda-Verdugo C, Ortuño-Borroto D, Barrientos-Morales C. Recomendaciones para resolución de urgencias odontológicas en atención primaria de salud durante la pandemia de SARS-CoV-2. Int. J. Odontostomat [internet]. 2020 [citado: 2021 jun. 6]; 14(4):548-54.

CAPÍTULO 21

Urgencias en odontopediatría

Ángela María Tovar Chinchilla

Introducción

Las urgencias más comúnmente encontradas en el consultorio odontopediátrico son, en primer lugar, de origen dental; en segundo lugar, el trauma dentoalveolar, y por último, los procesos infecciosos.

La atención de urgencias puede llegar a ser traumática tanto para el niño como para los padres, si no la realizamos de forma adecuada y rápida. Es importante calmarlos, transmitirles seguridad en el procedimiento y establecer el diagnóstico en el menor tiempo posible.

Dolor de origen dental

El dolor puede ser, o no, de origen dental. Cuando encontramos dolor de origen dental, generalmente es unilateral, a menos que haya compromiso de ambos arcos dentales. Para el niño puede ser difícil localizar el dolor, y puede reflejarse en otro diente del mismo lado. El origen más común es la pulpa dental.

El dolor puede ser provocado por estímulos como el frío, el calor, el dulce, o simplemente al morder, en estos casos se debe pensar en una pulpitis reversible; o puede ser espontáneo y será indicativo de una pulpitis irreversible, generalmente acompañada por molestia en la papila interdental inflamada por empaquetamiento de alimentos.

En caso de que el paciente sea un bebé o un niño de corta edad, el profesional debe tener un poco más de habilidad para identificar la causa del dolor, ya que el niño no podrá identificar su origen.

Pulpitis reversible

Es una inflamación del tejido pulpar, en la cual se presenta dolor intermitente y agudo que aparece después de un estímulo, respondiendo más al frío que al calor. Tiene un periodo corto de duración y desaparece una vez que se retira el estímulo. No hay sensibilidad a la percusión ni tampoco cambios periapicales. Radiográficamente se encontrará una caries o una restauración defectuosa.

🖥 Caso clínico 1

Paciente de 3 años de edad que asiste a la consulta de urgencias y su madre refiere que llora cuando ingiere líquidos fríos, se lleva constantemente la mano a la boca y no se alimenta bien, ya que se queja durante la masticación.

Se debe realizar una historia clínica, con un cuidadoso examen intraoral y radiográfico para detectar la causa del dolor, que puede ser una caries profunda que compromete la dentina, una restauración defectuosa o una lesión recurrente.

Una vez establecido el diagnóstico, y explicado el procedimiento a los padres, quienes deben firmar el consentimiento informado, se procederá a anestesiar al paciente, aplicando inicialmente anestesia tópica (benzocaína al 18 %) para luego realizar el bloqueo de la zona afectada con la técnica infiltrativa o troncular, según sea la localización superior o inferior. Posteriormente, se hace el aislamiento absoluto del campo operatorio, que permitirá mantener un campo estéril y un mejor manejo del paciente, así como evitar la contaminación y los posibles accidentes operatorios.

Se retira la lesión con fresas de diamante en pera y luego con una cucharilla afilada se elimina la dentina contaminada del piso y paredes de la cavidad. Debe tenerse en cuenta que el espesor de los tejidos dentarios en dientes temporales es menor que en los dientes permanentes y, por lo tanto, se puede estar muy cerca del tejido pulpar. Luego, debe aplicarse la protección pulpar indirecta con liners de ionómero de vidrio o con hidróxido de calcio fotopolimerizable para evitar la inflamación posterior del tejido, que causaría una pulpitis irreversible. Enseguida se procede a restaurar la lesión con un material que garantice el sellado definitivo de la cavidad —un material adhesivo—, siempre y cuando la línea terminal de la preparación se encuentre en esmalte; o con amalgama, compómero o ionómero modificado con resina, en caso contrario.

Figura 21.1. a) Zonas de dentina cariada, b) restauración de la lesión

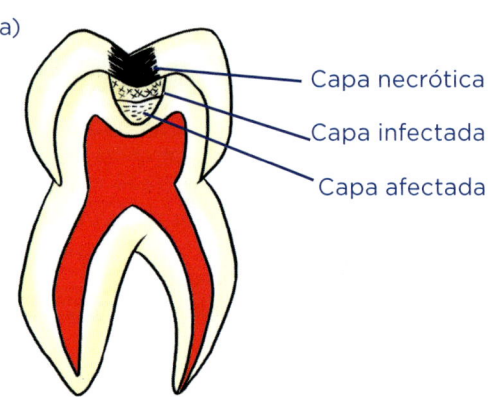

a)

Capa necrótica

Capa infectada

Capa afectada

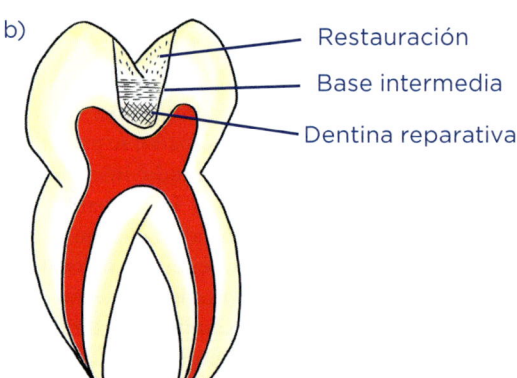

b)

Restauración

Base intermedia

Dentina reparativa

En algunos casos, cuando el diagnóstico es de pulpitis reversible se puede producir una exposición accidental de la pulpa al hacer la remoción de la dentina afectada (figura 21.1), por lo cual, se debe realizar una pulpotomía, que es la remoción completa de la pulpa cameral: se hace la apertura de la cámara pulpar, luego con una cucharilla afilada se efectúa el corte del tejido a la entrada de los conductos radiculares, se hace hemostasia con una mota de algodón humedecida en agua destilada, se fija el tejido pulpar remanente con un material que produzca la coagulación de las proteínas o cicatrización —MTA, formocresol, glutaraldehído, combinación de hidróxido de calcio y yodoformo, electrocauterio—, para conservar la vitalidad en el tejido pulpar intrarradicular y luego se obtura la cámara pulpar con eugenolato para posteriormente restaurar el diente con corona de acero, en caso de que sea un molar (figura 21.2).

Figura 21.2. Pulpotomía apertura cameral y remoción del tejido

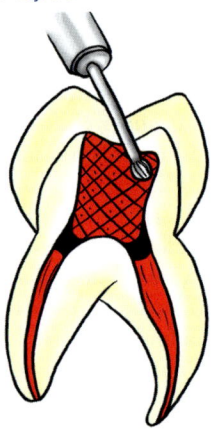

Es muy importante tener en cuenta el manejo del comportamiento del paciente pediátrico, especialmente en una cita de urgencias, ya que tanto el niño como sus padres se encuentran ante una situación que genera aprehensión y requiere un manejo adecuado. Se usarán para ello recursos de comunicación, como la técnica *diga, muestre, haga*, para llevar al paciente a un estado de relajación y confianza en el profesional que permita la adecuada realización del procedimiento; sin olvidar que es una cita de urgencias, en la cual es imprescindible terminar el tratamiento.

Pulpitis irreversible

Es una inflamación pulpar causada por un irritante nocivo. Ocurre cuando hay sucesivos ataques que generan áreas de inflamación local o necrosis dentro de la pulpa. El dolor es causado no solo por el paso de fluidos dentro de los túbulos dentinarios, sino por el aumento de la presión intrapulpar. En estos casos hay un dolor intenso, espontáneo, que persiste, aunque se retire el estímulo y que puede aumentar con los cambios posicionales. Responde de manera exagerada al calor. Algunas veces puede manifestarse alivio con el frío, por la vasoconstricción y disminución de la presión intrapulpar. El problema puede persistir por semanas y parar de repente cuando la pulpa entra en estado de necrosis. La causa más frecuente es la caries dental, aunque también puede presentarse como resultado de un procedimiento operatorio, o de un trauma dental.

Caso clínico 2

Paciente de 5 años de edad que asiste al consultorio, su madre refiere que pasó toda la noche con dolor intenso al lado superior derecho, que no cede con analgésicos. Al examen clínico se encuentra una lesión de caries profunda oclusomesial (OM) en el 55, con inflamación gingival.

Después de realizar la historia clínica y el examen radiográfico, y una vez establecido el diagnóstico, se procede a anestesiar y a aislar el campo operatorio como se explicó en el caso 1.

Debido a la condición irreversible del proceso inflamatorio, es necesario realizar una pulpectomía y endodoncia convencional.

Se realiza la apertura de la cámara pulpar con una fresa de diamante en pera o redonda (figuras 21.3 y 21.4), previa conductometría tentativa, medida tomada en la radiografía inicial, se retira la totalidad del tejido pulpar instrumentando e irrigando con hipoclorito de sodio al 2,5 %. Si el tiempo de la cita lo permite, se realiza la endodoncia convencional obturando con un material biocompatible y reabsorbible —combinación comercial de hidróxido de calcio y yodoformo, o con eugenolato de zinc—; en caso contrario, se cita al paciente

nuevamente para finalizar el tratamiento de endodoncia y restaurar con corona de acero.

Es importante valorar la importancia del diente en el arco y la posibilidad de restauración, pues si esta última no es posible, habrá que realizar la exodoncia del diente temporal. Cuando en un paciente aún no ha erupcionado el primer molar permanente, es muy importante conservar el molar, ya que es una guía para la erupción del permanente.

Figura 21.3. Pulpotomía, apertura cameral y remoción del tejido

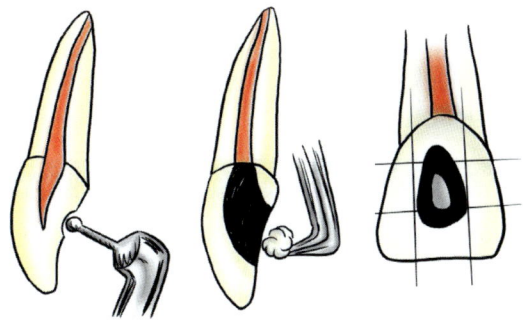

Figura 21.4. Apertura cameral y pulpotomía de molares temporales

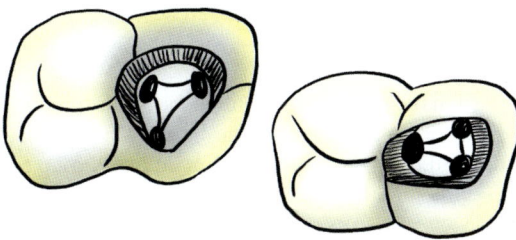

Apertura cameral de los molares superiores

Apertura cameral de los molares inferiores

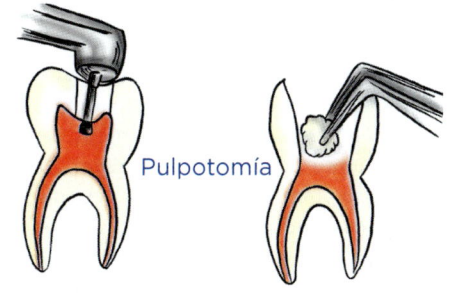

Pulpotomía

Absceso apical agudo

El absceso apical agudo es el resultado de una patología pulpar que progresó y causó una infección en los tejidos perirradiculares. Es la destrucción del tejido y acumulación de exudado purulento en los tejidos periapicales. Esta infección puede diseminarse a la mucosa bucal y al tejido celular subcutáneo, situación que puede incluso llegar a comprometer la vida del paciente pediátrico debido a la rápida diseminación de esta infección. Inicialmente, no se observa inflamación en el paciente, el dolor es agudo, especialmente a la percusión, y genera una sensación de diente extruido con movilidad. En algunos casos, la mucosa bucal alrededor del ápice del diente está enrojecida. Posteriormente, se observa inflamación intra o extraoral y puede haber fiebre y malestar general.

📺 Caso clínico 3

Paciente de 6 años de edad que consulta por dolor agudo, con inflamación de la hemicara derecha inferior. Al examen clínico se observa lesión de caries extensa en el 84 con inflamación en el surco yugal, dolor a la palpación y movilidad dental. La madre refiere estado febril y malestar general de un día de evolución.

El manejo de este paciente debe ser hospitalario para controlar la fase aguda. Una vez hospitalizado se iniciará la administración de antibiótico por vía parenteral —penicilinas como primera elección—, y una vez controlado el proceso agudo, cuando el paciente ya no tiene fiebre y la inflamación comienza a ceder, se realiza la exodoncia del diente temporal y se continúa el manejo terapéutico con antibióticos por vía oral.

Trauma dentoalveolar

El trauma dentoalveolar en la dentición temporal es muy común y generalmente se presenta en los dientes anteriores. La mayoría de los casos ocurre entre los 1 y 2 años, cuando el niño está aprendiendo a caminar. Las lesiones de los tejidos de soporte son más comunes debido, tal vez, a la plasticidad del hueso alveolar.

Como las raíces de los dientes temporales están en estrecha relación con el germen del permanente, cualquier impacto en los dientes deciduos puede ser transmitido a los dientes permanentes en desarrollo. Así, el tratamiento del trauma en los temporales está directamente relacionado con la seguridad del diente permanente en desarrollo. El tratamiento de la urgencia es muy importante para disminuir el riesgo de complicaciones futuras con el diente en desarrollo, por esto se debe establecer un periodo de observación con intervalos variables de acuerdo con la gravedad de la lesión.

Son muy comunes los traumas en dientes deciduos con dislocamiento de uno o más dientes y en la mayoría de los casos requieren un mínimo de tratamiento. Se debe lavar el área del tejido afectado con agua o con solución salina, suturar si es necesario, previa anestesia local, y debe considerarse la necesidad de cobertura antibiótica de 5 a 7 días, dependiendo del origen del trauma. Luego, debe controlarse al paciente 7 a 10 días después.

Al realizar la historia clínica es importante registrar la hora del trauma, ya que el lapso transcurrido entre este momento y la atención odontológica puede influenciar el pronóstico del diente. Se debe registrar el sitio donde ocurrió, la causa, la historia de lesiones anteriores, signos y síntomas neurológicos, síntomas dentales, historia médica del paciente, y debe realizarse un examen físico completo.

En el examen clínico se deben evaluar las lesiones de los tejidos blandos, la movilidad dental, los desplazamientos dentales que incluyen intrusión, extrusión, luxación lateral o avulsión. Deben observarse las fracturas dentales, si se trata de línea de fractura, fractura de esmalte o dentina, si es solo coronal o si es radicular. Es importante verificar si hay fracturas del hueso alveolar, evaluar la vitalidad pulpar y realizar un completo examen radiográfico en el cual se valora el tamaño de la cámara pulpar, la proximidad de fracturas con el tejido pulpar, el estado de desarrollo de la raíz y la relación con los gérmenes de los dientes permanentes.

Los principales objetivos del tratamiento son: prevenir el daño al sucesor permanente, salvar el diente deciduo si es compatible con la salud del permanente, restaurar el diente y la estética del paciente. Todos los traumas en dientes temporales deben ser monitoreados a la semana, al mes, a los tres meses, a los seis meses y al año. Luego, deben controlarse cada año hasta su exfoliación.

Lesiones de los tejidos duros

▸ **Fractura de esmalte:** La fractura de esmalte puede ser pequeña, en cuyo caso se redondean los bordes de la lesión. Si su tamaño es mayor, se restaura con resina compuesta o se realiza una forma plástica dependiendo de la extensión.

▸ **Fractura de esmalte y dentina:** Se realiza la protección de la dentina con liner de ionómero de vidrio o un hidróxido de calcio de fotopolimerización y se restaura con resina compuesta. Puede requerir una forma plástica.

▸ **Fractura de esmalte, dentina y pulpa:** El tratamiento depende de la vitalidad pulpar, si el diente está vital, en pulpas jóvenes se puede realizar una pulpotomía —menores de 4 años—; en caso contrario, se realiza una endodoncia convencional y se restaura con una forma plástica. Todas requieren controles posoperatorios cada dos a tres meses.

▸ **Fractura de esmalte, dentina, pulpa y cemento:** En estos casos, generalmente se debe realizar la exodoncia del diente temporal, ya que la restauración subgingival no es viable.

▸ **Fracturas de la raíz:** Son poco comunes en los dientes temporales, tal vez, debido a la elasticidad del hueso alveolar. Se puede presentar en la porción coronal de la raíz, en cuyo caso se debe extraer la porción coronal y dejar que se reabsorba la porción apical, debido al riesgo de daño al sucesor permanente. Las fracturas del tercio apical y medio se deben ferulizar con férula semirrígida durante dos a tres semanas, si hay movilidad. El tratamiento endodóntico se realizará de acuerdo con el acompañamiento clínico. En las fracturas verticales está indicada la extracción del diente temporal.

▸ **Fracturas de la corona y la raíz:** En estos casos, está indicada la exodoncia del diente temporal.

▸ **Fracturas del proceso alveolar:** Cuando se presentan, debe hacerse la reposición del fragmento y contención con sutura.

Lesiones de los tejidos de soporte

▸ **Concusión:** Es un trauma en la pulpa y el ligamento periodontal. El diente no se desplaza, se afloja y sangra en el surco gingival. Si el paciente se queja de dolor, se debe aliviar la oclusión y recomendar dieta blanda por dos semanas. Se debe advertir a los padres sobre la posibilidad de que se presenten cambios de color. El paciente se controlará en dos meses.

▸ **Subluxación:** El diente comprometido presentará movilidad, mas no desplazamiento. Hay ruptura de algunas fibras del ligamento periodontal con sangrado en el surco gingival. Se indica una dieta blanda y buena higiene oral. Si son niños pequeños, deben suspenderse los hábitos de chupo y biberón. Pueden presentarse cambios de color. La ferulización no siempre es necesaria. Se debe controlar dos meses después.

▸ **Luxación lateral:** Es el desplazamiento vestibular o lingual, mesial o distal con gran daño del ligamento periodontal. En algunos casos se puede realizar la reposición y ferulización con férula semirrígida por dos semanas, siempre y cuando no se sospeche daño al germen del permanente.

▸ **Intrusión:** Es el desplazamiento del diente dentro del alvéolo con fractura ósea. Es el trauma que implica mayor riesgo de afectar al germen del diente permanente. El 90 % de los dientes reerupcionan entre dos y seis meses después. Está indicada la exodoncia cuando hay evidencia de daño del diente permanente, inflamación o formación de abscesos periapicales; cuando el ápice del diente aparece por vestibular, o cuando hay anquilosis del diente intruído.

▸ **Extrusión:** Es la salida parcial del diente de su alvéolo en sentido axial. Generalmente se presenta gran movilidad e interferencia con la oclusión. Si se atiende inmediatamente después del trauma, hay la posibilidad de reposición y ferulización. En algunos casos, cuando el desplazamiento es mayor a 2 mm, la exodoncia es el tratamiento de elección.

▸ **Avulsión:** Es el desplazamiento del diente fuera del alvéolo. En dientes temporales no está indicada la reposición.

Consulta de urgencia por alteraciones bucales en los primeros años de vida

Dientes natales y neonatales

Los dientes natales se encuentran en boca desde el momento del nacimiento. Los dientes neonatales aparecen en la cavidad oral después del nacimiento. En la mayoría de los casos, estos dientes son incisivos inferiores deciduos, otras veces son estructuras mineralizadas o supernumerarias.

Clínicamente pueden ser más pequeños que un incisivo temporal normal, de forma cónica o con cambios de color por esmalte o dentina hipoplásica. Pueden tener origen familiar, hipovitaminosis o asociarse a algún síndrome.

🖥 Caso clínico 4

Madre que asiste a la consulta refiriendo la presencia de un diente en la boca de su bebé desde que nació, que le causa laceraciones en el pezón al amamantarlo y además le observa una lesión sublingual.

Si el diente es inmaduro, con mala implantación, tiene movilidad o es supernumerario, se realizará la extracción después de una semana de vida del bebé, no antes, por las deficiencias en la coagulación al nacimiento.

Los dientes normales que hacen parte de la fórmula dentaria deben conservarse, se les debe hacer un pulido suave del borde incisal para evitar que causen lesiones a la madre y la formación de la úlcera de Riga Fede en el bebé. Si está desmineralizado, se le puede aplicar barniz de flúor cada cuatro meses.

Quistes epiteliales

Son lesiones nodulares, circunscritas, blancas, que frecuentemente presentan los recién nacidos. Si se encuentran en la cresta alveolar se denominan quistes de la lámina dental; si se encuentran en el rafe medio, se llaman perlas de Epstein, y cuando están en la zona vestibular o lingual son nódulos de Bohn. Generalmente, desaparecen en los primeros meses de vida.

🖥 Caso clínico 5

Madre que consulta porque observa unas lesiones blancas, que no producen molestia, en la mucosa bucal del bebé.

En este caso no se necesita ningún tratamiento especial, se recomienda realizar masajes suaves en la mucosa, hasta que desaparezcan.

Quiste de la erupción

Se presenta en algunos dientes en erupción, a causa de la dilatación del espacio folicular. También pueden ser de origen traumático. Generalmente es asintomático, a menos que esté inflamado. Es fluctuante, de color azulado y en algunos casos retarda la erupción dental.

🖥 Caso clínico 6

Madre que consulta porque observa un abultamiento de color morado en la parte posterior superior de la mucosa oral

Se debe realizar un examen clínico y radiográfico que confirmará la presencia de un diente en erupción. Si es asintomático, se espera la ruptura espontánea del mismo. Si produce molestia o ha retrasado la erupción, se puede retirar la mucosa o realizar una incisión para eliminar el líquido acumulado.

Úlceras traumáticas

Generalmente son causadas por iatrogenia, cuando accidentalmente se lesiona la mucosa en un procedimiento operatorio, o cuando el paciente se muerde tras la aplicación de anestesia. Pueden ser superficiales o profundas, con márgenes irregulares y con una superficie blanquecina o amarilla por el proceso de cicatrización. Casi siempre son asintomáticas.

Al realizar el examen clínico se observa una lesión ulcerada, de color blanquecino en la zona anestesiada para el procedimiento operatorio. Es muy importante advertir al paciente y a su acudiente sobre la posibilidad de traumatizar la zona anestesiada cuando se retiran del consultorio. Se indicará en este caso la aplicación tópica de una sustancia que favorezca la cicatrización del tejido, como los enjuagues a base de caléndula y se esperará el tiempo necesario para ella. Se puede recomendar la aplicación de una solución anestésica 15 minutos antes de las comidas. Es importante advertir a la madre que no debe aplicar otras sustancias porque pueden ser irritantes.

Caso clínico 7

Paciente al que se le realizó un procedimiento operatorio el día anterior con aplicación de anestesia, asiste a la consulta porque presenta una lesión en el labio inferior. La madre cree que es una quemadura.

Úlceras aftosas

Estas lesiones pueden tener origen traumático o ser causadas por deficiencia del sistema inmune. Generalmente, son recurrentes y son más comunes en las mujeres. Son dolorosas, circunscritas y pueden ser únicas o múltiples. Cicatrizan en siete a diez días si son pequeñas, y hasta en seis semanas si son mayores.

Queilitis angular

Caso clínico 8

Paciente que consulta por dolor en la zona superior derecha, la madre cree que tiene una caries. El niño no se alimenta bien por el dolor.

Clínicamente se observa una lesión circunscrita, blanca y con bordes enrojecidos que causa dolor. El objetivo del tratamiento es el alivio sintomático de la lesión. Se indica para ello el uso de soluciones anestésicas antes de las comidas, y en casos más severos enjuagues con soluciones antimicrobianas o cicatrizantes.

Se presenta con mayor frecuencia en pacientes respiradores orales y en aquellos que tienen el hábito de humedecer los labios con saliva

constantemente. Puede ser causada por *Candida albicans*, estafilococos o estreptococos. Son fisuras ubicadas en la comisura labial que sangran, pueden presentar una costra superficial, producen ardor y pueden dejar cicatrices. Pueden asociarse a casos de malnutrición.

Caso clínico 9

Paciente que consulta porque presenta una lesión que no cicatriza, sangra con frecuencia y produce dolor y ardor en la comisura labial.

Se recomendará al paciente lubricar los labios, aplicar una pomada antifúngica o un antibiótico de uso tópico. Se realizará una interconsulta con pediatría para valorar el estado nutricional.

Gingivoestomatitis herpética

Es una infección causada por el virus del herpes simple, que se presenta generalmente entre los 2 y los 4 años de edad. Clínicamente se observa inflamación gingival, enrojecimiento y ulceración. La fase aguda puede durar entre siete y diez días, el paciente puede manifestar fiebre y malestar general, dolor de cabeza e imposibilidad para alimentarse. Inicialmente, se observan vesículas que se rompen formando una úlcera dolorosa cubierta por una membrana. Se presentan en la lengua, paladar duro y paladar blando, amígdalas, labios y piso de boca.

Caso clínico 10

Madre que consulta porque su hijo tiene enrojecimiento de la mucosa oral con unas lesiones como ampollas dolorosas, fiebre, irritabilidad y dificultad para alimentarse.

Al realizar el examen clínico se encuentran múltiples lesiones ulcerosas en labios, paladar, piso de boca y lengua, enrojecidas y dolorosas, con inflamación generalizada de la encía marginal. El tratamiento que se indica en estos casos es sintomático, para aliviar el dolor: antipiréticos y analgésicos (por ejemplo, acetaminofén cada seis horas, dosis ajustada por kg de peso), aplicación de soluciones anestésicas antes de las comidas, dieta blanda, poco condimentada y abundantes líquidos, higiene oral estricta, se puede usar una gasa húmeda con solución reepitelizante (por ejemplo, enjuagues de caléndula), en casos de inflamación severa. Se puede indicar un enjuague o aplicación tópica de soluciones antiácidas como las utilizadas en casos de afecciones gástricas, esto con el fin de disminuir la acidez del pH bucal para evitar la replicación viral. No se formularán antibióticos, a menos que haya sobreinfección. Si el paciente está deteriorado sistémicamente, está indicada la hospitalización.

Resumen

La pulpitis reversible es una lesión inflamatoria de la pulpa ocasionada por caries, trauma o iatrogenia. Causa dolor de corta duración que desaparece al retirar el estímulo químico, mecánico o térmico. El tratamiento consiste en retirar el estímulo y restaurar la lesión; si hay exposición pulpar, realizar pulpotomía y corona de acero. La pulpitis irreversible es una lesión inflamatoria con dolor espontáneo intenso ante estímulos térmicos, químicos o mecánicos, que no desaparece al retirar el estímulo. El tratamiento consiste en realizar pulpectomía y endodoncia convencional. El absceso apical agudo es una lesión periapical de origen pulpar con dolor espontáneo, persistente, que aumenta con la presión. Puede haber movilidad, exudado, inflamación intra y extraoral. El tratamiento consiste en antibioticoterapia si hay fiebre y malestar general, y exodoncia del diente temporal. El trauma dentoalveolar es una lesión ocasionada por golpes que pueden afectar los tejidos duros o los tejidos de soporte del diente. Prevalece en la infancia temprana y en la adolescencia. Los factores etiológicos mas frecuentes son las caídas y los accidentes deportivos. El tratamiento depende de la severidad de la lesión y puede ir desde la restauración del tejido fracturado hasta la exodoncia del diente temporal, siempre teniendo como objetivo la preservación del germen del diente permanente. Los dientes natales y neonatales son los que aparecen en boca desde el momento del nacimiento o en los primeros meses de vida. Algunas veces pertenecen a la fórmula dentaria y otras son supernumerarios. Su tratamiento está encaminado a evitar molestias a la madre o al niño por defectos en su formación. Los quistes epiteliales son lesiones que se presentan en la mucosa oral por acumulación de líquido bajo el epitelio, pueden ser secreciones glandulares o sangre. No requieren tratamiento a menos que produzcan sintomatología. Las úlceras bucales son reacciones inflamatorias que afectan la mucosa bucal, pueden ser causadas por iatrogenia, por trauma o por virus herpes. Pueden ser dolorosas. El tratamiento generalmente paliativo se basa en el control del dolor, identificación del agente causal y reepitelialización de la lesión.

Autoevaluación

1. Paciente que consulta de urgencia por dolor que aparece cuando recibe alimentos, en la zona de los molares inferiores derechos. Clínicamente se observa lesión de caries en la superficie proximal de 85. Radiográficamente se observa lesión que afecta el esmalte y la dentina sin compromiso pulpar. Su diagnóstico es:

   a. Necrosis pulpar

   b. Pulpitis reversible

   c. Pulpitis irreversible sintomática

   d. Pulpitis irreversible asintomática

2. Cuando un paciente consulta por inflamación extraoral, con dolor, fiebre y malestar general el diagnóstico es:

   a. Absceso apical agudo

   b. Periodontitis apical asintomática

   c. Hiperemia pulpar

   d. Pulpitis irreversible sintomática

3. ¿Cuál es el tratamiento para una pulpitis reversible con exposición pulpar?

4. ¿Cuál es el tratamiento de la luxación extrusiva en dientes temporales?

5. ¿Cuál es el tratamiento de la avulsión en dientes temporales?

6. ¿Qué es un diente natal?

7. ¿Cuál es el tratamiento para los quistes de la erupción?

8. ¿Cómo debe hacerse el manejo de las úlceras traumáticas en boca?

9. ¿Cuál es el diagnóstico cuando un niño presenta una lesión de color violáceo a nivel de mucosa oral de canino superior sin erupcionar?

Bibliografía

Agamy AH, Bakry NS, Mounir MF, et al. Comparision of mineral trioxide aggregate and formocresol as pulp-capping agents in pulpotomized primary teeth. Pediatric Dent. 2004;26(4):303-9.

Andreasen JO, Andreasen FM, Bakland LK, et al. Manual de traumatología dental. Porto Alegre: Artes Médicas Sul; 2000.

Bordoni N, Escobar A, Castillo R. Odontología pediátrica. Buenos Aires: Médica Panamericana; 2010.

Mejare I, Cvek M. Partial pulpotomy in young permanent teeth with deep carious lesions. Endod Dent Traumatol. 1993;9(6):238-42.

Cohen S, Burn M. Pathways of the pulp, 7.a ed. St. Louis: Mosby; 1998.

Dandashi M, Nasif M, Zullo T, et al. An in vitro comparison of three endodontic techniques for primary incisors. Pediatr Dent. 1993;15(4):254-6.

Eidelman E, Touma B, Ulmansky M, Faden H. Management of primary herpetic gingivostomatitis in young children. Pediatr Emerg Care. 2006;22(4):268-9. Review.

Eppa HR, Puppala R, Kethineni B, Banavath S, Kanumuri PK, Kishore GVS. Comparative evaluation of three different materials: Mineral trioxide aggregate, triple antibiotic paste, and abscess remedy on apical development of vital young permanent teeth. Contemp Clin Dent. 2018;9(2):158-63. doi: 10.4103/ccd.ccd_587_17.

Fox AG, Heeley JD. Histologic study of human primary teeth. Arch Oral Biol. 1980;25(2):103-10.

Fuks A. Pulp therapy for the primary and young permanent dentitions. Dent Clin North Am. 2000;44(3):571-96, vii.

García-Godoy F. Evaluation of an iodoform paste in rooth canal therapy for infected primary teeth. ASDC J Dent Child. 1987;54(1):30-4.

Holan G, Eidelman E, Fuks AB. Long-term evaluation of pulpotomy in primary molars using mineral trioxide aggregate or formocresol. Pediatr Dent. 2005;27(2):129-36.

Holan G. Development of clinical and radiographic signs associated with dark discolored primary incisors following traumatic injuries. Dent Traumatol. 2004;20(5):276-87.

Hugh MK, Consideration for the direct pulp capping procedure in primary teeth: A review of the literature. ASDC J Dent Child. 1992;59(2):141-9.

Junqueira MA, Cunha NNO, Caixeta FF, Marques NCT, Oliveira TM, Moretti ABDS, et al. Clinical, radiographic and histological evaluation of primary teeth pulpotomy using MTA and ferric sulfate. Braz Dent J. 2018;29(2):159-65. doi: 10.1590/0103-6440201801659.

Kimberlin DW. Herpes simplex virus infections of the newborn. Semin Perinatol. 2007;31(1):19-25.

Llewelyn DR, Faculty of Dental Surgery, Royal College of Surgeons. UK National Clinical Guidelines in Paediatric Dentistry. The pulp treatment of the primary dentition. Int J Paediatr Dent. 2000;10(3):248-52.

Mc Donald RE, Avery BR. Dentistry for the child and adolescent. 6.a ed. St. Louis: Mosby; 1994.

Mashida Y. Root canal therapy in deciduous teeth. J Am Dent Assoc. 1983;36(7):796-802.

Nahas P, Correa MS. Odontopediatria na primera infancia. São Paulo: Livraria Santos; 2001.

Nurko C, Ranly DM, García-Godoy F, et al. Resorption of a calcium hydroxide/iodoform paste (Vitapex) in root canal therapy for primary teeth: Case report. Pediatr Dent. 2000;22(6):517-20.

Orstavik D, Pitt Ford TR, editores. Essential endodontology. Oxford: Blackwell Science; 1998.

Pinkham JR, et al. Pediatric dentistry infancy through adolescence. 2.a ed. Filadelfia: W. B. Saunders; 1994.

Rifkin A. A simple effective safe technique for the root canal treatment of abscessed primary teeth. J Dent Child. 1989;47:435-41.

Scully C, Wellbury R. Color atlas of oral diseases in children and adolescents. Londres: Mosby Wolfe Publishing; 1994.

Schwartz RS, Mauger M, Clement DJ, et al. Mineral trioxide aggregate: A new material for endodontics. J Am Dent Assoc. 1999;130(7):967-75.

Subash D, Shoba K, Aman S, Bharkavi SKI, Nimmi V, Abhilash R. Fracture resistance of endodontically treated teeth restored with biodentine, resin modified GIC and hybrid composite resin as a core material. J Clin Diagn Res. 2017;11(9):ZC68-70. doi: 10.7860/JCDR/2017/28263.10625.

Taha NA, Abdulkhader SZ. Full pulpotomy with biodentine in symptomatic young permanent teeth with carious exposure. J Endod. 2018;44(6):932-7. doi: 10.1016/j.joen.2018.03.003.

Tan SY, Yu VSH, Lim KC, Tan BCK, Neo CLJ, Shen L, Messer HH. Long-term pulpal and restorative outcomes of pulpotomy in mature permanent teeth. J Endod. 2020;46(3):383-90. doi: 10.1016/j.joen.2019.11.009.

Torabinejad M, Hong CU, McDonald F, Pitt Ford TR. Physical and chemical properties of a new root-end filling material. J Endod. 1995;21(7):349-53.

Torabinejad M, Chivian N. Clinical applicatios of mineral trioxide aggregate. J Endod. 1999;25(3):197-205.

CAPÍTULO 22

Situaciones de urgencia en ortodoncia

Diana Montoya Guzmán - Claudia Ramírez Villamizar - Luis Pablo Cruz Hervert

Introducción

La mayoría de las situaciones de urgencias en ortodoncia se pueden prevenir fácilmente cuando se establece un programa adecuado de seguridad del paciente en el consultorio odontológico, lo cual se consigue mediante el diseño de mecanismos que reduzcan la probabilidad de incidentes o eventos adversos. Otro factor importante para la prevención de dichas situaciones desfavorables es el conocimiento y adecuado manejo de los insumos y de los dispositivos médicos, para lo cual se sugiere seguir las recomendaciones de sus fabricantes.

Al iniciar los tratamientos de ortodoncia se debe conocer ampliamente la aparatología que se va a utilizar y las fuerzas que producen, ya que una fuerza mal aplicada, puede generar efectos muy nocivos en todo el sistema. También, es importante dar instrucciones claras y precisas al paciente sobre el cuidado de la aparatología y el uso de elementos auxiliares, pues al utilizar mal un dispositivo removible, fracturar un aparato fijo o desplazar un *bracket* es muy probable que se modifiquen las fuerzas y/o que se produzcan fuerzas deletéreas o heridas en los tejidos blandos.

A continuación se describen algunas urgencias comunes durante la consulta de ortodoncia.

Caída de *brackets*, tubos o aditamentos

La caída de *brackets* puede generar tres situaciones: primera, el paciente en la mayoría de los casos no se da cuenta de la situación sino hasta el siguiente control, donde el ortodoncista —retirando el arco— le informa lo ocurrido y hace la reparación; segunda, el *bracket* queda suelto, el paciente siente la molestia, informa lo ocurrido y el ortodoncista puede darle indicaciones para retirar el *bracket* y cementarlo en el siguiente control; y, tercera, es la más molesta y la que representa la verdadera urgencia, cuando el diente tiene una recidiva, es decir, que regresa a su posición anterior y puede generar trauma oclusal.

Trauma oclusal

El *trauma oclusal* se define como una lesión que genera cambios en el ligamento periodontal, hueso alveolar y cemento, como resultado de una fuerza oclusal. El término *fuerza oclusal excesiva* se renombró como *fuerza oclusal traumática*. Las fuerzas excesivas sobre un periodonto intacto se denominan *trauma oclusal primario*.

Las fuerzas oclusales normales y excesivas sobre uno o varios dientes con periodonto reducido pueden generar trauma oclusal secundario. Para determinar el diagnóstico es necesario evidenciar cambios clínicos en el periodonto, y en este caso están indicadas las ayudas diagnósticas, como las radiografías. El signo clínico más evidente es la movilidad progresiva, que se considera patológica. En algunas ocasiones, también se pueden encontrar signos como fremitus, sensibilidad térmica, discrepancias oclusales, migración dental y dientes fracturados. Radiográficamente se observa ensanchamiento del espacio del ligamento periodontal y, algunas veces, reabsorción radicular. Durante el tratamiento de ortodoncia y debido a los cambios en la posición de los dientes, es frecuente encontrarse con signos y síntomas que están relacionados con trauma oclusal.

🖥 Caso clínico 1

Paciente de 38 años de edad que lleva 15 meses en tratamiento de ortodoncia. Asiste a su cita de control y manifiesta sentir aumento de movilidad en la zona de molares del cuadrante inferior izquierdo, y dolor a la masticación. Durante el examen clínico y antes de retirar los arcos, se observa movilidad grado II en las zonas de 46 y 47, sin bolsa periodontal; se toma radiografía de control y se evidencia ensanchamiento del espacio del ligamento periodontal y pérdida ósea horizontal leve que se ha mantenido estable desde el principio del tratamiento. Al analizar la función oclusal se encuentran contactos en protrusiva y en trabajo en 46 y 47. La historia clínica del paciente evidencia que en la última atención de ortodoncia los molares tenían clínica y radiográficamente una inclinación, para lo cual se realizó una mecánica para verticalizarlos con un alambre de acero, lo que generó extrusión y, a su vez, ocasionó las interferencias.

▶ Tratamiento: El tratamiento de elección y debido a que se van a seguir registrando cambios en la posición de los dientes, *no es ajuste de oclusión*, pero sí se busca compensar las interferencias con el uso de topes de mordida para levantar unos milímetros la oclusión mientras se logra estabilizar el cuadrante. Adicionalmente, se prefiere mantener el arco de acero de un calibre menor, como 0,016″-0,018″, mientras se estabiliza la movilidad, esperando que vuelva a la normalidad en el siguiente control.

🖥 Caso clínico 2

Paciente de 25 años de edad que inició su tratamiento con un periodonto sano, pero con apiñamiento dental severo. Lleva en tratamiento seis meses, con la técnica de autoligado. Cuando sus dientes ya estaban bien alineados, descementó el *bracket* de un premolar y este empezó a recidivar, lo que gene-

ró un fuerte contacto con su antagonista. Informó un dolor muy intenso en ese diente y movilidad.

▶ Diagnóstico: En este caso es fácil determinar que se trata de trauma oclusal primario por las características del dolor y movilidad, y porque se presenta sobre un periodonto sano. Cuando un diente rota, es muy probable que se modifiquen los puntos de contacto con su antagonista y que generen fuerzas que pueden exceder la capacidad de adaptación de estos dientes.

▶ Tratamiento: Se cementó el *bracket* que faltaba y se disminuyó el calibre del arco. La técnica ortodóncica empleada es Autoligado doble arco, calibre 0,010″ (fuerzas ligeras); adicionalmente, se utilizó láser de diodo de 940 nanómetros para el manejo del dolor y para la aceleración del movimiento de ortodoncia, por tanto, la paciente salió de la consulta sin dolor. A medida que el premolar regresa a su posición, el trauma disminuye. Se cita para control en 15 días.

Ingesta de cuerpo extraño (deglutir arcos, retenedores fijos, *brackets*, tubos, sobrantes de corte distal, llaves activadoras, bandas)

🖥 Caso clínico 3

Un paciente fue remitido por el cirujano maxilofacial y el rehabilitador oral para armonizar sus arcos dentales y corregir su maloclusión, ya que presentaba varias zonas edéntulas, colapso de mordida posterior, mordida cruzada anterior y adicionalmente tenía compromiso periodontal. Este paciente tiene un alto cargo ejecutivo y su tiempo para asistir a la consulta era muy limitado, por lo cual cancelaba muchas citas de control de ortodoncia.

En pacientes con compromiso periodontal se deben aplicar fuerzas muy bajas debido a que el centro de resistencia cambia porque el nivel óseo es menor. El protocolo de cualquier tratamiento de ortodoncia sugiere iniciar el tratamiento con alambres de bajo calibre, y debido a su colapso de mordida posterior es fundamental llevarlo hasta los molares para poder enderezarlos; sin embargo, como en este caso el paciente presenta zonas edéntulas, el alambre se fleja al masticar, por lo que es necesario cambiar frecuentemente el arco para evitar la fractura por fatiga. Pasado un tiempo, el paciente no pudo regresar a sus controles, el alambre se fracturó durante la cena y deglutió el extremo del arco. Por tal motivo, el paciente fue llevado de urgencia a la clínica, donde le tomaron una radiografía y le realizaron la extracción del extremo del arco.

▶ Tratamiento: Se le realizó una esofagogastro-duodenoscopia en la hipofaringe, en el pliegue aritenoepiglótico derecho, en la cual se observó un objeto metálico lineal de aproximadamente 3 cm de longitud incrustado en el tejido, el cual se logró retirar de la zona (figura 22.1).

Figura 22.1. Imagen radiográfica donde se observa el alambre fracturado

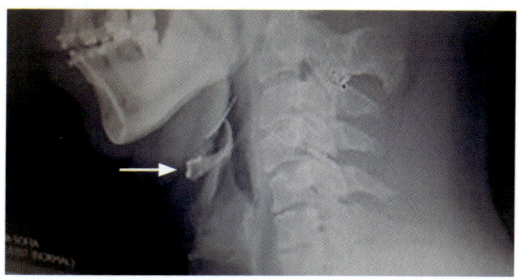

Es importante indicarle al paciente desde el principio del tratamiento que los síntomas de la ingestión de un elemento ortodóncico no siempre aparecen de inmediato. Alrededor del 80-90 % de los objetos ingeridos llegan al estómago sin síntomas ni complicaciones. En la mayoría de los casos, los pacientes pueden no darse cuenta de que se han tragado algún aditamento ortodóncico.

Cuando el tratamiento se hace con *brackets* de autoligado se tiene una ventaja y es que el *bracket* por lo general se queda pegado al arco y no es fácil que el paciente se lo trague, mientras que en los *brackets* de ligado convencional, es más probable que los elásticos cedan y el *bracket* se desprenda del arco.

Fracturas dentales como consecuencia de aparatología de ortodoncia o instrumental

Los dos tipos de adhesión que se pueden producir en ortodoncia son adhesión mecánica y adhesión química. La adhesión mecánica se realiza por la penetración del material de cementación en las rugosidades de la superficie. La adhesión química corresponde a la unión íntima, a escala molecular, entre la base y el adhesivo. Se puede llevar a cabo en forma de uniones iónicas o covalentes. En ortodoncia, la sujeción de los aditamentos es temporal, por lo cual, la adhesión debe ser un proceso reversible que no deje daños permanentes en la superficie del esmalte una vez retirados al concluir el tratamiento.

🖥️ Caso clínico 4

Paciente de 24 años de edad que lleva 16 meses en tratamiento de ortodoncia. En su cita de control manifiesta que al morder un objeto duro tumbó uno de sus *brackets*, al examen clínico presenta ausencia del *bracket* del 14.

▶ Diagnóstico: Fractura coronal no complicada del esmalte en la cara vestibular del 14. Este tipo de fracturas se asocian a la fuerza que se produjo al momento de morder el objeto.
▶ Tratamiento: Reconstrucción con resina de la cara vestibular del 14 y cementación del *bracket* Se dieron indicaciones de cuidado de la aparatología.

Absceso periodontal por impactación

El absceso periodontal se considera una urgencia, y se puede presentar en pacientes con o sin antecedentes de bolsa periodontal previa. Está generalmente asociado a la impactación, de elementos como restos de seda dental, elásticos, separadores ortodóncicos, restos de alimentos y restos de material cementante. Lo primero que se observa es una invasión bacteriana, relacionada con el elemento que causa la lesión, lo que genera una respuesta inflamatoria *in situ* asociada a neutrófilos polimorfonucleares y otras células inmunitarias. En general, este sistema de defensa no logra eliminar el cuerpo extraño, lo que aumenta la respuesta inflamatoria, se inicia la producción de exudado generada por la degranulación y la necrosis, lo que da como resultado la formación de un absceso.

Las bandas elásticas de ortodoncia se han descrito frecuentemente como causantes de pérdida de soporte periodontal cuando, de forma inadvertida, se desplazan dentro del surco gingival y generan un absceso periodontal. Si no se diagnostica la afección y se retira el factor iatrogénico, se puede generar pérdida dental.

🖥 Caso clínico 5

Paciente de 21 años de edad que asiste a la consulta de ortodoncia para cementación de bandas. Manifiesta dolor espontáneo recurrente en la zona de molares inferiores, cuadrante inferior izquierdo, refiere sangrado e inflamación localizada en esa zona; la historia clínica informa que una semana antes estuvo en cita de profilaxis oral, inició su tratamiento de ortodoncia ese mismo día con colocación de separadores en la zona interproximal de 36-37 y 46-47 y está programada para cementación de bandas 8 días después. Al realizar el examen clínico no se encuentra el separador de ese cuadrante. Se encuentra profundidad de sondaje entre 36 y 37 de 7 mm con sangrado, exudado y dolor, y ligero aumento de la movilidad, clasificada como grado 2. Al ser interrogada la paciente acerca del separador, informa no ser consciente de su desplazamiento o de su pérdida. Se sospecha entonces de impactación de este aditamento. Se toma radiografía de control, en la que se observa ligero ensanchamiento del ligamento periodontal en zona distal del 36.

▶ Tratamiento: Previo enjuague dental con clorhexidina y cloruro de cetilpiridinio al 0,12 % se coloca anestesia infiltrativa en la zona vestibular y se realiza suavemente la inspección con un explorador alrededor de la superficie interproximal; una vez se detecta el elemento impactado se engancha con el explorador y se tracciona suavemente hacia vestibular. Terminado este procedimiento, se realiza una última inspección y se irriga abundantemente con clorhexidina al 0,12 %. Se dan instrucciones de higiene oral y se cita en 8 días para volver a posicionar el separador.

Agrandamiento gingival asociado a elementos de anclaje temporal

En la práctica de la ortodoncia se utilizan diferentes tipos de aditamentos para controlar o distribuir mejor las fuerzas, especialmente en pacientes poco colaboradores o con afección periodontal. Estos elementos se conocen como *elementos transicionales de anclaje* (TAD, por las iniciales en inglés *temporary anchorage device*). Tienen diferentes diámetros y longitudes y se confeccionan con varios materiales. La tasa de éxito de los miniimplantes es bastante alta, pero depende de diversos factores, especialmente el área donde se colocan, el tipo de tejido periodontal (encía adherida, mucosa), la longitud y el diámetro, así como la fuerza aplicada. Estos elementos son fácilmente insertados y removidos y pueden ser ubicados en varios sitios de la boca, incluso, pueden ser colocados interradicularmente. La característica principal es que están concebidos para que no se oseointegren y su fijación se hace por el diseño de las roscas y por retención mecánica.

🖥 Caso clínico 6

Paciente que asiste a su cita de control y refiere dolor en la zona de anclaje temporal colocado hace más de dos meses. Al examen clínico se observa un agrandamiento gingival asociado a la cabeza del anclaje, tejido edematizado con sangrado espontáneo. En la revisión de la historia clínica se encuentra en la descripción del procedimiento de inserción, que este aditamento quedó ubicado en la zona de mucosa. Características del aditamento: longitud de 8 mm × 1,5 mm de diámetro. No presenta movilidad. Se considera el caso con el ortodoncista y se decide retirar el aditamento.

▶ **Tratamiento:** Previo consentimiento informado y escrito se anestesia la zona (infiltrativa), se realiza asepsia con clorhexidina al 0,12 % y se retira el TAD con el mango de posicionamiento de la casa comercial. Se limpia la zona nuevamente con clorhexidina. Se dan indicaciones de higiene oral. Se cita al paciente en 8 días para control.

Resumen

El trauma oclusal primario o secundario es una patología que se encuentra con frecuencia en ortodoncia y, debido a que genera dolor, movilidad y, en algunas ocasiones, pérdida ósea, se requiere diagnosticarlo y tratarlo adecuadamente. Es necesario que el clínico reconozca cada uno de los signos y síntomas que este presenta. En pacientes con compromiso periodontal se deben aplicar fuerzas muy bajas debido a que el centro de resistencia cambia porque el nivel óseo es menor. El protocolo de cualquier tratamiento de ortodoncia sugiere iniciar el tratamiento con fuerzas ligeras, por eso la utilización de doble arco redondo es una opción ideal para estos casos. En ortodoncia, la sujeción de los aditamentos es temporal, por lo cual, la adhesión debe ser un proceso reversible que no deje daños permanentes en la superficie del esmalte. Los aditamentos de ortodoncia pueden generar problemas periodontales serios si se impactan en el periodonto. No son problemas frecuentes. Lo más importante es tener control sobre los elementos que se instalan en la boca del paciente. Los anclajes temporales se utilizan cada vez más como coadyuvantes en el tratamiento de ortodoncia. Es necesario que el clínico tenga el conocimiento necesario para la ubicación de los mismos y las biomecánicas que va a utilizar. Un anclaje temporal puede generar una infección de leve a moderada, si no se controla adecuadamente.

Autoevaluación

1. ¿Cuáles son las características del trauma oclusal primario?

2. ¿Cuáles son las características del trauma oclusal secundario?

3. ¿Estaría indicado realizar un tallado selectivo si se presenta trauma durante el tratamiento de ortodoncia?

   Sí _____ No _____

4. ¿Qué conducta se debe seguir si se presenta movilidad asociada a trauma oclusal durante un tratamiento de ortodoncia?

5. Señale cuáles son las fuerzas que se deben aplicar en pacientes con compromiso periodontal:

   a. Muy bajas, debido a que el centro de resistencia cambia porque el nivel óseo es mayor.
   b. Muy bajas, debido a que el centro de resistencia cambia porque el nivel óseo es menor.
   c. Muy altas, debido a que el centro de resistencia cambia porque el nivel óseo es mayor.
   d. Muy altas, debido a que el centro deresistencia cambia porque el nivel óseo es menor.

6. ¿Cuáles son los dos tipos de adhesión que se pueden producir en ortodoncia?

   _____ y _____

7. La adhesión en ortodoncia es un proceso reversible.

   Verdadero: ( ) Falso: ( )

8. ¿Qué conducta se debe seguir si no se encuentra uno de los separadores que fue ubicado interproximalmente?

9. ¿Cuál es el procedimiento para retirar el elemento impactado en la encía?

10. ¿En cuánto tiempo se puede volver a colocar el separador?

    a. 2 horas.
    b. 8 horas.
    c. 2 días.
    d. 8 días.

11. ¿Los anclajes temporales están diseñados para oseointegrarse?

12. ¿De qué depende la fijación del anclaje temporal?

13. ¿Es importante el tipo de tejido periodontal para el éxito del anclaje temporal?

Bibliografía

Bannister SR, Dixon DR, Barnes JB, Bisch FC, Campbell CM, Hill M, et al., editors. Glossary of periodontal terms. 4th ed. Chicago: American Academy of Periodontology; 2001. p. 51.

Canut Brusola JA, Ortodoncia clínica y terapéutica. 2.a ed. Barcelona: Editorial Elsevier Masson; 2000.

El-Attar H, El-Kadi A, Rabie A, Ezz-el-Arab A, Salah N, Bedair T. Evaluation of the combined orthodontic-periodontal therapy in the management of extruded anterior teeth in patients with aggressive periodontitis. Int J Health Sci Res. 2019;9(12):25-38.

Fan J, Caton JG. Occlusal trauma and excessive occlusal forces: Narrative review, case definitions, and diagnostic considerations. J Periodontol. 2018;89(Suppl 1):S214-22. doi:10.1002/JPER.16-0581

González-Serrano C, Phark J, Fuentes M, Albaladejo A, Sánchez-Monecillo A,Sillas Jr y Ceballos L. Effect of a single-component ceramic conditioner on shear bond strength of precoated brackets to different CAD/CAM materials. Clin Oral Invest. 2020. https://doi.org/10.1007/s00784-020-03504-0.

Herrera D, Retamal-Valdés B, Alonso B, Feres M. Acute periodontal lesions (periodontal abscesses and necrotizing periodontal diseases) and endoperiodontal lesions. J Periodontol. 2018;89(Suppl 1):S85-102.

Jauhar P, Machesney MR, Sharma PK. Ingestion of an orthodontic archwire resulting in a perforated bowel: A case report. J Orthod. 2016;43(3):237-40. doi: 10.1080/14653125.2016.1201907.

Jepsen S, Caton JG, Albandar JM, Bissada NF, Bouchard P, Cortellini P, et al. Periodontal manifestations of systemic diseases and developmental and acquired conditions: Consensus report of workgroup 3 of the 2017 World Workshop on the Classification of Periodontal and Peri-Implant Diseases and Conditions. J Periodontol. 2018;89(Suppl 1):S237-S248. doi: 10.1002/JPER.17-0733.

Scribante A, Montasser MA, Radwan ES, Bernardinelli L, Alcozer R, Gandini P, et al. Reliability of orthodontic miniscrews: Bending and maximum load of different Ti-6Al-4V titanium and stainless steel temporary anchorage devices (TADs). Materials (Basel, Switzerland). 2018;11(7):1138. https://doi.org/10.3390/ma11071138.

Smith MT, Wong RK. Foreign bodies. Gastrointest Endosc Clin N Am. 2007;17(2):361-82, vii. doi: 10.1016/j.giec.2007.03.002.

Thierens L, Van de Velde T, De Pauw G. Orthodontic management of a migrated maxillary central incisor with a secondary occlusal trauma. Clin Adv Periodontics. 2020;10(1):23-9. https://doi.org/10.1002/cap.10070.

CAPÍTULO 23
Aplicación del láser en urgencias odontológicas

Diana Montoya Guzmán - Hernán Giraldo Cifuentes

Introducción

La tecnología sin duda ha contribuido a establecer diagnósticos cada vez más acertados y rápidos en la práctica odontológica. Así mismo, ha permitido que los tratamientos sean más cortos, menos invasivos y más precisos y efectivos. En este capítulo presentamos algunos usos terapéuticos del láser en odontología, que le brindarán al lector alternativas de tratamiento para sus pacientes en las diferentes especialidades.

Cabe anotar que no cualquier clínico podrá usar un láser por el solo hecho de tenerlo a su disposición, pues el láser en odontología, visto como una ciencia y no como una técnica, exige el riguroso cumplimiento de una curva de aprendizaje basada en la evidencia científica, a través de la formación académica acorde con su especialidad. Por consiguiente, no basta con los simples cursos de formación básica de uno o dos días que suelen ofrecer las casas comerciales, y por eso los autores de este capítulo invitan al lector inquieto por aprender acerca del láser en odontología a acercarse por lo menos a los diplomados de mayor duración que se dictan en el entorno nacional e internacional, o incluso a cursar las maestrías que existen en el espacio europeo.

A continuación, se describen brevemente las aplicaciones de esta tecnología para el tratamiento de algunas urgencias odontológicas. A través de casos clínicos, se presentan los parámetros de aplicación de un láser de diodo de 940 nm para el tratamiento o el apoyo terapéutico de la alveolitis, el dolor articular y miofascial, la hipersensibilidad dentinal, el dolor asociado al movimiento de ortodoncia, el dolor y la inflamación posquirúrgicos, los traumatismos dentoalveolares, las lesiones de tejidos blandos en la cara y la hemorragia. Luego, se describirá la aplicación del láser de erbio cromo para la descementación de carillas cerámicas y al final del capítulo, en las tablas 23.1 y 23.2, se presenta un resumen de los protocolos recomendados para los casos descritos.

Alveolitis

La alveolitis es una de las urgencias odontológicas más comunes. Se manifiesta después de dos o tres días de haber realizado una exodoncia y causa dolor agudo y severo, pero es reversible. En este caso, el láser terapéutico ayuda porque tiene un efecto analgésico, antiinflamatorio y está demostrado que es efectivo para acelerar la cicatrización.

🖥 Caso clínico 1

Paciente de sexo femenino de 19 años de edad, que fue remitida por su ortodoncista para la extracción de cuatro premolares para compensar su maloclusión dental. Dos días después de haber realizado el procedimiento, la paciente refiere un dolor agudo, continuo, que se irradia a la cara. El dolor es pulsátil, aumenta con la masticación y no mejora con los analgésicos. Además, refiere un mal sabor y halitosis.

En el examen clínico se observa el alvéolo con coágulo necrótico y, durante la exploración, la paciente refiere que el dolor aumenta al extremo.

El objetivo del tratamiento de la alveolitis es descontaminar el alvéolo y disminuir los síntomas, principalmente el dolor; por lo tanto, el protocolo utilizado consistió en una irrigación suave del alvéolo con clorhexidina al 0,12 % y posteriormente se irradió en su contorno exterior con la cánula quirúrgica (sin tip) de láser de diodo (medio activo: diodo semiconductor de InGaAsP; longitud de onda: 940 nm, emisión: espectro infrarrojo invisible). La irradiación se hizo en modo continuo durante 30 segundos en el área vestibular y luego por lingual, con una potencia de 0,2 W, en la dosis recomendada por la literatura (6 J/cm²) (tabla 23.1). Las irradiaciones se repitieron día por medio, hasta que mejoró la condición clínica. En estos casos, la recuperación suele tardar entre 7 y 10 días.

Protocolo clínico

‣ **Láser utilizado:** Epic™ 10 (Biolase - Irvine, Ca., USA)
  · **Medio activo:** diodo semiconductor de In-GaAsP
  · **Longitud de onda**: 940 nanómetros
  · **Emisión:** espectro infrarrojo invisible
‣ **Pieza de mano utilizada:** cánula quirúrgica (sin el tip)

Protocolo de irradiación

‣ **Modo:** continuo
‣ **Potencia:** 0,2 Watts
‣ **Tiempo:** 30 segundos en vestibular y 30 segundos en lingual
‣ **Fluencia:** 6 J/cm²
‣ **Frecuencia de aplicación:** día por medio, hasta que se mejore la condición clínica.

Tabla 23.1. Protocolos recomendados para aplicación del láser de diodo en urgencias odontológicas

Urgencia	Protocolo de irradiación	
Alveolitis	Pieza de mano	Cánula quirúrgica (sin tip)
	Modo	Continuo
	Potencia	0,2 W
	Tiempo	30 segundos por vestibular
		30 segundos por lingual
	Fluencia	6 J/cm²
	Frecuencia de aplicación	Día por medio, hasta que mejore la condición clínica
Dolor articular	Pieza de mano	Punta desfocalizada redonda o de tejido profundo, en barrido
	Modo	Continuo
	Potencia	4 W
	Tiempo	5 minutos
	Fluencia	4-6 J/cm²
	Frecuencia de aplicación	Dos o tres veces por semana, hasta completar 10 sesiones

Dolor miofascial	Pieza de mano	Punta desfocalizada redonda o de tejido profundo, en barrido
	Modo	Continuo
	Potencia	4 W
	Tiempo	5 minutos
	Fluencia	4-6 J/cm² para los músculos
		6-8 J/cm² para la ATM*
	Frecuencia de aplicación	Dos o tres veces por semana, hasta completar 10 sesiones
Hipersensibilidad dentinal	Pieza de mano	Cánula quirúrgica (sin tip)
	Modo	Continuo
	Potencia	0,2 a 0,6 W

Articulación temporomandibular

Dolor articular

La artralgia de la ATM es el dolor de la cápsula articular. Su causa puede ser el desplazamiento del disco articular por inflamación de esta o un dolor referido de los músculos masticatorios.

Antes de iniciar un tratamiento se debe evaluar la posibilidad de eliminar la causa o, por lo menos, ayudar a disminuir la inflamación y el dolor.

🖥 Caso clínico 2

Paciente de sexo femenino de 32 años de edad, que refiere dolor en la zona articular de dos años de evolución. Consulta porque sufrió una crisis de ansiedad y, después de morderse las uñas por un periodo prolongado, el dolor aumentó.

Al examen clínico se encuentra dolor agudo bilateral en la zona lateral y posterior de la ATM, con disminución de la apertura bucal y de los movimientos laterales; sin embargo, no siente dolor en reposo.

El objetivo del tratamiento en estos casos es disminuir la intensidad de los síntomas, mejorar la función de los músculos y de la articulación. Por lo tanto, se le recomendó dieta blanda, terapia térmica, limitar los movimientos, limitar la apertura bucal y evitar masticar chicle. Se inició el tratamiento con láser consistente en 10 sesiones, con aplicaciones dos o tres veces por semana. Se usó el láser de diodo, en modo continuo, irradiando el área afectada con una punta desfocalizada redonda (pieza de mano de tejido profundo), con una potencia de 4 W en las dosis sugeridas: 4 J/cm² en la zona de los músculos y de 6 J/cm² en la ATM.

La terapia con láser de baja potencia, también llamada LLLT (siglas en inglés, de *low level laser therapy*), es una excelente opción para el tratamiento de los trastornos articulares porque tiene un efecto analgésico que actúa por diferentes mecanismos. Al penetrar el citoplasma de las células afectadas llega a la mitocondria, produce activación metabólica y aumenta la producción de adenosín trifosfato (ATP). Por consiguiente, mejora la microcirculación y el flujo sanguíneo local, y aumenta el flujo linfático, lo cual reduce el edema y tiene un efecto vasoactivo, que es importante para el tratamiento de la inflamación de la ATM.

Protocolo clínico

▸ **Láser utilizado:** Epic™ 10 (Biolase - Irvine, Ca., USA).
  · **Medio activo:** diodo semiconductor de In-GaAsP
  · **Longitud de onda:** 940 nm
  · **Emisión:** espectro infrarrojo invisible
▸ **Pieza de mano utilizada:** punta desfocalizada redonda o de tejido profundo

Protocolo de irradiación:

▸ **Modo:** continuo
▸ **Potencia:** 2 W
▸ **Fluencia:** 6-8 J/cm^2
▸ **Frecuencia de aplicación:** 10 sesiones, dos o tres veces por semana.

Dolor miofascial

El dolor miofascial es un síndrome clínico que comienza como un dolor agudo y que se puede clasificar como primario, cuando no se relaciona con otra condición médica, o secundario, cuando se relaciona con alguna enfermedad. Este tipo de dolor se caracteriza por una actividad contráctil muscular que produce hipoxia e isquemia local y, posteriormente, cambios neurofisiológicos en los nociceptores. El paciente sentirá, además, un dolor referido, profundo y distante del estímulo inicial.

🖥 Caso clínico 3

Paciente mujer, de 38 años de edad, refiere dolor en ambos lados de la cara y en el cuello, de dos meses de evolución; siente que ha empeorado desde hace una semana y lo asocia con un cambio de trabajo. Se remitió a fisioterapia (en estos casos, el tratamiento recomendado consiste en estiramientos, entrenamiento postural y masajes realizados por un fisioterapeuta), se le dieron indicaciones adicionales de terapia térmica (calor) en las zonas afectadas y se inició terapia con láser de diodo de 940 nm. Se irradió el área afectada con una punta desfocalizada redonda en modo continuo (figura 23.1). Se hicieron tres aplicaciones por semana, con una potencia de 4 W en la dosis recomendada, 4 a 6 J/cm^2, has-

ta completar diez sesiones. La paciente sintió un gran alivio de sus síntomas a partir de la segunda sesión.

Existe evidencia científica de la eficacia del láser en el tratamiento de los trastornos musculares. Se ha demostrado que regula los procesos inflamatorios, produce un efecto analgésico, modula los marcadores bioquímicos de la inflamación, inhibe la liberación de prostaglandina E2, con efectos antiinflamatorios locales; también aumenta los niveles de endorfinas y estimula la angiogénesis.

Protocolo clínico

▸ **Láser utilizado:** Epic™ 10 (Biolase - Irvine, Ca., USA).
  · **Medio activo:** diodo semiconductor de In-GaAsP
  · **Longitud de onda:** 940 nm
  · **Emisión:** espectro infrarrojo invisible
▸ **Pieza de mano utilizada:** punta desfocalizada redonda o de tejido profundo

Protocolo de irradiación

▸ **Modo:** continuo
▸ **Potencia:** 2 W
▸ **Fluencia:** 5-6 J/cm^2 en los músculos, 6 – 8 J/cm^2 en la ATM.
▸ **Frecuencia de aplicación:** 10 sesiones, tres veces por semana.

Figura 23.1. Irradiación de la zona afectada con punta desfocalizada redonda (pieza de mano de tejido profundo). Potencia de 4 W, dosis de 4 a 6 J/cm^2 en la zona muscular y 6 a 8 J/cm^2 en la ATM

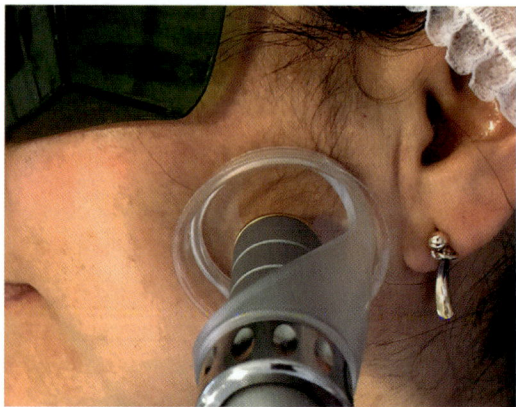

Hipersensibilidad dentinal

La hipersensibilidad dentinal puede aparecer como consecuencia de una técnica de cepillado incorrecta, por recesión gingival o por una dieta inadecuada, entre otros factores. Se comporta como una sensación aguda, dolorosa, intensa y de corta duración, que se produce por estímulos térmicos, táctiles, químicos u osmóticos sobre los túbulos dentinarios permeables expuestos.

🖥 Caso clínico 4

Un paciente de sexo masculino de 56 años de edad, refiere sensibilidad en los dos premolares superiores del lado derecho, la cual se desencadena con el frío, el calor, los alimentos dulces o el tacto; incluso, debe calentar el agua para lavar sus dientes. El paciente refiere además bruxismo y no utiliza placa neuromiorrelajante. En el examen clínico se observa recesión gingival asociada a trauma oclusal.

Se realiza un tallado selectivo para liberar estos dientes del trauma, se sugiere el uso de una placa neuromiorrelajante y se aplica la terapia láser. Los parámetros utilizados fueron: potencia 0,2 W durante 1 a 2 minutos. Se sabe que el láser se absorbe en los cromóforos, por eso se recomienda aplicar un poco de grafito en la zona que se va a irradiar, con el fin de permitir una mayor penetración de la luz láser.

Existen varias hipótesis que explican la hipersensibilidad dentinal; sin embargo, la más aceptada es la teoría hidrodinámica, según la cual el estímulo produce un aumento en el flujo de líquido dentro de los túbulos dentinarios, generando así un aumento de la presión, lo que estimula los nervios intrapulpares.

Los tratamientos para la hipersensibilidad dentinal deben ser de fácil aplicación y acción rápida, que no irriten la pulpa dental y que sean eficaces durante periodos prolongados. El láser cumple estas características y tiene un efecto fotobiomodulador en la pulpa dental; produce un aumento de la actividad metabólica de las células odontoblásticas y de la producción de dentina terciaria, lo cual se traduce en la obliteración de los túbulos dentinarios.

Además, produce analgesia y tiene efectos antiinflamatorios. Los estudios indican que con el láser de diodo la efectividad podría llegar al 90 %. Sin embargo, para este tipo de tratamientos también se pueden utilizar otros equipos, como el láser de HeNe, cuya longitud de onda es 632 nm; el láser de Nd:YAG, de 1.064 nm, o el láser de CO_2, de 10.600 nm; estos equipos también han demostrado su efectividad en el tratamiento de la hipersensibilidad.

Protocolo clínico

- **Láser utilizado:** Epic™ 10 (Biolase - Irvine, Ca., USA).
  - **Medio activo:** diodo semiconductor de InGaAsP
  - **Longitud de onda:** 940 nm
  - **Emisión:** espectro infrarrojo invisible
- **Pieza de mano utilizada:** cánula quirúrgica (sin tip)

Protocolo de irradiación

- **Modo:** continuo
- **Potencia:** 0,2 W
- **Tiempo:** 1 a 2 minutos

Pericoronitis

La pericoronitis puede ser de origen microbiano o de origen traumático. Aparece en la fase de erupción de los terceros molares, aunque también puede afectar los primeros molares, y tiene un efecto importante sobre la calidad de vida del paciente. Las indicaciones sobre el autocuidado son fundamentales, pues una correcta higiene de esta zona evita que la infección se disemine.

🖥 Caso clínico 5

Un paciente de 20 años de edad consulta por dolor severo, punzante, en el lado derecho del maxilar inferior, el cual se irradia hacia el oído y las amígdalas. Presenta limitación de la apertura bucal y refiere halitosis. Al examen clínico se observa el tercer molar inferior derecho en proceso de erupción, parcialmente cubierto por el capuchón pericoronario, zona retromolar turgente, eritema y trismo.

Para el tratamiento de la pericoronitis es necesario eliminar los factores etiológicos; por lo tanto, lo primero que se hizo fue eliminar la placa bacteriana presente en esta zona con el ultrasonido (también puede hacerse con cureta). Luego se irrigó con clorhexidina al 0,12 % y se le indicó al paciente cómo debía irrigar la zona bajo el capuchón con una jeringa y agua o solución salina. Se verificó que no tuviera traumatismo con el antagonista; se recomendó el uso de enjuagues bucales frecuentes con clorhexidina al 0,12 % y se citó nuevamente para verificar su evolución. Una vez controlada la fase aguda, se decidió retirar el capuchón pericoronario con el láser Epic™ 10 (diodo semiconductor de InGaAsP, infrarrojo de 940 nm), que se ajustó de la siguiente manera: modo CP2, potencia máxima de 2 W, promedio de potencia 1 W, intervalo de pulso 1 ms, longitud de pulsado 1 ms, ciclo de trabajo 50 %. Se usó la punta E4 (400 μm de diámetro en su parte activa); la punta se activó previamente. Durante el procedimiento se tuvo especial cuidado, pues el láser de diodo no se debe utilizar cerca del hueso.

Este procedimiento también se pudo haber realizado con otros tipos de láser, ya sea de erbio (Er:YAG o ErCrYSGG) o de CO_2, entre otros. Si bien cada láser tiene sus propias características, es posible hacer un mismo procedimiento con más de un tipo de láser; pero siempre habrá alguno que ofrezca mejores características que los demás.

Una de las principales desventajas del láser de diodo es que tiene un gran efecto térmico en el tejido y este es acumulativo. Además, el calor no se logra disipar fácilmente; por eso es muy importante controlar los parámetros del equipo, con el fin de minimizar el daño que se puede producir. En consecuencia, se recomienda utilizar el láser en modo de tren de disparos y que el tiempo en frío (*off*) o "tiempo de relajación térmica" entre estos sea el doble del tiempo de emisión. Si el tejido es muy grueso, se debe aumentar la potencia y utilizar fibras gruesas (400 μm), pues el diámetro de la fibra influye en la potencia nominal.

Protocolo clínico
- **Láser utilizado:** Epic™ 10 (Biolase - Irvine, Ca., USA).
  - **Medio activo:** diodo semiconductor de InGaAsP
  - **Longitud de onda:** 940 nm

- **Emisión:** espectro infrarrojo invisible
- **Pieza de mano utilizada:** cánula quirúrgica, con el tip E4 de 400 μm

Protocolo de irradiación
- **Modo:** CP2 – ciclo de trabajo: 50 %
- **Potencia:** 2 W

Dolor dental asociado al movimiento de ortodoncia

El objetivo del tratamiento de ortodoncia es mover los dientes a la posición más adecuada, para lograr una correcta función oclusal, estética dental y facial, una sonrisa armónica. Sin embargo, para lograr este movimiento es necesario aplicar fuerzas que produzcan cambios en los tejidos periodontales, lo cual genera dolor, principalmente los cuatro días posteriores a la activación de la aparatología. Esto se debe a que se desencadena una respuesta inflamatoria aguda, caracterizada por la vasodilatación, el aumento de la permeabilidad vascular y la liberación de neuropéptidos, como la sustancia P, lo cual se asocia con la transmisión del dolor , entre otras reacciones.

🖥 Caso clínico 6

Paciente mujer de 45 años de edad, que se encuentra en fase de alineación y nivelación de ortodoncia. Tiene *brackets* de autoligado de doble *slot* y en esa cita se empezó a trabajar con doble arco. Por ello, con el propósito de lograr una fotobiomodulación para disminuir el dolor y acelerar el movimiento ortodóntico, se irradió con el láser de diodo Epic™ 10, el cual emite en el espectro infrarrojo invisible, con una longitud de onda de 940 nm (figura 23.2). El protocolo utilizado fue el siguiente: irradiaciones intraorales con la cánula quirúrgica sin ningún tip, a una potencia de 0,2 W, con aplicaciones de 20 segundos por diente, para obtener una densidad de potencia de 4 J/cm² después de cada control de ortodoncia.

Es fundamental utilizar las dosis adecuadas, puesto que la terapia con láser es dependiente de la dosis. Los ensayos clínicos aleatorizados muestran que la laserterapia es una alternativa segura, eficiente y no invasiva para acelerar el movimiento dental y para controlar el dolor asociado en los tratamientos de ortodoncia.

Protocolo clínico

▸ **Láser utilizado:** Epic™ 10 (Biolase - Irvine, Ca., USA).
  · **Medio activo:** diodo semiconductor de In-GaAsP
  · **Longitud de onda:** 940 nm
  · **Emisión:** espectro infrarrojo invisible
▸ **Pieza de mano utilizada:** cánula quirúrgica (sin tip)

Protocolo de irradiación

▸ **Modo:** continuo
▸ **Potencia:** 0,2 W
▸ **Tiempo:** 20 segundos por diente
▸ **Fluencia:** 4 J/cm^2
▸ **Frecuencia de aplicación:** después de cada control de ortodoncia.

Figura 23.2. Irradiación intraoral con láser para acelerar el movimiento dental y disminuir el dolor durante el tratamiento de ortodoncia. Potencia de 0,2 W, aplicación durante 20 s por diente (4 J/cm^2). Una aplicación después de cada control de ortodoncia

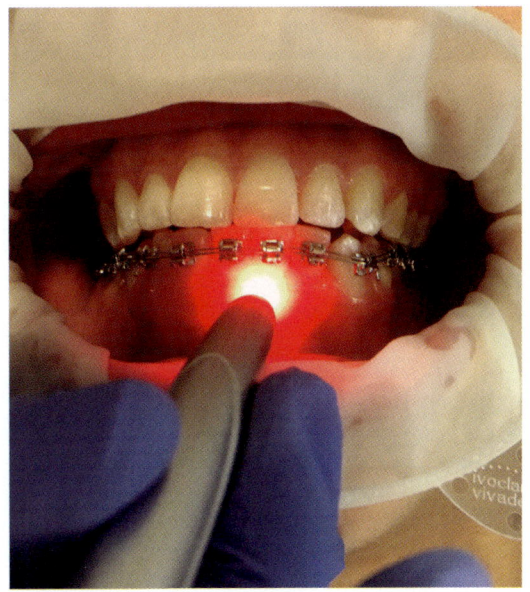

Dolor e inflamación posquirúrgicos

Sin duda, una de las causas por las cuales los pacientes no aceptan con tanta facilidad las cirugías orales y maxilofaciales es por el dolor y la inflamación que se producen después de estos procedimientos. Por esta razón, el uso del láser de baja densidad de potencia ha aumentado en los posoperatorios, pues ofrece ventajas en el alivio del dolor, la recuperación neurosensorial, la cicatrización de las heridas y la capacidad de recuperar la normalidad en funciones como la masticación.

🖥 Caso clínico 7

Paciente de sexo masculino de 28 años de edad, sistémicamente sano, con diagnóstico esquelético de maloclusión clase III, caracterizado por retrognatismo maxilar y prognatismo mandibular.

Se propuso un plan de tratamiento ortoquirúrgico por fases: 1) descompensación ortodóncica; 2) procedimiento quirúrgico: avance maxilar, retroceso mandibular, genioplastia y rinoplastia, y 3) ortodoncia posquirúrgica (figura 23.3). Debido a la complejidad de la cirugía, la primera aplicación del láser se hizo inmediatamente, al terminar la intervención, y se continuó con el siguiente protocolo de irradiación: aplicaciones extraorales con la pieza de mano de tejido profundo, con potencia de 2 W y fluencia de 6 J/cm^2, tres veces por semana durante dos semanas. Las irradiaciones intraorales se hicieron con la cánula quirúrgica sin tip, con potencia de 0,2 W y aplicaciones de 20 segundos por diente (4 J/cm^2), cada 15 días.

El láser es útil para el alivio del dolor, el edema y el trismo. Además, facilita la recuperación neurosensorial, la neurovascularización y la cicatrización ósea y de heridas, debido a que induce la formación de fibroblastos y la expresión del gen del colágeno tipo I.

Protocolo clínico

▸ **Láser utilizado:** Epic™ 10 (Biolase - Irvine, Ca., USA).

· **Medio activo:** diodo semiconductor de In-GaAsP
· **Longitud de onda:** 940 nm
· **Emisión:** espectro infrarrojo invisible

Irradiación extraoral
▸ **Pieza de mano utilizada:** punta desfocaliza-da redonda o de tejido profundo
▸ **Modo:** continuo
▸ **Potencia:** 2 W
▸ **Fluencia:** 6 J/cm².

▸ **Frecuencia de aplicación:** tres veces por se-mana, durante dos semanas

Irradiación extraoral
▸ **Pieza de mano utilizada:** cánula quirúrgica (sin tip)
▸ **Modo:** continuo
▸ **Potencia:** 0,2 W
▸ **Tiempo:** 20 segundos por diente
▸ **Fluencia:** 4 J/cm²
▸ **Frecuencia de aplicación:** después de cada control de ortodoncia.

Figura 23.3. Fotografías previas y posteriores al tratamiento quirúrgico. Se utilizó láser de baja densidad de potencia para minimizar el dolor y facilitar la recuperación posquirúrgica del paciente. Irradiación extraoral: potencia de 2 W, fluencia de 6 J/cm². Irradiación intraoral: densidad de potencia de 0,2 W/cm², 20 segundos por diente (4 J/cm²)

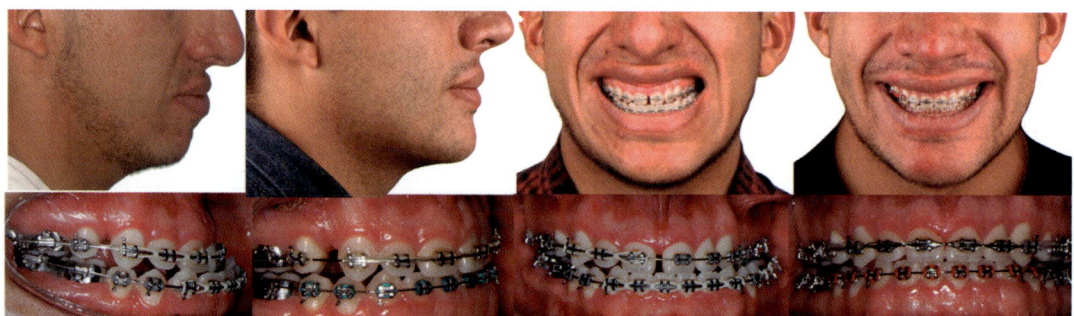

Traumatismos dentoalveolares

Se denominan traumatismos dentoalveolares aquellas lesiones que involucran los dientes, el periodonto, las paredes o las apófisis alveolares maxilares o mandibulares, y, ocasionalmente, se extienden a los tejidos blandos adyacentes. Pueden clasificarse como fracturas dentales, luxaciones y fracturas óseas. Las fracturas dentales, a su vez, se clasifican en infracción del esmalte (sin pérdida del tejido), fractura no complicada del esmalte, fractura complicada de la corona, fractura no complicada de corona y raíz, fractura complicada de corona y raíz y fractura de la raíz. Las luxaciones, por su parte, se clasifican en con-cusión, subluxación, luxación intrusiva, luxación extrusiva y luxación lateral. Cuando estos trau-matismos afectan la estructura ósea se clasifican en: fractura conminuta del alvéolo, fractura de la pared alveolar, fractura del reborde alveolar y fractura del maxilar o de la mandíbula.

🖥 Caso clínico 8

Paciente de 16 años de edad, de sexo masculino, ASA I. Al momento de la consulta refiere trauma dentoalveolar de 14 horas de evolución. Refiere que en un puesto de salud le hicieron una reposición inicial, al momento de la consulta presentaba dolor agudo de zona anterosuperior por avulsión de los incisivos centrales superiores. El diagnóstico endodóntico fue necrosis pulpar por avulsión del 11 y el 21 y pul-pa sana en el 12 y el 22.

El paciente se encontraba en tratamiento de or-todoncia, por lo tanto, se reposicionaron los dientes en el alvéolo y se utilizaron los *brackets* y el arco como férula semirrígida. Se recomendó dieta blanda y se iniciaron las irradiaciones con láser de diodo Epic™ 10, de 940 nm; el protocolo de irradiación intraoral se hizo con la cánula quirúrgica sin ningún tip, con una potencia de 0,2 W, 30 segundos por diente (6 J/cm²) y la irradiación extraoral se hizo con la pieza de mano de tejido profundo, con una potencia de 2 W, una fluencia de 6 J/cm², tres veces por semana durante dos semanas (figura 23.4).

Los estudios demuestran que la fotobiomodulación con láser de baja densidad de potencia ayuda en el proceso de regeneración de los tejidos, gracias a la activación celular, ya que estimula la proliferación de fibroblastos, macrófagos, linfocitos, células epiteliales, entre otros procesos celulares. Además, ayuda a reducir la inflamación y la percepción del dolor al modificar el estímulo del impulso nervioso, porque aumenta el metabolismo de endorfinas, acetilcolina, serotonina y cortisol, y al estimular el sistema RANK/RANKL, mejora la regeneración ósea inmediata.

Protocolo clínico
▸ **Láser utilizado:** Epic™ 10 (Biolase - Irvine, Ca., USA).
 · **Medio activo:** diodo semiconductor de InGaAsP
 · **Longitud de onda:** 940 nm
 · **Emisión:** espectro infrarrojo invisible

Irradiación extraoral
▸ **Pieza de mano utilizada:** punta desfocalizada redonda o de tejido profundo
▸ **Modo:** continuo
▸ **Potencia:** 2 W
▸ **Fluencia:** 6 J/cm².
▸ **Frecuencia de aplicación:** tres veces por semana, durante dos semanas

Irradiación extraoral
▸ **Pieza de mano utilizada:** cánula quirúrgica (sin el uso del tip)
▸ **Modo:** continuo
▸ **Potencia:** 0,2 W
▸ **Tiempo:** 30 segundos por diente
▸ **Fluencia:** 6 J/cm².

Figura 23.4. Fotografías y radiografías previas y posteriores al tratamiento de fotobiomodulación. Se utilizó láser de baja densidad de potencia para minimizar el dolor y facilitar la recuperación del paciente. Irradiación extraoral: potencia de 2 W, fluencia 6 J/cm², Irradiación intraoral: potencia de 0,2 W, 30 segundos por diente (6 J/cm²)

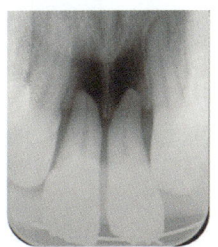 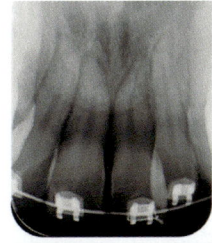 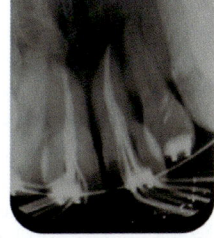

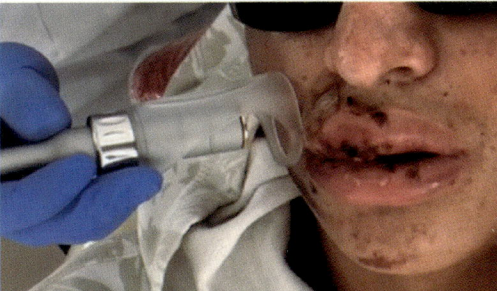 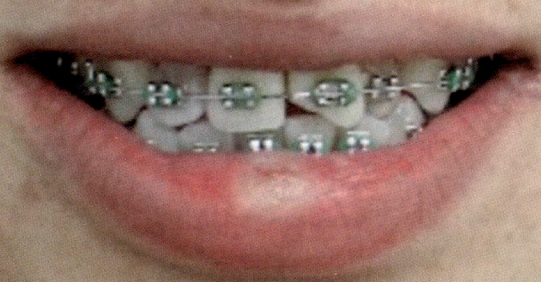

Lesiones en tejidos blandos en la cara

Los traumatismos que afectan los tejidos blandos de la cara son muy comunes debido a las secuelas funcionales postraumáticas. Por eso se requiere experiencia en su manejo y una correcta planificación del tratamiento.

🖥 Caso clínico 9

Paciente de 20 años de edad de sexo femenino, consulta porque un accidente le produjo una laceración de 3 cm en el pómulo derecho (figura 23.5) y una contusión en el mentón. Refiere dolor, principalmente, en la ATM derecha. En el servicio de urgencias le tomaron una tomografía y descartaron fractura. Al momento del examen clínico tenía tres días de evolución, la herida estaba abierta y tenía ligeros cambios en su oclusión, con limitación de la apertura bucal, dolor articular bilateral y hematomas en el ángulo mandibular y en el mentón.

El objetivo del tratamiento en estos casos es mejorar la cicatrización, disminuir la intensidad del dolor, y recuperar la función muscular y articular. Por tanto, se le recomienda consultar con cirugía plástica para la sutura de la laceración y mantener la zona de la herida muy limpia y tapada. Para el dolor articular se le recomienda dieta blanda, terapia térmica, limitar los movimientos y la apertura bucal, y evitar masticar chicle. Se inicia un tratamiento con láser, consistente en 10 sesiones, con aplicaciones dos o tres veces por semana, con la pieza de mano de tejido profundo, en la dosis sugerida: de 4 a 6 J/cm² en la zona de los músculos y de 6 a 8 J/cm² en la ATM.

Protocolo clínico

▸ **Láser utilizado:** Epic™ 10 (Biolase - Irvine, Ca., USA)
  · **Medio activo:** diodo semiconductor de InGaAsP
  · **Longitud de onda:** 940 nm
  · **Emisión:** espectro infrarrojo invisible
▸ **Pieza de mano utilizada:** punta desfocalizada redonda o de tejido profundo

Protocolo de irradiación

▸ **Modo:** continuo
▸ **Potencia:** 2 W
▸ **Fluencia:** 4 - 6 J/cm² en los músculos, 6-8 J/cm² en la ATM.
▸ **Frecuencia de aplicación:** 10 sesiones, dos o tres veces por semana.

Figura 23.5. Laceración del pómulo derecho. La paciente refiere dolor en la zona articular ipsilateral. Se aplicó irradiación extraoral: 4 a 6 J/cm² en la zona de los músculos y de 6 a 8 J/cm² en la ATM

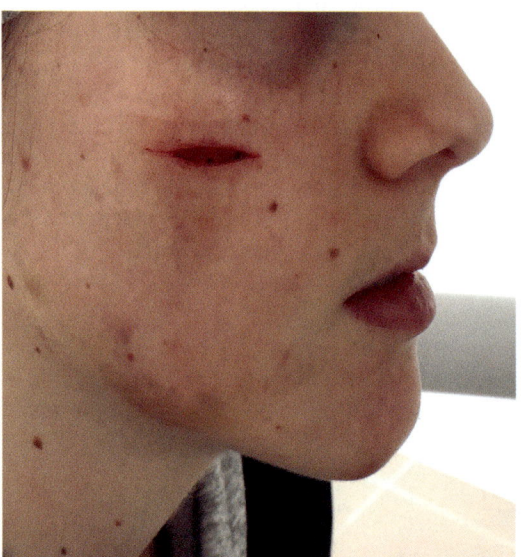

Hemorragia

La hemorragia es una de las complicaciones más comunes durante las extracciones dentales y en el posoperatorio de estas. La hemostasia es el mecanismo que evita que perdamos sangre y se produce gracias a los siguientes eventos: vasoconstricción primaria para disminuir el flujo sanguíneo, agregación plaquetaria, factores de coagulación y trombólisis. Para evitar esta complicación es fundamental hacer una correcta anamnesis, que permita valorar el estado de salud del paciente, puesto que algunas enfermedades sistémicas podrían aumentar las posibilidades de sangrado. Asimismo, es importante que el procedimiento sea lo más atraumático posible, así como recomendarle al paciente cuidados posoperatorios que conduzcan a preservar el coágulo, como evitar enjuagues bucales, evitar hábitos de succión, ponerse hielo en la zona de la cirugía y dieta blanda. En caso de dolor, puede prescribirse acetaminofén con codeína y se debe indicar al paciente que tenga cuidado con el ácido acetilsalicílico (aspirina), por su posible efecto antiagregante plaquetario.

🖥️ Caso clínico 10

Paciente de 23 años de edad, a quien le realizaron exodoncia de los terceros molares inferiores que ya estaban erupcionados. El procedimiento se hizo con anestesia local y no se presentó ninguna complicación. Durante la anamnesis, el paciente no reportó ninguna condición de riesgo para la cirugía. Ocho horas después, refirió sangrado posterior al uso de enjuague bucal. Se le indicó que mientras llegaba al consultorio hiciera una correcta higiene de sus manos y presionara en la zona de la hemorragia con una gasa impregnada en agua oxigenada de 13 volúmenes. Al llegar al consultorio se irradió con el láser de diodo Epic™ 10, cuya longitud de onda es de 940 nm y tiene una alta afinidad por la hemoglobina. Con este procedimiento lo que se busca es producir una fotocoagulación mediante la microaglutinación de eritrocitos y la obliteración de los vasos sanguíneos. Se irradió en su contorno exterior con la cánula quirúrgica (sin tip), en modo continuo durante 30 segundos en el alvéolo, y luego en las áreas vestibular y lingual, con una potencia de 0,2 W, en la dosis recomendada de 6 J/cm².

Los estudios clínicos demuestran que el láser de diodo produce hemostasia inmediata; sin embargo, se deben ajustar muy bien sus parámetros para evitar el aumento de temperatura en el tejido, especialmente cuando se está trabajando en modo continuo. El láser de argón de 488 nm y el de CO_2 de longitud de onda de 10.600 tienen un mayor efecto hemostático.

Protocolo clínico
- **Láser utilizado:** Epic™ 10 (Biolase - Irvine, Ca., USA).
  - **Medio activo:** diodo semiconductor de InGaAsP
  - **Longitud de onda:** 940 nm
  - **Emisión:** espectro infrarrojo invisible
- **Pieza de mano utilizada:** cánula quirúrgica (sin tip)

Protocolo de irradiación
- **Modo:** continuo
- **Potencia:** 0,2 W
- **Tiempo:** 30 segundos en el alvéolo, posteriormente por vestibular y lingual
- **Fluencia:** 6 J/cm²

Descementación de carillas cerámicas

Las carillas laminadas son un tratamiento muy utilizado en la odontología estética moderna y con gran aceptación por parte de los pacientes. Los materiales cerámicos usados hoy para la fabricación de restauraciones libres de metal comprenden el feldespato, la leucita, la fluorapatita, el disilicato de litio y hasta el zirconio. Sin embargo, la longevidad de las restauraciones con carillas puede verse limitada debido a que los cementos adhesivos a base de resina pueden sufrir cambios de color, desgaste y filtración marginal, o a que es posible que no satisfagan las expectativas del paciente en cuanto a la forma o el color. A estas circunstancias se suman factores como caries o pulpitis, que pueden determinar la decisión de remover las carillas. En la actualidad, este procedimiento se debe hacer con instrumental rotatorio en forma convencional, lo cual implica destruir la carilla. Con el fin de evitar su destrucción, se han propuesto distintos tipos de tratamientos más conservadores, como el uso del láser.

Uno de los nuevos tratamientos para descementar estos laminados corresponde a los láseres de la familia de erbio (figura 23.6).

Los láseres de ErCr:YSGG (cristal de granate de galio, escandio e itrio sensibilizado con cromo), al igual que los de Er:YAG (cristal de granate de aluminio e itrio), emiten en modo pulsado y por su longitud de onda (2.780 y 2.940 nm) son bien absorbidos tanto por los tejidos duros, como la dentina y el hueso, así como por el agua presente en los tejidos blandos. Por consiguiente, son los más indicados para el corte y preparación de los tejidos duros. Cuando se utilizan con atomizador de aire y agua no producen efecto fototérmico (calor).

Figura 23.6. Irradiación de carillas de cerámica con un láser de ErCr:YSGG

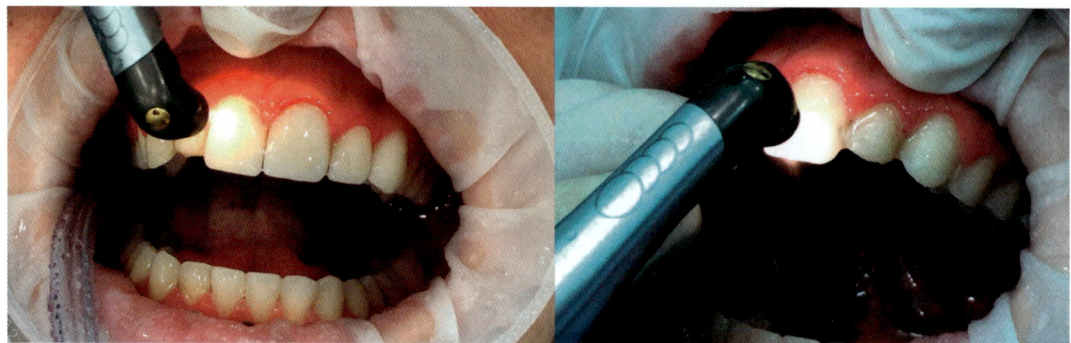

La transmisión de la luz del láser de Er:YAG ha sido estudiada en diferentes tipos de materiales cerámicos, como el feldespato, la leucita, el disilicato de litio y el zirconio, entre otros, y se ha encontrado que todos ellos transmiten la energía láser en diferentes grados. Los valores más altos se han hallado en el disilicato de litio y los más bajos en el feldespato. También se ha demostrado que los valores varían de acuerdo con el espesor del material, usando espesores entre 0,5 y 1 milímetro.

Los mecanismos que pueden degradar la capa de adhesivo pueden ser tres: ablandamiento térmico, termoablación y fotoablación. El ablandamiento ocurre como consecuencia del calentamiento puro de los dos materiales; la ablación térmica resulta de la vaporización de la resina por un calentamiento rápido y la fotoablación se da por una interacción química entre la luz y los átomos de la resina, que produce la descomposición del material. Aunque todavía no se conocen parámetros estandarizados de fluencias para descementación, siempre se debe procurar que los efectos ocurran dentro de los dos últimos fenómenos, sin consecuencias para el material de las carillas ni para el lecho dentario o el tejido pulpar.

Para remover carillas cerámicas de disilicato de litio o de feldespato con equipos de Er,Cr:YSGG de 2.780 nm, se debe irradiar con una punta de zafiro, sin contacto con el material cerámico, moviéndose por el área completa de la carilla en forma perpendicular, aplicando los parámetros que se indican en la tabla 23.2.

Tabla 23.2. Parámetros para la remoción de carillas cerámicas de silicato de litio o de feldespato con láser de ErCr:YSGG

Parámetro	Equipo utilizado	
	Waterlase MD®	Waterlase íPlus®
Frecuencia máxima	50 Hz	100 Hz
Agua	10 %	10 %
Aire	20 %	20 %
Potencia	3 W	4 W
Energía por pulso	60 mJ	40 mJ
Tiempo de irradiación	2 minutos	3 minutos
Distancia de la punta a la carilla	3 a 5 mm	3 a 5 mm

Se debe tener en cuenta que una de las formas de obtener la energía es dividir la potencia sobre la frecuencia (W/Hz); por lo tanto, si un equipo permite duplicar la frecuencia usando la misma potencia, esto hará que se disminuya la energía. La ventaja radica en que con un equipo de 100 W de potencia se tardará más en obtener la energía por pulso necesaria para remover una carilla, pero, al usar una mayor frecuencia, tanto el riesgo de calentamiento del lecho dentario como el riesgo de fracturar la carilla serán menores.

En cualquier caso, si habiéndose cumplido los anteriores parámetros la carilla no es removida en forma espontánea o con la ayuda de un explorador, no deben modificarse los parámetros; bastará con aumentar el tiempo, hasta que se logre la descementación.

Como conclusión, se puede afirmar que el uso del láser de ErCr:YSGG dentro de los parámetros propuestos permite descementar carillas de cerámica feldespática o de disilicato de litio, sin dañarlas ni dañar la capa de esmalte. Tampoco se produce hipertermia en el tejido pulpar subyacente.

Resumen

La terapia con láser de baja potencia, también llamada LLLT (por las iniciales en inglés de *low level laser therapy*), es una excelente opción para el tratamiento de los trastornos articulares y musculares, porque tiene un efecto analgésico que actúa por diferentes mecanismos. Al penetrar el citoplasma de las células afectadas llega a la mitocondria, produce activación metabólica y aumenta la producción de ATP, produce un efecto modulador del dolor y de la inflamación y por consiguiente, mejora la microcirculación y el flujo sanguíneo local; así mismo, aumenta el flujo linfático, lo cual reduce el edema y tiene un efecto vasoactivo, que es importante para el tratamiento de algunas patologías.

Autoevaluación

1. ¿El láser es un método seguro, eficaz y de fácil aplicación? Verdadero: ( ) Falso: ( )

2. ¿Cuál es el objetivo del tratamiento de la alveolitis y cuál es el efecto del láser en este?

3. ¿Cuál es el protocolo de irradiación para el manejo de la alveolitis?
   a. Modo: _____
   b. Potencia: _____
   c. Tiempo: _____
   d. Fluencia: _____
   e. Frecuencia de aplicación: _____
   _____

4. ¿Cuál es el protocolo de irradiación en la ATM para el dolor?
   a. Modo: _____
   b. Potencia: _____
   c. Tiempo: _____
   d. Fluencia: _____
   e. Frecuencia de aplicación:_____
   _____

5. ¿Qué efecto tiene el láser en los procesos inflamatorios?

6. Mencione una de las principales desventajas del láser de diodo y cómo se puede controlar.

7. En la siguiente lista, señale cuáles son las ventajas de utilizar la fotobiomodulación en los tratamientos de ortodoncia.
   a. Acelera el movimiento de ortodoncia
   b. Aumenta la liberación de neuropéptidos
   c. Es dependiente de la dosis
   d. Disminuye el dolor que produce la activación de aparatología

8. El láser es útil para el alivio del dolor, el edema y el trismo. Además, favorece la recuperación neurosensorial, la neurovascularización y la cicatrización ósea y de heridas, debido a que induce la formación de fibroblastos y la expresión del gen del colágeno tipo I. Verdadero: ( ) Falso: ( )

9. La fotobiomodulación se realiza con:
   a. Láser de alta densidad de potencia
   b. Láser de baja densidad de potencia

10. Complete: La disminución de la percepción del dolor se da al modificar el estímulo del impulso nervioso, ya que _____ el metabolismo de endorfinas, acetilcolina, serotonina y cortisol.

a. Aumenta

b. Disminuye

11. ¿Por qué se requiere experiencia en el manejo de las lesiones en los tejidos blandos de la cara?

12. Nombre los láseres que tengan buen efecto hemostático.

13. Para degradar la capa de adhesivo pueden emplearse tres mecanismos: ablandamiento térmico, termoablación y fotoablación. Verdadero: (   ) Falso: (   )

14. Para obtener la energía:

Debe dividir	Sobre
Potencia (W)	Potencia (W)
Tiempo (s)	Tiempo (s)
Energía (J)	Energía (J)
Frecuencia (Hz)	Frecuencia (Hz)
Superficie (cm)	Superficie (cm)

15. ¿Cuál es el riesgo de aumentar la frecuencia en los parámetros del equipo durante la descementación de una carilla y qué alternativa hay para no tener que hacerlo?

Bibliografía

Bjordal JM, Johnson MI, Iversen V, et al. Low-level laser therapy in acute pain: a systematic review of possible mechanisms of action and clinical effects in randomized placebo-controlled trials. Photomed Laser Surg. 2006;24(2):158-68. doi: 10.1089/pho.2006.24.158.

Campos FHO, Ferreira LB, Romano MM, et al. Immediate laser-induced hemostasis in anticoagulated rats subjected to oral soft tissue surgery: a double-blind study. Braz Oral Res. 2018;7;32:e56. doi: 10.1590/1807-3107bor-2018.vol32.0056.

Caprioglio C, Olivi G, Genovese MD, Vitale MC. Paediatric laser dentistry. Part 3: Dental trauma. Eur J Paediatr Dent. 2017;18(3):247-50. doi: 10.23804/ejpd.2017.18.03.14.

Chee YL. Coagulation. J R Coll Physicians Edinb. 2014;44(1):42-5. doi: 10.4997/JRCPE.2014.110.

Domínguez Camacho A, Montoya Guzmán D, Velásquez Cujar SA. Effective wavelength range in photobiomodulation for tooth movement acceleration in orthodontics: a systematic review. Photobiomodul Photomed Laser Surg. 2020. doi: 10.1089/photob.2020.4814.

España-Tost AJ, Arnabat-Domínguez J, Berini-Aytés L, Gay-Escoda C. Aplicaciones del láser en odontología. RCOE. 2004;9(5):497-511.

Favia G, Tempesta A, Limongelli L, et al. Diode laser treatment and clinical management of multiple oral lesions in patients with hereditary haemorrhagic telangiectasia. Br J Oral Maxillofac Surg. 2016;54(4):379-83. doi: 10.1016/j.bjoms.2015.08.260.

Fikácková H, Dostálová T, Vosická R, et al. Arthralgia of the temporomandibular joint and low-level laser therapy. Photomed Laser Surg. 2006;24(4):522-7. doi: 10.1089/pho.2006.24.522

Giraldo Cifuentes H, Gómez JC, Guerrero ANL, Muñoz J. Effect of an Er,Cr:YSGG laser on the debonding of lithium disilicate veneers with four different thicknesses. J Lasers Med Sci. 2020;11(4):464-8. https://doi.org/10.34172/jlms.2020.72.

Giraldo-Cifuentes H, España-Tost A, Arnabat-Domínguez J. Er,Cr:YSGG Laser in the debonding of feldspathic porcelain veneers: an in vitro study of two different fluences. Photobiomodul Photomed Laser Surg. 2020;38(10):1-6. https://doi.org/10.1089/photob.2019.4752.

Hosseinpour S, Tunér J, Fekrazad R. Photobiomodulation in oral surgery: a review. Photobiomodul Photomed Laser Surg. 2019;37(12):814-25. doi: 10.1089/photob.2019.4712.

Kaya GŞ, Yapici G, Savaş Z, Güngörmüş M. Comparison of alvogyl, SaliCept patch, and low-level laser therapy in the management of alveolar osteitis. J Oral Maxillofac Surg. 2011;69(6):1571-7. doi: 10.1016/j.joms.2010.11.005

Kimura Y, Wilder-Smith P, Matsumoto K. Lasers in endodontics: a review. Int Endod J. 2000;33(3):173-85. doi: 10.1046/j.1365-2591.2000.00280.x.

Ko AC, Satterfield KR, Korn BS, Kikkawa DO. Eyelid and periorbital soft tissue trauma. Facial Plast Surg Clin North Am. 2017;25(4):605-16. doi: 10.1016/j.fsc.2017.06.011.

Krishnan V, Davidovitch Z. Cellular, molecular, and tissue-level reactions to orthodontic force. Am J Orthod Dentofacial Orthop. 2006;129(4):469.e1-32. doi: 10.1016/j.ajodo.2005.10.007.

Larrea-Oyarbide N, España-Tost AJ, Berini-Aytés L, Gay-Escoda C. Aplicaciones del láser de diodo en odontología. RCOE. 2004;9(5):529-34.

Lopes AO, Eduardo Cde P, Aranha AC. Clinical evaluation of low-power laser and a desensitizing agent on dentin hypersensitivity. Lasers Med Sci. 2015;30(2):823-9. doi: 10.1007/s10103-013-1441-z.

Maia ML, Bonjardim LR, Quintans Jde S, et al. Effect of low-level laser therapy on pain levels in patients with temporomandibular disorders: a systematic review. J Appl Oral Sci. 2012;20(6):594-602. doi: 10.1590/s1678-77572012000600002

Moraschini V, da Costa LS, Dos Santos GO. Effectiveness for dentin hypersensitivity treatment of non-carious cervical lesions: a meta-analysis. Clin Oral Investig. 2018;22(2):617-31. doi: 10.1007/s00784-017-2330-9.

Munguia FM, Jang J, Salem M, et al. Efficacy of low-level laser therapy in the treatment of temporomandibular myofascial pain: a systematic review and meta-analysis. J Oral Facial Pain Headache. 2018;32(3):287-97. doi: 10.11607/ofph.2032.

Rezazadeh F, Dehghanian P, Jafarpour D. Laser effects on the prevention and treatment of dentinal hypersensitivity: a systematic review. J Lasers Med Sci. 2019;10(1):1-11. doi: 10.15171/jlms.2019.01.

Schalch TO, Palmieri M, Longo PL, et al. Evaluation of photodynamic therapy in pericoronitis: Protocol of randomized, controlled, double-blind study. Medicine (Baltimore). 2019;98(17):e15312. doi: 10.1097/MD.0000000000015312.

Skondra FG, Koletsi D, Eliades T, Farmakis ETR. The effect of low-level laser therapy on bone healing after rapid maxillary expansion: a systematic review. Photomed Laser Surg. 2018;36(2):61-71. doi: 10.1089/pho.2017.4278.

Sousa MV, Pinzan A, Consolaro A, et al. Systematic literature review: influence of low-level laser on orthodontic movement and pain control in humans. Photomed Laser Surg. 2014;32(11):592-9. doi: 10.1089/pho.2014.3789.

Streubel SO, Mirsky DM. Craniomaxillofacial trauma. Facial Plast Surg Clin North Am. 2016;24(4):605-17. doi: 10.1016/j.fsc.2016.06.014.

Taberner-Vallverdú M, Nazir M, Sánchez-Garcés MÁ, Gay-Escoda C. Efficacy of different methods used for dry socket management: A systematic review. Med Oral Patol Oral Cir Bucal. 2015;20(5):e633-9. doi: 10.4317/medoral.20589

Tagar H, Djemal S. Oral surgery II: Part 1. Acute management of dentoalveolar trauma. Br Dent J. 2017;223(6):407-16. doi: 10.1038/sj.bdj.2017.805.

Theologie-Lygidakis N, Schoinohoriti OK, Leventis M, Iatrou I. Evaluation of dentoalveolar trauma in children and adolescents: a modified classification system and surgical treatment strategies for its management. J Craniofac Surg. 2017;28(4):e383-7. doi: 10.1097/SCS.0000000000003720.

Tunér J, Hosseinpour S, Fekrazad R. Photobiomodulation in temporomandibular disorders. Photobiomodul Photomed Laser Surg. 2019;37(12):826-36. doi: 10.1089/photob.2019.4705

Weller JL, Comeau D, Otis JAD. Myofascial pain. Semin Neurol. 2018;38(6):640-3. doi: 10.1055/s-0038-1673674.

PARTE IX
Manejo de situaciones de emergencia y consideraciones médicas de pacientes especiales

CAPÍTULO 24

Manejo de situaciones de emergencia

Introducción

Gustavo Malagón Londoño - Gustavo Malagón Baquero

El ejercicio de la profesión en el consultorio trae circunstancias inesperadas, para las cuales se debe estar convenientemente preparado a fin de afrontarlas en la forma más adecuada posible. Especialmente en el caso de la odontología, los procedimientos utilizados en el paciente pueden desencadenar reacciones sorprendentes, que van desde el estado de tensión emocional, explicable en la mayoría de los casos, hasta situaciones graves que pueden ponerlo en serios aprietos. La previsión del profesional, pero, sobre todo, su preparación y habilidad, son condiciones que lo ayudan a sortear con éxito la mayoría de las contingencias. Cabe analizar de manera pormenorizada aspectos fundamentales que el odontólogo de hoy no puede desconocer u omitir en forma negligente. Un aspecto trascendental es el relacionado con la historia clínica del paciente; antecedentes personales o familiares, como la hemofilia, deben tomarse en cuenta antes de emprender un procedimiento. Esto implica que el interrogatorio debe ser minucioso, cuidadoso y convenientemente analizado. Las respuestas afirmativas del paciente no solo deben llevar al profesional a tomar ciertas medidas de cautela, sino que pueden ser motivo de consulta a especialistas en la materia, quienes deben medir el porcentaje de riesgo, corregir irregularidades y recomendar al odontólogo medidas de precaución. Sin un concepto satisfactorio no es justo que el profesional emprenda un procedimiento, especialmente un tratamiento cruento, como ocurre con los implantes o la cirugía maxilofacial.

Ante una situación inesperada de emergencia en el consultorio, el odontólogo debe proceder con cautela, agilidad y eficiencia; y aplicar las medidas y procedimientos lógicos que se encuentren a su alcance para proteger la vida del paciente, mientras logra referirlo sin pérdida de tiempo al centro hospitalario para que reciba la atención médica adecuada.

El profesional de hoy debe incorporar, dentro del marco de la ética, la actitud cautelosa que reúne todos los aspectos del interrogatorio, disposición de elementos y medicamentos y, sobre todo, preparación para sortear cualquier situación inesperada. Las circunstancias muy especiales que vive el mundo moderno, por otra parte, están llevando a reclamaciones de todo orden, a juicios de responsabilidad contra los profesionales por el mal manejo de un problema del paciente. En muchos casos, a cuantiosas indemnizaciones por insatisfacción del paciente, ante fracasos en el tratamiento o evidencias negativas frente a las expectativas creadas por el profesional. En el caso de una complicación mayor, de la muerte del paciente en el consultorio por una reacción anafiláctica producida por el anestésico o cualquier otra causa, el problema para el profesional reviste más gravedad. Las consideraciones planteadas obligan a tomar precauciones y a insistir sobre la necesidad de una excelente preparación para el ejercicio.

Un distinguido odontólogo escribía: "Hoy en día el profesional ya no trata los dientes de los pacientes, sino a los pacientes que tienen dientes", para enfatizar la importancia de mirar al ser humano sentado en la silla del consultorio dental como a un organismo integrado por tejidos, órganos y aparatos articulados entre sí, y en quien un dolor, por ejemplo, de los dientes o de cualquier otra parte, es una manifestación, un síntoma de alteración de su ambiente interno. El odontólogo de hoy es un profesional de la salud que debe conocer la morfofisiología general del ser humano, con una actitud muy definida respecto de la patología, con destreza suficiente para manejar una parte fundamental de ese universo, sobre la cual se ha especializado, y debe estar siempre preparado para sortear una emergencia si se presenta en su consultorio.

Recomendaciones

Para atender adecuadamente las situaciones de emergencia que se puedan presentar en el consultorio odontológico se deben tener en cuenta las siguientes recomendaciones:

- Elaborar una historia clínica completa.
- Investigar los antecedentes clínicos individuales y familiares.
- Interpretar a grandes rasgos ciertas manifestaciones o signos positivos de trastorno orgánico.
- Tomar e interpretar los signos vitales.
- Reconocer los signos básicos de las alteraciones sistémicas más comunes.
- Ordenar y saber interpretar exámenes de laboratorio básicos.
- El paciente debe hacerse una valoración con su médico tratante quien da el concepto del estado general del paciente, lo prescribe y lo prepara para la atención odontológica.
- Conocer el mecanismo de acción de los medicamentos y saber prescribirlos en la disciplina odontológica, de acuerdo con el médico tratante.
- Identificar las situaciones de emergencia que se puedan presentar en el consultorio y saber manejarlas.
- Entrenar al personal que trabaja con él, sobre todo en lo relacionado con primeros auxilios.
- Tener clara la ruta de traslado a una clínica cercana, con toda la información requerida para trasladar al paciente en caso de una urgencia médica.
- Cabe destacar, además, la importancia que tiene el buen criterio del profesional, no solamente para definir la terapia que debe aplicar, sino también la actitud que debe asumir en forma oportuna para buscar el concurso de profesionales especializados

que actúen de manera inmediata, para seleccionar la institución adecuada y más próxima.
- El consultorio odontológico debe contar con una dotación completa de elementos, instrumental y medicamentos para atender una situación de emergencia de acuerdo con su experticia. Es fundamental tener tensiómetro, fonendoscopio y estetoscopio.

Medidas de bioseguridad

El odontólogo y su personal auxiliar deben observar, dentro del consultorio, medidas de bioseguridad para su propio beneficio y fundamentalmente para el del paciente. Se sugiere tomar en consideración, constantemente, frente a los riesgos permanentes del ejercicio profesional, las siguientes medidas:

- Evitar el contacto de la piel, las mucosas y especialmente de heridas o escoriaciones, con sangre y otros fluidos corporales del paciente.
- Usar guantes para todo procedimiento que implique contacto con sangre o fluidos corporales, mucosas o piel no intacta; igualmente para procedimientos de venopunción.
- Los guantes se deben cambiar para cada paciente y, si se han contaminado con él, relevarlos cuantas veces sea necesario.
- Utilizar mascarilla y gafas especiales de trabajo.
- Utilizar ropa estéril, adecuada, para procedimientos cruentos.
- Lavar las manos de manera adecuada, antes y después de cada procedimiento.
- Limpiar adecuadamente y esterilizar, cuando sea necesario, los elementos y aparatos utilizados, antes de emplearlos con otro paciente.
- Desechar agujas, jeringas y otros elementos de venoclisis después de utilizarlos con un paciente.
- Impedir que por el recinto de trabajo circule libremente el personal, mucho más cuando no esté adecuadamente preparado para hacerlo.
- Impedir que actúe en atención de pacientes, personal con lesiones exudativas de piel o mucosas; que presente afecciones infectocontagiosas.

- Evitar accidentes con agujas o instrumentos cortopunzantes; si esto sucede accidentalmente, tomar las medidas preventivas del caso.
- Evitar el pánico o la falta de control y la precipitación del personal, en caso de accidente dentro del recinto de trabajo.
- Impedir la presencia de curiosos en caso de accidente inesperado dentro del consultorio.
- Actuar con serenidad, sensatez y diligencia cuando esto ocurra.
- Frente a situaciones de emergencia, el odontólogo debe asumir actitud de liderazgo.

Manejo de situaciones de emergencia y consideraciones médicas en urgencias odontológicas de pacientes especiales

En el consultorio odontológico pueden existir situaciones inesperadas, es importante que el odontólogo las prevenga y en caso de suceder sepa afrontarlas con ética, profesionalismo y de acuerdo con su expertica actuar con precaución. En la historia clínica están plasmados los antecedentes personales y familiares que deben tomarse en cuenta, si es necesario antes de iniciar el tratamiento hacer interconsulta con el médico tratante. Tener a la mano el nombre de la clínica más cercana y teléfono para servicio de ambulancia.

Anafilaxia
Luis Javier Villamil Fernández

El odontólogo, como profesional de la salud, debe registrar en la historia clínica la alerta médica sobre las reacciones alérgicas del paciente que va a tratar y conocerlas sabiendo que pueden presentarse en forma aguda en el momento de la atención, para no suministrar, aplicar o utilizar durante el procedimiento en forma inadecuada alguna sustancia que pueda ocasionar anafilaxia; de igual forma, debe estar preparado para afrontar una reacción anafiláctica, que es una reacción alérgica grave, de evolución rápida y potencialmente mortal. El correcto diagnóstico y el manejo primario son esenciales para mejorar el pronóstico; si bien es cierto que algunos procedimientos terapéuticos para esta entidad patológica se reservan al ambiente hospitalario e incluso a unidades de cuidados intensivos, la identificación, los primeros auxilios y la remisión a tiempo pueden hacer la diferencia.

Las reacciones alérgicas que desencadenan la muerte se conocen desde hace al menos 4500 años, aunque el entendimiento de la fisiopatología ocurrió hasta 1902 cuando Paul Portier, médico y biólogo francés, y Charles Richet, médico y fisiólogo de la misma nacionalidad, acuñaron la palabra *anafilaxia* para designar la reacción mortal a la inyección de una proteína heteróloga (ajena al organismo) en un individuo que había tolerado un primer contacto con dicha sustancia.

La *reacción anafiláctica* es una respuesta adversa del sistema inmunológico, clasificada como reacción de tipo I o de hipersensibilidad inmediata, en la cual intervienen tres protagonistas: el alérgeno, las moléculas de inmunoglobulina E —como mediadoras— y en tercer lugar, los mastocitos y basófilos, que son las células diana.

Cuando un individuo está sensibilizado, es decir, cuando el sistema inmunológico ha desarrollado anticuerpos de tipo inmunoglobulina E (IgE) específicos para determinado alérgeno, y tiene un nuevo contacto, las moléculas de IgE adosadas a las células diana, desencadenan una serie de reacciones intracelulares que hacen posible la degranulación y liberación masiva de mediadores químicos preformados, entre los que se destacan la histamina, las proteasas, la arilsulfatasa, las enzimas oxidativas, los proteoglicanos, y los factores quimiotácticos de eosinófilos y neutrófilos. Asimismo, hay otro grupo de sustancias neoformadas que se generan a partir del metabolismo del ácido araquidónico por vía de la activación de la fosfolipasa A_2. Entre los más importantes están la prostaglandina D_2, los leucotrienos B_4, C_4, E_4 y el factor activador plaquetario. Estas sustancias son las responsables de generar la respuesta tardía que mantiene e incrementa los efectos sobre los tejidos.

Existen otros mecanismos de reacciones clínicamente similares que no están mediadas por IgE, llamadas *reacciones anafilactoides* o *no inmunológicas*. Se presentan en alteraciones del metabolismo del ácido araquidónico por consumo de ácido acetilsalicílico o de otros antiinflamatorios no esteroideos (AINE), reacciones mediadas por activación del complemento que se presentan con medios de contraste radiológicos, transfusiones, administración de opioides o metotrexato, entre otros. También se presenta la anafilaxia de ejercicio y la anafilaxia idiopática. Estas reacciones no mediadas por IgE tienen una clínica y un tratamiento igual al de la anafilaxia.

Los efectos fisiopatológicos de la liberación de los mediadores son los siguientes:

- Aumento de la permeabilidad vascular.
- Incremento en la secreción de moco en las vías aéreas.
- Constricción del músculo liso bronquial.
- Estimulación del músculo liso gastrointestinal.
- Inhibición de la coagulación.
- Migración de células inflamatorias.
- Vasodilatación.

Clínica de la anafilaxia

Los signos y síntomas pueden ser inmediatos, cuando se instauran en un lapso que puede ser de minutos hasta una hora, o tardíos, cuando se presentan luego de 4 a 8 horas:

- Sensación de enfermedad, mareo.
- Aparición de eritema, habones, angioedema, cianosis.
- Congestión y prurito nasal, rinorrea.
- Edema de laringe, faringe o lengua, estridor.
- Disnea, sibilancias, broncoespasmo, atrapamiento de aire.
- Náuseas, vómito, dolor abdominal.
- Palpitaciones, taquicardia, hipotensión, insuficiencia coronaria.
- Ansiedad, convulsiones.
- Choque anafiláctico.

Etiología

- Mediada por inmunoglobulina E
  - Fármacos: Principalmente antibióticos betalactámicos, estreptomicina y sulfamidas. También anticonvulsivantes y relajantes musculares.
  - Alimentos: Leche, mariscos, frutos secos, huevo, pescado, legumbres, apio y algunas frutas —como el kiwi, el plátano, la castaña, el aguacate y la papaya— que comparten determinantes antigénicos con el látex.
  - Veneno de himenópteros: Abejas, avispas y hormigas.
  - Proteínas humanas: Insulina y proteínas séricas.
  - Parásitos: Como los *Anisakis simplex*, presentes en mariscos y pescado crudos.
  - Inmunoterapia con alérgenos.
  - Látex.
  - Quiste hidatídico.
- No mediada por inmunoglobulina E
  - Reacciones mediadas por complemento.
  - Alteraciones del ácido araquidónico por consumo de ácido acetilsalicílico y otros AINE.
  - Citotóxica.
  - Anafilaxia de causa física.
  - Síndrome crónico de anafilaxia idiopática recurrente.

Prevención de la anafilaxia

El enfoque médico moderno hace énfasis en la prevención de las enfermedades y en este caso es muy importante contar con una historia clínica completa, en la que se identifiquen posibles factores de riesgo, tales como antecedentes personales y/o familiares de reacciones alérgicas anteriores y sus causas: atopia, tolerancia a antibióticos, antiinflamatorios, anestésicos y otros medicamentos; alergia al látex o a frutas, y tolerancia a medios de contraste, entre otros.

Diagnóstico

El diagnóstico de las reacciones anafilácticas es principalmente clínico y se basa en la observación de los síntomas y signos propios que se describieron anteriormente. Aunque se sabe que aproximadamente en un 80 % de los casos se presentan síntomas cutáneos, hay un 20 % de reacciones anafilácticas en las que no se observan, y estas últimas suelen ser más graves.

Tratamiento

El éxito del tratamiento depende del diagnóstico temprano, la preparación del personal y el entorno. En el caso específico de un consultorio de atención ambulatoria, como son la mayoría de los consultorios odontológicos, se debe:

- Reconocer el estado de gravedad.
- Solicitar de inmediato ayuda a un servicio de ambulancias para el traslado del paciente a un ambiente hospitalario.
- Aplicar un tratamiento inicial basado en el ABC (vía aérea, respiración, circulación, por sus siglas en inglés).

- Colocar al paciente acostado con las piernas elevadas para evitar la hipotensión.
- Evitar la bipedestación.
- Pacientes inconscientes, embarazadas o con vómito deben adoptar una posición de decúbito lateral izquierdo.
- Retirar el alérgeno, suspender el contacto o la aplicación de la posible sustancia desencadenante (medicamentos, látex, alimento).
- Aplicar adrenalina acuosa: 1:1000, 0,1 a 0,3 mL por vía intramuscular o subcutánea, que se puede repetir cada 15 o 20 minutos, con un máximo de 3 aplicaciones.
- Antihistamínicos: H1 difenhidramina 1 a 1,5 mg/kg por vía IV en un lapso no menor a 15 minutos o clemastina, 1 a 2 mg por vía IM o IV lenta.
- Corticoides: Su administración temprana previene la recurrencia de los síntomas y actúa también en la fase tardía de la reacción, hidrocortisona 7 a 10 mg/kg de dosis inicial y después 5 mg/kg cada 6 horas o metilprednisolona, ampollas de 40 mg por vía IV cada 12 horas.
- Trasladar al paciente a un ambiente hospitalario o unidad de cuidados intensivos.
- Suministrar oxígeno, correlacionado con el estado del paciente y monitoreo de oximetría.
- Aplicar líquidos intravenosos (solución salina normal), inicialmente en bolo y posteriormente de mantenimiento, que permitan el control de la hipotensión.
- Monitorizar constantemente la presión arterial, la frecuencia cardiaca, el gasto urinario y la oximetría.
- Mantener la vía aérea permeable. Cuando hay edema laríngeo y broncoespasmo severo, algunos pacientes pueden requerir intubación orotraqueal, traqueostomía y ventilación mecánica.
- En el caso de no poder controlar la hipotensión, el uso de sustancias vasopresoras está indicado, bajo un estricto monitoreo en UCI.
- Teóricamente, un individuo puede desarrollar alergia a cualquier sustancia. En la práctica odontológica no se conoce con certeza la incidencia de reacciones alérgicas a los anestésicos locales. Se sabe que las reacciones alérgicas son muy escasas y podrían corresponder al 1 % del total de las reacciones adversas a estos medicamentos. Es importante tener esto en cuenta, porque reacciones de otra índole, por ejemplo, reacciones vasovagales, lipotimias, temblor o sudoración, entre otras, suelen ser etiquetadas por los profesionales y los pacientes como reacciones alérgicas, cuando en realidad no lo son, generando así dificultades en tratamientos posteriores.

Resumen

Anafilaxia es una reacción alérgica grave, de evolución rápida y potencialmente mortal. El correcto diagnóstico y el manejo primario son esenciales para mejorar el pronóstico; si bien es cierto que algunos procedimientos terapéuticos para esta entidad patológica se reservan al ambiente hospitalario e incluso a unidades de cuidados intensivos, la identificación, los primeros auxilios y la remisión a tiempo pueden hacer la diferencia.

Aspiración

Isauro Ramón Gutiérrez Vázquez -
Gustavo Malagón Baquero

El paciente con patología dental, sin duda, es sometido a gran cantidad de procedimientos quirúrgicos y anestésicos que lo ponen en riesgo de presentar una aspiración de contenido orofaríngeo o gástrico. La aspiración se define como la inhalación de contenido orofaríngeo o gástrico en la laringe y el tracto respiratorio inferior. La aspi-ración de contenido orofaríngeo o gástrico hacia el tracto respiratorio es una complicación seria de la cirugía. Varios síndromes pulmonares pueden ocurrir después de la aspiración, dependiendo de la cantidad y naturaleza del material aspirado y de la respuesta del huésped al material aspirado. La neumonitis por aspiración (síndrome de Mendelson) es un daño químico causado por la inhalación de contenido gástrico estéril, mientras que la neumonía por aspiración es un proceso infeccioso causado por la inhalación de secreciones orofaríngeas que están colonizadas por bacterias patógenas. Aunque existe un traslape entre las dos enfermedades en relación con los factores predisponentes, sus características clínico-patológicas son distintas. Tres problemas comunes dificultan distinguir la neumonitis por aspiración de la neumonía por aspiración:

▸ La tendencia a considerar que todas las complicaciones pulmonares después de una aspiración son infecciosas.

▸ La falla en el reconocimiento del espectro de patógenos en pacientes con complicaciones infecciosas.

▸ La falsa idea de que la aspiración debe ser presenciada para poder diagnosticarla.

Los factores que predisponen a los pacientes a regurgitación y aspiración son:

▸ Alteraciones del esfínter esofágico superior e inferior.

▸ Alteraciones en los reflejos laríngeos.

▸ Motilidad gastrointestinal alterada.

▸ Falta de ayuno preoperatorio.

En el periodo perioperatorio, el riesgo de aspiración es más frecuente en pacientes que son sometidos a cirugía de urgencia, con niveles alterados de conciencia, y pacientes con problemas de la vía aérea y del tracto gastrointestinal. Las drogas anestésicas disminuyen el tono del esfínter esofágico inferior y deprimen los niveles de conciencia. Los pacientes diabéticos que con frecuencia son sometidos a procedimientos odontológicos presentan gastroparesia y estasis gástrica. Pacientes con un aumento de la carga bacteriana en la orofaringe y que cursan con mecanismos de defensa deprimidos como resultado de un nivel de conciencia alterado están en alto riesgo de neumonía por aspiración. Los ancianos son particularmente susceptibles a la aspiración de la orofaringe debido a un aumento en la incidencia de disfagia y una pobre higiene oral. Los pacientes con una sonda nasogástrica o debilidad están en riesgo de aspiración debido a su dificultad para deglutir y aclarar su vía aérea.

El riesgo de neumonía por aspiración es similar en pacientes que reciben alimentación a través de una sonda nasogástrica, nasoentérica o por un tubo de gastrostomía. Los pacientes en estado crítico están en un riesgo mayor de aspiración y neumonía por aspiración debido a que ellos con frecuencia se mantienen en posición supina, tienen una sonda nasogástrica, presentan reflujo gastroesofágico aun con la ausencia de una sonda nasogástrica, y tienen una motilidad gastrointestinal alterada. Los antagonistas H2 profilácticos o los inhibidores de la bomba de protones que aumentan el pH gástrico, permiten que mediante esta acción el contenido gástrico llegue a ser colonizado por organismos patogénicos. La falta de marcadores sensibles y específicos de aspiración complica los estudios epidemiológicos de los síndromes de aspiración. No obstante, varios estudios indican que del 5 % al 15 % de los casos de neumonía adquirida en la comunidad son secundarios a una neumonía por aspiración. La neumonía por aspiración es la causa más común de muerte en pacientes con disfagia debido a enfermedades neurológicas.

Neumonitis por aspiración

Históricamente, el síndrome descrito con mayor frecuencia en relación con la neumonitis por aspiración es el síndrome de Mendelson, reportado en 1946 en pacientes que aspiraban mientras recibían anestesia general durante eventos obstétricos. Mendelson reveló la importancia del ácido en la patogénesis de este síndrome cuando demostró que el ácido gástrico introducido en los pulmones de conejos provocó una severa neumonitis que fue indistinguible de la causada por 0,1 N de ácido clorhídrico. Más tarde demostró que si el pH del contenido gástrico fuera neutralizado antes de la aspiración, el daño pulmonar sería mínimo. Diversos estudios experimentales han concluido que la severidad del daño pulmonar aumenta en forma considerable cuando el volumen del aspirado es mayor y en la medida en que el pH disminuya. La mayoría de los autores están de acuerdo en que se requiere un pH de menos de 2,5 y un volumen de aspirado gástrico mayor de 0,3 mL/kg de peso corporal (20 a 25 mL en adultos) para el desarrollo de neumonitis por aspiración. Sin embargo, el estómago contiene otras sustancias además del ácido. La aspiración de partículas que provienen de la matriz de los alimentos desde el estómago puede causar daño pulmonar severo, aun si el pH del aspirado está por encima de 2,5. La aspiración del contenido gástrico produce una quemadura química del árbol traqueobronquial y del parénquima pulmonar, causando una intensa reacción inflamatoria del parénquima. Un estudio en ratas demostró que existe un patrón bifásico de daño pulmonar después de la aspiración de ácido. El pico de la primera fase se presenta de una a dos horas después de la aspiración y se presume que es el resultado de los efectos cáusticos y directos del pH bajo del aspirado sobre la línea de células de la interfase alvéolo-capilar. La segunda fase, cuyo pico es de 4 a 6 horas, se asocia con infiltración de neutrófilos en los alvéolos y el intersticio pulmonar, con hallazgos histológicos característicos de inflamación aguda. Debido a que el ácido gástrico previene el crecimiento de las bacterias, en condiciones normales el contenido del estómago es estéril. Por lo tanto, la infección bacteriana no tiene un papel importante en los estadios tempranos del daño pulmonar agudo después de la aspiración del contenido gástrico. La infección bacteriana puede ocurrir en estadios tardíos de daño pulmonar; sin embargo, la incidencia de esta complicación no es conocida.

Neumonía por aspiración

La neumonía por aspiración se desarrolla después de la inhalación de material orofaríngeo colonizado. La aspiración de secreciones colonizadas desde la orofaringe es el mecanismo primario por el cual la bacteria entra a los pulmones. Sin duda, *Haemophilus influenzae* y *Streptococcus pneumoniae* colonizan la nasofaringe y la orofaringe antes de que sean aspirados y causen una neumonía adquirida en la comunidad . Sin embargo, el término *neumonía por aspiración* se refiere específicamente al desarrollo de un infiltrado radiográficamente evidente en pacientes con un mayor riesgo de aspiración orofaríngea. Durante el sueño aproximadamente la mitad de los adultos sanos aspiran pequeñas cantidades de secreción de la orofaringe . Se presume que la carga baja de bacterias virulentas presentes en las secreciones de una faringe normal, junto con la fuerza de la tos, el transporte activo ciliar y los mecanismos inmunes celulares y humorales normales, resultan en una depuración del material infeccioso sin dejar secuelas. Sin embargo, si estos mecanismos son alterados o si la cantidad del material aspirado es lo suficientemente grande, la neumonía se establece. En pacientes con neumonía por aspiración a diferencia de aquellos con neumonitis por aspiración, el episodio de aspiración en general no es presenciado. Por lo tanto, el diagnóstico es infe-

rido cuando un paciente con riesgo de aspiración tiene la evidencia radiográfica de un infiltrado en un segmento broncopulmonar característico. Si el paciente aspira estando en posición decúbito dorsal, los sitios más comunes de compromiso son los segmentos posterior del lóbulo superior y el segmento apical del lóbulo inferior, mientras que en pacientes con aspiración en una posición semidecúbito o vertical, los segmentos basales del lóbulo inferior son los más afectados. El curso habitual es el de una neumonía adquirida en la comunidad. Sin tratamiento, estos pacientes tienen una alta incidencia de cavitación y formación de abscesos pulmonares .

Presentación y diagnóstico

Un paciente con neumonitis por aspiración con frecuencia tiene vómito asociado, puede haber recibido anestesia general, o haber tenido una sonda nasogástrica colocada previamente. El paciente puede estar obnubilado o tener niveles alterados de la conciencia. De manera inicial puede presentar jadeo, respiración difícil o tos. No obstante, pueden cursar con una aspiración silente sugerida por la presencia de un infiltrado en la radiografía de tórax o una disminución en la PaO_2 (presión arterial de oxígeno). Otros pueden progresar a edema pulmonar o SIRA (síndrome de insuficiencia respiratoria aguda). En la gran mayoría de los pacientes con neumonía por aspiración, la condición como se comentó previamente es diagnosticada a través de una radiografía de tórax con la presencia de infiltrados en los sitios ya comentados, sobre todo en pacientes susceptibles.

Tratamiento

La prevención de la aspiración en pacientes que van a ser sometidos a cirugía se lleva a cabo instituyendo medidas que reduzcan el contenido gástrico, minimicen la regurgitación, y protejan la vía aérea. Para los adultos, un periodo de no ingesta oral, usualmente 6 horas después de una comida nocturna, 4 horas después de la ingesta de líquidos claros, y periodos más largos para diabéticos son necesarios para reducir el contenido gástrico antes de la cirugía electiva .

No se ha demostrado que el uso rutinario de antagonistas H2 o inhibidores de la bomba de protones para reducir la acidez gástrica y el volumen sean efectivos en reducir la mortalidad y morbilidad asociadas con la aspiración, por lo tanto no están recomendados. Se deben tener en cuenta los siguientes aspectos:

- Es importante en el periodo posoperatorio evitar el abuso de narcóticos.
- Alentar al paciente a deambular.
- Alimentar en forma cautelosa a un paciente que este obnubilado, sea senil o esté debilitado.
- Un paciente con aspiración de contenido gástrico debe ser apoyado de inmediato con oxígeno y se le debe solicitar una placa de tórax para confirmar el diagnóstico.
- Si la oxigenación del paciente se deteriora o existe un aumento en el trabajo respiratorio o hay deterioro neurológico se debe indicar lo más pronto posible la intubación endotraqueal.
- Identificar en el periodo posoperatorio pacientes seniles, pacientes sobresedados o con deterioro que requieran maniobras de protección de la vía aérea.
- En situaciones de emergencia en pacientes con un estómago potencialmente lleno se debe evitar la inflación pulmonar, y la intubación endo-traqueal se realizará después de aplicar presión cricoidea a través de una inducción de secuencia rápida.
- Cuando se encuentra una vía aérea difícil, se debe hacer intubación con broncoscopio con el paciente despierto.
- La administración de antibióticos durante un periodo corto después de la aspiración es controversial, excepto en pacientes con obstrucción intestinal u otras condiciones asociadas con colonización del contenido gástrico.
- La administración de antibióticos empíricos también está indicada en pacientes con neumonitis por aspiración que no se resuelva o mejore a las 48 horas de la aspiración.
- La administración de corticosteroides no proporciona ningún efecto benéfico a pacientes con neumonitis por aspiración.
- Actualmente los antibióticos más utilizados en caso de neumonía y otros problemas respiratorios son azitromicina y levofloxacina, pero se utilizan de acuerdo con el resultado de cultivo y antibiograma por el especialista indicado.

Resumen

La manera de prevenir la aspiración o broncoaspiración en pacientes que van a ser sometidos a un procedimiento quirúrgico en la boca es disminuir el contenido gástrico mediante un ayuno previo en lo posible de 8 horas. El manejo o tratamiento de la broncoaspiración es fundamentalmente la liberación de la vía aérea o vía respiratoria retirando el objeto o sustancia que cause obstrucción.

Cetoacidosis diabética y estado hiperosmolar hiperglucémico

Isauro Ramón Gutiérrez Vázquez - Gustavo Malagón Baquero

Un alto porcentaje de los pacientes sometidos a procedimientos odontológicos son diabéticos, de ahí la importancia de que el odontólogo en su consultorio sea capaz de identificar estas dos condiciones letales y pueda enviar al paciente a un centro hospitalario para su manejo intensivo.

Los pacientes portadores de diabetes *mellitus* (DM) desarrollan dos complicaciones metabólicas agudas, graves y potencialmente letales: la cetoacidosis diabética (CAD) y el estado hiperosmolar hiperglucémico (EHH). La primera es considerada una complicación aguda de la DM tipo 1, mientras que la segunda suele presentarse en pacientes con DM tipo 2. Tanto la CAD como el EHH son dos condiciones extremadamente graves, se consideran verdaderas emergencias metabólicas, representan el primer motivo de admisión en los servicios de urgencias y requieren, en la mayoría de los casos, manejo intensivo en una unidad de cuidados críticos.

La CAD se caracteriza por hiperglucemia con niveles de glucosa por encima de 250 mg/dL; sin embargo, recientemente se ha reconocido que algunos pacientes pueden presentar solo una leve hiperglucemia, pero con una marcada cetoacidosis (mujeres embarazadas). Las principales causas de hiperglucemia vistas en la diabetes *mellitus* son secundarias a un aumento en la producción de glucosa hepática y una disminución en la captura periférica de glucosa. En ausencia de insulina, el glucagón —la principal hormona hepática involucrada en el metabolismo de los carbohidratos— estimula la liberación de glucosa por gluconeogénesis y glucogenólisis. El glucógeno hepático es transformado en glucosa y liberado hacia el torrente sanguíneo. La deficiencia de insulina y el aumento concomitante de glucagón aumentan la producción de glucosa hepática a partir de grasas y proteínas, la oxidación de ácidos grasos lleva a la formación de cuerpos cetónicos al inhibir la conversión de acetil CoA, por la acetil CoA carboxilasa, a malonil CoA, el primer intermediario en la vía de la lipogénesis; esta inhibición origina que los ácidos grasos no puedan entrar al ciclo del ácido cítrico y en su lugar penetren en la mitocondria, donde son oxidados con la consecuente formación de cuerpos cetónicos (acetoacetato y betahidroxibutirato). Al mismo tiempo, la captura periférica de glucosa es alterada tanto por la carencia de insulina como por el exceso de glucagón, originando un mayor acúmulo de glucosa en el torrente sanguíneo. La deficiencia de insulina sola, o en combinación con el aumento de hormonas contrarreguladoras, aumenta la degradación de proteínas, proporcionando así aminoácidos para aumentar la gluconeogénesis.

El evento inicial de un EHH es una diuresis osmótica como respuesta a los altos niveles de glucosa en sangre, la presencia de glucosa altera la habilidad de los riñones para concentrar la orina, provocando un aumento en las pérdidas de agua; si estas pérdidas no son remplazadas, el paciente desarrollará hipovolemia, deshidratación intra y extracelular e hiperosmolaridad. Las pérdidas de líquido en el EHH son considerables, llegan a alcanzar más del 10 % del peso corporal del paciente.

Presentación clínica

Los signos físicos en la CAD pueden ser muy variables. Los signos típicos incluyen fatiga, malestar, sed, poliuria, elasticidad reducida de la piel, membranas mucosas secas, hipotensión y taquicardia por déficit de volumen. El vómito y la hiperventilación compensadora por acidosis metabólica pueden aumentar notoriamente la pérdida de agua. Cuando el padecimiento se agrava, el paciente inicia con vómito y puede quejarse de dolor abdominal. La frecuencia respiratoria puede ser normal o elevada, con presencia de respiración de Kussmaul. Es común un olor a frutas en la respiración, debido a la presencia de acetona y cuerpos cetónicos asociado con CAD.

El inicio del EHH es más insidioso que el de la CAD. Con frecuencia puede no haber una historia de diabetes o una diabetes tipo 2 considerada como leve. Como en otras enfermedades endocrinas, los pacientes con EHH no presentan signos y síntomas específicos que sugieran una enfermedad metabólica. Las características iniciales del EHH incluyen fatiga, visión borrosa, polidipsia, calambres musculares y pérdida de peso. El aumento de la carga osmótica a partir de una glucosa sérica elevada puede llevar a una disminución de la agudeza visual con visión distante y mejoría paradójica de la visión cercana. El paciente típico es senil con un estado mental alterado. Las convulsiones se presentan en un 25 % de los pacientes y pueden ser generalizadas o focales.

Manejo

▸ **Mejorar la perfusión tisular y corregir la hipovolemia.** La rehidratación es la medida más importante en la terapia de la CAD. Si el paciente se encuentra con hipotensión arterial se debe administrar un bolo inicial de 1 a 2 litros de solución salina al 0,9 % durante la primera hora.

▸ **Disminuir la glucosa sérica.** La insulina revierte la movilización de ácidos grasos libres y la producción hepática de glucosa y cetoacidosis. Son suficientes dosis pequeñas por vía endovenosa. La velocidad de infusión es de 0,1 unidades por kilogramo de peso por hora (6 a 8 unidades por hora en un adulto promedio). El punto final de la infusión continua de insulina debe ser la resolución de la cetonemia, más que la normalización de la glucosa plasmática.

▸ **Revertir la acidosis y la cetonemia.** El uso de bicarbonato no es recomendado para la CAD. El bicarbonato se utiliza para tratar la acidosis metabólica. La razón para usar bicarbonato en la CAD se basa en la concepción de que la acidosis contribuye a la morbilidad en estos pacientes. Sin embargo, esta afirmación ignora que en el campo de la CAD el tratamiento apropiado para la cetoacidosis no es el bicarbonato, sino la insulina.

▸ **Corregir las alteraciones electrolíticas.** El electrolito que se pierde en mayor cantidad durante la CAD es el potasio. El déficit de potasio corporal total va de 300 a 1000 mEq de déficit corporal total por adulto. Los niveles séricos bajos de potasio (hipocalemia) es una complicación letal de la CAD.

Se debe trasladar al paciente tan rápido como sea posible a un centro hospitalario para continuar su estabilización y, si está presente, tratar la patología de base que precipitó la CAD. Por este motivo, es importante determinar cuál es el factor desencadenante de la CAD y corregirlo de inmediato; puede tratarse de infecciones, incluyendo sepsis oculta, medicamentos, desequilibrio hidroelectrolítico, síndrome coronario agudo u otros.

Resumen

La cetoacidosis diabética es una complicación metabólica con mayor frecuencia en pacientes con diabetes *mellitus* tipo 1. La sintomatología incluye náuseas, vómito y dolor abdominal que puede evolucionar al edema cerebral, coma y muerte. Se presentan hiperglucemia, hipercetonemia y acidosis metabólica. Hay pérdida de líquidos y electrolitos por la diuresis osmótica causada por la hiperglucemia. El tratamiento consiste en reposición de la insulina, expansión de volumen y prevención de la hipopotasemia.

Choque e hipotensión

Isauro Ramón Gutiérrez Vázquez - Gustavo Malagón Baquero

Cuando los tratamientos odontológicos son prolongados se aumentan el temor, la ansiedad y la angustia relacionados con la atención, factores que pueden precipitar situaciones como el síncope, angina de pecho, hipotensión postural, ataque de asma, hiperventilación, alergias convulsiones, hipoglucemia, hipertensión, etc., en las que el profesional debe saber cómo actuar para realizar el diagnóstico y el tratamiento de la urgencia.

Estado de choque

En el siglo XVIII, el cirujano francés Le Dran utilizó el término *choc* para referirse a los soldados que sufrían daño traumático severo y una gran pérdida de sangre. El término *choque* empezó a aparecer en la literatura médica del siglo XIX y llegó a ser sinónimo de *hipotensión*. La idea equivocada de que la hipotensión es necesaria para definir al estado de choque persiste, a pesar de que la evidencia y las recomendaciones de los consensos internacionales afirman lo contrario. Con mayor propiedad, el *choque* se define como una condición que pone en peligro la vida, caracterizada por un aporte inadecuado de oxígeno y nutrientes a los órganos vitales, en relación con su demanda metabólica. El aporte in-

adecuado de oxígeno típicamente es el resultado de una perfusión tisular pobre; sin embargo, en algunas ocasiones puede deberse a un aumento en las demandas metabólicas.

Durante el aporte inadecuado de oxígeno las células no pueden producir trifosfato de adenosina (ATP, por su sigla en inglés) para potenciar sus funciones vitales. La transición de las células a un metabolismo anaeróbico para continuar la producción de ATP genera ácido láctico, el cual se acumula en las células y es transportado a la sangre. La acumulación de ácido láctico se agrava por un aumento en la producción de su precursor, el piruvato, vía la respuesta al estrés. El aumento en la producción del lactato es la explicación para su mayor elevación en los niveles sanguíneos; sin embargo, también ocurre una reducción en el metabolismo del lactato.

En forma sistémica, la respuesta al estrés es compensada por la liberación de energía almacenada y un aumento en la perfusión a los órganos vitales. Los receptores en las grandes arterias detectan una disminución en la tensión de la pared, y activan una respuesta hormonal mediante el eje hipotálamo-pituitaria-adrenal y una respuesta neurogénica por medio de la estimulación simpática. El aumento resultante en los niveles circulantes de epinefrina, norepinefrina, corticoesteroides, renina y glucagón eleva la frecuencia cardiaca y producen vasoconstricción de las arterias periféricas. En conjunto, el gasto cardiaco está aumentado, la presión sanguínea elevada, y un aumento en la glucosa y los ácidos grasos libres permite que estos queden disponibles para las células como precursores de energía. Tales efectos son contrarrestados por el aumento de metabolitos tóxicos y mediadores inflamatorios. Los metabolitos tóxicos endógenos derivados de las células dañadas y las toxinas exógenas pueden causar disfunción celular, depresión del miocardio y vasodilatación. Los mediadores inflamatorios son liberados del sistema inmune sobrerregulado, llevando después a disfunción de órganos y a microisquemia. La acidemia correspondiente potencializa a la disfunción orgánica y celular. Si el desequilibrio entre el aporte de oxígeno y la demanda persiste, los mecanismos compensadores fallan, la presión sanguínea y el gasto cardiaco disminuyen, y el síndrome de disfunción orgánica se desarrolla con una alta mortalidad. El choque se reconoce cuando la inestabilidad hemodinámica lleva a la hipoperfusión de varios órganos. De acuerdo con esto, el choque se considera un diagnóstico clínico.

El manejo exitoso del choque requiere su diagnóstico oportuno y una resucitación urgente. La respuesta clínica a las medidas iniciales para restaurar la perfusión de los órganos confirma o sugiere cambios en el diagnóstico inicial para así establecer un diagnóstico diferencial oportuno sobre la causa condicionante del estado de choque. El estado de choque tiene un componente hemodinámico que es el foco inicial de la resucitación; sin embargo, el choque también tiene un componente inflamatorio sistémico que lleva a la falla orgánica múltiple. La hipotensión es un acompañante frecuente del choque; no obstante, algunos pacientes tienen preservada la presión sistólica en etapas tempranas de un choque severo como resultado de la liberación excesiva de catecolaminas. Según sus causas, el choque puede clasificarse como:

- Hipovolémico.
- Vasodilatador o distributivo.
- Cardiogénico.

En el choque hipovolémico el retorno venoso inadecuado se genera por una deficiencia de volumen circulante, secundaria a hemorragia o a deshidratación. El choque hipovolémico es un síndrome de gasto cardiaco reducido causado por una disminución en el volumen de sangre. Cuando el volumen de sangre se contrae, existe un retorno sanguíneo menor al corazón, con una declinación en el volumen diastólico de ambos ventrículos; cuando el gasto cardiaco disminuye por debajo del valor crítico se establece la hipotensión arterial.

El choque hemorrágico es la causa específica más frecuente de choque hipovolémico. La severidad del choque hemorrágico puede ser definida en términos de déficit proporcional de volumen de sangre. Aquellos pacientes con una pérdida sanguínea que exceda al 40 % de su volumen sanguíneo están en un riesgo inminente de muerte.

El choque hipovolémico también se presenta si existe una importante desviación de plasma y proteínas hacia el tejido inflamatorio. Una pérdida sustancial del líquido gastrointestinal puede causar choque hipovolémico. En pacientes con obstrucción del intestino delgado, el choque hipovolémico puede desarrollarse como resultado de desviación de líquido hacia la luz intestinal. La hipotensión es el sello del choque hipovolémico severo; sin embargo, la hipotensión provoca una respuesta compensadora, incluyendo la estimulación de reflejos neuroendocrinos. La respuesta compensadora de un individuo en choque hipovolémico es paralela a la magnitud del déficit de volumen sanguíneo. La vasoconstricción es causada por un mayor tono simpático y liberación de vasopresina de la pituitaria. En consecuencia, los pacientes pueden estar en choque hipovolémico a pesar de tener una presión arterial media en el rango normal.

La resucitación de pacientes transforma al choque hipovolémico en una condición fisiológica compleja que refleja los efectos mixtos del choque y del tratamiento. El choque hemorrágico puede ser categorizado en tres grados de severidad basándose en la magnitud de la pérdida sanguínea: choque compensado, choque descompensado y exanguinación letal.

El síndrome de choque compensado ocurre si la pérdida sanguínea es menor del 20 % del volumen sanguíneo. Los pacientes con choque compensado mantienen una adecuada perfusión del cerebro, y el corazón, una presión arterial media normal debido a la vasoconstricción mediada por reflejos neuroendocrinos que disminuyen el flujo sanguíneo a la piel y al músculo esquelético.

Los pacientes con síndrome de choque descompensado están hipotensos después de una hemorragia aguda, pues la pérdida puede estar entre un 20 % y un 40 % de su volumen sanguíneo. Los pacientes en choque descompensado no pueden sostener la presión aórtica media por vasoconstricción, tienen un gasto cardiaco bajo, están sujetos a estrés anaeróbico, y tienen acidemia proporcional a la severidad de su choque. Si el choque permanece por horas, fallecen. Los pacientes amenazados por una hemorragia exanguinante rápidamente pierden más del 40 % de su volumen sanguíneo y se desarrolla una profunda hipotensión. Al reducirse en forma drástica el flujo sanguíneo hacia el cerebro, los pacientes caen en coma en minutos y mueren de paro cardiaco.

En el choque vasodilatador el retorno venoso inadecuado se genera por pérdida del tono vascular. En estos casos, los vasos sanguíneos se dilatan (aumentan su diámetro) y por lo tanto, a pesar de que el volumen sanguíneo sea normal, la presión dentro del sistema disminuye e imposibilita que todos los órganos se irriguen adecuadamente. Las causas de esta clase de estado de choque son complicadas, pero según ellas se pueden mencionar tres principales: neurogénico, séptico y anafiláctico.

La falla de la bomba cardiaca en el choque cardiogénico se produce por la pérdida de la contractilidad, como en el caso del infarto agudo de miocardio y sus complicaciones. El choque cardiogénico es la más severa expresión clínica de falla ventricular izquierda y está asociado a un extenso daño del miocardio ventricular izquierdo en más del 80 % de los pacientes con infarto agudo de miocardio con elevación del segmento ST (STEMI, por su sigla en inglés); el resto de los casos tienen un defecto mecánico como una ruptura del músculo papilar, del septo ventricular o un infarto ventricular derecho. En pacientes en los cuales predomina la falla ventricular izquierda, una extensa necrosis es evidente si involucra a más del 40 % del ventrículo izquierdo, como lo demuestran los hallazgos por autopsia. En el pasado se reportaba que el choque cardiogénico ocurría en un 20 % de pacientes con STEMI; sin embargo, estimaciones de grandes estudios aleatorizados recientes de terapia fibrinolítica y bases de datos observacionales reportan una tasa de incidencia del 7 %. El choque cardiogénico es un estado caracterizado por una elevada presión de llenado ventricular, gasto cardiaco bajo, hipotensión sistémica y evidencia de hipoperfusión a órganos vitales. El choque cardiogénico también se presenta por alteraciones del llenado diastólico, frecuencia o ritmo anormal o la obstrucción del flujo debido a alteraciones en las válvulas cardiacas, embolismo pulmonar o taponamiento cardiaco. El choque vasodilatador tiene muchas causas, entre ellas: sepsis, anafilaxia, envenenamientos y síndrome de isquemia-reperfusión, este último debido a un choque prolongado por cualquier causa.

Presentación clínica

El choque hipovolémico clínicamente se reconoce por signos de hipoperfusión, tales como: alteración mental, gasto urinario bajo, extremidades frías, llenado capilar lento mayor a 2 segundos, presión venosa yugular baja y presión de pulso estrecha, que es indicativa de un volumen de latido reducido. Con frecuencia, el choque hipovolémico se sugiere de acuerdo con el antecedente clínico, por ejemplo, en trauma, parto y hemorragia gastrointestinal, o por manifestaciones clínicas de pérdida sanguínea como hematemesis, melena o distensión abdominal o en casos de deshidratación por diarrea, vómito o sed. El reemplazo apropiado y rápido de los líquidos que se han perdido restaura la perfusión orgánica y confirma el diagnóstico. Los cambios en los signos vitales son la principal indicación clínica de que un paciente está en choque hemorrágico.

El choque hipovolémico se describe en la literatura como hipotensión con un aumento en la frecuencia cardiaca. Esos eventos fisiológicos reflejan el aumento en el tono simpático mediado por barorreceptores con la liberación de epinefrina. La diaforesis y la palidez de la piel causada por vasoconstricción de las arterias cutáneas en el examen físico son indicaciones adicionales de que un paciente está en choque hemorrágico. En el choque severo, cuando el flujo sanguíneo al cerebro declina, una indicación de que el paciente está cerca de la muerte son los síntomas de isquemia cerebral, que incluyen confusión, agitación y niveles deprimidos de conciencia. La acidemia se usa como una medida de la severidad del choque hemorrágico; esta condición se desarrolla inicialmente debido al aporte insuficiente de oxígeno para apoyar al metabolismo aeróbico. Un bicarbonato calculado en una muestra de sangre arterial menor de 10 mEq/L en pacientes con choque hipovolémico es indicación de que el paciente tiene un choque descompensado y estará en riesgo de muerte si no se implementan la resucitación y la terapia de corrección. Los pacientes que tienen un exceso de base menor de -6 mmol/L y una acidemia no corregida a las 24 horas tienen una tasa de mortalidad que excede al 50 %.

El choque vasodilatador puede ocurrir en una variedad de escenarios. El más común es la sepsis. Inicialmente, los pacientes con choque vasodilatador tienen características clínicas similares a las de los pacientes con choque hipovolémico. La diferencia clave es la falta de reversión completa del choque con la administración de líquidos. Aunque se infundan varios litros de cristaloides, estos tienen pocos efectos sobre la presión sanguínea, el estado mental o el gasto urinario. Las extremidades hiperémicas, el pulso rápido, el llenado capilar rápido, los ruidos cardiacos hiperdinámicos y una presión de pulso amplia —indicativa de un volumen latido amplio— marcan la respuesta clínica a los líquidos en el choque vasodilatador. El choque vasodilatador es también una vía común final a la disfunción orgánica múltiple por una variedad de causas que incluyen quemaduras, pancreatitis, envenenamiento por monóxido de carbono y cianuro y anafilaxia.

El choque cardiogénico clínicamente se reconoce por la evidencia de hipoperfusión global, una presión de pulso estrecha y una presión venosa yugular elevada. También hay evidencia de edema pulmonar y ritmo de galope en el caso de falla cardiaca izquierda. Ocurre en un escenario clínico de colapso súbito o dolor torácico y con frecuencia es acompañado por cambios en el electrocardiograma y anormalidades radiográficas. Están indicados de forma urgente exámenes confirmatorios, como un ecocardiograma, cateterización cardiaca o tomografía computarizada helicoidal (si hay sospecha de embolismo pulmonar), para determinar una intervención específica a la mayor brevedad posible.

El choque prolongado, cualquiera que sea su causa, puede llevar al daño por isquemia-reperfusión, el sello inicial es la respuesta inflamatoria.

Manejo

El manejo del estado de choque implica una evaluación primaria y una secundaria. La evaluación primaria debe incluir:

- Evaluación y establecimiento de una vía aérea.
- Evaluación de la respiración y considerar el apoyo con ventilación mecánica.
- Resucitación de la circulación inadecuada.

La mayoría de los pacientes en estado de choque tienen una o más indicaciones para intubación de la vía aérea y ventilación mecánica, la cual debe ser instituida en forma temprana. Una hipoxemia significativa es indicación para intubación y ventilación mecánica, debido a que una mascarilla puede no aportar una adecuada fracción inspirada de oxígeno (FIO_2). Inicialmente, debe administrarse una alta FIO_2 al 100 %, hasta que los gases en sangre o la determinación de la oximetría de pulso permitan el descenso en la titulación de la terapia con oxígeno a niveles menos tóxicos. Esto es relevante en muchos pacientes porque el daño pulmonar —síndrome de insuficiencia respiratoria aguda (SIRA)— puede ocurrir tempranamente en el choque como resultado del desarrollo de una respuesta inflamatoria intensa.

La terapia con volumen es la piedra angular del manejo inicial del choque. Si el diagnóstico inicial es de choque hipovolémico, la intervención indicada es una carga de volumen. La frecuencia y la composición de los expansores de volumen están determinadas por el diagnóstico.

El choque hemorrágico requiere hemostasia inmediata e infusión rápida de sustitutos sanguíneos calientes, principalmente paquetes de glóbulos rojos. Si el choque se debe a deshidratación, se requieren rápidos bolos de cristaloides, por lo general con incrementos de un litro.

El choque cardiogénico sin evidencia de sobrecarga de líquidos requiere pequeñas cargas de volumen, usualmente de 250 mL de cristaloides.

En el choque vasodilatador o distributivo se requieren grandes cantidades de cristaloides con frecuencia de 6 a 10 litros. Algunos clínicos prefieren bolos de coloides para reducir el inevitable edema tisular que acompaña a la fuga capilar que se asocia con este estado. Independientemente del diagnóstico o la terapia con líquidos elegida, la adecuación del volumen debe continuar hasta lograr puntos clínicos finales de resucitación como el aumento de la presión arterial, la disminución de la frecuencia cardiaca, el aumento de la presión de pulso y del gasto urinario; o bien, hasta que se presenten datos de alarma como edema pulmonar, o evidencia de disfunción cardiaca derecha. La ausencia de ambas respuestas indica que la carga de volumen fue inadecuada y por consiguiente esta debe continuar con una reevaluación rápida de la respuesta. Debido a que "tiempo es tejido", la resucitación de volumen debe ser rápida.

Con demasiada frecuencia la terapia vasoactiva se aplica tempranamente en casos de choque, sin considerar el diagnóstico o el estado de volumen del paciente. La elección de la terapia vasoactiva es simple: el clínico debe determinar si hay evidencia de un gasto cardiaco bajo con una presión de llenado cardiaco alto que requiere de apoyo con inotrópicos o si la hipotensión está acompañada por un gasto cardiaco alto, estado que requiere de apoyo con un vasopresor.

Resumen

El choque hipovolémico se produce por una pérdida rápida de líquidos corporales. Los órganos y los tejidos dejan de recibir oxígeno y nutrientes con la muerte progresiva de las células y conduce a una falla en diferentes órganos que puede llevar a la muerte. Lo más importante del tratamiento es asegurar un aporte de líquidos adecuados.

Crisis aguda de asma

Isauro Ramón Gutiérrez Vásquez -
Gonzalo David Prada Martínez

Aproximadamente, uno de cada ocho colombianos sufre de asma, por lo que es importante que el odontólogo conozca que la atención y tratamiento se pueden convertir en un estímulo para desencadenar la enfermedad y que puede estar frente a un paciente con esta condición. Esto indica la importancia de saber atender las reacciones y síntomas que pueden complicar el cuadro respiratorio. El odontólogo debe conocer los medicamentos con los que los pacientes asmáticos están siendo tratados para evitar interacciones con otros fármacos que puedan ser utilizados durante el tratamiento odontológico.

Una crisis aguda de asma se define como un deterioro o empeoramiento de la enfermedad respiratoria del paciente en relación con su estado habitual, que en algunos casos puede ser la manifestación inicial de la enfermedad. Los términos *exacerbación*, *agudización* o *crisis aguda* de asma tienen el mismo significado. Es importante, sobre todo, si no hay antecedentes personales del problema, saber que si un paciente presenta disnea, tos, con o sin sibilancias, opresión torácica y dificultad respiratoria, el diagnóstico diferencial no solo debe contemplar la crisis aguda de asma, sino muchas otras condiciones como exacerbación de EPOC, neumonías, neumotórax, cuerpos extraños en la vía aérea, embolismo pulmonar y obstrucción de las vías aéreas altas.

Las guías de The National Asthma Education and Prevention Program (NAEPP) definen al asma como una enfermedad inflamatoria crónica de las vías aéreas, en la cual muchas células y elementos celulares juegan un papel; en particular, los mastocitos, los neutrófilos, los eosinófilos, los linfocitos T, los macrófagos y las células epiteliales. En individuos susceptibles, esta inflamación causa episodios recurrentes de tos (particularmente en la noche o temprano en la mañana), disnea, sibilancias y opresión en el pecho. Los episodios con frecuencia se asocian con una extensa, pero variable obstrucción al flujo de salida de aire, la cual puede ser reversible, ya sea espontáneamente o como resultado del tratamiento. El estado asmático se puede definir como un broncoespasmo continuo severo.

Existe un consenso general en que la inflamación y el daño de la vía aérea, así como en algunos pacientes la remodelación, son componentes críticos y esenciales del asma. Se han establecido por completo los factores ambientales del huésped que permiten que la vía aérea de los pacientes con asma sea susceptible a esos procesos, tanto desde el inicio de la enfermedad como en su persistencia. La provocación del asma puede ocurrir a través de la interacción con una variedad de factores, incluyendo alérgenos, irritantes transportados por el aire, infecciones virales respiratorias y exposición ocupacional. Cada uno de ellos actúa a través de diferentes vías para producir el mismo resultado final: la inflamación multicelular, el aumento en la respuesta bronquial y la obstrucción al flujo de aire. Este resultado final define al asma, considerada tradicionalmente como una enfermedad de las vías aéreas de conducción, con *obstrucción de la vía aérea* como condición *sine qua non*.

La inflamación persistente de la vía aérea es considerada la característica más importante del asma severa, leve y aun asintomática. Las características microscópicas clásicas incluyen la infiltración de las vías aéreas por células inflamatorias, hipertrofia del músculo liso de la vía aérea y engrosamiento de la que inicialmente se pensó que era la membrana basal, pero que actualmente se sabe que es la lámina *reticularis* justo por debajo de la membrana basal. El asma afecta entre el 5 % y el 12 % de la población, es más común en niños (10 % niños y 5 % adultos), el 50 % al 80 % de los niños con asma desarrollan síntomas antes de los 5 años. Este es un aspecto importante que debe considerar el odontólogo debido a que un alto porcentaje de sus pacientes son pediátricos. La tasa de mortalidad total es de 20 por un millón.

Los síntomas del asma son más comunes debido a exposiciones específicas (alérgenos aéreos) o no específicas (polvo, humo de cigarro, aire frío, ejercicio, etc.). Tradicionalmente se ha descrito que el asma intrínseca se presenta en pacientes que no tienen historia de alergias y que el evento es disparado por infecciones respiratorias superiores o estrés psicógeno, mientras que el asma extrínseca (asma alérgica) se genera por la exposición a alérgenos (polvo de ácaros, alérgenos de gatos, químicos industriales). El asma inducida por el ejercicio se ve con mayor frecuencia en adolescentes, se manifiesta con broncoespasmo después de haber iniciado el ejercicio y mejora al suspenderlo. El asma inducida por medicamentos con frecuencia se asocia con antiinflamatorios no esteroideos usados por médicos y odontólogos, β-bloqueadores, sulfitos, y ciertos alimentos y bebidas. Hay una fuerte asociación del gen ADAM 33 con el asma y la hiperrespuesta bronquial. Estudios experimentales, genéticos y clínicos, apoyan un papel importante de la vía inmune Th2 en la patogénesis del asma severa.

Presentación clínica

En relación con el control del asma, es importante que el odontólogo realice las siguientes preguntas que han sido aprobadas por la Asociación Americana del Torax (ATS) antes de atender pacientes con el antecedente de asma bronquial:

- ¿Su asma le ha impedido realizar actividades normales en su casa o en el trabajo?
- ¿Ha presentado dificultad para respirar en las últimas 4 semanas?
- ¿Su asma lo ha mantenido despierto en la noche?
- ¿Con qué frecuencia ha usado su inhalador de recate para el asma en las últimas 4 semanas?
- ¿En general, cómo ha mantenido el control de su asma en las últimas 4 semanas?

Estas cinco preguntas son fundamentales para determinar si el asma del paciente se encuentra controlada adecuadamente, para evitar que se presente un evento adverso durante algún procedimiento odontológico.

El asma es un síndrome clínico caracterizado por la obstrucción de la vía aérea, inflamación, e hiperreactividad bronquial. Los síntomas más importantes del asma son paroxismos de disnea, sibilancias, opresión en el pecho y tos, pueden variar de leves y casi indetectables a severos y no remitidos. La obstrucción de la vía aérea en el asma es típicamente reversible; sin embargo, no siempre la remisión es completa. La hiperreactividad bronquial es una característica cardinal del asma que manifiesta fluctuaciones espontáneas en la severidad de la obstrucción. Esta última puede presentar una mejoría substancial después del uso de broncodilatadores o corticoides, o puede aumentar por causa de agonistas específicos y no específicos. El examen físico varía con el estadio y la severidad del asma, y se puede presentar solo con un aumento de las fases inspiratoria y espiratoria de la respiración. Es importante que el odontólogo pueda identificar oportunamente pacientes con asma severa y riesgo de estado asmático. El examen físico durante el estado asmático puede revelar:

- Taquicardia y taquipnea.
- Uso de músculos respiratorios accesorios.
- Pulso paradójico (declinación inspiratoria de la presión sistólica >10 mm Hg)
- Presencia de sibilancias o, más grave, disminución de las sibilancias o ausencia de las mismas

(el tórax silencioso indica que la obstrucción ha empeorado y es más severa).

▸ Cambio en el estado mental, generalmente secundario a hipoxia e hipercapnia, situación que constituye una indicación precisa de intubación endotraqueal.

▸ Movimiento abdominal y diafragmático paradójico en la inspiración (detectado por palpación sobre la parte superior del abdomen en una posición semidecúbito), que representa un importante signo de inminente crisis respiratoria y es indicativo de fatiga diafragmática.

Las siguientes anormalidades en los signos vitales son indicativas de asma severa:

▸ Pulso paradójico > 18 mm Hg
▸ Frecuencia respiratoria > 30 respiraciones/min.
▸ Taquicardia con una frecuencia cardiaca > 120 latidos/min.

El diagnóstico diferencial del asma se debe hacer con insuficiencia cardiaca crónica, enfermedad pulmonar obstructiva crónica, embolismo pulmonar en adultos y pacientes seniles, neumonía y otras infecciones respiratorias superiores, rinitis con descarga posnasal, tuberculosis pulmonar, neumonía por hipersensibilidad, ansiedad, granulomatosis de Wegener y enfermedad pulmonar intersticial difusa.

Manejo del estado asmático

▸ Evaluar signos vitales: frecuencia cardiaca, respiratoria, temperatura, estado de conciencia (prueba minimental), oximetría de pulso y del flujo espiratorio pico si es posible.

▸ Gestionar de inmediato y activar emergencia para iniciar remisión del paciente a un centro hospitalario.

▸ Evaluar al paciente ¿es una crisis aguda de asma? Interrogar sobre antecedentes personales de asma, tratamientos previos o que viene recibiendo, detonantes de las exacerbaciones, frecuencia y severidad de las crisis anteriores si hay lugar, antecedentes de hospitalizaciones por asma, ingresos a la unidad de terapia intensiva, historia de alergias e historia de enfermedades respiratorias u otros problemas clínicos.

▸ Evaluar la severidad de la crisis. Cuando hay alteración del estado de conciencia con síntomas como irritabilidad, agresividad o somnolencia, confusión o desorientación se trata de una crisis grave que amenaza la vida. Igualmente, cuando el tórax es silencioso o no se mueve en inspiración/espiración.

▸ Iniciar oxígeno, generalmente con 2 a 4 litros por minuto por cánula nasal y hacer ajustes de acuerdo con la oximetría de pulso o gasimetría arterial, según el caso.

▸ Broncodilatadores. Iniciar el tratamiento con dosis altas de agonistas adrenérgicos β2 de acción corta más bromuro de ipratropio administrado por medio de un nebulizador cada 20 minutos. El uso de inhalador con dosis medida puede ser aceptado para pacientes con exacerbaciones de leves a moderadas.

▸ Salbutamol (albuterol) en solución para nebulizar (0,63 mg/3 mL, 1,25 mg/3 mL, 2,5 mg/3 mL, o 5,0 mg/mL): 2,5 a 5 mg cada 20 minutos durante la primera hora, luego 2,5-10 mg cada 1 a 4 horas como sea necesario, o 10-15 mg/hora continuamente.

▸ Corticoesteroides sistémicos.

▸ Inicio de metilprednisolona en dosis de 1 a 2 mg/kg/dosis o de hidrocortisona 100 mg/IV cada 8 o 12 horas hasta mejorar el flujo espiratorio pico a más de 70 % del valor predicho.

▸ Posteriormente, corticoides por vía oral: prednisolona 50 mg VO día o metilprednisolona 32 mg VO por 5 a 7 días sin disminución paulatina de la dosis de los mismos; se pueden suspender totalmente.

▸ La hidratación IV debe ser suficiente para evitar una insuficiencia cardiaca congestiva en pacientes seniles. No se recomienda una hidratación IV agresiva.

▸ La intubación endotraqueal y la ventilación mecánica están indicadas cuando las medidas previas no son capaces de producir una mejoría significativa.

▸ El egreso a su domicilio desde el servicio de urgencias es apropiado si el FEV1 después del tratamiento alcanza un 70 % o más del valor predicho y si existe una mejoría sostenida en la función pulmonar y de los síntomas durante por lo menos una hora.

Resumen

Una crisis aguda de asma se define como un deterioro o empeoramiento de la enfermedad respiratoria del paciente en relación con su estado habitual, que en algunos casos puede ser la manifestación inicial de la enfermedad. Es un síndrome clínico caracterizado por la obstrucción de la vía aérea, inflamación e hiperreactividad bronquial.

Estado epiléptico convulsivo generalizado

Isauro Ramón Gutiérrez Vázquez -
Gustavo Malagón Baquero

En la consulta odontológica podría presentarse también la patología convulsiva, por lo que es importante registrar en la anamnesis si el paciente está recibiendo algún tratamiento para evitar cualquier condición o factor que la desencadene.

El riesgo individual de tener una convulsión durante toda la vida es aproximadamente del 10 %. La epilepsia ocurrirá en un 3 a 4 % de la población en algún punto (0,5-1,0 en algún momento dado), del 3 al 4 % tendrán crisis reactivas agudas, el 1 % tendrá una única convulsión no provocada, y el 2 % tendrá convulsiones febriles antes de los 5 años de edad. Las convulsiones representan el 1 % de todas las visitas a la sala de urgencias y pueden ser benignas y autolimitadas requiriendo de poco manejo, o pueden ser el signo inicial de una enfermedad médica grave, o inclusive llevar al estado epiléptico. Una primera convulsión generalizada en el adulto se aproxima al 1 % de todas las visitas al departamento de urgencias. Un estudio prospectivo reportó que el estado epiléptico (*status epilepticus*) representa 126.000 a 195.000 casos por año y que en uno de cada 11 pacientes mayores de 80 años ocurren las convulsiones. Las convulsiones tienen una frecuencia bimodal, declinan en frecuencia desde la infancia hasta los 60 años de edad, cuando nuevamente aumenta su frecuencia. La incidencia es mayor en la infancia y alcanza 4,1 por 1.000 niños menores de 11 años de edad. Después de los 60 años, la incidencia se incrementa a 14,7 por 1.000, sobre todo en la población mayor de 75 años.

Una crisis epiléptica es la manifestación clínica de una alteración del funcionamiento neuronal autolimitada y dependiendo del área cerebral afectada la crisis tiene manifestaciones diversas como son motoras, sensitivas, psíquicas. La epilepsia es un trastorno del sistema nervioso central caracterizado por la repetición de dos o más crisis no provocadas por una causa inmediatamente no identificable. La crisis epiléptica es causada por descargas eléctricas anormales, excesivas y transitorias de las neuronas, resultado de corrientes eléctricas que son fruto del movimiento iónico a través de la membrana celular. Puede ser identificada por manifestaciones clínicas, registro de EEG o ambos. Las crisis epilépticas son manifestaciones de una función anormal del cerebro. La epilepsia incluye una amplia categoría de complejos signos y síntomas que ocurren como resultado de funciones cerebrales alteradas que pueden ser secundarias a un gran número de procesos patológicos. Casi todas las patologías que involucran a la sustancia gris, algunas enfermedades de la sustancia blanca e innumerables patologías sistémicas pueden causar crisis epilépticas. En realidad, así como existen varias formas clínicas de epilepsia, es muy probable que haya diferentes mecanismos para esas epilepsias a escala celular. Tres factores causales pueden estar involucrados: predisposición individual, lesión epileptogénica cerebral (local o generalizada) y alteraciones bioquímicas o eléctricas cerebrales. Entre las causas de epilepsia se pueden citar factores genéticos y perinatales, trastornos del desarrollo, enfermedades infecciosas, factores tóxicos, agentes físicos o trauma, enfermedades metabólicas, nutricionales o vasculares, enfermedades degenerativas y hereditarias. Existen diversas causas capaces de generar epilepsia; sin embargo, desde el punto de vista fisiopatogénico existe un trastorno fundamental común. El trastorno fundamental radica en descargas anormales y sincrónicas de una red neuronal. Las crisis pueden ser el resultado de membranas neuronales anormales o de un desequilibrio entre influencias excitatorias e inhibitorias. Las crisis epilépticas son manifestaciones que reflejan disfunción de un conjunto de neuronas de cierta parte del encéfalo (crisis focales) o de áreas más extensas que involucran simultáneamente ambos hemisferios cerebrales (crisis generalizadas).

Presentación clínica

Las crisis generalizadas se dividen en convulsiva (principalmente motora) y no convulsiva con pérdida transitoria de la conciencia (motora menor). Las crisis convulsivas generalizadas incluyen los tipos tónico, clónico y tónico-clónico. Las convulsiones tónicas generalizadas con frecuencia ocurren en la infancia. Las convulsiones clónicas generalizadas ocurren en la infancia. Las crisis convulsivas tónico-clónicas generalizadas, comúnmente referidas como gran mal, se caracterizan por pérdida súbita de la conciencia con fase tónica y clónica. La fase tónica dura de 10 a 20 segundos e inicia con flexión breve, apertura palpebral, movimiento hacia arriba de los ojos, con elevación y rotación externa de los brazos. Puede extenderse hacia cuello y espalda, puede presentarse llanto, los brazos extenderse y las piernas extenderse con rotación externa. En este punto el paciente está en apnea, es decir, no respira. La fase clónica dura aproximadamente 30 segundos e inicia mediante relajaciones repetitivas breves de la rigidez tónica, produciendo espasmo flexor pronunciado de la cara, el tronco y las extremidades. Esta jerga clónica decrece gradualmente su tasa hasta que cesa. Se sigue de flacidez muscular, reinicio de la respiración y puede haber incontinencia. Retorno gradual de la conciencia, el paciente despierta, pero está confuso, la fatiga y la cefalea son frecuentes. El EEG durante la fase tónica muestra ritmo generalizado de 10 Hz o más, disminuyendo en frecuencia e incrementando en amplitud para incluir poliespigas generalizadas o poliespigas-onda de descarga. En la fase clónica, este ritmo se asocia con contracción muscular y se interrumpe repetitivamente mediante enlentecimiento o silencio del EEG asociados con periodos de relajación muscular. El patrón del EEG con poliespigas o poliespigas-onda de descarga alternando con enlentecimiento se muestra como sacudidas musculares rítmicas en el paciente. Luego de la fase clónica, el EEG muestra enlentecimiento difuso correspondiente al periodo posictal.

Las crisis generalizadas no convulsivas incluyen ausencia, mioclonías tónicas y atónicas. Las crisis generalizadas de ausencia, comúnmente referidas como *convulsiones del pequeño mal*, típicamente son episodios de 5 a 10 segundos de pérdida de la conciencia caracterizada por fijación de la mirada y no reactividad a estímulos ambientales. Los movimientos clónicos son cambios en el tono postural, automatismos y fenómenos autonómicos que frecuentemente acompañan a las crisis de ausencia. El paciente rápidamente asume la conciencia normal, no tiene confusión posictal y está generalmente consciente del episodio. EL EEG típicamente muestra descargas espiga-onda de 3 Hz, bilateralmente sincronizadas y generalizadas. Las crisis de ausencia continua se conocen como *estado epiléptico de ausencia*. Las crisis mioclónicas generalizadas son sacudidas sincrónicas bilaterales que pueden ser únicas o repetidas en trenes; los músculos involucrados son pocos y se restringen a una parte del cuerpo, o se extienden involucrando las extremidades. La mayor parte de las crisis mioclónicas ocurren sin daño en la conciencia. El EGG muestra poliespiga-onda sincrónica bilateral generalizada. Las crisis tónicas generalizadas que son breves se consideran no convulsivas, contrastando con la crisis tónica generalizada de mayor duración, que se considera convulsiva. Las crisis atónicas generalizadas, referidas comúnmente como *ataques de caídas (drops attacks)*, consisten en una pérdida súbita en el tono de los músculos posturales que originan caídas, hay un breve y mínimo daño en la conciencia, con mínimo estado posictal. El EGG muestra poliespigas-ondas de descarga o supresión de la actividad eléctrica.

Manejo

El abordaje inicial del paciente con estado epiléptico convulsivo generalizado debe empezar con la evaluación inicial, similar a la que se lleva a cabo en todas las emergencias, con atención dirigida primero a la vía aérea, la respiración y la circulación (ABC). Si el trauma es grave, se debe estabilizar la columna cervical hasta que se descarte lesión cervical radiológicamente. El examen físico inicia con los signos vitales y con búsqueda de signos de trauma. Las anormalidades focales en el examen neurológico, incluyendo la parálisis de Todd, aumenta la posibilidad de que haya una lesión estructural. Los pacientes que tienen alteración de la conciencia requieren exámenes seriados para determinar si esto es atribuible a un estado posictal o a otra causa. Se deben efectuar exámenes de fondo de ojo y de la rigidez de nuca para buscar signos de aumento de la presión intracraneana o de infección. El examen general es importante para investigar signos de alguna enfermedad sistémica como factor precipitante de las convulsiones. Se debe obtener información pertinente en relación con la historia médica, quirúrgica, neurológica y psiquiátrica del paciente. La historia de un trastorno epiléptico es especialmente importante e idealmente la información de la edad de inicio de las convulsiones, la causa y tipo, la frecuencia, la fecha del episodio más reciente y el uso de anticomiciales. Cuando la información por el paciente no está disponible, la descripción de la convulsión y las circunstancias de su ocurrencia son importantes para determinar la localización cerebral de la lesión, el tipo de crisis y su causa probable. Esta información puede ser suministrada por el testigo del evento, la información importante incluye la ocurrencia de aura, las características clínicas de la convulsión (cambios autonómicos, alteración de la conciencia, paro de los movimientos corporales, automatismos, la secuencia temporal tónica-clónica que afecta a uno o a ambos lados del cuerpo, mordedura de la lengua e incontinencia), y síntomas posictales. Si está usando medicamentos anticomiciales, cuáles medicamentos ha utilizado recientemente, cambios en la dosificación, cumplimiento del paciente. Los factores asociados que pueden ser importantes incluyen enfermedades crónicas, estados intercurrentes, estrés, deprivación del sueño, embarazo, el uso de otros medicamentos, ingestión de alcohol o drogas, o su suspensión. En la evaluación general también se incluye búsqueda de soplos carotídeos, soplos cardiacos, arritmias, enfermedades congénitas, embolismo. El abdomen puede estar rígido por infección o hemorragia con choque hipovolémico. Los oídos, la nariz, la garganta y los senos paranasales pueden ser la fuente de infección y factores precipitantes; puede evolucionar a una neuroinfección.

El siguiente paso, después de la elaboración de la historia clínica y la exploración física, es determinar si se trata de una crisis convulsiva verdadera. Es importante tener una adecuada descripción del evento. Aun pacientes que se saben con epilepsia pueden tener eventos no epilépticos, como arritmias, síncope y distonías. Las pseudoconvulsiones son de los imitadores más difíciles en la sala de urgencias. El diagnóstico erróneo puede llevar a un retardo en el tratamiento con aumento en la morbilidad y la mortalidad.

Numerosos estudios han mostrado que alrededor de 30 % a 50 % de los pacientes con una primera crisis recidivan. Por ello, y dada la potencial toxicidad de los fármacos anticomiciales, habitualmente no se administra tratamiento tras una primera crisis. Los pacientes con factores de riesgo para epilepsia tienen un riesgo de recurrencia mayor. Sin embargo, no hay consenso en la conveniencia del tratamiento y la decisión se toma en forma individualizada. Tras una segunda crisis, el riesgo de una tercera es mayor del 65 %, por lo que el tratamiento está indicado en general.

A continuación se exponen sugerencias para la indicación de tratamiento, siempre teniendo en cuenta que debe ser individualizada.

En un paciente adulto con una primera crisis generalizada convulsiva sin etiología evidente, el tratamiento disminuye el riesgo de una segunda crisis, pero no suele indicarse dada la baja recurrencia. La decisión de tratar debe de tomarse de forma individualizada, dependiendo de las consecuencias físicas, sociales o psicológicas que la recurrencia de la crisis pueda provocar en el paciente (por ejemplo, un conductor de maquinaria).

En pacientes con una crisis aguda sintomática la recurrencia es relativamente baja y en la mayor parte de los casos no está indicado el tratamiento a largo plazo, especialmente si las crisis ocurren en una intoxicación o deprivación alcohólica o en una alteración metabólica. Por otra parte, está indicado el tratamiento durante el periodo agudo de la enfermedad.

En aquellos pacientes con una crisis remotamente sintomática, ya sea parcial o generalizada, cuyo EEG es anormal, en general está indicado el tratamiento, ya que el riesgo de recurrencia es elevado (70 % a los dos años). Si el EEG es normal, el riesgo de recurrencia es del 50 % y la conveniencia del tratamiento debe ser evaluada individualmente.

El tratamiento de la epilepsia debe iniciarse con un solo fármaco. Si resulta ineficaz debe intentarse otro fármaco como monoterapia, si hay mejoría significativa pero incompleta con un primer fármaco, puede añadirse otro fármaco; si el segundo fármaco elegido como monoterapia no es eficaz y persisten las crisis epilépticas, debe añadirse otro.

Los siguientes fármacos son efectivos en las crisis convulsivas tónico-clónicas generalizadas primarias: carbamazepina, lamotrigina, oxcarbazepina, fenobarbital, primidona, topiramato y ácido valproico.

Resumen

La convulsión se presenta como resultado de una actividad eléctrica anormal en el cerebro, generalmente se manifiesta con temblor incontrolable rápido y rítmico; contractura y relajación muscular repetitiva. Los síntomas dependen de la zona del cerebro comprometida. Estos pueden ser confusión, movimiento de los ojos, pérdida del control de esfínteres, espuma en la boca o babeo, cambio en el estado de ánimo, caída repentina, detención temporal de la respiración, espasmos musculares con fasciculaciones, rechinan los dientes. Se pueden presentar síntomas de advertencia de la convulsión: miedo, ansiedad, náuseas, síntomas visuales, vértigo. Las causas son diferentes: sodio o glucosa en sangre, meningitis, encefalitis, lesión cerebral, drogadicción, epilepsia, fiebre, trauma en cráneo, enfermedad cardiaca, insuficiencia renal, hipertensión arterial.

Excitación psicomotora

Isauro Ramón Gutiérrez Vázquez - Gustavo Malagón Baquero

La consulta odontológica genera ansiedad, estrés, angustia, dolor e incertidumbre en muchas personas, lo que puede llegar a manifestar una condición clínica latente del paciente que altere el avance del tratamiento.

La agitación o excitación psicomotriz es un síndrome caracterizado por hiperactividad motora y alteraciones emocionales, que puede manifestarse en una gran variedad de enfermedades médicas y trastornos psiquiátricos. Constituye uno de los cuadros más frecuentes en salas de urgencias psiquiátricas y generales. Se caracteriza por un aumento significativo de la actividad motora, que puede ser desde una ligera inquietud hasta una verdadera tempestad de movimientos; además de una alteración de la esfera emocional, que puede tener las tonalidades de la ansiedad severa, el pánico, la cólera, la euforia, etcétera. Los episodios de excitación psicomotriz se pueden presentar en el marco de distintas patologías, como trastornos psiquiátricos primarios, enfermedades clínicas y trastornos por abuso o abstinencia de sustancias. La excitación psicomotriz se puede además definir como un comportamiento verbal y/o motor excesivo que puede progresar hacia la agresión, tanto verbal como física, por lo que es fundamental un tratamiento adecuado y oportuno. Un paciente agitado, a veces confuso y generalmente demandante u hostil, suele generar profundas reacciones en el personal sanitario que puede, por esto, ver comprometido su accionar. Hay una tendencia a menospreciar el enfoque diagnóstico de estos cuadros y a atribuirle inmediatamente un origen psiquiátrico. Sin embargo, a su origen pueden contribuir también, muy frecuentemente, trastornos orgánicos que representan en lo inmediato un peligro para la vida del paciente. La agitación ocurre en el 10 % de los pacientes que acuden a las instituciones psiquiátricas de urgencia; en el 11 % al 50 % de los pacientes con lesiones craneoencefálicas traumáticas, hasta en el 67 % de los pacientes con *delirium*, y en el 93 % de los pacientes con demencia. En las unidades de cuidados intensivos, hasta el 71 % de los pacientes puede presentar agitación. El síndrome de agitación psicomotriz no constituye en sí mismo una enfermedad, sino una conducta que puede ser manifestación de gran variedad de trastornos, tanto psiquiátricos como orgánicos. Es necesario hacer una distinción entre el paciente agitado y el paciente violento. Se entiende la violencia como el uso intencional de la fuerza o el poder físico, de hecho, o como amenazas contra sí mismo, otra persona o un grupo, que causan (o tienen muchas probabilidades de causar) lesiones, muerte o daños psicológicos. Los pacientes agitados pueden tener conductas violentas, aunque en general situaciones como la descrita arriba suelen ser protagonizadas por sujetos que no se pueden caracterizar como orgánicos ni como psiquiátricos, exceptuando aquellos que padecen trastornos de la personalidad, como el antisocial o el límite.

Presentación clínica

La excitación psicomotriz se puede originar por tres grupos de causas y su presentación clínica depende del grupo.

▸ ***Delirium* (síndrome confusional o síndrome cerebral agudo):** Se caracteriza por afectación de la conciencia, representada por una alteración del nivel de alerta, una disminución de la atención y la pérdida de la orientación, sobre todo, la temporal. Además, alteraciones de la memoria, del lenguaje y del ciclo sueño-vigilia. La esfera emocional puede estar afectada (ansiedad, miedo, labilidad, depresión). Se pueden encontrar también síntomas psicóticos con contenidos delirantes y alteraciones sensoperceptivas, como ilusiones o alucinaciones, de cualquier modalidad, aunque más frecuentemente visuales. Hay que tener presente que el comienzo agudo y la fluctuación en la intensidad sintomática a lo largo del día (con mayor frecuencia de aparición al atardecer: síndrome de la puesta del sol), son dos claves útiles para su diagnóstico. Alta mortalidad (25 % a 60 % a los 6 meses).

- **Trastornos psicóticos no asociados a *delirium:*** En estos cuadros la conciencia no se ve afectada, la clínica se caracteriza principalmente por vivencias delirantes, alucinatorias o conductas desorganizadas. Los delirios suelen tener contenido más extraño que en el *delirium*, y las alucinaciones son predominantemente auditivas. Los trastornos afectivos, incluyendo los cuadros de manía, se vinculan en menor medida a episodios de agitación, aunque pueden ocurrir. Algunas enfermedades pueden producir cuadros psicóticos con agitación sin *delirium*, por ejemplo la cerebritis lúpica, la psicosis corticoidea, el hipertiroidismo o la porfiria aguda intermitente. Por otra parte, tanto accidentes cerebrovasculares como traumatismos de cráneo, tumores cerebrales y epilepsias parciales complejas, pueden presentar agitación sin *delirium*. Lo mismo ocurre con el consumo de algunas sustancias, por ejemplo, alcohol, inhalantes, marihuana, barbitúricos y benzodiacepinas.

- **Trastornos no psicóticos con agitación, no asociados a *delirium:*** Trastornos de ansiedad, los pacientes con crisis de angustia, con cierta frecuencia pueden tener episodios de agitación. Entre los otros trastornos de ansiedad, se puede observar que algunos pacientes con trastorno por estrés agudo/postraumático pueden sufrir agitación. Trastornos de personalidad, especialmente, el antisocial y el límite pueden

tener episodios de agitación y violencia. Trastornos adaptativos, bajo ciertas circunstancias estresantes o de gran demanda emocional, se pueden presentar episodios de agitación en personas vulnerables, sin psicopatología de base.

Manejo

El abordaje del paciente con excitación psicomotriz incluye:

▶ Medidas de seguridad

- Garantizar la propia integridad y la de los miembros del equipo, así como la del paciente (acceso a la puerta, presencia de personal policial). El médico debe asegurarse de que posibles respuestas subjetivas (miedo, enojo, bronca) no interfieran en la objetividad de la evaluación.
- El lugar donde se realiza la evaluación debe ser de suficiente amplitud, libre de cualquier objeto potencialmente peligroso que pueda ser utilizado con fines autoagresivos o heteroagresivos, de ser posible con dos salidas y sin cerrojo interior. Nunca se debe realizar una entrevista en presencia de armas.
- Debe decidirse si los acompañantes del paciente ejercen una influencia estabilizadora o desestabilizadora. En este último caso, es preferible que se retiren del lugar donde se realiza la evaluación.
- Asimismo, es importante detectar cualquier signo temprano de escalada en la excitación o de agresión inminente: elevada tensión muscular, hiperactividad (deambular en el consultorio), amenazas verbales, aumento del volumen de la voz.

▶ Evaluación inicial y contención verbal

Antes de iniciar la entrevista se debe intentar recabar la mayor información posible, hablando con familiares o allegados al paciente y con quien lo haya trasladado (policía, enfermero, médico) acerca de antecedentes, forma de inicio, características y duración del presente cuadro. Una vez con el paciente, la evaluación inicial debe incluir un examen mental rápido, realizar un diagnóstico diferencial que oriente hacia una causa médica o psiquiátrica del cuadro, recabar datos importantes (antecedentes de episodios similares, características del episodio actual), registrar la calidad del autocontrol del paciente y valorar la capacidad de limitar una conducta agresiva por parte de los acompañantes. Quien lo atiende debe actuar con una actitud tranquilizadora, de forma educada, en tono bajo, mostrarle interés por su problema, escuchándolo, ofreciéndole ayuda y comprensión, con el fin de absorber el temor y la ansiedad del enfermo, pero con seguridad y firmeza, que sirve tanto para marcar límites a la conducta del enfermo como para darle una referencia externa de seguridad y de orden en un momento en el que el paciente solo no puede conseguirla. Si es posible, también es importante realizar un examen físico, aunque en muchas circunstancias las características del cuadro no permiten hacerlo en forma adecuada. Si el paciente continúa excitado, amenazador o con signos de violencia inminente, es probable que sea necesario administrar medicación sedativa vía oral o parenteral.

Contención farmacológica

Antes de medicar, se debe tener en cuenta:
- Vía de administración e inicio de acción: la vía IV tiene el inicio de acción más rápido, seguida por la vía IM y luego la VO.
- Perfil de efectos adversos

- Eficacia
- Etiología del cuadro de excitación psicomotriz

Las características que debe reunir un fármaco para el tratamiento de la excitación son:
- Rápido inicio de acción
- Reducción de los síntomas sin producir excesiva sedación
- Baja incidencia de efectos adversos
- Esquema sencillo de dosificación
- Los fármacos más utilizados son las benzodiacepinas y los antipsicóticos típicos y atípicos. El tratamiento psicofarmacológico puede variar según se trate de una excitación psicomotriz con sospecha de etiología orgánica o psiquiátrica.

Contención mecánica:

En algunos casos puede ser necesario realizar una contención mecánica del paciente excitado. Se trata de un procedimiento que consiste en la restricción de la capacidad de moverse del paciente mediante la utilización de diferentes dispositivos diseñados para esta finalidad o mantener al paciente sujeto con fuerza física. En general suele realizarse por periodos cortos, hasta que la contención farmacológica sea eficaz.

Resumen

La agitación psicomotriz se caracteriza por hiperactividad motora y alteraciones emocionales con manifestaciones en una variedad de trastornos psiquiátricos. Las posibles etiologías se clasifican en tres grandes grupos: *Delirium*, trastornos psicóticos primarios o secundarios a condiciones médicas y trastornos psiquiátricos no psicóticos. En el manejo de estos pacientes se debe controlar la conducta aplicando medidas de seguridad para el paciente y su entorno.

Paro cardiaco y respiratorio. Reanimación cerebro-cardiopulmonar

Isauro Ramón Gutiérrez Vázquez - Gustavo Malagón Baquero

El odontólogo puede verse obligado a manejar un paro cardiorrespiratorio debido a efectos mecánicos durante su trabajo o por condiciones de salud del paciente, situación que amerita una reacción rápida para salvarle la vida, por lo que es importante tener conocimiento de las maniobras de reanimación o resucitación.

Soporte de vida básico

El paro cardiorrespiratorio (PCR) consiste en el cese de la actividad mecánica cardiaca y se diagnostica por la falta de conciencia, pulso y respiración. El conjunto de medidas aplicadas para revertirlo se denomina *reanimación cerebro-cardiopulmonar (RCCP)*, cuyo objetivo es restaurar la circulación y normalizar el transporte de oxígeno. El daño cerebral pospago cardiaco es el punto principal que se pretende evitar, se calcula que de todos los paros cardiorrespiratorios que se presentan solo del 25 % al 50 % de los casos se logra una restauración de la circulación espontánea y de estos solo del 2 % al 12 % de los pacientes son egresados del hospital. La mayor morbilidad y mortalidad en los pacientes posparo cardiaco atendidos en el hospital se relaciona con el daño cerebral persistente, por lo que este es el asunto más importante para tratar en un paciente, tanto en el evento de paro como en el estado pospar.

Las causas principales de un PCR son los eventos coronarios y las arritmias que ellos desencadenan. La fibrilación ventricular (FV) es la arritmia primaria más frecuente. Los tres mecanismos de lesión que en términos generales pueden llevar con rapidez a una persona a sufrir un PCR son: hipovolemia, hipoxia y acidosis.

El soporte de vida básico comprende las maniobras que se le realizan a una persona en paro cardiaco y/o respiratorio para mantener o recuperar la función circulatoria y respiratoria mediante el uso de compresiones torácicas externas y aire espirado desde los pulmones de un reanimador con el fin de garantizar el transporte de oxígeno indispensable para la preservación de los órganos vitales, especialmente el cerebro, mientras se consigue revertir la alteración fisiopatológica responsable del cuadro clínico. En el soporte de vida básico se emplean métodos que no requieren tecnología especial, tales como apertura de la vía aérea, ventilación boca a boca, compresiones torácicas y recientemente la importancia de la desfibrilación temprana para el paciente adulto en paro cardiaco comprobado.

Reconocimiento del paro

El primer punto necesario en el tratamiento del paro cardiaco es su reconocimiento inmediato. Antes de enfocarse en la víctima, el odontólogo debe asegurarse de que la escena es segura y entonces checar la respuesta. Para hacer esto tome a la víctima de los hombros y pregunte: ¿está usted bien? Si la víctima responde, contestará, se moverá o se quejará. Si no responde, el odontólogo debe activar el sistema de respuesta de emergencia. El proveedor de los cuidados de la salud debe también revisar si no respira o no lo hace normal (solo jadea); si encuentra que la víctima no responde, el odontólogo debe asumir que la víctima está en paro cardiaco y activar inmediatamente el sistema de respuesta de emergencia.

Manejo

En las guías de manejo de la RCP publicadas en el 2010 por la American Heart Association se establecieron cambios claves y énfasis en puntos constantes a partir de las últimas guías del soporte de vida básico publicadas en el 2005. Se estableció un cambio en el soporte de vida básico (SVB) en cuanto a la secuencia de los pasos del ABC (vía aérea, respiración y compresiones torácicas) por CAB (compresiones torácicas, vía aérea y respiración).

Pasos (CAB) de la RCCP básica y desfibrilación:

▶ C: Compresiones torácicas
  ‣ C-1: Evalúe circulación (pulso central por 10 segundos).
  ‣ C-2: Inicie compresiones cardiacas si no hay pulso, al ritmo y frecuencia según la edad.

▶ A: Vía aérea
  ‣ A-1: Abra las vías aéreas y evalúe su permeabilidad.
  ‣ A-2: Haga limpieza y desobstrucción si es necesario.

▶ B: Respiración o ventilación
  ‣ B-1: Evalúe la respiración (maniobra de MES por 10 segundos).
  ‣ B-2: Brinde dos respiraciones de rescate para comprobar permeabilidad y oxigenar (si hay signos de obstrucción pasar a A-2).

▶ D: Desfibrilación

C. Compresiones torácicas

Consisten en la aplicación rítmica y enérgica de presión sobre la mitad inferior del tórax. Estas compresiones crean un flujo de sangre por aumento de la presión intratorácica y directamente por compresión del corazón. Esto genera flujo sanguíneo al corazón y al cerebro. Para que sean efectivas se debe presionar duro y rápido. La frecuencia de las compresiones debe ser de por lo menos 100 compresiones por minuto con una profundidad de las compresiones de por lo menos 2 pulgadas/5 cm. El odontólogo debe de permitir el retorno completo del tórax después de cada compresión para permitir que el corazón se llene antes de la siguiente compresión. Las compresiones torácicas se realizan colocando el talón de una mano en el centro del tórax entre ambas tetillas (figura 24.1a) con la otra mano encima y los dedos entrelazados. Con los codos completamente extendidos se inician las compresiones empujando fuerte y rápido (figura 24.1b).

Una vez que las compresiones han sido iniciadas, un odontólogo entrenado debe aportar las respiraciones de rescate boca a boca o a través de una bolsa-mascarilla para proporcionar oxigenación y ventilación, aportar cada respiración de rescate en un segundo, dar un volumen corriente suficiente para producir una elevación visible del tórax y utilizar una relación de compresiones-ventilación de 30 compresiones por 2 ventilaciones. Para lograrlo, primero se debe asegurar una vía aérea permeable.

Figura 24.1a. Ubicación del talón de la mano en el centro de tórax

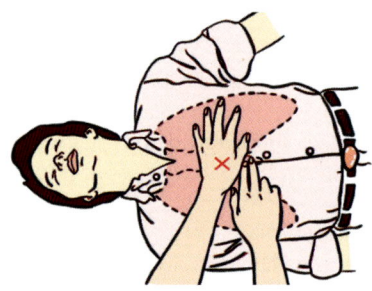

Figura 24.1b. Posición del cuerpo y dirección de las compresiones torácicas

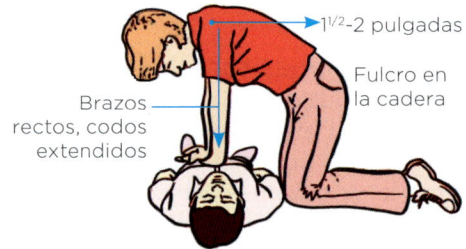

1¹⁄²-2 pulgadas

Fulcro en la cadera

Brazos rectos, codos extendidos

A. Vía aérea permeable

Las maniobras que garantizan que la boca, la faringe y la tráquea estén permeables para realizar una ventilación eficaz son:

▸ **Comprobar la presencia de cuerpo extraño.** La lengua o la epiglotis pueden causar obstrucción cuando se produce presión negativa por el esfuerzo inspiratorio. En el caso de cuerpos extraños se debe retirar el material extraño o el vómito visible en la boca limpiando los líquidos con los dedos enguantados o cubiertos los dedos con una tela o gasa (figura 24.2). En el medio hospitalario se utilizan aspiradores y en el caso de material sólido debe extraerse con el dedo índice en forma de gancho, mientras con la otra mano sostiene la lengua y la mandíbula.

Figura 24.2. Permeabilidad de la vía aérea

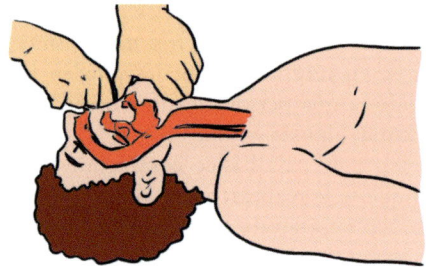

Después se debe alinear la vía aérea a través de las siguientes maniobras:

▸ **Extensión de la cabeza-elevación del mentón.** Se realiza esta maniobra si se tiene la seguridad de que no existe lesión cervical. El movimiento inapropiado puede causar parálisis en caso de lesión de la columna. Para realizar la maniobra: a) coloque una mano en la frente de la víctima; b) aplique presión firme hacia atrás para inclinar la cabeza; c) coloque los dedos de la otra mano por debajo de la parte ósea del mentón; d) levante el mentón hacia delante y sostenga la mandíbula, ayudando a inclinar la cabeza hacia atrás (figura 24.3).

Figura 24.3. Extensión de la cabeza-elevación del mentón

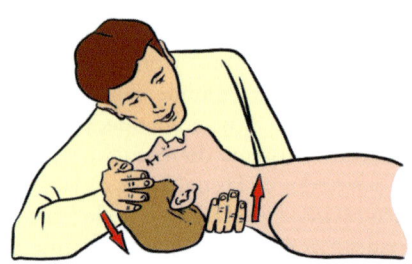

▸ ***Maniobra para traccionar la mandíbula.*** La técnica de la tracción de la mandíbula sin extensión de la cabeza es la maniobra inicial más segura para abrir la vía aérea en caso de presentar o sospechar lesión cervical. Se debe sostener cuidadosamente la cabeza sin inclinarla hacia atrás, ni girarla de lado a lado. Ponga una mano a cada lado de la cabeza de la víctima, con los codos apoyados en la superficie donde está acostado el paciente. Sujete los ángulos del maxilar inferior y elévelos con ambas manos (figura 24.4). Si se necesita dar respiración boca a boca mientras mantiene la tracción mandibular, cierre las fosas nasales colocando su mejilla firmemente contra ellas.

Figura 24.4. Maniobra para traccionar la mandíbula

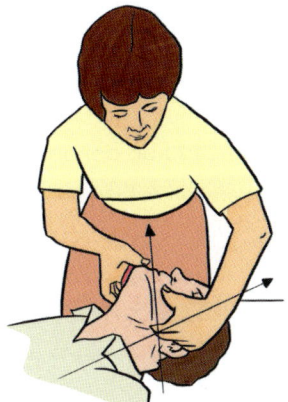

B. Ventilación

La ventilación artificial puede ser administrada con distintas técnicas:

▸ Boca a boca
▸ Boca a nariz
▸ Boca a estoma
▸ Ventilación con barreras de protección
▸ Máscara-válvula-bolsa

Una vez garantizada la permeabilidad de la vía aérea, determine la presencia o ausencia de respiración normal:

▸ Ponga su oreja sobre la boca y la nariz del paciente mientras mantiene la vía respiratoria abierta. Valore los movimientos respiratorios mediante observación de la caja torácica,

oyendo o sintiendo el flujo del aire. Una regla nemotécnica para valorar la respiración que se debe aprender es el MES que significa: **mientras** mira el pecho del paciente: observe si el pecho se **expande y desciende**, escuche si escapa aire durante la espiración, **sienta** el flujo de aire (figura 24.5). Este procedimiento no debe llevar más de 10 segundos.

Figura 24.5. Aplicación del MES

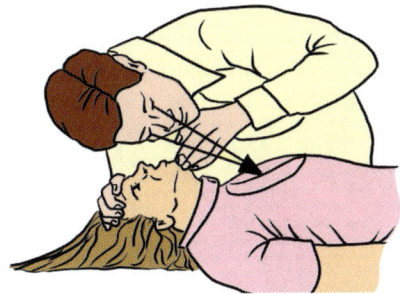

▸ Si se comprueba que el paciente no respira, deben darse inicialmente dos ventilaciones de rescate, apoyo ventilatorio continuo o bien respiración boca a boca (figura 24.6), boca a nariz, boca-máscara (figura 24.7), o boca-estoma, boca mascarilla facial de bolsillo con válvula unidireccional (figura 24.8) que aportan una FiO_2 de 0,16, suficiente para un adecuado intercambio gaseoso y la respiración con dispositivo bolsa-válvula-máscara (BVM) (figura 24.9). La respiración artificial es una manera rápida y efectiva de suministrar oxígeno y ventilación.

Figura 24.6. Respiración boca a boca

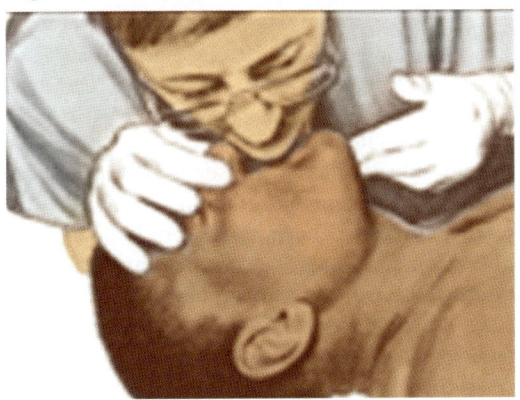

Figura 24.7. Respiración boca-mascarilla facial

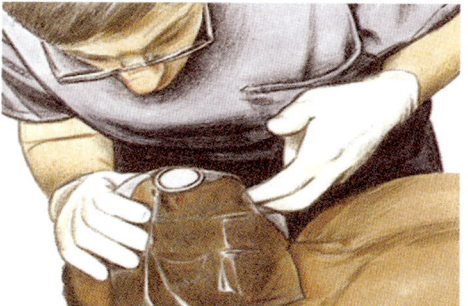

Figura 24.8. Respiración boca-mascarilla facial de bolsillo con válvula unidireccional

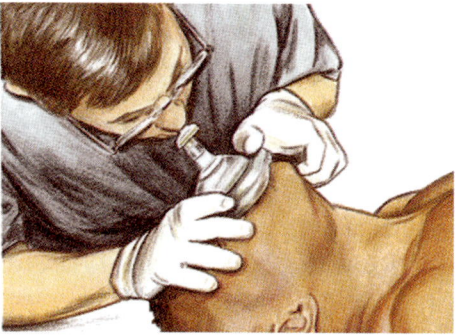

Figura 24.9. Ventilación con dispositivo bolsa-válvula-máscara (BVM)

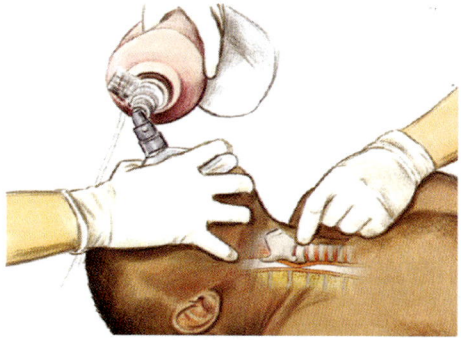

D. Desfibrilación

La desfibrilación depende de la selección eficaz de energía que genere un flujo de corriente a través del corazón para lograr la terminación de la fibrilación y, a la vez, causar una lesión cardiaca mínima. El uso de desfibrilación precoz asociada a RCP precoz en el PCR por fibrilación ventricular (FV) se asocia a tasas elevadas de éxito. La desfibrilación es la intervención individual que más afecta la sobrevida de la víctima con FV. El reanimador básico debe entrenarse en el uso del desfibrilador externo automático. Mientras más precoz sea la desfibrilación, mayor será la tasa de éxito. Por lo tanto, si se cuenta con un desfibrilador externo automático (DEA) desde el inicio de las maniobras, este debe ser utilizado apenas se haya confirmado el PCR (inconsciencia y ausencia de respiración). La supervivencia después de un paro cardiaco por causa de la fibrilación ventricular disminuye entre el 7 % y el 10 % por cada minuto sin desfibrilación. Cuando esta se practica dentro del primer minuto de la pérdida de conciencia, la supervivencia puede ser hasta del 90 %. Después de 12 minutos de la pérdida de conocimiento, la tasa de supervivencia después de un paro cardiaco es solo del 2 % al 5 %. El procedimiento de desfibrilación es el siguiente:

▸ **Paso 1. Encendido.** Pulsando el botón correspondiente habitualmente señalado con el número 1. El DEA solicita al operador que conecte los electrodos autoadhesivos al tórax del paciente y al equipo (figura 24.10).

Figura 24.10. Encendido del desfibrilador

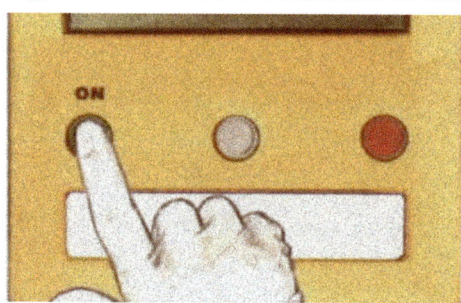

▸ **Paso 2. Fije los dos electrodos,** uno en el borde esternal superior derecho (directamente debajo de la clavícula) y el otro por debajo del pezón izquierdo y axilar anterior (figura 24.11).

Figura 24.11. Fijación de los electrodos

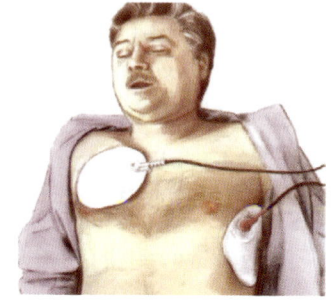

▸ **Paso 3. Análisis del ritmo.** Una vez conectados los electrodos, el DEA solicita al operador que se asegure de que nadie esté en contacto con la víctima y analiza el ritmo presente. Si el ritmo es desfibrilable, el DEA recomendará la descarga (figura 24.12).

Figura 24.12. Análisis del ritmo

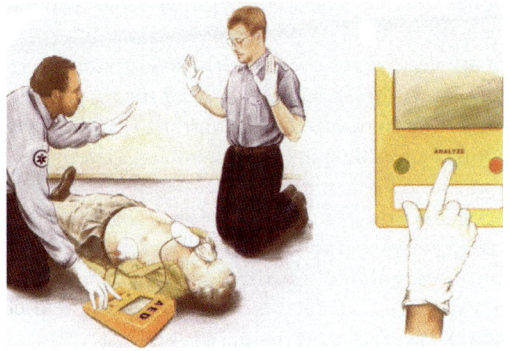

▸ **Paso 4. Descarga.** Si el DEA es automático, realizará la descarga por su cuenta y volverá a analizar el ritmo. Si es semiautomático, recomendará la descarga, la cual será realizada por el operador, asegurándose siempre de que nadie entre en contacto con la víctima (figura 24.13).

Figura 24.13. Descarga

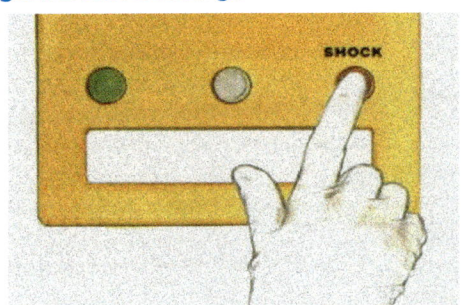

El DEA se usa solo en aquellas potenciales víctimas de muerte súbita (inconsciencia y sin respiración). Los DEA utilizan ondas bifásicas que con menor cantidad de energía logran el mismo éxito que las monofásicas, pero con menor daño miocárdico asociado. Se recomienda realizar una sola descarga con la mayor energía disponible en el equipo entre cada ciclo de 2 minutos de compresiones torácicas y ventilaciones artificiales.

Resumen

El paro cardiaco respiratorio es la pérdida repentina de la función cardiaca con compromiso respiratorio y del conocimiento. Es potencialmente reversible. Es una emergencia médica que debe tratarse lo más pronto posible, en minutos, de lo contrario puede provocar la muerte. Varios factores pueden producir el paro cardiaco respiratorio: 1) problemas cardiacos; 2) desequilibrio hidroelectrolítico; 3) esfuerzo físico externo; 4) algunas drogas o fármacos y 5) eventos traumáticos severos. Puede dejar secuelas como lesión cerebral, problemas cardiacos, afecciones pulmonares, infección; con posibilidad de requerir un tratamiento permanente para las complicaciones.

Síncope: pérdida del conocimiento

Isauro Ramón Gutiérrez Vázquez - Gustavo Malagón Baquero

La pérdida del conocimiento puede presentarse por varias causas, cualquier enfermedad o lesión importante, por el abuso de medicamentos e incluso por un objeto que bloquee la vía respiratoria, por lo que el odontólogo no está exento de enfrentarse a esta situación.

El síncope se refiere a la pérdida transitoria de la consciencia debido a hipoperfusión cerebral global transitoria caracterizada por un inicio rápido, corta duración y recuperación completa. La pérdida transitoria de la consciencia puede ser dividida en traumática y no traumática. La concusión usualmente causa pérdida transitoria de la consciencia; como un trauma previo es clara, el riesgo de confusión diagnóstica es limitado. La pérdida transitoria de la consciencia no traumática está dividida en síncope, crisis epilépticas, seudosíncope psicógeno y otras causas más raras como la cataplexia. Una caída en la presión sanguínea con una disminución en el flujo sanguíneo cerebral es la base fisiopatogénica para el desarrollo de síncope. La súbita cesación del flujo sanguíneo cerebral en un periodo tan corto como 6 a 8 segundos es suficiente para causar una pérdida transitoria de la consciencia. La experiencia tomada a partir de exámenes de inclinación ha demostrado que una disminución en la presión sanguínea sistólica a 60 mm Hg o más baja es asociada con síncope. La presión sanguínea sistémica es determinada por el gasto cardiaco y la resistencia vascular periférica total, por lo tanto una caída en cualquiera de ellos causa síncope, no obstante una combinación de ambos mecanismos es bastante frecuente.

El síncope es común en la población general y el primer episodio se presenta en edades características. Cerca del 1 % de niños pequeños pueden tener una forma de síncope vasovagal. Hay una muy alta prevalencia de un primer desmayo en pacientes entre las edades de 10 a 30 años, con un pico de 47 % en mujeres y un 31 % en hombre alrededor de la edad de 15 años. El síncope reflejo es con mucho la causa más común. El síncope reflejo tradicionalmente se refiere a un grupo heterogéneo de condiciones en las cuales los reflejos cardiovasculares que son normalmente útiles para controlar la circulación llegan a comportarse en forma inapropiada por periodos intermitentes en respuesta a un estímulo inicial, se presenta entonces vasodilatación y/o bradicardia, generando así una caída en la presión sanguínea y en la perfusión cerebral global.

El síncope secundario a enfermedades cardiacas es la segunda causa más común. Su número varía ampliamente entre los diferentes estudios. Se observa más en los servicios de urgencias y en el campo de la cardiología.

En pacientes de 40 años de edad la hipotensión ortostática es una causa rara de síncope, pero es muy frecuente en pacientes muy seniles.

Las condiciones no sincopales, mal diagnosticadas como síncope en la evaluación inicial, son más frecuentes en el campo de las referencias a urgencias y reflejan la complejidad multifactorial de esos pacientes.

Presentación clínica

El odontólogo debe estar familiarizado principalmente con el síncope reflejo, ya que además de ser el más frecuente, las situaciones que lo desencadenan pueden variar considerablemente entre los pacientes. El síncope vasovagal, también conocido como *debilidad común,* es mediado por las emociones o por el estrés ortostático. Usualmente está precedido por síntomas prodrómicos de activación autonómica como sudoración, palidez y náuseas.

Otro tipo de síncope reflejo es el síncope situacional, este se asocia con algunas circunstancias específicas. El síncope posejercicio puede ocurrir en atletas jóvenes como una forma de síncope reflejo, así como en sujetos de edad media y seniles como una manifestación temprana de falla autonómica antes de que experimenten una verdadera hipotensión ortostática.

El síncope del seno carotídeo, otro síncope reflejo, merece una mención especial. En su rara forma espontánea es disparado por la manipulación mecánica del seno carotídeo, sobre todo cuando se realiza un masaje de este.

La forma atípica describe aquellas situaciones en las cuales el síncope reflejo tiene un inicio incierto o aun sin la presencia de estímulos generadores, para su diagnóstico se requiere la exclusión de otras causas de síncope.

Manejo

La evaluación inicial de los pacientes con síncope debe responder a tres preguntas clave:

▸ ¿Es esto un episodio de síncope o no?
▸ ¿Ha sido determinado el diagnóstico etiológico?
▸ ¿Existen datos sugestivos de eventos cardiovasculares de alto riesgo o muerte?

La diferenciación entre síncope y condiciones no sincopales con una real o aparente pérdida transitoria de la consciencia puede hacerse en la mayoría de los casos con una detallada historia clínica; sin embargo, algunas veces puede ser extremadamente difícil. Se deben responder las siguientes preguntas:

▸ ¿Fue completa la pérdida transitoria de la consciencia?
▸ ¿La pérdida transitoria de la consciencia fue de inicio rápido y de corta duración?
▸ ¿El paciente se recuperó espontáneamente, por completo y sin secuelas?
▸ ¿El paciente perdió el tono postural?

Si las respuestas a esas preguntas son positivas, el episodio tiene una alta probabilidad de haber sido un síncope. Si la respuesta a una o más de esas preguntas es negativa, deben excluirse otras formas de pérdida transitoria de la consciencia antes de proceder a la evaluación más exhaustiva del síncope.

Las principales metas de tratamiento para pacientes con síncope son:

▸ Prolongar la vida.
▸ Limitar el daño físico.
▸ Prevenir las recurrencias.

La importancia y prioridad de las diferentes metas dependen de la causa del síncope. Por ejemplo, en un paciente con un problema cardiológico que desarrolla una taquicardia ventricular como causante de síncope, el riesgo de mortalidad es predominante, mientras que en pacientes con síncope reflejo lo importante es la prevención de recurrencias y/o la limitación del daño.

El conocimiento de la causa del síncope tiene un papel clave en la selección del tratamiento.

Una vez que la causa se ha identificado, la segunda meta es evaluar el mecanismo que llevó al síncope. Las investigaciones sobre la causa y los mecanismos del síncope son, en general, realizadas al mismo tiempo y pueden llevar a diferentes tratamientos o a la ausencia de los mismos. Por ejemplo, el síncope durante la fase aguda de un infarto agudo de miocardio es generalmente de origen reflejo y como consecuencia la bradicardia, la hipotensión, o ambas, son exactamente una parte del infarto y tienen que ser tratadas como una complicación del infarto. Por otro lado, un síncope reflejo recurrente debido a bradicardia severa, hipotensión, o ambas, en ausencia de una enfermedad aguda, requiere que se traten como tales. Finalmente, el tratamiento óptimo del síncope debe orientarse hacia la causa responsable de la hipoperfusión cerebral global.

Resumen

El síncope es la pérdida súbita, brusca y temporal de la consciencia con ausencia del tono postural y seguida de una recuperación espontánea. Se relaciona con una disminución repentina del flujo sanguíneo cerebral, pero puede presentarse por un aporte insuficiente de sustratos al cerebro como oxígeno, glucosa o ambas. La disminución del gasto cardiaco como resultado de diferentes cardiopatías produce la mayoría de deficiencias en el flujo sanguíneo. Las causas más frecuentes son: a) vasovagal (neurocardiogénico); b) idiopática: la mayoría de síncopes se deben a causas benignas. La arritmia cardiaca o la obstrucción del tracto de salida puede ser una de las causas de síncope menos frecuentes con consecuencias graves, incluso mortal.

Urgencias oftalmológicas en el consultorio odontológico

Roberto Malagón Baquero

En un consultorio odontológico se pueden presentar diferentes tipos de urgencias oftalmológicas: tanto las ocasionadas por el instrumental y los materiales —polvo de porcelana, alambres de ortodoncia, acrílicos— como las ocasionadas por la entrada de secreciones, saliva o sangre del paciente en el globo ocular del odontólogo. A pesar de que hoy en día se toman mayores medidas de seguridad por el personal que labora en el consultorio, los ojos del paciente permanecen muy vulnerables y en ellos se puede presentar mayor número de accidentes. En general, estas urgencias

se manejan en la mayoría de los casos con medidas muy sencillas, de lavado y limpieza, pero no falta el accidente por exposición química o por impacto a alta velocidad, que puedan requerir medidas más complejas e inclusive traslado a un centro asistencial especializado. El diagnóstico rápido de la lesión y su compromiso definirán la conducta por seguir en el momento mismo.

Lesiones por instrumental y materiales de trabajo

A veces sucede que el paciente está acostado en la unidad y el profesional va a probarle un núcleo, procede a recortar con un disco de carburo el bebedero o debe reducirle la altura, al utilizar la pieza de mano de baja con el disco de carburo se puede romper y salir velozmente el pedazo de disco directamente al ojo del paciente o del profesional. O en el laboratorio, al pulir una provisional con el pimpollo la viruta del acrílico sale a velocidad, igualmente cuando se debe recortar metal; del aditamento protésico de un implante para darle espacio al material de la corona o retirar una corona, puede saltar metal.

Las lesiones por instrumental y su compromiso dependerán de la velocidad, el peso y el filo del objeto que golpea el ojo y, por otro lado, de la zona del ojo afectado. Generalmente, las lesiones en párpados y conjuntivas revisten menor gravedad que aquellas que se ocasionan en la córnea, pues este es un tejido muy delgado y trasparente, características que lo hacen más propenso a que se produzcan heridas que comprometen la visión, que, en general, son muy sintomáticas. Los polvos de porcelana, metal y de acrílico en el ojo pueden producir lesiones en la córnea, que van desde una queratitis superficial hasta rayones extensos y profundos, que pueden llegar a requerir consulta especializada.

En la consulta de ortodoncia, al recortar el alambre, se debe tomar la punta del alambre con la mano para que el pedazo no salte a la cara. Los alambres de ortodoncia se vuelven objetos muy peligrosos, ya que por ser muy delgados y rígidos pueden ocasionar heridas que van desde la pequeña laceración de la piel de los párpados o de la mucosa conjuntival hasta la herida grave penetrante en la córnea. Dependiendo de una rápida evaluación, se decidirá el manejo en el mismo consultorio o su traslado a una institución especializada.

Lesiones por entrada de secreciones, saliva o sangre del paciente en el ojo del odontólogo o del mismo paciente

La actividad odontológica requiere la utilización de piezas de mano de alta y baja rotación, al igual que el uso de la jeringa triple, chorros de bicarbonato, equipos de ultrasonido que expulsan agua y aire a presión y a su vez dispersan partículas y microorganismos que se encuentran en la saliva, en la sangre o en los materiales que se utilizan, que pueden introducirse con facilidad en los ojos del paciente o del profesional.

Aunque el uso de gafas de protección, mascarillas nasobucales y pantallas faciales por el odontólogo han logrado disminuir ostensiblemente la ocurrencia de este evento, no deja de suceder, en especial en los ojos del paciente, en quien de cierta forma reviste menor importancia sabiendo que se trata de sus propios fluidos. De todas formas, al ocurrir el accidente, se debe lavar con abundante agua o con suero fisiológico; para evitar la carga bacteriana o viral y reducir la contaminación de los aerosoles en odontología se recomienda el uso de enjuagues y gargarismos por 60 segundos, previo al procedimiento de H_2O_2 (1,5 %) y CPC (0,05 %), ya que desactiva eficientemente los virus y mata las bacterias. Repetir cada 30 minutos durante la consulta. También es importante la buena esterilización de las piezas de mano, ultrasonidos y el uso de un buen sistema de succión para evitar que salpique.

Lesiones no penetrantes y no perforantes del globo ocular

Aunque las pestañas y párpados son muy sensibles, y los párpados se cierran rápidamente de forma refleja como respuesta a estímulos, ocurren con alguna frecuencia lesiones en el globo ocular por entrada de partículas a alta velocidad, las cuales pueden producir desde laceraciones superficiales hasta heridas profundas e inclusive penetrantes del globo ocular. Las lesiones no penetrantes se pueden clasificar como se resume a continuación.

Lesiones superficiales de la córnea, ya sea por abrasión o por cuerpo extraño

Cuando se produce una separación traumática del epitelio corneal se denomina *abrasión*. Esta situación generalmente se debe a fricción por un cuerpo extraño alojado en el saco conjuntival o en la misma córnea, o por objetos volantes que pueden lesionar el epitelio sin adherirse a la córnea. La *abrasión* corneal en términos generales no constituye un proceso serio, sucede cuando el paciente siente que algo le cayó en el ojo y tiene la necesidad de rascarse con insistencia.

▶ Signos y síntomas

El paciente generalmente se queja de una sensación intempestiva de cuerpo extraño. La abrasión puede producir dolor intenso. El lagrimeo, el blefaroespasmo y el parpadeo son signos corrientes de abrasión corneal. En forma ocasional, se puede producir fotofobia (fastidio con la luz) y la conjuntiva se torna hiperémica (congestión vascular). La agudeza visual está generalmente normal o ligeramente disminuida.

▶ Tratamiento

Cualquier despojo o cuerpo extraño en la córnea o en el saco conjuntival debe ser retirado. El odontólogo puede intentar, con una buena fuente de luz, buscar el cuerpo extraño suelto en el saco conjuntival e intentar retirarlo con un copo de algodón. Si el objeto es identificado, pero no se logra retirar, el paciente debe ser remitido para tratamiento oftalmológico especializado. Si no se encuentra cuerpo extraño y la sensación de fastidio no es muy fuerte, se puede asumir que el cuerpo produjo abrasión, pero no se alojó en la córnea ni en el saco conjuntival. En ese caso, se puede aplicar un ungüento oftalmológico que contenga antibiótico y colocar un vendaje en el ojo; se debe esperar que, al cabo de algunas pocas horas, la sensación de fastidio y de cuerpo extraño desaparezcan. Se debe estar en contacto con el paciente y en caso de que aumenten los síntomas, se le debe indicar que acuda a manejo especializado por oftalmología. La abrasión corneal se cura generalmente rápido, en un plazo de 1 a 3 días, sin dejar ninguna secuela, a menos que comprometa capas profundas de la córnea.

Por cuerpos extraños superficiales

Un cuerpo extraño, ya sea metálico, una partícula de cemento, cristal, un pequeño fragmento de esmalte de una pieza dentaria, puede ser impulsado hacia el ojo por una máquina en movimiento a alta velocidad (fresa) e incrustarse en la córnea o conjuntiva. También puede un cuerpo extraño caer en el ojo o el viento puede hacerlo penetrar en la córnea, como puede ocurrir con las partículas de algodón. La retención de un cuerpo extraño es una lesión muy frecuente y dependiendo del material puede producir sintomatología leve o severa. Un cuerpo extraño metálico generalmente produce mucha molestia e irritación, mientras un cuerpo extraño de vidrio o plástico puede producir una irritación menor.

▶ Signos y síntomas

El paciente generalmente sufre dolor, lagrimeo y sensación de cuerpo extraño. Se observa parpadeo repetido y la agudeza visual se reduce. La conjuntiva esta hiperémica. Si el cuerpo extraño permanece adherido a la córnea por tiempo prolongado, puede producir fotofobia. Un cuerpo extraño metálico estará rodeado de un anillo herrumbroso en un tiempo relativamente corto.

▶ Tratamiento

El manejo de los cuerpos extraños adheridos siempre es del oftalmólogo. Es más, el odontólogo no debe intentar remover un cuerpo extraño incrustado en la córnea, ni en la conjuntiva. Podría empeorar el cuadro.

Lesiones químicas y físicas

Las quemaduras químicas, tanto en los párpados como en los tejidos externos del globo ocular, córnea y conjuntiva, pueden ocurrir en el laboratorio dental y en el consultorio odontológico con materiales como el líquido de la resina, el blanqueamiento dental, el hipoclorito de sodio, el monómero, el jabón enzimático, el glutaraldehído. Sin embargo, caber aclarar que tratándose de manipulación de químicos que se utilizan para procesar o limpiar elementos que se van a ubicar en la boca de un paciente, no pueden ser en sí demasiado agresivos ni erosivos, por lo que en general, si sucede algún episodio que compromete el ojo, en términos generales, no reviste mayor gravedad. Generalmente se puede manejar con medidas sencillas y sin necesidad de acudir a un centro especializado. En términos generales, las quemaduras pueden ser producidas por un ácido o por un álcali. Sin importar el tipo de agente causal, estas lesiones requieren atención inmediata. Un ácido precipita rápidamente las proteínas de los tejidos superficiales y no penetra, en la mayoría de los casos, las capas más profundas del ojo. El daño queda limitado a las capas superficiales de la córnea y la conjuntiva, y el daño es inmediato, esto quiere decir que no se producen efectos tardíos, como la disrupción celular o el ablandamiento tisular. Por otro lado, las quemaduras por álcalis son mucho más serias, pues este penetra en la córnea, en la cámara anterior e incluso en la retina, en un periodo relativamente corto. El álcali penetra, produce la disrupción de las células vivientes y ablanda los tejidos. De todas formas, la extensión y compromiso de una quemadura guarda relación con la naturaleza y concentración del agente químico.

▶ Signos y síntomas

El ardor y dolor inmediatos son claros y la intensidad depende de la cantidad de agente agresor y de la concentración. De igual forma, el enrojecimiento de la conjuntiva y, en casos severos, la opacidad de la córnea hablan de la gravedad del daño. La visión en la mayoría de los casos se ve inmediatamente afectada, y su compromiso depende de la severidad de la lesión. Hablando específicamente de los agentes utilizados en odontología, como el hipoclorito de sodio, los componentes de las resinas, el ácido, el líquido de la resina, el líquido de blanqueamiento y los otros agentes que se utilizan, es de esperarse que no se produzcan lesiones catastróficas, pero de todas maneras revisten importancia y se deben prevenir; en caso de que se produzcan, se debe saber cómo darles el manejo inmediato y adecuado.

▶ Tratamiento

La irrigación de los ojos con agua y en forma abundante es el tratamiento inmediato, haciendo hincapié en que, de no tener agua estéril o suero fisiológico, se debe utilizar, sin pensarlo dos veces, el agua del chorro. Los fondos de saco conjuntival se deben limpiar con aplicadores de algodón. El tratamiento del odontólogo se debe limitar solo a eso, y sabiendo los principios y concentraciones de los agentes utilizados en odontología, no debería necesitarse más que eso. Después del lavado, y si los síntomas de dolor y ardor ceden, se puede aplicar un ungüento antibiótico oftálmico y ocluir el ojo por un lapso mínimo de 24 horas. Si los síntomas persisten o aumentan después del lavado, se debe remitir el paciente a un centro especializado. La mayoría de los casos, generalmente, se tratan en forma exitosa en el consultorio odontológico. Para prevenir esta situación, se debe evitar que el personal auxiliar pase el material por encima de la cara del paciente, debe hacerlo por detrás o a la altura del pecho del paciente.

Lesiones físicas

▶ Radiación ultravioleta

Es la forma más corriente de lesión por radiación. Es frecuente en consultorios donde aún se utiliza para esterilización. La lesión, generalmente, solo afecta el epitelio. Su pronóstico es muy bueno y la posibilidad de una baja de la agudeza visual permanente es muy rara.

▶ Signos y síntomas

La persona manifiesta intenso dolor, fotofobia y blefaroespasmo, generalmente, muchas horas después de la exposición. Este periodo de latencia entre la exposición y la presentación de los síntomas varía en promedio de 6 a 10 horas. La visión puede estar normal o ligeramente deteriorada.

▶ Tratamiento

Si los síntomas no son muy severos, se puede aplicar un ungüento oftálmico con antibiótico en el fondo del saco y colocar un parche 1 o 2 días. Se puede administrar un analgésico sencillo tipo acetaminofén o ácido acetilsalicílico para el dolor. Si los síntomas persisten o empeoran, se debe consultar al oftalmólogo.

▶ Quemaduras térmicas

Las quemaduras térmicas en odontología pueden ocurrir con alguna frecuencia, ya que muchos de los materiales utilizados, como compuestos de modelar, gutaperchas, teflón y ceras, requieren calentarse a altas temperaturas para volverlos maleables y poderles dar forma; sin embargo, gracias al rápido reflejo palpebral, generalmente la lesión afecta principalmente los párpados.

▶ Signos y síntomas

Se observa edema intenso y enrojecimiento de los párpados. Si el material alcanza a penetrar al ojo, el dolor es generalmente muy alto y se hace muy difícil abrir el ojo.

▶ Tratamiento

Si la quemadura es de párpados y los síntomas y signos no son muy acentuados, se puede indicar un antibiótico en ungüento sobre las áreas lesionadas; si por el contrario, la quemadura ha comprometido la córnea o la conjuntiva, o ambas, se debe considerar siempre tratamiento por el especialista.

Lesiones por contusión

Debido a que el paciente odontológico está muy cerca de los brazos y manos del profesional, y en la misma forma, debido a la cercanía del paciente a la cara del odontólogo, es muy probable que ocurran golpes contundentes accidentales en los ojos, que puedan requerir atención inmediata. Los resultados de las lesiones por contusión pueden producir desde ningún daño, lo cual afortunadamente ocurre en la mayoría de los casos —especialmente por la natural protección de los ojos por los componentes óseos periorbitarios— como de los medios de protección que hoy en día utilizan los profesionales de la salud; sin embargo, siempre es importante hacer una evaluación lógica, en la que se debe observar como primera medida si hay compromiso visual, además de los síntomas de dolor y molestia por parte del afectado. Las lesiones por contusión pueden ocasionar:

▸ Equimosis, hemorragia subconjuntival
▸ Lesiones corneales
▸ Hipema (hemorragia en la cámara anterior)
▸ Iridodiálisis (desprendimiento del iris)
▸ Subluxación y luxación del cristalino
▸ Herniación del vítreo
▸ Hemorragia vítrea
▸ Hemorragia de la retina
▸ Desprendimiento de retina

Realmente, para que ocurran las lesiones de los puntos 3 al 9 se requiere un golpe muy fuerte y directo sobre el globo ocular, y su tratamiento debe ser inmediato por el especialista. En la mayoría de los casos, afortunadamente se trata de golpes sin importancia, pero se debe estar pendiente e informándose de la condición del paciente durante los dos o tres días posteriores al incidente, pues algunas veces aunque el golpe no haya sido fuerte,

se pueden producir lesiones internas importantes al cabo de varias horas o días del accidente. Cualquier cambio en la agudeza visual, o síntomas de dolor, debe requerir manejo inmediato del oftalmólogo.

Lesiones por láser

Cada día son más los procedimientos odontológicos en los cuales se utiliza el láser, pero es importante hacer hincapié sobre las normas de seguridad, muy estrictas, que deben conocer y poner en práctica tanto el profesional que lo está utilizando como su grupo de colaboradores; también se debe informar e instruir al paciente sobre los cuidados y precauciones que debe tener durante el procedimiento que se le realiza. Hay que recordar que la mayoría de los láseres emiten luz que no es visible al ojo humano, con longitudes de onda que se encuentran en el espectro infrarrojo. El efecto de estas longitudes de onda en contacto con los tejidos produce un efecto fototérmico, lo que se traduce en aumento de la temperatura que puede ir desde una hipertermia transitoria hasta la carbonización del tejido en el sitio de impacto. Siendo así, el CO_2, por ejemplo, es bien absorbido y puede producir un incremento de la temperatura cercano a los 1700 °C en el sitio de impacto; sin embargo, produce bajo calentamiento en los tejidos adyacentes. El láser de diodo y el láser de Nd:Yag no se absorben bien en los tejidos blandos, lo que implica el riesgo de un acúmulo térmico en los tejidos adyacentes, que si llegara a superar los 65 °C, produciría necrosis de los mismos. Por todo lo anterior, es fundamental el uso de protectores oculares tanto por el personal de la salud como por el paciente, pues cualquier disparo directo al ojo puede tener efectos catastróficos y secuelas permanentes. La renuencia del paciente al uso de los protectores oculares es motivo inmediato para cancelar cualquier procedimiento con láser.

Resumen

En términos generales, el criterio del profesional de la salud, en el momento mismo de la urgencia y su rápida decisión y actuación, así como la disciplina y rutina en la implementación de las medidas preventivas, hace que las probabilidades de que se presenten accidentes oculares importantes sean muy bajas. Si el paciente que el odontólogo está atendiendo refiere una sensación súbita de cuerpo extraño dentro de su ojo, con calma el profesional debe evaluar el tipo de material o instrumental que está utilizando y realizar rápidamente un examen, con buena iluminación, del ojo afectado, evaluar el grado de molestia, leve, moderada o severa, y tomar de inmediato la decisión por seguir. Si se estaban utilizando en ese momento sustancias químicas, realizar el lavado inmediato con suero estéril; de no tener a la mano suero, con agua limpia de la llave. Si el profesional estaba manipulando instrumentos metálicos, alambres o fresas, evaluar la posibilidad de una laceración, herida o perforación del globo ocular. Decidir de inmediato el camino por seguir, de acuerdo con su criterio y la sintomatología del paciente: si se trata de una lesión leve o se requiere suspender el procedimiento odontológico y acudir de inmediato a un servicio de urgencias especializado. Lo más importante es no tratar de realizar extracción de un cuerpo extraño incrustado, ni tomar medidas apresuradas o desesperadas que puedan complicar la situación. Por otro lado, tampoco se puede minimizar el problema que se presenta. No realizar el examen ni tomar alguna medida puede ser desastroso. El profesional que simplemente le dice al paciente que esa sensación y sintomatología son pasajeras y lo envía a su casa sin evaluar la situación, corre el riesgo de complicar las condiciones de bienestar y visión de un ojo.

Autoevaluación

1. Mencione cinco posibles causas de reacciones anafilácticas.

2. ¿Cuál es el anticuerpo que media las reacciones alérgicas?

3. ¿Cuáles células son consideradas *células diana* en las reacciones alérgicas?

4. Mencione cinco posibles síntomas de una reacción anafiláctica.

5. Relacione cinco aspectos importantes en el manejo primario de una reacción anafiláctica.

6. ¿Cuál es el medicamento más importante en el tratamiento inicial de una reacción anafiláctica?

7. ¿Qué es lo más importante en la prevención de una reacción anafiláctica?

8. ¿Cuál es la patología pulmonar más frecuente o común que puede causar muerte en pacientes con disfagia por enfermedad neurológica?

9. ¿Qué tipos de células se encuentran infiltradas en los alvéolos y en el intersticio pulmonar como hallazgo histológico característico de inflamación aguda 4 a 6 horas después de una aspiración?

10. ¿Cuáles mecanismos depuran el material infeccioso sin dejar secuelas en los pulmones en la neumonía por aspiración?

11. ¿Por qué se presentan pérdidas de agua importantes en el estado hiperosmolar hiperglucémico?

12. En ausencia de insulina, ¿cuál es la hormona principal a nivel hepático involucrada en el metabolismo de los carbohidratos?

13. En el choque hipovolémico severo, ¿cuándo se considera choque compensado?

14. ¿Cuál es la diferencia clave entre el choque vasodilatador (sepsis) y el choque hipovolémico?

15. ¿Qué debo preguntar para saber si un paciente tiene asma ?

16. ¿Qué debo hacer si un paciente presenta dificultad respiratoria aguda ?

17. ¿Qué debo evaluar clínicamente ?

18. ¿Cómo y con qué se inicia manejo de la crisis ?

19. ¿Cómo pueden ser las manifestaciones clínicas en una crisis epiléptica dependiendo del área cerebral afectada?

20. ¿En qué consisten los ataques de caídas (*drops attacks*)?

21. ¿Cuál es la característica del *delirium* (síndrome confusional o síndrome cerebral agudo)?

22. ¿Cuáles son los trastornos no psicóticos con agitación no asociados a *delirium*?

23. ¿Cuáles síntomas se pueden manifestar en algunos casos antes de un paro cardiaco?

24. ¿Cuál es la finalidad de la aplicación de un soporte de vida básico?

25. ¿Cuáles son los pasos de la RCCP básica?

26. Describa las técnicas que conoce para la ventilación artificial de un paciente en paro cardiorrespiratorio.

27. ¿Cómo se define el síncope?

28. ¿Cuál es la base fisiopatogénica del síncope?

29. ¿Qué es el síncope reflejo?

30. ¿Cuáles son las preguntas que debe responder la evaluación inicial de los pacientes con síncope?

31. ¿Cuáles son las principales metas de tratamiento del paciente con síncope?

32. ¿Para que un paciente reciba atención odontológica es necesario que el odontólogo tratante conozca los antecedentes personales o familiares?

Verdadero o falso

33. ¿Se considera usted un odontólogo capacitado para afrontar una urgencia médica teniendo los recursos a la mano?

34. ¿Tiene claros los pasos para remitir un paciente al servicio de urgencias?

35. ¿Cuáles herramientas son indispensables para atender una urgencia médica en el consultorio mientras se remite a un servicio de urgencias?

36. Cómo odontólogo ¿cuáles cuidados puede afrontar usted en el consultorio?

37. ¿Teniendo en cuenta que los accidentes oculares se pueden presentar en el ejercicio odontológico, es importante contar con un instrumental básico de oftalmología para su manejo?

38. Dado que se manejan equipos de alta velocidad, sustancias químicas, rayos de luz y láser en el consultorio y en el laboratorio odontológico ¿los accidentes son inevitables?

39. ¿Cuáles acciones puede realizar el odontólogo cuando un paciente o sus auxiliares manifiestan sensación de cuerpo extraño, dolor intempestivo en los ojos?

40. ¿Cuándo se debe remitir en forma inmediata un paciente con sintomatología ocular al oftalmólogo?

Bibliografía

Allen MH, Currier GW, Carpenter D, et al. The expert consensus guideline series. Treatment of behavioral emergencies 2005. J Psychiatr Pract. 2005 Nov;11 Suppl 1:5-108; quiz 110-2.

American Heart Association. Handbook of emergency cardiovascular care for health care providers. Dallas: American Heart Association; 2000.

American Lung Association Asthma Clinical Research Centers: Randomized comparison of strategies for reducing treatment in mild persistent asthma. N Engl J Med. 2007 May;356(20):2027.

American Psychiatric Association. Practice guideline for the psychiatric evaluation of adults. 2.a ed. Washington D.C.: American Psychiatric Association; 2006 Jun. 62 p.

American Society of Anesthesiologists Task Force on Preoperative Fasting: Practice guidelines for preoperative fasting and the use of pharmacologic agents to reduce the risk of pulmonary aspiration: Application to healthy patients undergoing elective procedures. Anesthesiology 1999;79:482-485.

Axelrod L. Diabetic ketoacidosis. Endocrinologist 1992;2:375-383.

Barnes TA. Emergency ventilation techniques and related equipment. Respir Care. 1992 Jul;37(7):673-90; discussion 690-4.

Bartlett JG, Gorbach SL, Finegold SM. The bacteriology of aspiration pneumonia. Am J Med. 1974 Feb;56(2):202-7.

Baskett P, Nolan J, Parr M. Tidal volumes which are perceived to be adequate for resuscitation. Resuscitation. 1996 Jun;31(3):231–234.

Berdowski J, Beekhuis F, Zwinderman AH, et al. Importance of the first link: description and recognition of an out-of hospital cardiac arrest in an emergency call. Circulation. 2009 Abr;119(15):2096-102.

Berkes EA. Anaphylactic and anaphylactoid reactions to aspirin and others NSAIDs. Clin Rev Allergy Immunol. 2003 Abr;24(2):137-48.

Boden G. Glucagonomas and insulinomas. Gastroenterol. Clin North Am.1989 Dic;18(4):831-845.

Bohm K, Rosenqvist M, Hollenberg J, et al. Dispatcher-assisted telephone-guided cardiopulmonary resuscitation: an underused lifesaving system. Eur J Emerg Med. 2007 Oct;14(5):256-9.

Braman SS, Vigg A. The National Asthma Education and Prevention Program (NAEPP) guidelines: will they improve the quality of care in America? Med Health R I 2008 Jun;91(6):166.

Brown SG, Blackman KE, Heddle RJ. Can serum mast cell tryptase help diagnose anaphylaxis? Emerg Med Australas 2004 Abr;16(2):120-4.

Brown SGA.Clinical features and severity grading of anaphylaxis. J Allergy Clin Immunol. 2004 Ago;114(2):371-6.

Cassiere HA, Niederman MS. Aspiration pneumonia, lipoid pneumonia, and lung abscess. En: Baum GL, Crapo JD, Celli BR, Karlinsky JB, editores. Textbook of pulmonary diseases. Vol. 1. 6.a ed. Philadelphia: Lippincott-Raven; 1998. p. 645-55.

Castells M. Diagnosis and management of anaphylaxis in precision medicine. J Allergy Clin Immunol. 2017 Aug;140(2):321-333. doi: 10.1016/j.jaci.2017.06.012. PMID: 28780940.

Caughey GH. Tryptase genetics and anaphylaxis. J Allergy Clin Immunol. 2006 Jun;117(6):1411-4.

Clarks S, Camargo CA Jr. Epidemiology of Anaphylaxis. Inmunol Allergy Clin North AM. 2007 May;27(2):145-63, v.

Clawson J, Olola C, Scott G, et al. Effect of a Medical Priority Dispatch System key question addition in the seizure/convulsion/fitting protocol to improve recognition of ineffective (agonal) breathing. Resuscitation. 2008 Nov;79(2):257–264.

Colquhuon MG, Julian DG. Treateble arrithmias in cardiac arrest seen outside Hospital. Lancet. 1992 May;339(8802):1167.

Conk-Canella I, García Castrillo Riesgo L, Ruano Marco M, et al. Guías de actualización clínica de la Sociedad Española de Cardiología en resucitación cardiopulmonar. Rev Esp de Cardiol. 1999; 52(8):589-603.

Delaney MF, Zisman A, Kettyle WM. Diabetic ketoacidosis and hyperglycemic hyperosmolar nonketotic syndrome. Endocrinol Metab Clin North Am. 2000 Dic;29(4): 683-705.

Ditto AM, Harris KE, Krasnick J, et al. Idiopathic anaphylaxis: a series of 335 cases. Ann Allergy Asthma Immunol. 1996 Oct;77(4):285-91.

Duncan MB, Jabbari B, Rosenberg ML. Gaze-evoked visual seizures in nonketotic hyperglycemia. Epilepsia.1991 Mar-Abr;32(2):221-224.

Engel J Jr. Brain metabolism and pathophysiology of human epilepsy. En: Dichter M, editor. Mechanisms of epileptogenesis. Nueva York: Plenum Press; 1988. p. 1-15.

Falcoff AD, Fantin, JC. Manual de clínica y terapéutica en psiquiatría. Buenos Aires: Letra viva; 2009.

Feeley M. Fortnightly Review Drug Treatment of epilepsy. BMJ. 1999 Ene;318(7176):106-9.

Field JM, Hazinski MF, Sayre MR, et al. American Heart Association Guidelines for Cardiopulmonary Resuscitation and Emergency Cardiovascular Care Part 1: Executive Summary: 2010. Circulation. 2010 Nov 2;122(18 Suppl 3):S640-56.

Fisher JN, Kitabchi AE. A randomized study of phosphate therapy in the treatment of diabetic ketoacidosis. J Clin Endocrinol Metab. 1983 Jul;57(1):177-180.

Gleeson K, Eggli DF, Maxwell SL. Quantitative aspiration during sleep in ormal subjects. Chest 1997 May;111(5):1266-72.

Golden D. What is anaphylaxis? Curr opin Allergy Clin Inmunol. 2007 Ago;7(4):331-6.

Goodman LS, Gilman A. Las bases farmacológicas de la terapéutica. 7.a ed. Buenos Aires: Médica Panamericana; 1992.

Guildner CW. Resuscitation: opening the airway. A comparative study of techniques for opening an airway obstructed by the tongue. JACEP. 1976 Ago;5(8):588-90.

Gutiérrez I, Domínguez A, Acevedo JJ. Medicina de Urgencias. Principales problemas clínico y su tratamiento basado en la evidencia. México: Médica Panamericana; 2007.

Gutiérrez I. La fisiopatología como base fundamental del diagnóstico clínico. Bogotá: Médica Panamericana; 2011.

Holmes CL, Walley KR. The evaluation and management of shock. Clin Chest Med. 2003 Dic;24(4):775-89.

Hospital-acquired pneumonia in adults: Diagnosis, assessment of severity, initial antimicrobial therapy, and preventive strategies. A consensus statement. American Thoracic Society, November 1995. Am J Respir Crit Care Med. 1996 May;153(5):1711-25.

Hurst JW. Medicina Interna. Tratado para la práctica médica. 2.a ed. Buenos Aires: Médica Panamericana; 1990.

Huxley EJ, Viroslav J, Gray WR, Pierce AK. Pharyngeal aspiration in normal adults and patients with depressed consciousness. Am J Med. 1978 Abr;64(4):564-8.

Irwin RS. Aspiration. In: Irwin RS, Cerra FB, Rippe JM, eds. Irwin and Rippe's intensive care medicine. Vol. 1. 4.a ed. Philadelphia: Lippincott-Raven; 1999. p. 685-92.

James CF, Modell JH, Gibbs CP, Kuck EJ, Ruiz BC. Pulmonary aspiration —effects of volume and pH in the rat. Anesth Analg. 1984 Jul;63(7):665-8.

Jimenez-Rodriguez TW, Garcia-Neuer M, Alenazy LA, Castells M. Anaphylaxis in the 21st century: phenotypes, endotypes, and biomarkers. J Asthma Allergy. 2018 Jun 20;11:121-142. doi: 10.2147/JAA.S159411. PMID: 29950872; PMCID: PMC6016596.

Kennedy TP, Johnson KJ, Kunkel RG, Ward PA, Knight PR, Finch JS. Acute acid aspiration lung injury in the rat: biphasic pathogenesis. Anesth Analg. 1989 Jul;69(1):87-92.

Kitabchi AE, Young R, Sacks H, et al. Diabetic ketoacidosis: reappraisal of therapeutic approach. Annu Rev Med. 1979;30:339-357.

Knight PR, Rutter T, Tait AR, et al. Pathogenesis of gastric particulate lung injury: a comparison and interaction with acidic pneumonitis. Anesth Analg. 1993 Oct;77(4):754-60.

Krishan JA, Davis SQ, Naureckas ET, et al: An umbrella review: corticosteroid therapy for adults with acute asthm Am J Med. 2009 Nov;122(1):977-91.

Kurtis SE, Pollart SM. Medical therapy for asthma. Updates from the NAEPP guidelinesAm Fam Physician 2010 Nov;82(10):1242-51.

Laroche D, Vergnaud MC, Sillard B, et al. Biochemical markers of anaphylactoid reactions to drugs. Comparison of plasma histamine and tryptase. Anesthesiology. 1991 Dic;75(6):945-9.

Lazarus SC. Emergency treatment of asthma. N Engl J Med. 2010 Ago;363(8):755-764.

Lieberman P, Nicklas RA, Oppenheimer J, et al. The diagnosis and management of anaphylaxis practice parameter: 2010 update. J Allergy Clin Immunol. 2010 Sep;126(3):477-80.e1-42.

Lin RY, Schwartz LB, Curry A, et al. Histamine and tryptase levels in patients with acute allergic reactions: An emergency department-based study. J Allergy Clin Immunol. 2000 Jul;106(1 Pt 1):65-71.

Lorber D. Nonketotic hypertonicity in diabetes mellitus. Med Clin North Am 1995 Ene;79(1): 39-52.

Maki DG, Tambyah PA: Engineering out the risk for infection with urinary catheters. Emerg Infect Dis. 2001 Mar-Abr;7(2):342-347.

Malagón-Londoño G. Manejo Integral de Urgencias. 3.ª ed. Bogotá: Médica Panamericana; 2004.

Marrie TJ, Durant H, Yates L. Community-acquired pneumonia requiring hospitalization: 5-year prospective study. Rev Infect Dis 1989 Jul-Ago;11(4):586-99.

Mathew C. Strehlow, MD. Early Identification of Shock in Critically I l l Patients. Emerg Med Clin North Am. 2010 Feb;28(1):57-66, vii.

Matijasevic E. Reanimación cerebro-cardio-respiratoria: definiciones y fisio patología. Tribuna Médica 1996;93(3):109-115.

McNelis U, Syndercombe A, Harper I, Duggan J. The effect of cricoids pressure on intubation facilitated by the gum elastic bougie. Anaesthesia. 2007 May;62(5):456-9.

Mendelson CL. The aspiration of stomach contents into the lungs during obstetric anesthesia. Am J Obstet Gynecol 1946;52:191-205.

Midddelton E Jr., Reed CE, Ellis EF, Adkinson NF Jr., Yunginger JW. Alergia: Principios y Práctica. Barcelona: Salvat Editores; 1992. p. 1266-73.

National Institutes of Health. National Asthma Education and Prevention Program. Expert panel report 3: guidelines for diagnosis and management of asthma Bethesda, MD. National Institutes of Health; 2007.

Oriel RC, Wang J. Diagnosis and Management of Food Allergy. Pediatr Clin North Am. 2019 Oct;66(5):941-954. doi: 10.1016/j.pcl.2019.06.002. Epub 2019 Aug 5. PMID: 31466683.

Pozdnyakov S, Gupta N, Yeung J, Yücel Y. Retina remodeling following diode laser. Can J Ophthalmol. 2008 Apr;43(2):203-7. doi: 10.3129/i08-027. PMID: 18347623.

Rea TD, Eisenberg MS, Sinibaldi G, White RD. Incidence of EMS-treated out-of-hospital cardiac arrest in the United States. Resuscitation. 2004 Oct;63(1):17-24.

Recomendaciones 2000 para reanimación cardiopulmonar y atención cardiovascular de urgencias. Circulation. 2000;(8):I- 90S;4-22.

Roth HL, Drislane FW. Neurological emergencies: Seizures. Neurol Clin 1998 May;16(2):257-84.

Sampson HA, Muñoz-Furlong A, Campbell RL, A Adkinson NF Jr,Bock SA, Branum A, et al. Second symposium on the definition and management of anaphylaxis. J allergy clin inmunol. 2006 Feb;117(2):391-7.

Savić Pavičin I, Lovrić Ž, Zymber Çeshko A, Vodanović M. Occupational Injuries among Dentists in Croatia. Acta Stomatol Croat. 2020 Mar;54(1):51-59. doi: 10.15644/asc54/1/6. PMID: 32523157; PMCID: PMC7233126.

Schwartz DJ, Wynne JW, Gibbs CP, et al. The pulmonary consequences of aspiration of gastric contents at pH values greater than 2.5. Am Rev Respir Dis. 1980;121(1):119-26.

Schwartz LB. Diagnostic value of tryptase in anaphylaxis and mastocytosis. Immunol Allergy Clin North Am. 2006 Ago;26(3):451-63.

Straus ES, I Hong Hsu, S Ball CM, Phillips R. Evidence Based Acute Medicine. Oxford: Curchill Livingstone; 2002.

Torres A, Serra-Batlles J, Ferrer A, et al. Severe community-acquired pneumonia: epidemiology and prognostic factors. Am Rev Respir Dis. 1991 Ago;144(2):312-8.

Troise C, Voltolini S, Minale P, et al. Management of patients at risk for adverse reactions to local anesthetics: analisis of 386 cases. J Investig Allergol Clin Immunol. 1998 May-Jun;8(3):172-5.

Tuomanen EI, Austrian R, Masure HR. Pathogenesis of pneumococcal infection. N Engl J Med. 1995 May;332(19):1280-4.

Viallon A, Zeni F, Lafond P, et al. Does bicarbonate therapy improve the management of severe diabetic ketoacidosis? Crit Care Med. 1999 Dic;27(12):2690-2693.

Volcheck GW, Hepner DL. Identification and Management of Perioperative Anaphylaxis. J Allergy Clin Immunol Pract. 2019 Sep-Oct;7(7):2134-2142. doi: 10.1016/j.jaip.2019.05.033. Epub 2019 May 31. PMID: 31154032.

Wade JP, Liang MH, Sheffer AL. Exercise-induced anaphylaxis: epidemiologic observations. Prog Clin Prog Clin Biol Res. 1989;297:175-82.

Walley KR, Word LA. Shock. En: Hall J, Schmidt G, Word L, editores. Principles of Critical Care. Mc-Graw Hill; 1998.

Wiggins CA. Characteristics and etiology of 30 patients with anaphylaxis. Immun Allergy Practice 1991;13:313-6.

Zhao N, Liu L. Long-term changes in optic coherence tomography in a child with laser pointer maculopathy: A case report and mini review. Photodiagnosis Photodyn Ther. 2017 Jun;18:264-266. doi: 10.1016/j.pdpdt.2017.03.012. Epub 2017 Mar 24. PMID: 28347866.

CAPÍTULO 25

Atención de urgencias en pacientes tratados con quimioterapia y radioterapia

Odel Chediak Barbur

Introducción

El manejo de las complicaciones orales causadas por la quimioterapia y la radioterapia en pacientes con cáncer se ha convertido en un problema para el odontólogo general; la poca o ninguna experiencia o, simplemente, el miedo para tratar estos pacientes ha generado demora en sus tratamientos y disminución en su calidad de vida. En este capítulo se dará una breve guía de cómo deben ser los protocolos en el manejo de dichos pacientes.

El manejo de la cavidad oral en pacientes con cáncer debe empezar antes de que se inicien los tratamientos locales o sistémicos de la neoplasia maligna, con el fin de reducir significativamente la severidad de la mucositis y demás complicaciones causadas por la quimioterapia y la radioterapia.

La cavidad oral es muy susceptible a los efectos tóxicos directos e indirectos de la quimioterapia y de la radioterapia, debido a que todos los tratamientos pueden causar riesgos y complicaciones.

Estos riesgos y complicaciones se deben a una multitud de factores. Entre los factores celulares se encuentran:

▸ Las altas tasas de renovación celular de la mucosa.
▸ La microflora compleja y diversa de la cavidad oral.
▸ Trauma de los tejidos orales durante la función normal: cepillado, restauraciones y/o prótesis defectuosas, consumo de alimentos muy calientes o condimentados.
▸ Debilitamiento del sistema inmunitario.
▸ Disminución en los procesos normales de curación.
▸ El promedio de riesgo y complicación varía según edad, estado nutricional del paciente, salud oral, dosificación y frecuencia de las drogas administradas y dosis total de irradiación.

Complicaciones orales causadas por la quimioterapia

Cuando a un paciente con cáncer le aplican agentes quimioterapéuticos para su tratamiento, comienza una serie de alteraciones, tanto en la cavidad oral como en el resto del organismo. Se inicia un proceso de mielodepresión que puede causar leucopenia, neutropenia, trombocitopenia, plaquetopenia y anemia, que debilita su sistema inmunitario y hace al paciente más susceptible a infecciones y hemorragias.

El paciente comienza a tener debilidad física y deficiencia nutricional, además de mala higiene oral, porque al cepillarse puede producir sangrado gingival y dolor, que lo lleva a disminuir el número de veces que realiza su higiene oral o, simplemente, a no realizarla en lo absoluto.

Los procesos normales de curación disminuyen debido a que la quimioterapia destruye tanto células tumorales como células sanas, lo que causa un adelgazamiento de la mucosa oral y la hace propensa a ulcerarse con facilidad.

Clínicamente, los efectos tóxicos directos inician al empezar la terapia, llegando a su pico máximo hacia los 7 a 10 días.

A las dos semanas comienza una eventual mejoría en los pacientes, que presentan una recuperación progresiva en el conteo de neutrófilos y plaquetas.

Los sitios más afectados son las zonas de tejido no queratinizado:

- Mucosa labial
- Mucosa bucal
- Paladar blando
- Piso de la boca
- Superficie de la lengua

Antes de iniciar el tratamiento odontológico se debe solicitar un cuadro hemático. Es importante que los leucocitos estén por encima de 2.000/mL y las plaquetas, por encima de 65.000. Un paciente con una cifra menor podría complicarse con una hemorragia, algunas veces incontrolable, situación que puede requerir hospitalización. Por tal razón, es muy importante que todo tratamiento odontológico que requiera el paciente se realice antes de iniciar la quimioterapia.

Las complicaciones orales que se pueden presentar son:

- Mucositis
- Xerostomía
- Neurotoxicidad
- Hemorragia gingival
- Infección bacteriana
- Infección micótica
- Infección viral
- GUN (gingivitis ulceronecrosante) (figura 25.1).

Figura 25.1. Gingivitis ulceronecrosante (GUN) en un paciente con leucemia

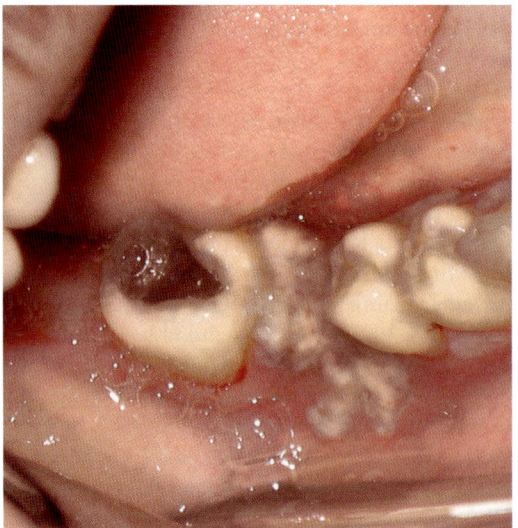

La candidiasis (figura 25.2) es la infección micótica más frecuente de la cavidad oral, producida por el hongo *Candida albicans*, que hace parte de la flora normal y se convierte en patógeno cuando hay alteraciones locales o sistémicas. Se caracteriza por estar en colonias condensadas de color blanco que se adhieren a la mucosa, principalmente en lengua y paladar.

Figura 25.2. Candidiasis palatina y lingual

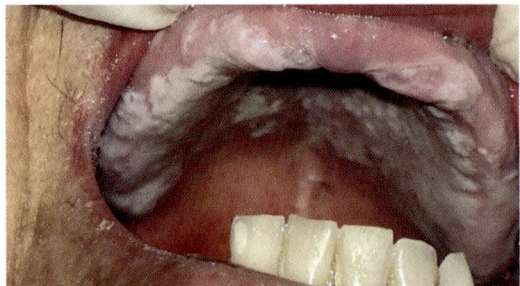

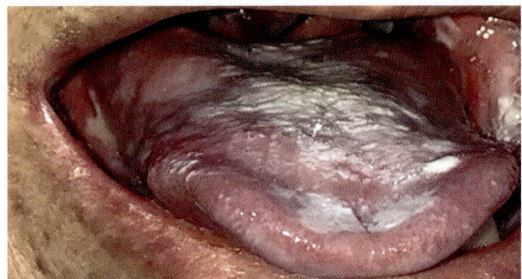

Su incidencia es multifactorial: el uso de prótesis totales desadaptadas y la falta de aseo diario generan acumulación de bacterias, así como las terapias con antibióticos, antineoplásicos, inmunosupresores, etc. También se presenta en pacientes que han recibido radioterapia en cabeza y cuello y han desarrollado xerostomía.

La remoción de las lesiones causa dolor, y deja úlceras superficiales y áreas eritematosas y sangrantes.

Se debe evitar el consumo de alimentos muy calientes y/o condimentados. Su tratamiento se realiza con antifúngicos por vía oral o sistémica, dependiendo de la severidad del cuadro clínico. Medicamentos como nistatina, anfotericina B, clotrimazol y fluconazol son los más utilizados para el tratamiento de la candidiasis.

Cuando un paciente llega de urgencia a consulta odontológica con cualquiera de las anteriores complicaciones, es muy importante no realizar tratamientos quirúrgicos mayores o menores —exodoncias, operculectomías, alisados radiculares a campo abierto o cualquier otro procedimiento que involucre el hueso—, debido a que no se sabe en qué situación hematológica se encuentra el paciente. Debe identificarse la causa e iniciar con tratamientos no invasivos para aliviar la urgencia. Estos tratamientos incluyen enjuagues orales antibacteriales, soluciones con pH neutro, fórmulas magistrales, saliva artificial, antimicóticos o geles bioadhesivos, y si es necesario, iniciar terapia con antibióticos cuando hay infección, y analgésicos. Nunca se deben utilizar enjuagues orales que contengan alcohol.

Se solicitan exámenes de sangre al paciente y, según sus resultados, se dará inicio al tratamiento definitivo que requiera. Si es muy urgente y el cuadro hemático está por debajo de los niveles normales, se le realizará transfusión de sangre total o de plaquetas; los niveles deberán normalizarse o por lo menos quedar en valores aptos para realizar los tratamientos requeridos, los cuales se iniciarán inmediatamente y, en lo posible, deberán finalizarse el mismo día de la transfusión. *Nunca* se deben dejar los tratamientos odontológicos para el día siguiente de la transfusión.

Es muy importante realizar siempre la interconsulta con el médico tratante del paciente para conocer con exactitud su historia clínica y su evolución al iniciar el tratamiento oral.

Complicaciones orales causadas por la radioterapia

Cuando la radioterapia incide sobre los tejidos, se inicia una serie compleja de eventos cuya finalidad es la erradicación del tumor, o en algunos casos la disminución del volumen tumoral.

Los tejidos en el cuerpo responden de manera diferente a la radiación y, de acuerdo con la dosis recibida, el daño será menor o mayor:

- 25 Gy: médula ósea, linfocitos, epitelio del tracto gastrointestinal, células germinales.
- 25-50 Gy: epitelio oral, endotelio de los vasos sanguíneos, glándulas salivales, cartílago y hueso en crecimiento y colágeno.
- Dosis mayor de 50 Gy: hueso y cartílago, sistema musculoesquelético.

Se observa entonces una serie de cambios tisulares importantes, que a medida que pasa el tiempo estos tejidos pierden capacidad regenerativa y de cicatrización.

La respuesta del tejido es conocida según Robert Marx como las tres *H*:

- Hipocelularidad
- Hipovascularidad
- Hipoxia

El resultado final es una fibrosis y la oclusión vascular.

Las tres *H* empeoran con el tiempo. El tejido irradiado no se revasculariza y con los años pierde densidad capilar. El daño aumenta cuando el tejido ha sido traumatizado por cirugías recientes. Estos cambios tisulares se presentan en dos fases, una aguda y otra crónica.

Fase aguda

Comienzan la dermatitis y la mucositis. Histopatológicamente, se observa un daño endotelial, inflamación de todos los tejidos irradiados.

La mucositis y la dermatitis pueden resolverse, el tejido recobra su elasticidad y contextura.

Fase crónica

Comienza la fibrosis y la contracción que se produce reducirá la capacidad del tejido para sanar.

Histológicamente, se observa un avance de la hipovascularidad, hipocelularidad e hipoxia.

Empieza cuatro meses después de la radioterapia y al cabo de seis meses la fase crónica está bien establecida.

Es muy importante, al igual que en la quimioterapia, realizar todos los procedimientos quirúrgicos, exodoncias, retirar las caries y llevar a cabo los tratamientos periodontales y endodónticos necesarios, antes de iniciar el tratamiento de la radioterapia en cabeza y cuello, por los daños tisulares expuestos anteriormente. Así se podrá mantener al paciente con mejor posibilidad de recuperación de los tejidos orales.

Toda exodoncia o cirugía que requiera el paciente debe terminarse, preferiblemente, máximo dos semanas antes de iniciar la radioterapia, para que el tejido esté casi totalmente cicatrizado y evitar sobreinfecciones.

La radioterapia puede causar las siguientes complicaciones orales:

- ‣ Mucositis
- ‣ Dermatitis
- ‣ Xerostomía
- ‣ Trismo
- ‣ Disfagia
- ‣ Pérdida del gusto (disgeusia)
- ‣ Infecciones micóticas
- ‣ Necrosis del tejido blando
- ‣ Osteorradionecrosis

En la tabla 25.1 se pueden observar los grados de mucositis y sus síntomas según la Organización Mundial de la Salud (OMS).

Tabla 25.1. Grados de mucositis establecidos por la OMS

Grado	Síntomas
O	Ninguno
I	Úlcera no dolorosa, eritema o leve odinofagia
II	Eritema doloroso, edema o úlceras, el paciente puede comer
III	Eritema doloroso, edema o úlceras, el paciente no puede comer
IV	Paciente que requiere soporte nutricional enteral o parenteral

De acuerdo con el grado de mucositis (figura 25.3) con que llegue el paciente, se elegirá el tratamiento para aliviar los síntomas. Este será totalmente paliativo, mientras dure el efecto, que puede ser de 3 a 4 semanas después de terminada la radioterapia.

Se utilizarán enjuagues orales antibacteriales, soluciones con pH neutro, fórmulas magistrales, antimicóticos o geles bioadhesivos y, si es necesario, se prescribirán analgésicos. Nunca deben utilizarse enjuagues orales que contengan alcohol.

El cepillado debe hacerse con cepillos de cerdas muy blandas y cremas dentales que no contengan menta, preferiblemente cremas con flúor para niños.

El paciente no debe ingerir alimentos muy calientes ni condimentados.

El hielo puede ser una solución rápida y efectiva cuando hay mucho dolor, porque refresca la mucosa; también son efectivos los enjuagues con suspensiones para la acidez que contengan alginato de sodio o bicarbonato de sodio, estos tienen un pH neutro.

La dermatitis se manifiesta como una resequedad de la piel causada por la exposición directa al haz de radiación; se deben utilizar cremas para suavizar la piel y devolverle su humectación.

Figura 25.3. A y B) Mucositis y úlceras posradioterapia . C) Mucositis severa grado 4.

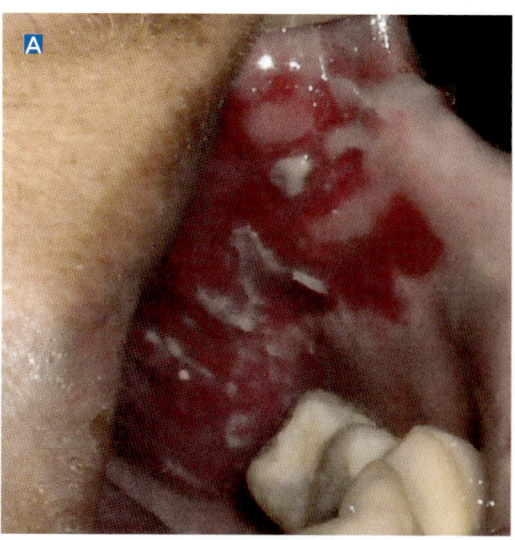

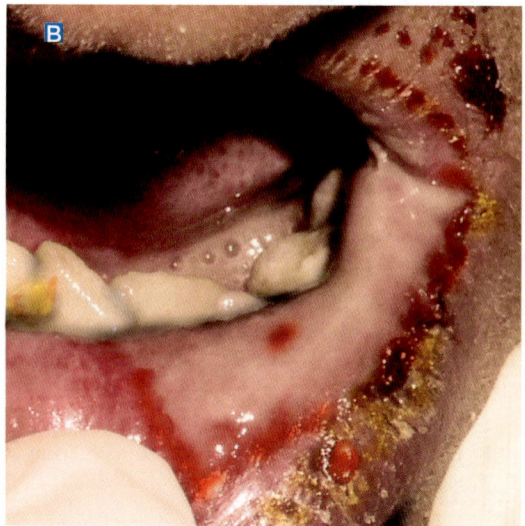

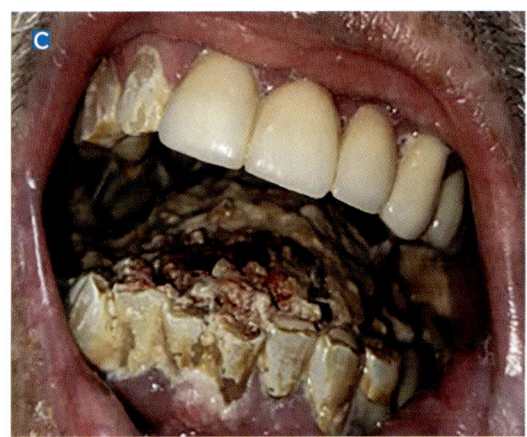

La xerostomía aparece aproximadamente a las dos semanas de iniciada la radioterapia: las glándulas salivales se afectan y se producen cambios en la calidad y cantidad de la saliva, pues se vuelve más espesa y poco a poco va disminuyendo la cantidad. Se dificultan la deglución, la formación del bolo alimenticio y la autolisis. El paciente requiere ayudas como la administración de saliva artificial y líquidos constantes. Hay medicamentos como la pilocarpina HCL de 5 mg que estimulan las glándulas salivales. Este debe formularse antes de iniciar la radioterapia y el paciente debe seguir tomándolo por varios meses.

La caries posradioterapia se genera, en primer lugar, por la falta de saliva que conlleva un aumento en la concentración de bacterias cariogénicas. Obsérvese en la figura 25.4 A. La falta de humectación de la mucosa por deficit de saliva (xerostomía). No se realizan exodoncias por riesgo de osteonecrosis (figura 25.4 B).

En segundo lugar, la caries se produce por el efecto directo de la radioterapia sobre el tejido dental que deteriora el esmalte y la dentina. Los dientes pueden sufrir fracturas coronales porque las caries se inician, por lo general, en el cuello del diente, lo que le dificulta al paciente realizar el aseo necesario, problema que puede prolongarse toda la vida. Para evitarlo, el paciente debe tener una buena instrucción en higiene oral, que le ayudará a tener un mejor aseo de su cavidad oral. Se confeccionan placas blandas para que el paciente administre dentro de ellas flúor neutro y se las coloque antes de comenzar, durante y después de finalizado el tratamiento de radioterapia, con el fin de reforzar el esmalte y reducir la posibilidad de tener caries dental. Son muy importantes las visitas regulares al odontólogo, cada tres o cuatro meses, o según se requiera, para realizar la terapia periodontal, las endodoncias de los dientes severamente afectados y las restauraciones requeridas.

El trismo aparece si se ha aplicado la radioterapia directamente en la zona de la articulación temporomandibular (ATM), lo que causa una fibrosis muscular y aumenta si se realizó maxilectomía. Si el paciente no realiza ejercicios y terapia de apertura, todo el sistema articular se verá afectado, se limitará la apertura mandibular, se dificultará la higiene oral, la alimentación y, si se requiere, la toma de impresiones para rehabilitar al paciente con prótesis convencionales u obturadores palatinos.

Se debe entrenar al paciente para realizar los ejercicios. Uno de ellos es la técnica de bisagra, que consiste en colocar el dedo índice sobre los dientes anteriores inferiores o sobre el reborde, si es desdentado, y el dedo pulgar sobre los dientes anteriores superiores o reborde (figura 25.5);

Figura 25.4. A) Caries posradioterapia. B) Radiografía de tratamientos endodónticos

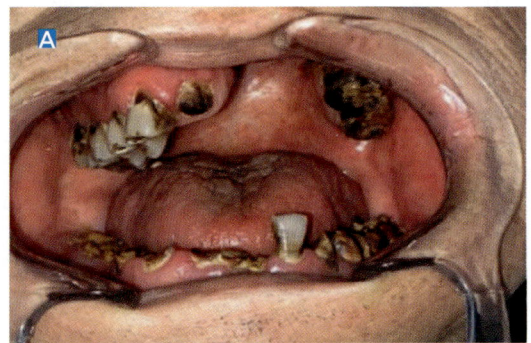

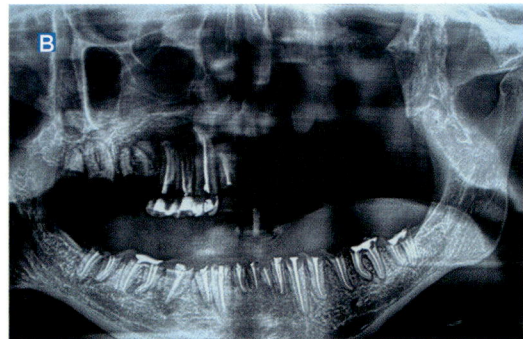

luego, se hacen movimientos de apertura con los dedos para ir relajando todo el sistema articular.

La otra técnica es colocar bajalenguas e ir aumentando el número de ellos poco a poco para forzar la apertura bucal (figura 25.6). Ambas técnicas debe realizarlas el paciente en casa.

Figura 25.5. Técnica de bisagra

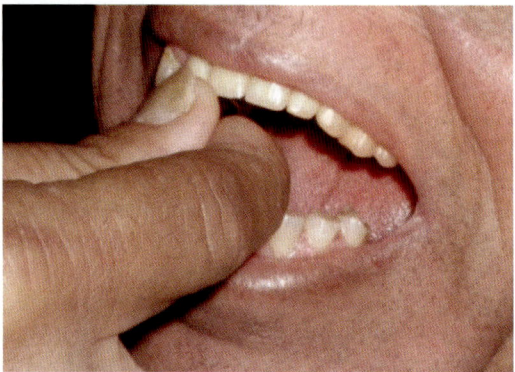

Figura 25.6. Técnica con bajalenguas

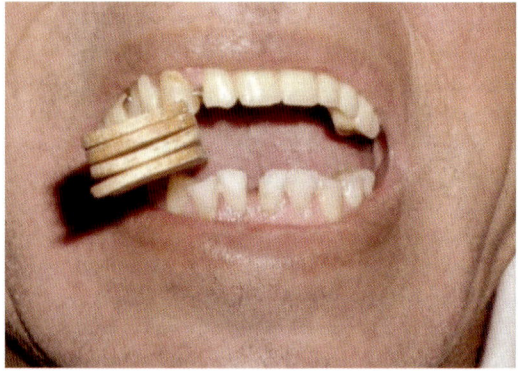

También se recomienda la aplicación de calor húmedo en la región de la articulación temporomandibular y tomar relajantes musculares: una tableta diaria por máximo 7 a 10 días. Cuando el paciente llega con infecciones micóticas, como la candidiasis, debe ser tratado inmediatamente con nistatina o clotrimazol, si son infecciones leves, y con anfontericina B o difluconazol, si son infecciones graves.

La complicación más severa que existe con la radioterapia en cavidad oral y en cabeza y cuello es la osteorradionecrosis. Debido al factor de las tres *H*, el hueso está hipovascular (figura 25.7). Cualquier procedimiento invasivo que se realice en el hueso no cicatrizará porque no hay factores de coagulación que inicien los procesos cicatriciales normales del tejido óseo. Entonces aparecerán los primeros síntomas: dolor, secuestros óseos, supuración

Si se va a realizar un procedimiento invasivo urgente, se debe medicar al paciente con amoxicilina más ácido clavulánico 875 mg/125 mg en tabletas, cada 12 horas durante 14 días, o clindamicina 300 mg en cápsulas tres veces al día durante 14 días y enjuagues con clorhexidina al 0,12 % o al 0,2 % durante 20 días. El tratamiento se debe hacer en una sola cita y se debe eliminar la mayor cantidad de causas que estén generando la urgencia del paciente.

En cuanto a las exodoncias, se deben extraer todas las piezas dentarias en mal estado o que tengan movilidad grado II y III periodontal antes de iniciar la radioterapia —como mínimo dos semanas antes—, pero si por alguna razón deben extraerse después de la radioterapia, se debe premedicar al paciente y luxar la pieza dental de manera secuencial en varias citas (3 a 8), hasta que tenga bastante

Figura 25.7. Osteomielitis por osteorradionecrosis

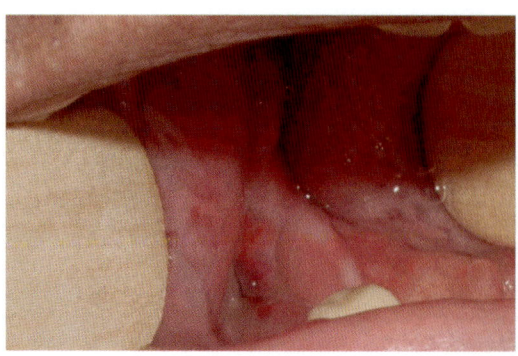
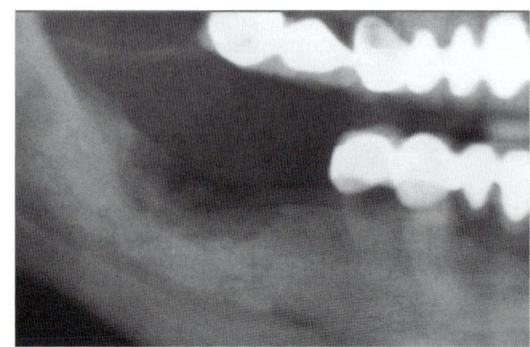

movilidad, para evitar, al máximo, causar trauma sobre el hueso; luego, sí se procede a realizar la extracción. Esto con el fin de que se vaya formando un coágulo sanguíneo en la región alrededor de la raíz para minimizar los riesgos de una osteomielitis por osteorradionecrosis.

Sin embargo, indiscutiblemente, lo ideal es realizar endodoncias por el especialista y dejar sumergidas las raíces, proc<edimiento que no genera ningún riesgo para el paciente.

El objetivo global es determinar un plan de atención oral integrado que elimine o estabilice la enfermedad oral, disminuyendo el riesgo de toxicidad oral y, por consiguiente, la reducción del riesgo de secuelas sistémicas y del costo de atención, y obtener mejora en la calidad de vida del paciente.

Resumen

El manejo de la cavidad oral en pacientes con cáncer debe empezar antes de que se inicien los tratamientos locales o sistémicos de la neoplasia maligna, con el fin de reducir significativamente la severidad de la mucositis y demás complicaciones causadas por la quimioterapia y la radioterapia. La cavidad oral es muy susceptible a los efectos tóxicos directos e indirectos de la quimioterapia y de la radioterapia, debido a que todos los tratamientos pueden causar riesgos y complicaciones. Antes de iniciar el tratamiento odontológico se debe solicitar un cuadro hemático. Es importante que los leucocitos estén por encima de 2.000/mL y que las plaquetas estén por encima de 65.000. Un paciente con una cifra menor podría complicarse con una hemorragia. Las complicaciones orales que se pueden presentar son: mucositis, xerostomía, neurotoxicidad, hemorragia gingival, infección bacteriana, infección micótica, infección viral y/o gingivitis ulceronecrosante (GUN).

Autoevaluación

1. ¿Qué son las tres *H*?
2. ¿Cuál es la complicación más severa con la radioterapia?
3. Enumere tres complicaciones orales causadas por la quimioterapia
4. ¿Cuándo comienza la xerostomía en pacientes sometidos a radioterapia?

Bibliografía

Caribé F, Chimenos E, López J, et al. Manejo odontológico de las complicaciones de la radioterapia y quimioterapia en el cáncer oral. Med. Oral. 2003;8:178-87.

Chediak E. Cáncer de cavidad oral. Bogotá: Libros & Libros; 2005. p. 100-11

Cobo J, Hernández L, García-Paola, MJ, et al. El láser en la profilaxis de la osteorradionecrosis mandibular. Invest. Clin. Laser. 1989;1:6-18.

Daugélaité G, Užkuraitytė K, Jagelavičienė E, Filipauskas A. Prevention and treatment of chemotherapy and radiotherapy induced oral mucositis. Medicina (Kaunas). 2019;55(2):25. doi: 10.3390/medicina55020025.

Hong BY, Sobue T, Choquette L, Dupuy AK, Thompson A, Burleson JA, et al. Chemotherapy-induced oral mucositis is associated with detrimental bacterial dysbiosis. Microbiome. 2019;7(1):66. doi: 10.1186/s40168-019-0679-5.

Lalla RV, Brennan MT, Gordon SM, Sonis ST, Rosenthal DI, Keefe DM. Oral mucositis due to high-dose chemotherapy and/or head and neck radiation therapy. J Natl Cancer Inst Monogr. 2019;2019(53):lgz011. doi: 10.1093/jncimonographs/lgz011.

López M, Bargán J, Jiménez Y, Alpiste F, Camps C. Valoración clínica del estado dental y periodontal en un grupo de pacientes oncológicos, previo inicio de la quimioterapia. Med. Oral Patol. Oral Cir. Bucal. 2006;11(1).

National Institutes of Health. National Institutes of Health consensus development conference statement: Oral complications of cancer therapies: diagnosis, prevention and treatment. J Am Dent Assoc. 1989;119:179-83.

Ord RA, Blanchaert RH. Oral cancer: the dentist's role in diagnosis, management, rehabilitation and prevention. Chicago: Quintessence Books; 2000.

Park SH, Lee HS. Meta-analysis of oral cryotherapy in preventing oral mucositis associated with cancer therapy. Int J Nurs Pract. 2019;25(5):e12759. doi: 10.1111/ijn.12759.

Perry MC. Principles of cancer therapy. En: Goldman L, Ausiello D, editores. Cecil Medicine. 23.a ed. Filadelfia: Saunders-Elsevier; 2007. cap. 192.

Pico JL, Ávila A, Naccache P. Mucositis: Its occurrence, consequences, and treatment in the oncology setting. The Oncologist. 1998;3:446-51.

Portenoy RK, Ahmed E. Cancer pain syndromes. Hematol Oncol Clin North Am. 2018;32(3):371-86. doi: 10.1016/j.hoc.2018.01.002.

Silverman S Jr. Oral cancer: complications of therapy. Oral Surg Oral Med Oral Pathol Oral Radiol Endod. 1999;88:122-6.

Silvestre-Donat FJ, Plaza-Costa A, Serrano-Martínez MC. Prevención y tratamiento de las complicaciones derivadas de la radioterapia en pacientes con tumores de cabeza y cuello. Med Oral. 1998;3:137-47.

Sonis ST, Peterson DE, McGuire DB, eds. Mucosal injury in cancer patients: new strategies for research and treatment. J Natl Cancer Inst Monogr. 2001;(29):1-54.

Vesty A, Gear K, Biswas K, Mackenzie BW, Taylor MW, Douglas RG. Oral microbial influences on oral mucositis during radiotherapy treatment of head and neck cancer. Support Care Cancer. 2020;28(6):2683-91. doi: 10.1007/s00520-019-05084-6.

Villa A, Akintoye SO. Dental management of patients who have undergone oral cancer therapy. Dent Clin North Am. 2018;62(1):131-42. doi: 10.1016/j.cden.2017.08.010.

Zadik Y, Arany PR, Fregnani ER, et al; Mucositis Study Group of the Multinational Association of Supportive Care in Cancer/International Society of Oral Oncology (MASCC/ISOO). Systematic review of photobiomodulation for the management of oral mucositis in cancer patients and clinical practice guidelines. Support Care Cancer. 2019;27(10):3969-83. doi: 10.1007/s00520-019-04890-2.

CAPÍTULO 26

Necrosis de los maxilares relacionada con bifosfonatos

Carlos Enrique Amador Preciado - María Clara Jaramillo Campuzano - Hugo Carlos Samacá Calderón - Diana Montoya Guzmán

Introducción

En 2003 se relató en la literatura el primer caso de osteonecrosis de los maxilares relacionado con el uso de bifosfonatos. Esta patología tiene un mal pronóstico y una incidencia creciente. Si bien es cierto que la osteonecrosis de los maxilares relacionada con la administración de bifosfonatos (ONMRBF) no constituye una urgencia odontológica, es importante que el odontólogo esté informado sobre el tema, pues cada vez es más frecuente la formulación de estos medicamentos para la prevención y tratamiento de la osteopenia y la osteoporosis en pacientes mayores de cincuenta años. Por ello se ha considerado pertinente la inclusión de este capítulo.

Los bifosfonatos son potentes inhibidores de la función de los osteoclastos que por interacción con estas células producen una marcada disminución en la reabsorción y remodelado óseo. Se utilizan habitualmente en pacientes diagnosticados con osteoporosis, osteopenia, metástasis óseas de lesiones malignas e hipercalcemia maligna, entre otras.

A finales del siglo XIX se encontraba necrosis de los maxilares por manipulación de fósforo blanco en los obreros que laboraban en la industria de cerillas. Esta patología, cuyas víctimas eran personas jóvenes y sanas, fue conocida como *necrosis del fósforo* o *fossy jaw*, el dolor era severo y hubo una incidencia de muertes del 20 %.

Robert Marx refiere que la osteonecrosis relacionada con los bifosfonatos es la misma enfermedad descrita en los trabajadores de fábricas de cerillas.

A pesar de que los bifosfonatos fueron sintetizados en el siglo XIX, el conocimiento sobre sus características biológicas data de la década de 1960. En el pasado, estos componentes fueron utilizados para múltiples propósitos industriales, como agente antisedimentación y para prevenir la formación de carbonato de calcio.

En 2003, el alendronato —un tipo de bifosfonato— fue catalogado como el décimo noveno medicamento más prescrito, con 17 millones de dosis en el mundo.

Desde entonces, se han documentado numerosos casos que describen este nuevo cuadro clínico que afecta los maxilares. En 2008 se publicó el caso de una variante no expuesta de osteonecrosis de los maxilares, la cual se caracteriza por causar un dolor de origen inexplicable, difuso, ubicado en el maxilar superior o en la mandíbula, junto con alteración sensitiva en la zona del mentón y del labio inferior (signo de Vincent), así como fístulas, dientes móviles, inflamación e incluso fractura patológica de la mandíbula.

Mecanismo de acción de los bifosfonatos

Los bifosfonatos son compuestos afines a los sitios del esqueleto donde hay evidencia de recambio óseo. La presencia de oxígeno en la molécula estructural del bifosfonato prolonga su vida media y favorece su acumulación en el hueso. Por otro lado, la adición de hidrógeno a su estructura molecular hace que no solo aumente la potencia del medicamento, sino también su toxicidad. Hasta la fecha, únicamente los bifosfonatos que contienen nitrógeno se han encontrado como causantes de producir osteonecrosis de los maxilares (figura 26.1, tabla 26.1).

El metabolismo óseo normal involucra procesos de reabsorción y formación, lo que termina en recambio del tejido óseo. La acción primordial de los bifosfonatos se dirige a la inhibición del proceso de reabsorción ósea, para mantener el volumen óseo. La célula responsable de la reabsorción ósea es el osteoclasto. Puesto que el bifosfonato se acumula en el hueso, cuando el osteoclasto lo reabsorbe ingiere el bifosfonato, y este causa de inmediato la muerte celular. Una vez muerto el osteoclasto, la reabsorción ósea se detiene, pero al mismo tiempo cesa la liberación de proteínas inductoras de la formación de nuevo hueso por los osteoblastos. En consecuencia, el hueso maduro no es removido y por lo tanto no hay depósito de osteoide nuevo. El resultado es que la supervivencia del hueso sobrepasa la existencia programada.

Otra célula importante en el recambio óseo es el osteocito, responsable de mantener el contenido mineral del hueso existente. Si la vida del osteocito sobrepasa las exigencias del remodelado óseo normal, este deposita una importante cantidad de matriz mineral en el hueso. Tal es justamente el efecto que se busca con la administración de bifosfonatos en la terapia de la osteopenia y la osteoporosis. Las dosis repetidas de bifosfonatos son acumulativas y, puesto que el mecanismo de recambio óseo por parte del osteoclasto se encuentra alterado por el medicamento, la toxicidad no solo es inevitable, sino dependiente de la dosis y del tiempo de uso.

Figura 26.1. Estructura química del alendronato

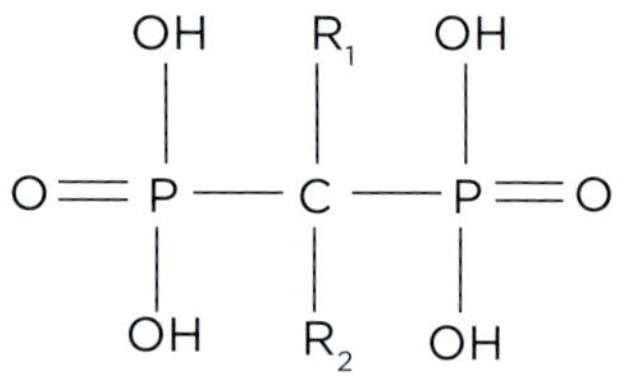

Tabla 26.1. Año de aprobación de los diferentes bifosfonatos

Droga (potencia relativa)	Radical	Año de aprobación por la FDA
Etidronato (I)	$-CH_3$	1977 (po*); 1987 (iv**)
Pamidronato (I)	$-CH_2CH_2NH_2$	1991 (iv)
Ibandronato (I)	$-CH_2CH_2NH_2H_7HC_3$	2003 (po)
Alendronato (I)	$-CH_2CH_2CH_2NH_2$	1995 (po)
Risedronato (I)	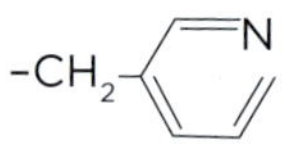	1998 (po)
Zolendronato (I)	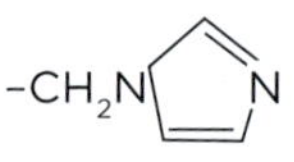	2001 (iv)

*posología oral

** intravenoso

Está comprobado que la osteonecrosis se presenta en los maxilares y no en otros huesos del esqueleto en razón a que la proporción de recambio óseo es muy superior a la de cualquier otro hueso; se asevera que el metabolismo óseo en los maxilares es siete veces mayor que en un hueso largo. Lo anterior implica que la concentración de los bifosfonatos en el hueso alveolar de los maxilares es mayor y, así mismo, aumenta la concentración en la que se acumula. Frente a un traumatismo dental o gingival, que puede ser inducido por un procedimiento odontológico o por trauma durante la masticación o el cepillado dental, se puede producir laceración de la mucosa oral con exposición de hueso. Como el proceso de reparación ósea está alterado, se produce la necrosis del hueso con aumento de su exposición. Si bien es cierto que los procedimientos odontológicos son un factor desencadenante de la exposición del hueso afectado, esta se puede producir de igual manera en forma espontánea o por trauma infligido por la prótesis dental en pacientes parcial o totalmente desdentados (figuras 26.2 y 26.3). Sin embargo la posibilidad de desarrollar osteonecrosis en pacientes a quienes se les administran bifosfonatos por vía endovenosa es mayor que en quienes los reciben por vía oral, con aumento del riesgo antes del primer año de administración, mientras que los orales aumentan el riesgo después del tercer año. Järvinen y colaboradores han estimado que las posibilidades de desarrollar osteonecrosis en pacientes que ingieren bifosfonatos por vía oral es de 5 en 300 pacientes; adicionalmente, la American Society for Bone and Mineral Research (ASBMR) ha estimado el riesgo de ONMRBF en pacientes con osteoporosis tratados con bifosfonatos entre 1/10.000 y 1/100.000 pacientes/tratamiento/año. Lo anterior dificulta predecir cuáles pacientes podrán desarrollar osteonecrosis basándose solo en exámenes paraclínicos. La ingesta de corticosteroides, fumar y una pobre higiene oral aumentan las posibilidades de presentar ONRB. A partir de 2005, la industria farmacéutica incluyó la advertencia de la posibilidad de desarrollar ONRB para todos los bifosfonatos, incluyendo las medicaciones administradas por vía oral. En la actualidad se dispone de una variedad de zolendronato (ácido zolendrónico) para el tratamiento de la osteopenia y la osteoporosis,

que se administra en dosis única anual IV; cabe recordar que este zolendronato es el más potente de los bifosfonatos disponibles, su acumulación en hueso puede durar hasta 10 años. Adicionalmente, se han descrito otros efectos adversos de los bifosfonatos con fracturas atípicas en las diáfisis de los huesos largos, dolor óseo y articular, fibrilación auricular, mucositis oral y procesos inflamatorios oculares.

Figura 26.2. Osteoporosis espontánea

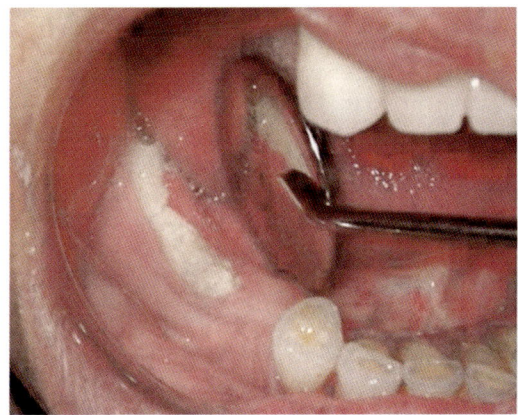

Figura 26.3. Porción de hueso necrótico en el maxilar de un paciente con historia de ingesta de bifosfonato (ibandronato) y corticosteroides por vía oral durante dos años

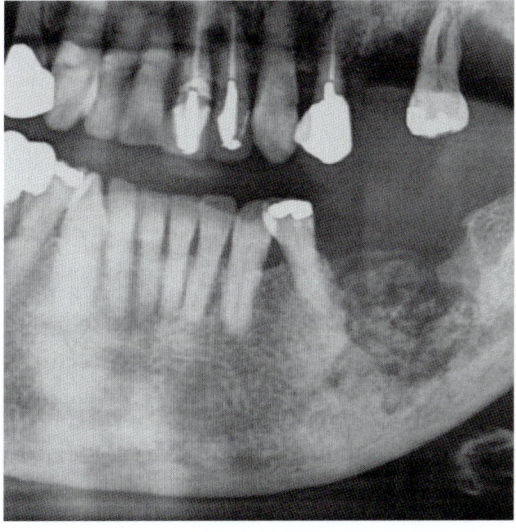

Factores de riesgo para desarrollar osteonecrosis de los maxilares asociada a medicamentos

Medicamentos

En estudios observacionales realizados en pacientes oncológicos se ha demostrado que el ácido zolendrónico, comparado con el pamidronato, tiene un riesgo estadísticamente mayor de causar osteonecrosis de los maxilares asociada a medicamentos; sin embargo, hasta ahora no ha sido posible comparar el ácido zolendrónico con otros bifosfonatos porque no se cuenta con suficientes datos para hacerlo.

Por lo anteriomente expuesto, es importante que el odontólogo tenga conocimiento de las características de cada molécula, tales como: la capacidad de fijación y permanencia en el tejido óseo, la potencia antirresortiva, la vía de administración y el tiempo de exposición al tratamiento, ya que estos son factores relevantes en el desarrollo de las complicaciones.

Comorbilidades

Se ha evidenciado que la inflamación y la infección local son factores de riesgo importantes en el desarrollo de osteonecrosis de los maxilares asociada a medicamentos. Por lo anterior, es importante que los pacientes que serán sometidos a tratamientos con bifosfonatos ingresen en programas de promoción y prevención en salud oral, ya que entre el 79 % y el 84 % de los casos de osteonecrosis de los maxilares se presentan concomitantemente con enfermedad periodontal.

Susceptibilidad genética

En estudios realizados se han identificado algunos genes involucrados en el desarrollo de la osteonecrosis de los maxilares. Los resultados de esos trabajos sugieren que existen posibles polimorfismos en el complejo mayor de histocompatibilidad clase II, lo cual podría representar un factor de riesgo para esta patología. De igual manera, se han identificado otros genes que participan en la vía de señalización, lo cual incrementa el riesgo.

Procedimientos dentales asociados al riesgo de osteonecrosis de los maxilares asociada a medicamentos

Cirugía oral

Las exodoncias constituyen uno de los mayores riesgos de osteonecrosis para los pacientes que están en tratamiento con bifosfonatos (52-61 %). En los pacientes tratados con bifosfonatos orales el riesgo es de 0,5 %, mientras que en los pacientes tratados con bifosfonatos intravenosos el riesgo aumenta del 1,6 % al 14,8%.

Trauma generado por aparatos protésicos

Los traumas generados por las prótesis dentales pueden exponer el tejido óseo necrótico, el cual, al estar expuesto y contaminado, no logra recubrirse nuevamente por el epitelio.

Implantes dentales

En el caso de la rehabilitación oral con implantes la evidencia científica es muy controversial, ya que las revisiones sistemáticas indican que no existe suficiente información para relacionar la oseointegración con el efecto negativo de los bifosfonatos.

Recomendaciones de manejo

No es nuestro propósito satanizar el uso de bifosfonatos, los cuales han demostrado su eficacia en el tratamiento de las metástasis óseas y en la prevención y tratamiento de la osteopenia y la osteoporosis; pero sí insistimos en la necesidad de regular su uso y prevenir los efectos indeseables causados por estos medicamentos.

Por lo tanto, nos debemos situar en tres escenarios posibles: en el primero se hallan los pacientes *candidatos a recibir terapia con bifosfonatos*, los cuales deben ser evaluados odontológicamente para determinar la posibilidad de desarrollar problemas odontológicos en el futuro inmediato o mediato. Estas condiciones deben ser tratadas para así reducir el riesgo de desarrollar la osteonecrosis durante dicho tratamiento. En segundo lugar están los pacientes que *ya reciben bifosfonatos*, en quienes se debe hacer una evaluación detallada del tipo de medicamento, el tiempo de duración de la terapia y el efecto que ha causado en la actividad del osteoclasto, antes de realizar cualquier tratamiento odontológico. Debe tenerse presente que aunque el riesgo de que se presente una necrosis ósea maxilar espontánea es menor que en presencia de tratamientos odontológicos, este siempre existe. En el último escenario, pero no por ello el menos importante, se encuentra el paciente que, además de recibir terapia con bifosfonatos, ya presenta la osteonecrosis de los maxilares. Este paciente debe recibir atención especializada y la evaluación conjunta con el médico de cabecera para determinar tanto la necesidad de perpetuar la terapia con bifosfonatos como la inminencia de tratamientos dentales.

El uso del CTX, telopéptido cadena C terminal, es aún controversial, pero es el único parámetro de laboratorio predictor que hay en la actualidad.

Por último, recordamos la recomendación de Marx, sobre la necesidad de tomar un tiempo de "descanso" del medicamento por un año, cada tres años.

Resumen

Los bifosfonatos son una familia de medicamentos usados comúnmente en el tratamiento de alteraciones óseas causadas principalmente por tumores malignos, osteopenia y osteoporosis. A todo paciente que va a ser sometido a terapia con bifosfonatos deben practicársele un examen oral y todos los procedimientos que conlleven la mejoría de la salud dental antes de iniciar la terapia. De igual manera, no deben realizarse procedimientos de cirugía oral en pacientes con historia de consumo crónico de bifosfonatos, ya que el evento más común que desencadena la ONRB es la exodoncia. Una vez la exposición ósea se ha desarrollado, el tratamiento debe ser paliativo; como secuelas en casos complejos se presentan el dolor crónico, la disfunción y el desfiguramiento. Para el tratamiento de la ONRB se debe evitar la desperiostización excesiva en el momento de remover los secuestros óseos. Estos defectos óseos no se remodelan o regeneran espontáneamente por la inhibición adicional de la función del osteoblasto. Es recomendable que aquellos pacientes susceptibles de desarrollar, o a quienes ya se les haya diagnosticado la ONRB, sean valorados por el cirujano maxilofacial para que realice el tratamiento pertinente. Los tratamientos odontológicos de rutina, como profilaxis, tratamientos de operatoria y restauración no están contraindicados. Tratamientos de cirugía oral —electiva o de urgencia—, las cirugías periodontales, periapicales y los implantes dentales deben ser evaluados cuidadosamente, valorando el riesgo potencial y el beneficio de acuerdo con las circunstancias del paciente.

Autoevaluación

1. ¿Cuál es la función de los bifosfonatos con relación a los osteoclastos?

2. ¿Cuál es el mecanismo de acción de los bifosfonatos?

3. ¿Es mayor la posibilidad de desarrollar osteonecrosis cuando al paciente se le administran bifosfonatos por vía endovenosa? Verdadero: (   ) Falso: (   )

Bibliografía

Ata-Ali J, Ata-Ali F, Peñarrocha-Oltra D, Galindo-Moreno P. What is the impact of bisphosphonate therapy upon dental implant survival? A systematic review and meta-analysis. Clin Oral Impl Res. 2014;27(2):38-46.

Aurich-Barrera B, Wilton L, Harris S, Shakir SA. Ophthalmological events in patients receiving risedronate: summary of information gained through follow-up in a prescription-event monitoring study in England. Drug Saf. 2006;29(2):151-60.

Castillo EJ, Messer JG, Abraham AM, Jiron JM, Alek-seyenko AV, Israel R, Thomas S, et al. Preventing or controlling periodontitis reduces the occurrence of osteonecrosis of the jaw (ONJ) in rice rats (Oryzomys palustris). Bone. 2021;145:115866. doi: 10.1016/j.bone.2021.115866.

Chalem M, Casas N, Medina A, et al. I Consenso Colombiano de Osteonecrosis de los Maxilares Asociada a Medicamentos (OMAM) https://asociacioncolombianadeosteoporosis.com/2020/10/27/i-consenso-colombiano-de-osteonecrosis-de-los-maxilares-asociada-a-medicamentos-omam/

Chien HI, Chen LW, Liu WC, Lin CT, Ho YY, Tsai WH, Yang KC. Bisphosphonate-related osteonecrosis of the jaw. Ann Plast Surg. 2021;86(2S Suppl 1):S78-S83. doi: 10.1097/SAP.0000000000002650.

Demonaco HJ. Patient –and physician- oriented web sites and drug surveillance: bisphosphonates and severe bone, joint, and muscle pain. Arch Intern Med. 2009;169(12):1164-6.

Endo Y, Funayama H, Yamaguchi K, Monma Y, Yu Z, Deng X, et al. [Basic studies on the mechanism, prevention, and treatment of osteonecrosis of the jaw induced by bisphosphonates]. Yakugaku Zasshi. 2020;140(1):63-79. [Japanese]. doi: 10.1248/yakushi.19-00125.

Endo Y, Kumamoto H, Nakamura M, Sugawara S, Takano-Yamamoto T, Sasaki K, Takahashi T. Underlying mechanisms and therapeutic strategies for bisphosphonate-related osteonecrosis of the jaw (BRONJ). Biol Pharm Bull. 2017;40(6):739-50. doi: 10.1248/bpb.b16-01020.

Ferreira Jr LH Jr, Mendonça Jr KD Jr, Chaves de Souza J, Soares Dos Reis DC, do Carmo Faleiros Veloso Guedes C, de Souza Castro Filice L, et al. Bisphosphonate-associated osteonecrosis of the jaw. Minerva Dent Oral Sci. 2021;70(1):49-57. doi: 10.23736/S2724-6329.20.04306-X.

González-Moles MA, et al. Alendronate-related oral mucosa ulcerations. J Oral Pathol Med. 2000;29(10):514-8.

Hellstein JW, Marek CL. Bisphosphonate osteochemonecrosis (bis-phossy jaw): is this phossy jaw of the 21st century? J Oral Maxillofac Surg. 2005;63(5):682-9.

Janovská Z. Bisphosphonate-related osteonecrosis of the jaws. A severe side effect of bisphosphonate therapy. Acta Medica (Hradec Kralove). 2012;55(3):111-5. doi: 10.14712/18059694.2015.47.

Järvinen TL, Sievänen H, Khan KM, Heinonen A, Kannus P. Shifting the focus in fracture prevention from osteoporosis to falls. BMJ. 2008;336(7636):124-6.

Landesberg R. Bisphosphonate therapy: implications for the oral and maxillofacial surgery patient, J Oral Maxillofac Surg. 2009;67(5 Suppl):27-34.

Lenart BA, Neviaser AS, Lyman S, et al. Association of low-energy femoral fractures with prolonged bisphosphonate use: a case control study. Osteoporos Int. 2009;20(8):1353-62.

Loke YK, Jeevanantham V, Singh S. Bisphosphonates and atrial fibrillation: systematic review and meta-analysis. Drug Saf. 2009;32(3):219-28.

Majumdar SR. Oral bisphosphonates and atrial fibrillation. BMJ. 2008;336(7648):784-5.

Marx RE. Oral and intravenous biphosphonate-induced osteonecrosis of the jaws: history, etiology, prevention, and treatment. Chicago: Quintessence Publihising; 2006.

Marx RE. Uncovering the cause of "phossy jaw" Circa 1858 to 1906: oral and maxillofacial surgery closed case files-case closed. J Oral Maxillofac Surg. 2008;66(11):2356-63.

Marx, RE, Stern DS. Biopsy principles and techniques. Oral and maxillofacial pathology: a rationale for diagnosis and treatment. Chicago: Quintessence; 2002.

Merigo E, Manfredi M, Meleti M, et al. Bone necrosis of the jaws associated with bisphosphonate treatment: a report of twenty-nine cases. Acta Biomed. 2006;77:109-17.

Migliorati CA, Schubert MM, Peterson DE, et al. Bisphosphonate-associated osteonecrosis of mandibular and maxillary bone. Cancer. 2005;104:83-93.

Momesso GAC, Lemos CAA, Santiago-Júnior JF, Faverani LP, Pellizzer EP. Laser surgery in management of medication-related osteonecrosis of the jaws: a meta-analysis. Oral Maxillofac Surg. 2020;24(2):133-44. doi: 10.1007/s10006-020-00831-0.

Sosa M, Gómez de Tejada MJ, Bagán JV, et al. Osteonecrosis de los maxilares: Documento de consenso. Rev Osteoporos Metab Miner. 2009;1(1):41-51.

Thiel Y, Ghayor C, Lindhorst D, Essig H, Weber F, Rücker M, Schumann P. Antimicrobial peptide gene expression in medication-related osteonecrosis of the jaw. Pathol Res Pract. 2020;216(12):153245. doi: 10.1016/j.prp.2020.153245.

Índice analítico